— 全国高等职业教育医学影像技术专业新形态规划教材 —

临床医学概要

（供医学影像技术、智能医疗装备技术、放射治疗技术、护理等专业使用）

主　编　李　蕊　石庚生

U0823705

中国协和医科大学出版社
北　京

内容提要

本教材是“全国高等职业教育医学影像技术专业新形态规划教材”之一，系根据本套教材的编写指导思想和原则要求，结合专业培养目标和本课程要求的教学目标编写而成，内容涵盖了疾病诊断基础、内科常见疾病、外科常见疾病、妇产科及儿科常见疾病的临床知识。此外，本教材还增加了丰富的数字资源，包括微课、课件、思维导图、岗位对标考试等知识点总结、能力测试等，丰富了教材内容，增强了线上和线下教学的联动性，以提升学生学习的主动性和积极性。

本教材主要供医学影像技术、智能医疗装备技术、放射治疗技术、护理等专业使用，也可作为医学影像专业从业考试的参考书。

图书在版编目（CIP）数据

临床医学概要 / 李蕊，石庚生主编. -- 北京：中国协和医科大学出版社，2025. 7. --（全国高等职业教育医学影像技术专业新形态规划教材）. -- ISBN 978-7-5679-2607-3

Ⅰ. R4

中国国家版本馆 CIP 数据核字第 2025MR6057 号

主　　编 李　蕊　石庚生
策划编辑 刘　婷
责任编辑 魏亚萌　尉　琢
封面设计 邱晓俐
责任校对 张　麓
责任印制 黄艳霞
出版发行 **中国协和医科大学出版社**
（北京市东城区东单三条 9 号　邮编 100730　电话 010-65260431）
网　　址 www.pumcp.com
印　　刷 北京中科印刷有限公司
开　　本 889mm×1194mm　1/16
印　　张 25
字　　数 650 千字
版　　次 2025 年 7 月第 1 版
印　　次 2025 年 7 月第 1 次印刷
定　　价 78.00 元
（版权所有，侵权必究，如有印装质量问题，由本社发行部调换）

全国高等职业教育医学影像技术专业
新形态规划教材建设指导委员会

主 任 委 员 朱忠军（陕西能源职业技术学院）

副主任委员 （按姓氏笔画排序）

伊茕茕（山东医学高等专科学校）

李　蕊（陕西能源职业技术学院）

杨　路（齐鲁医药学院）

张　慧（江苏医药职业学院）

郭树榜（菏泽医学专科学校）

傅玉峰（江苏护理职业学院）

游晓功（泰山护理职业学院）

委　　员 （按姓氏笔画排序）

石庚生　巩贯忠　朱丽娜　刘　芳　李小东

李圣军　杨义耀　吴义满　邱建星　沈孝翠

宋玉娟　张　多　张丙星　张益兰　陈　涛

赵　星　姜金龙　袁宪顺　宿连政　韩晓磊

编者名单

主　　编　李　蕊　石庚生

副 主 编　王菊宁

编　　者　（按姓氏笔画排序）

王玉芳（西安培华学院）

王菊宁（西安培华学院）

石庚生（江苏护理职业学院）

史胜奇（陕西省周至县中医医院）

刘　瑜（山东药品食品职业学院）

刘英华（菏泽医学专科学校）

纪恩涛（陕西能源职业技术学院）

李　丹（西安外事学院）

李　蕊（陕西能源职业技术学院）

杨益宏（西安医学院附属西安高新医院）

梁蓬勃（西安市儿童医院）

数字教材编者名单

主　　编　李　蕊　石庚生　张　燕

副 主 编　姚少芳

编　　者　（按姓氏笔画排序）

王　萱（中国医学科学院北京协和医院）

石庚生（江苏护理职业学院）

阮慧杰（沧州医学高等专科学校）

李　蕊（陕西能源职业技术学院）

张　燕（中国医学科学院北京协和医院）

姚少芳（陕西能源职业技术学院）

贾紫珮（陕西能源职业技术学院）

徐　佳（中国医学科学院北京协和医院）

出版说明

随着医学影像技术在现代医疗中的核心地位日益凸显，行业对高素质应用型人才的需求持续攀升。当前，我国医学影像技术领域呈现“设备智能化加速升级”与“复合型人才结构性短缺”并存的现状，人工智能、多模态影像融合、精准医疗等技术的广泛应用，使得传统教材已难以匹配快速迭代的行业需求。高等职业教育作为技术技能型人才培养的主阵地，其新型教材体系的建设，不仅是实现职业教育类型化发展的关键举措，更是推动医学影像技术国产化进程、助力“健康中国 2030”目标达成的重要基石。

本套教材以实践科学发展观为指导思想，以服务教学、指导教学、规范教学、适应我国医学教育改革为宗旨，立足高等职业教育教学实际，以胜任能力培养为目标，使课程设置与理论实践紧密衔接，突出教材内容的实用性、先进性、科学性和通用性。本套教材为新形态教材，具体体现为：体现教育改革精神与职业教育特色；注重产教融合，突出实践教学；以实际操作技能为导向，融入新技术、新方法；融合思政，强化价值引领；以学生为中心，丰富模块设计；纸质教材与数字教材融合；教材编写在贯彻职业教育理念的同时，亦充分体现现代化的教育思想和方法，以全面提升学生的创新精神、人文素养、胜任能力等综合素质，培养适应医疗卫生体制改革的复合型和应用型人才。

同时，本套教材的编写遵循教材编写的基本规律，秉持“三基、五性、三特定”的原则，注重基础理论、基本知识和基本技能的培养，内容深度和广度适应全国高等职业教育的需求。教材编写以医学影像技术专业的培养目标为导向，着重培养学生的职业技能，满足职业岗位需求、学生学习需求和社会需求。教材内容涵盖了医学影像技术领域工作岗位所需的知识、技能和素质，帮助学生全面理解工作岗位，培养学生科学的临床思维和学习方法，以满足社会对学生知识和技能的要求，强调培养学生的创新能力、信息获取技能和终身学习能力，确保教材的启发性。在编写过程中，我们充分考虑到高等职业教育的多样性，确保教材既能适应不同院校的需求，又能满足学生毕业时的知识和技能要求。

本套教材涵盖医学影像解剖学、医学影像诊断学、X 线摄影检查技术等 12 门课程，定位清晰、特色鲜明，具有以下特点。

一、构建高质量、互动性强的创新形态教材体系

本系列教材为创新形态教材，教材所有内容，均实现数字化呈现；同时，为纸质教材提供配套教学视频、微课、思维导图、教学课件、在线练习等丰富教学资源，学生可直接获取与教材内容相关联的课程资源；支持多媒体资源嵌入与实时更新；配套的数字教材平台，支持在线教学、资源共享、数据分析等功能，实现教学全流程数字化管理，满足多样化教学需求。这种创新的学习方式，不仅提高了教学效果，也丰富了学习体验，使学习更加便捷，提升了学生的学习积极性和主动性。

二、强化价值引领，助推专业教育与思政教育相融合

本套教材以专业知识为载体，以思政教育为引领，深度挖掘专业课程蕴含的思政资源，巧妙融入教材内容，全方位助推专业教育与思政教育深度交融，培育德技兼修人才。在教材编写中，我们注重以影像案例为切入点，将社会主义核心价值观、医者仁心的职业精神、中华优秀传统文化等思政元素自然融入专业知识点。引导学生树立正确的职业价值观，具备社会责任感，在实践教学环节强化人文关怀培养，使学生在掌握专业技能的同时，自觉践行“健康所系，性命相托”的医者担当。

三、体现教育改革精神与职业教育特色

本套教材深入贯彻国家职业教育改革精神，坚持以人为本、能力为重，强调实践操作和技能培训，注重培养学生的职业素养和实际工作能力。内容贴近职业实践，力求使学生能够顺利进入职业领域，成为胜任基层医疗机构或医学影像相关岗位的高级技术型专业人才。编写过程中，我们注重教材内容与实际工作岗位匹配，确保教材内容符合基层实际工作的需求。

四、注重产教融合，突出实践教学

高等职业教育强调产教深度融合，创新培养模式，这是职业教育的重要发展方向。本套教材的建设始终把提高人才培养质量放在首位，密切联系实际，突出实践教学，将专业内容设置与行业需求对接；推动教学与行业技术发展同步，使课程内容与职业标准对接；完善职业教育教学过程机制，使教学过程与实际工作过程对接。

五、贴合考试，对接行业需求

本教材严格遵循《国家职业教育改革实施方案》及职业教育规划教材建设要求，以医学影像技师职业标准为核心，将岗位技能、职业技能竞赛、职业资格考试内容有机融入教材，实现“岗课赛证”融通，助力学生无缝对接行业需求。

六、以学生为中心，丰富模块设计

考虑到职业教育学生的年龄和学习特点，本套教材的模块设置丰富多样，包括案例导入、思维导图、考试知识点总结、习题等模块。这种结构不仅有助于学生理解和记忆知识点，还能提高学生的学习兴趣和学习效果。每个模块设计精细，既有理论讲解，又有实践应用，旨在全面提升学生的综合素质。

希望本套教材的出版，能够推动高质量医学影像技术专业人才的培养，促进我国医学影像技术专业领域的教材建设与教育发展，为促进我国医学影像事业的发展和保障人民健康作出积极贡献。

前　言

在医学领域持续进步的背景下，培养具有较高综合素质和职业能力，适合医药卫生岗位的实用型、复合型、发展型、创新型技术技能人才，已成为国家的迫切需求。医学影像技术专业人才需要熟练操作各类医学影像设备，为临床诊断和治疗提供精确、清晰的影像资料。在此过程中，对临床疾病的深入理解至关重要，只有对各类疾病的发生、发展、临床表现及病理生理机制有充分了解，才能更准确地解读影像图像所传递的信息，进而为临床医生提供更有价值的诊断依据。基于此，我们精心编撰了这本主要适用于医学影像技术专业的《临床医学概要》教材。本教材旨在高效、全面、重点地讲授临床常见疾病的基本知识，帮助学生能够在短时间内构建起对临床医学的整体认识，为学生、临床医护人员、相关研究学者提供一本内容丰富的学习资料，为后续深入学习或临床实践打下坚实基础。

“临床医学概要”作为医药卫生类高等职业院校医学影像技术专业的核心课程，可为后续专业课程的学习奠定坚实基础。在内容选取上，我们注重突出重点、难点和易混点，让学生在有限的学习时间内掌握最核心、最实用的临床疾病知识。教材分为四个部分：疾病诊断基础、内科常见疾病、外科常见疾病、妇产科及儿科常见疾病。疾病诊断基础部分包括问诊、常见症状、体格检查和常用医学检查；内科常见疾病部分包括呼吸系统疾病、循环系统疾病、消化系统疾病、泌尿系统疾病、血液系统疾病、内分泌系统疾病、神经系统疾病；外科学部分包括外科常见疾病、恶性肿瘤；妇产科和儿科常见疾病包括妇产科常见疾病、儿科常见疾病。

在疾病诊断基础部分，本教材详细讲解了如何进行问诊、辨识常见症状、执行体格检查及应用常用医学检查。通过这些内容，学生可以掌握诊断疾病的基础技能，学会如何全面、科学地获取患者信息，为准确诊断打下基础。在内科常见疾病部分，每章都详细介绍了相关疾病的病因、发病机制、临床表现、诊断方法和治疗原则等，有助于学生系统掌握内科常见疾病的诊断与治疗。在外科常见疾病部分，则突出了手术和其他治疗方法的重要性。在妇产科及儿科常见疾病部分，专门讨论了这些特殊群体的疾病特点及其治疗方法。

在教材编写过程中，我们力求凸显医药卫生类职业教育特点，积极探索本课程教学改革；遵循专业人才培养目标和岗位核心能力需要，按照系统重构教学内容体系；充分考虑高等职业教育学生学情特征，遵循“必需、够用”的原则选取教材内容。此外，教材内容理论与实践相结合，使学生在有限的学习时间内，掌握临床医学的关键知识和技能。本教材内容条理清晰、简明扼要，以案例导入各类临床疾病的学习，激发学生学习兴趣，强调培养学生独立思考和解决问题的能力，有利于开展情景教学和研究性教学。以简洁明了的语言阐述了疾病的病因、发病机制、临床表现、诊断方法和治疗原则。同时，为了增强学生的实践操作能力，教材中还增加了相关的临床技能操作要点和案例分析，使学生能够更好地理解和应用所学知识。每章配有思维导图，使知识体系更加系统化，并配有课后练习，可供学生巩固知识要点和进行学习效果评价。

同时，本教材在每章设置有知识拓展部分，将立德树人贯穿教材建设全过程，通过小故事融入课程中的思政教育，不仅丰富了教学内容，还拓展了学生的视野和思维方式。通过这种综合性的教育模式，学生们不仅能够掌握扎实的专业知识，还能树立正确的世界观、人生观和价值观，提升道德品质和社会责任感。

本教材的编者来自高等职业院校和医院的“双师型”临床教师和一线医生，具有丰富的临床、教学和教材编写经验。本教材的编写得到了众多院校和医疗机构的专家、学者的大力支持和帮助。在此，我们向所有参与本教材编写和支持本教材出版的同仁表示衷心的感谢！同时，谨向本教材所参考相关文献资料的作者表示衷心的感谢！

由于本教材涉及内容广泛，加之编者水平有限，尽管力臻完善，不足和疏漏在所难免，恳请广大师生和读者在使用过程中提出宝贵意见和建议，以便我们在今后的修订中不断完善。

编　者

2025 年 4 月

目　录

第一部分　疾病诊断基础

第二部分 内科常见疾病

第三部分　外科常见疾病

第四部分 妇产科和儿科常见疾病

第一部分

疾病诊断基础

第一章　问　诊

教学课件

学习目标

素质目标

（1）具有耐心细致的工作态度和良好的人际沟通习惯。

（2）具有良好的临床职业素养。

知识目标

（1）掌握：问诊的内容。

（2）熟悉：问诊的方法和技巧。

（3）了解：问诊的临床意义。

能力目标

具有独立问诊，准确采集病史的能力。

案例导入

【案例】

患者，60 岁，上腹部隐痛不适 2 个月，呕吐 1 天。

【问题】

请围绕主诉，详细询问患者现病史，完成病史采集。

·核心知识拆解·

本案例主要内容是围绕病史主诉，详细询问患者现病史，完成病史采集。通过本案例，本章主要学习问诊内容、方法及技巧，通过问诊了解患者的现病史、既往史和各系统情况，对确定疾病的诊断意义重大，也为患者后续体格检查、实验室检查和影像学检查的选择提供了线索。

问诊是医生通过对患者或相关人员的系统询问获取病史资料，经过综合分析而作出临床判断的一种诊断方法。问诊是病史采集的主要手段，也是每个临床医生必须掌握的基本技能，对提升医生职业素养至关重要。

一、问诊的内容

微课：问诊

（一）一般项目

一般项目包括姓名、性别、年龄、出生日期、籍贯、民族、职业、婚姻状况、文化程度、通讯地址、联系电话、入院日期、记录日期、病史陈述者等。其中，年龄必须是实际年龄，不能记录为“儿童”“成人”等，因为年龄对诊断具有重要参考意义；职业应记录具体岗位；入院日期和记录日期要具体到分钟；病史陈述者如不是本人，应注明与患者的关系（图1-1）。

住院病历

姓名：×××	**性别：**×××
年龄：×××	**民族：**×××
入院日期：×年×月×日	**记录日期：**×年×月×日×时×分
职业：×××	**工作单位：**×××
住址：×××	**出生地：**×××
婚姻：×××	**病史陈述人：**×××

主诉：左上腹痛10余天

现病史：患者于10余天前无诱因下出现左上腹部阵发性隐痛并伴有嗳气，于进食后疼痛加剧，按压腹部后稍有缓解。无恶心、呕吐，无发热，无腹泻、便秘，无血便、黑便，无胸闷、心悸，无咳嗽、咯血、气促，未进行治疗。今来院门诊拟“腹痛待查”收住入院。病程中，患者大便量少，肛门排气次数频繁，小便正常，睡眠可，精神可，食纳差，发病至今体重减轻2kg。

既往史：有“胃病”史，不规范治疗，具体用药情况不详，否认“高血压、糖尿病”史，否认“肝炎、结核”等传染病史，否认手术外伤史，否认药物及食物过敏史，否认血液及血制品使用史。

系统回顾

呼吸系统：无咽痛、慢性咳嗽、咳痰、咯血、呼吸困难、发热、胸痛、盗汗、与肺结核患者密切接触史等。

循环系统：无心悸、活动后气促、胸痛、下肢水肿、头晕、头痛、晕

图1-1　住院病历样例

（二）主诉

主诉是指致使患者就诊的主要症状或体征及持续时间，即本次就诊最主要的原因。主诉应言简意赅，用一两句话全面概括，包括1~3个症状或体征，以及其经历的时间，一般不超过20个字。如案例中“上腹部隐痛不适2个月，呕吐1天”，样例中“左上腹痛10余天”（图1-1）。主诉一般为患者自己描述的症状或体格检查表现的体征，而不能用医疗诊断或实验室检查结果代替，如“糖尿病3年”，应记录为“多饮、多尿、消瘦3年”。

（三）现病史

现病史是病史的主体部分，围绕主诉采集病史记录患者疾病的发生、发展、演变及诊治的全过程。按照以下顺序及内容进行病史采集。

1. 起病情况与患病时间　起病情况包括病因与诱因，起病急缓，病情发展的快慢及持续的时间。

与疾病相关的致病因素常见的有感染（细菌性感染、病毒性感染、支原体感染等）、中毒（食物中毒、药物过量等）、过敏（花粉过敏、海鲜过敏等）。与疾病相关的诱因如情绪波动、气候变化、环境变化、生活作息紊乱等。有些疾病起病急骤，如急性胃穿孔和脑栓塞；有些疾病起病缓慢，如肺结核和肿瘤；有些疾病常在休息状态时出现，如脑血栓形成；有些疾病常在激动或紧张的情绪状态下发作，如脑出血和心绞痛等。患病时间指从患病开始到就诊所持续的时间，可以用年、月、日、小时、分钟来计算。按起病时间顺序分别记录先后出现的症状，如“反复发作剑突下疼痛 3 年余，排黑便 2 天，头晕、乏力 1 天”。

2. 主要症状特点 包括主要症状出现的部位、性质、发作频率、持续时间等。

（1）部位：指主要症状出现的位置或牵涉的范围。如上腹痛多为胃溃疡、胃炎、功能性消化不良、胆囊炎或胆石症、胰腺炎等疾病；右下腹痛多为阑尾炎，若为女性还应考虑到异位妊娠、卵巢囊肿破裂、附件炎、盆腔炎等疾病。

（2）性质：应详细询问主要症状的性质，如疼痛的性质一般有钝痛、隐痛、烧灼样痛、刀割样痛、针刺样痛、压榨样痛等；如急性胃穿孔为刀割样痛，心绞痛为压榨样痛。

（3）发作频率：指症状多长时间发作一次，偶尔发作或长期反复出现或每天在同一时间段发作。如胃溃疡，常在餐后约 1 小时发生，持续 1~2 小时后逐渐缓解，直到下一餐前再次出现。

（4）持续时间：指症状每次发作持续时间，哪些情况可以引起症状的加重或缓解。如心绞痛患者，在活动或情绪激动后出现心前区疼痛，含服硝酸甘油或休息后缓解，一般持续 3~5 分钟。

3. 病情发展与演变 指患病过程中主要症状的变化或新症状的出现。如肝硬化患者出现行为和情绪的异常，应考虑是否发生了肝性脑病；有心绞痛史的患者，若本次发作胸痛加重、休息后不能缓解、持续时间较长，应考虑是否发生了心肌梗死。

4. 伴随症状 在主要症状的基础上同时出现的一系列其他症状。这些伴随症状不仅能够协助鉴别诊断，还能提示出现了并发症，并为明确病因提供重要线索。如腹痛伴呕吐、腹胀、停止自肛门排便排气往往提示肠梗阻；腹痛伴恶心呕吐、黄疸、血及尿淀粉酶升高，常提示急性胰腺炎。

5. 诊治经过 包括患者患病后曾在何处诊治，做过什么检查，检查结果怎样；开展了哪些治疗措施，如果用药，需询问药物的名称、用法、用量、时间、效果，有无不良反应并记录。

6. 一般情况 指患者患病后精神状态、食欲、睡眠与二便的情况和体重改变等。这些内容对于全面评估患者的病情和预后，以及选择什么样的诊疗措施是必不可少的。

（四）既往史

患者既往健康状况及曾患过的疾病（包括各种传染病），预防接种史、外伤手术史、过敏史，如有无按要求按时接种各类疫苗；有无外科手术或住院情形及曾经发生的意外事件及其影响；有无对食物、药物或其他物质的过敏现象及其表现，可作为分析判断病情的依据。

（五）系统回顾

系统回顾是为了解患者现病史以外的其他各系统过去出现的症状、体征，是否患过疾病，与本次疾病有无因果关系，重要情况应分别记录在现病史或既往史中。通过系统回顾可避免遗漏重要的信息。进行系统回顾前，必须对各系统可能出现的症状和体征的病理生理意义有比较清晰的理解。实际应用时，可在每个系统询问 2~4 个症状，如有阳性结果，再全面深入地询问该系统的症状；如为阴性，一般说来可以过渡到下一个系统。询问要点如下。

1. 呼吸系统 有无咳嗽、咳痰、咯血、呼吸困难、胸痛等；有无呼吸系统传染病接触史。

2. 循环系统 有无心悸、胸痛、胸闷、呼吸困难、晕厥、下肢水肿等。

3. 消化系统 有无吞咽困难、食欲改变、反酸、嗳气、恶心、呕吐、呕血、腹胀、腹痛、腹泻、黄疸、便血、便秘等。

4. 泌尿生殖系统 有无排尿困难、尿频、尿急、尿痛、血尿、夜尿增多、颜面水肿、尿道或阴道分泌物等。

5. 血液系统 有无乏力、头晕、眼花、耳鸣、记忆力减退等。皮肤黏膜有无苍白、出血点、瘀斑、血肿。有无淋巴结肿大、肝脾大、骨骼疼痛等。有无化学药品、工业毒物、放射性物质的接触史。

6. 内分泌及代谢系统 有无多饮、多食、多尿、怕热、多汗、乏力等；性格、智力情况；体重、皮肤、毛发的改变。有无手术史、外伤史、产后大出血史。

7. 神经精神系统 有无肌肉震颤及痉挛；有无头痛、失眠、记忆力减退、意识障碍（如嗜睡、昏迷）、语言障碍、痉挛、瘫痪、有无感觉和运动异常及定向力障碍、性格改变；如疑有精神状态改变，还应了解情绪状态、思维过程、智力、能力、自知力等。

8. 运动系统 骨骼发育情况，有无骨折、畸形、关节肿痛、关节强直或变形、运动障碍，有无肢体肌肉疼痛、痉挛、萎缩、无力等。

（六）个人史

1. 社会经历 包括出生地、有无疫区居住史及受教育程度、经济生活和业余爱好等。对于儿童，应详细询问其出生、喂养、生长发育等。

2. 职业及工作条件 包括工种、劳动环境、工业毒物的接触情况及时间。职业及工作条件与某些疾病的发生有密切的关系，如煤炭工人、纺织工人长时间接触职业性粉尘，有患尘肺病的危险。

3. 习惯与嗜好 详细询问并记录患者的起居与卫生习惯、饮食的选择与质量。有无烟酒嗜好及摄入量，以及其他异嗜物和麻醉药品、毒品等。如喜欢吃肥肉、油炸食品、巧克力、糖等高热量食物的人容易患高血压、糖尿病；长时间吸烟的人容易罹患呼吸系统疾病，长时间过量饮酒则容易引起酒精肝。

4. 冶游史 有无不洁性交史，是否患过淋菌性尿道炎、尖锐湿疣、下疳等。

（七）月经史

对青春期后的女性应详细询问月经史，包括月经初潮年龄、月经周期，每次行经的天数、量和颜色，经期症状，有无痛经、白带等。对未绝经的女性，应询问末次月经时间。对已绝经者还要询问绝经年龄，有无停经后出血等。

女性月经史的记录格式如下：

$$\text{初潮年龄}\frac{\text{行经期（天）}}{\text{月经周期（天）}}\text{末次月经时间（LMP）或绝经年龄}$$

例如：

$$13\,\frac{3\sim5\text{天}}{28\sim30\text{天}}\times\times\times\times\text{年}\times\times\text{月}\times\times\text{日或 48 岁}$$

（八）婚育史

婚姻史包括婚姻状况、结婚年龄、对方的健康状况、性生活情况、夫妻关系等。对生育期女性应询问生育史，包括妊娠与生育次数和年龄，人工或自然流产的次数，有无死产、手术产、产褥感染及计划生育状况等。对男性患者应询问有无罹患影响生育的疾病。

（九）家族史

有些疾病具有遗传倾向，有些疾病则与环境因素或生活方式有关，了解患者亲属的身体及情绪状况、家庭组成及相互关系等对于全面了解患者的健康状况、制定诊疗措施有很大帮助。

家族史通常是指患者的直系亲属如双亲、兄弟、姐妹及子女的健康与疾病情况。应特别询问是否有与患者同样的疾病，有无与遗传相关的疾病如糖尿病、心脏病、高血压、脑卒中、恶性肿瘤、关节炎、贫血、甲状腺疾病、精神疾病等，应详细询问并记录。已经死亡的直系亲属要问明死亡原因及年龄。若在几个成员或几代人中皆有同样疾病发生，应绘出家系遗传图谱显示详细情况。

二、问诊的方法和技巧

医生熟练运用问诊的方法和技巧对病史采集及临床工作有重要意义，涉及医生的沟通能力、专业医学知识、仪容仪表等多个方面内容。在进行问诊时，通常遵循一种渐进式的方法来获取患者的完整病史。

1. 建立良好的医患关系 医生在接触患者时应简要地介绍自己，包括姓名、职务及在接诊该对象时的角色等，让患者了解医生，同时要做到衣冠整洁、文明礼貌，使患者感到亲切温暖，值得信赖，与患者建立良好的医患关系，确保患者提供的病史资料客观、真实、有效。

2. 渐进式的问诊 通过开放性问题让患者主动陈述，比如“请问您哪里感觉不舒服？”“这种状况持续多久了？”这类问题有助于建立起初步的联系，使患者感到被关注和理解。在询问过程中，强调系统的、有针对性的提问方式，避免重复或无关紧要的问题，逐渐深入询问疾病的起因、发展、伴随症状及诊治等。针对可能涉及隐私的问题，应当在双方建立信任的基础上提出，确保患者愿意且能够坦诚相告。同时，在对话中保持尊重和敏感性，避免直接或间接的冒犯。面对患者回答的问题与医生预期不符的情况，应适度地引导话题回归正轨，切不可简单粗暴地打断患者的陈述。

3. 归纳小结 每部分病史询问结束时，进行简短的归纳小结，确认理解了患者的表述，并恰当地运用一些评价、赞扬与鼓励语言，适当的肯定和鼓励语言可以增加患者的舒适感和安全感。

4. 遇到不太清楚的问题时 如患者问到一些问题，医生不清楚或不懂时，不能不懂装懂，也不要简单回答“不知道”。如知道部分答案或相关信息，医生可以说明，并提供自己知道的情况供患者参考。对不懂的问题，可以回答自己查书、请教他人后再回答，或请患者向某人咨询，或建议去何处能解决这一问题。

三、问诊的注意事项

1. 尊重与倾听 对患者所说的话不予以主观评判或不切实际的保证；对其不愿意回答的问题，不强迫其回答，如果是重要的资料，则需向对方充分解释，并承诺保密原则，以解除其疑虑。对患者所述内容持开放态度，避免基于预设观点做出主观判断或给出不实承诺。

《“健康中国 2030”规划纲要》中强调要以人民为中心，全方位、全周期保障人民健康，尊重和保护公民健康权益。因此，对于涉及个人隐私的问题，应确保在建立充分信任后谨慎询问，并明确告知保密政策。

2. 时间要合适 不同的患者，选择不同的时间，同时应考虑患者的情绪。对重危患者，在扼要的询问和重点检查之后，应立即进行抢救，待病情稳定后再做详细问诊。不能自己叙述病史的患者（如重病、意识不清、小儿等），则需向其家属或最了解病情的亲友询问。为了保证病史的可靠性，可待病情好转或意识清醒后，再直接询问患者。

3. 环境的选取 患者由于对环境陌生及就诊前的紧张情绪，往往不能顺畅有序地陈述自己的病情，医生应该清楚这种情况，在问诊前准备好宽松和谐的环境以解除患者紧张不安的情绪，必要时，如涉及患者的隐私，可以准备一个单独的房间，只有医生和患者两个人，患者可以大胆地说出自己的情况。

4. 语言要通俗易懂 避免采用有特定意义的医学术语提问，如心悸、谵妄、潜血、里急后重等，以免患者理解错误。若患者使用医学术语，要把具体意思问清，以便评估其使用是否正确。对患者的方言俗语，要细心领会其含义。患者述及的病名，记录时应冠以引号。

5. 资料核实 对含混不清、存有疑问的内容要进一步确认，以确保信息的准确性。对外院的病情介绍和诊断证明只能作为参考，绝不能代替医生的亲自问诊。

—• 考试知识点总结 •—　　**—• 本章小结 •—**

—• 协和云课堂…… 拓展练习及参考答案 •—

（姚少芳）

第二章　常见症状

教学课件

学习目标

素质目标

（1）培养严谨踏实的学习态度和精益求精的工匠精神。

（2）具有治病救人、全心全意为人民服务的医德。

知识目标

（1）掌握：各种常见症状的概念与临床表现。

（2）熟悉：各种常见症状的病因。

（3）了解：各种常见症状的发生机制和伴随症状。

能力目标

（1）具有对患者常见症状问诊的能力。

（2）具有分析常见症状的主要病因和伴随症状的能力。

· 核心知识拆解 ·

症状是医生了解患者病情的起始，构成了问诊的核心部分，也是诊断和鉴别诊断的重要线索和依据。疾病的主要特征是一系列症状和体征的集合，同一类型的疾病也可能展现出多样化的症状，而不同的疾病有时也有相似的症状表现。因此，在诊断过程中，需要全面考量并综合分析。

第一节 发 热

微课：
热型

案例导入

【案例】

患者，男性，25 岁。平素健康，外出游玩淋雨后，突发寒战、高热、头痛，第 2 天出现右侧胸痛、咳嗽、咳痰，2 天来每日体温最低为 39.2℃，最高 39.8℃。查体：体温 39.5℃。急性病容，右上肺语颤增强，右上肺叩诊浊音。胸部 X 线片：右上肺大片实变影。初步诊断：肺炎链球菌肺炎。

【问题】

1. 请分析该患者的发热程度。
2. 请分析该患者发热的病因与机制。

本节主要通过学习发热的病因、机制、临床表现和伴随症状，解决案例中患者发热程度、病因与机制的分析。

一、概述

案例中患者 2 天来每日体温最低为 39.2℃，最高 39.8℃。查体：体温 39.5℃。诊断为发热。

发热是由各种原因引起体温调节中枢功能障碍时，产热增加和/或散热减少，使体温升高超出正常范围。正常人体温一般为 36.0~37.4℃，常因个体差异及机体内、外因素的影响略有波动。在一天之内，清晨体温较低，下午体温较高，进餐、劳动或剧烈运动后体温可略有升高，女性月经前及妊娠期体温也略高于正常，另外，在高温环境下体温也可稍升高，但 24 小时之内一般波动范围不超过 1℃。老年人因代谢率偏低，体温相对低于青壮年。

二、病因和发生机制分析

（一）按病因分类

发热的病因很多，临床上常见为由各种病原体如病毒、细菌、支原体、衣原体等感染引起的感染性发热；由无菌性坏死物质的吸收、抗原-抗体反应、内分泌代谢性疾病、体温调节中枢功能障碍、自主神经功能紊乱等其他因素引起的非感染性发热，其中，病毒和细菌引起的感染性发热更多见。

（二）按发病机制分类

1. 致热原性发热 能引起发热的物质称为致热原，可分为内源性致热原和外源性致热原两大类。

（1）内源性致热原：各种细胞因子如白介素、肿瘤坏死因子和干扰素等内源性致热原，又称白细胞致热原。其分子量小，可以通过血脑屏障直接作用在体温调节中枢，使体温调定点上移，同时发出冲动，通过调节垂体内分泌系统使代谢增加或通过运动神经使骨骼肌收缩，促使机体产热增多。另一方面其可通过交感神经使皮肤血管及竖毛肌收缩，血流量减少，排汗停止，散热减少，产热相对增加，体温升高，引起发热。

（2）外源性致热原：各种病原体及其代谢产物、炎性渗出物、抗原-抗体复合物、无菌性坏死物质等外源性致热原，分子量大，不能通过血脑屏障作用在体温调节中枢，但可以激活血液中的中性粒细胞、嗜酸性粒细胞和单核巨噬细胞系统，使其释放内源性致热原而引起发热。

2. 非致热原性发热 是因体温调节中枢直接受损或体温调节中枢功能障碍致产热增多或散热减少引起的发热。如颅脑外伤、脑出血、癫痫持续状态、甲状腺功能亢进、慢性心力衰竭等。

案例中的患者外出游玩淋雨后，出现症状，检查后初步诊断为肺炎链球菌肺炎，所以病因为细菌引起的感染性发热。病原体为外源性致热原，其机制是因分子量大，不能通过血脑屏障作用在体温调节中枢，但可激活血液中的中性粒细胞、嗜酸性粒细胞和单核巨噬细胞系统，使其释放内源性致热原而引起发热。

三、临床表现

1. 分度 以口测温度为标准，按体温升高的程度可分为低热 37.3～38.0℃，中等热度 38.1～39.0℃，高热 39.1～41.0℃，超高热 41℃以上。

案例中患者体温 39.5℃，为高热。

2. 临床经过与特点 发热的临床经过通常分为 3 个阶段，其主要特点、临床表现见表 2-1。

表 2-1 发热的阶段、主要特点与临床表现

阶段		主要特点	临床表现
体温上升期	骤升型	产热大于散热	体温在数小时内上升达 39～40℃或以上，常有乏力、肌肉酸痛、皮肤苍白、无汗，常伴寒战，常见于大叶性肺炎、败血症、流行性感冒、急性肾盂肾炎、疟疾、输液反应等
	缓升型		体温在数日内逐渐上升达高峰，常有乏力、肌肉酸痛、皮肤苍白、无汗、多不伴寒战，常见于伤寒、结核病等
高热期		产热、散热维持高水平的动态平衡	皮肤发红、灼热，出汗，呼吸加深加快，脉搏加快，食欲减退，腹胀或便秘，头痛，严重者可出现不同程度的意识障碍
体温下降期	骤降型	散热大于产热	体温在数小时内迅速下降至正常水平，常伴大汗淋漓，常见于急性肾盂肾炎、流行性感冒、疟疾、输液反应等
	缓降型		体温在数天内逐渐降至正常，常见于伤寒、结核病、风湿热等

3. 热型及临床意义 热型是指发热患者在不同时间测得的体温数值连接形成具有一定规律的不同形状的体温曲线。临床上常见的热型有稽留热、弛张热、间歇热、波状热、回归热和不规则热（图 2-1～图 2-6）。根据热型协助确定诊断和鉴别诊断（表 2-2）。但必须注意：①应用抗生素、糖皮质激素、解热镇痛药等，可使热型变得不典型；②热型也与个体因素有关，如老年人因机体反应性差，严重感染时可仅有低热或不发热，而无疾病相应的典型热型。

表 2-2　发热各种热型的特点及临床意义

热型	特点	临床意义
稽留热	体温恒定维持在 39~40℃或以上水平达数日或数周，24 小时内波动范围不超过 1℃	见于肺炎球菌肺炎、伤寒等的高热期
弛张热	体温常在 39℃以上，24 小时内波动范围大于 2℃，但体温最低时仍高于正常	见于败血症、重症结核病、风湿热及其他化脓性感染等
间歇热	体温骤升达高峰后持续数小时，又骤降至正常，经过数小时或数天后又突然升高，高热期与无热期如此反复交替出现	见于急性肾盂肾炎、疟疾等
波状热	体温逐渐上升达 39℃或以上，数天后又逐渐下降至正常水平，持续数天后又逐渐升高，如此反复多次	见于布鲁菌病等
回归热	体温骤然上升至 39℃或以上，持续数天后又骤然下降至正常水平，高热期与无热期各持续若干天后规律性交替一次	见于霍奇金病等
不规则热	体温曲线无一定规律	见于结核病、风湿热、支气管肺炎、胸膜炎等

案例中患者 2 天来每日体温最低为 39.2℃，最高 39.8℃。查体：体温 39.5℃。符合稽留热特点，热型为稽留热。

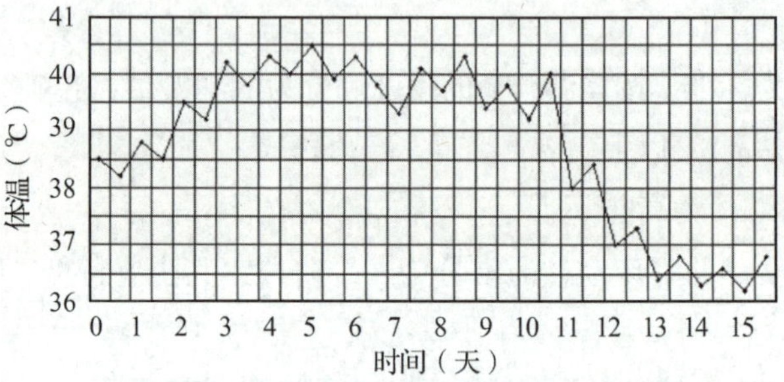

图 2-1　稽留热体温曲线

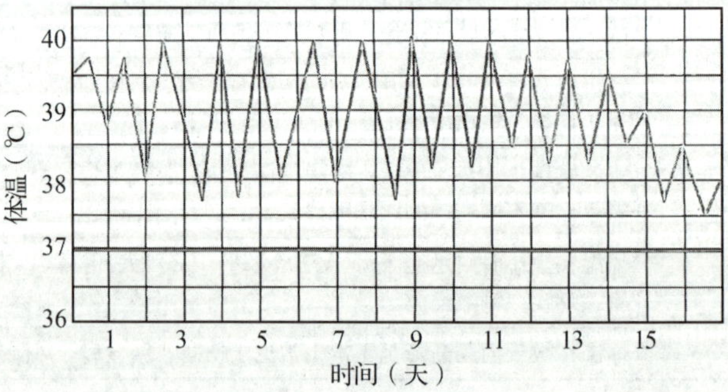

图 2-2　弛张热体温曲线

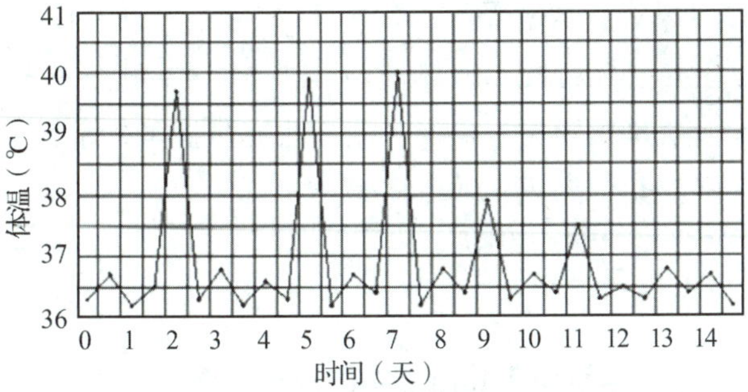

图 2-3　间歇热体温曲线

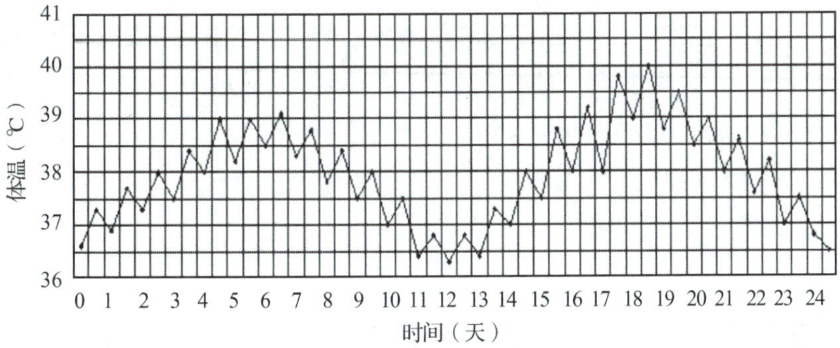

图 2-4　波状热体温曲线

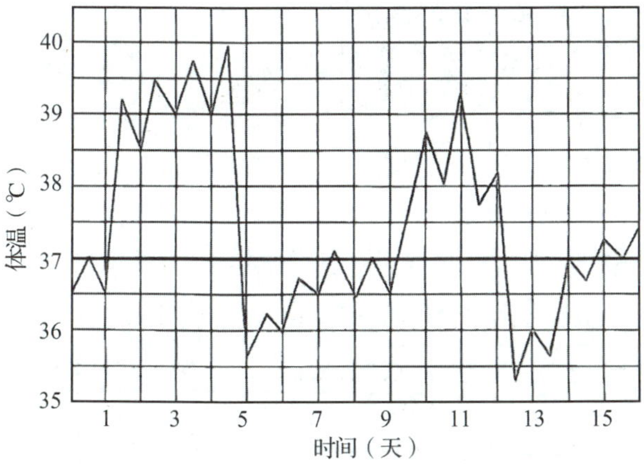

图 2-5　回归热体温曲线

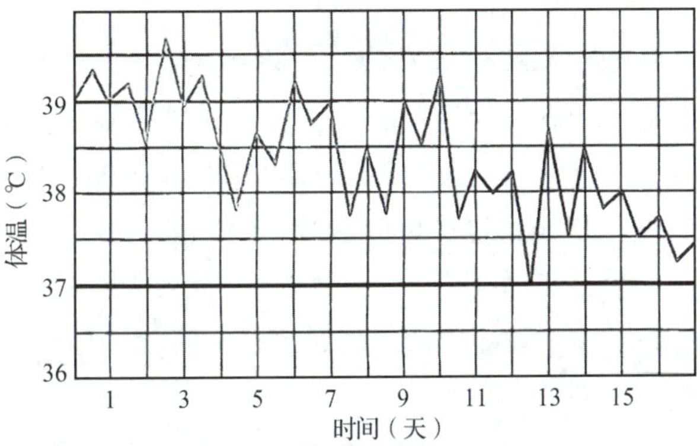

图 2-6　不规则热体温曲线

四、伴随症状

1. 伴寒战　常见于肺炎球菌肺炎、急性肾盂肾炎、急性胆囊炎、流行性脑脊髓膜炎等。

2. 伴肝脾大　常见于病毒性肝炎、肝及胆道感染、疟疾、白血病等。

3. 伴淋巴结肿大　常见于局灶性化脓性感染、淋巴结结核、白血病、恶性肿瘤转移等。

4. 伴昏迷　先发热后昏迷者常见于流行性脑脊髓膜炎、流行性乙型脑炎、中毒性菌痢、斑疹伤寒等；先昏迷后发热者可见于脑出血、巴比妥类药物中毒等。

5. 伴皮肤黏膜出血　常见于流行性出血热、病毒性肝炎、急性白血病等。

6. 伴皮疹 常见于麻疹、风疹、水痘等。

7. 伴结膜充血 常见于麻疹、流行性出血热等。

8. 伴单纯疱疹 常见于肺炎球菌肺炎、疟疾、流行性脑脊髓膜炎等。

9. 伴关节肿痛 常见于风湿热、痛风、败血症等。

▶知识拓展

伍连德与东北鼠疫中的发热“阻击战”

1910年的冬天，中国东北暴发了一场致命的肺鼠疫。这场疫情如野火般蔓延，每日死亡人数过百，患者高热不退、咯血窒息，民间称其为“黑死病再现”。彼时，年仅31岁的华人医生伍连德临危受命，奔赴哈尔滨疫区。他不仅以科学手段破解了疫情谜团，更以爱国情怀铸就了中国近代医学史上的丰碑。抵达疫区后，伍连德发现患者体温多呈稽留热。当时国际医学界普遍认为鼠疫仅通过跳蚤传播，但他通过解剖尸体发现，此次疫情可通过飞沫人传人，属于肺鼠疫。他大胆提出呼吸道隔离理念，要求医护人员佩戴口罩（他改良的“伍氏口罩”成为现代医用口罩雏形），并焚烧患者衣物以阻断传播。这一发现不仅解释了发热伴随的呼吸道症状，更颠覆了传统认知。

面对日俄殖民者的干预，伍连德坚持中国的疫情必须由中国人主导解决。他在傅家甸建立隔离医院，首创分区管控制度，即将疫区划分为红、黄、蓝、白四区，按发热程度分级管理。为破除民众对尸体的恐惧，他顶住压力，力主火化上千具遗体，成为中国现代公共卫生史上的创举。这些举措使疫情在67天内被扑灭，死亡率从90%降至0，震惊世界医学界。

疫情结束后，伍连德并未止步。他深知医学救国需人才培养，遂创办哈尔滨医学专门学校（哈尔滨医科大学前身），将发热等常见症状的教学与公共卫生实践结合。他常对学生说：“医者当以科学为剑，以仁心为盾，守护同胞安康即是报国。”这种精神深深影响了一代医学生，许多人奔赴抗战前线，用体温计和听诊器践行救亡图存的誓言。

伍连德的故事不仅启示当代医学生发热的机制需要科学解析，而且其背后的流行病学意义更需以家国视角审视。如今，一代代中国医者传承“伍连德精神”，在实验室里破译病毒，用行动诠释“健康所系，性命相托”的誓言。

第二节 咳嗽、咳痰

案例导入

【案例】

患者，男性，28岁。淋雨受凉后高热、寒战、咳嗽、咳铁锈色痰3天。查体：体温38.5℃，右上肺语颤增强，有湿啰音。实验室检查：白细胞计数18.00×10^9/L，中性粒细胞比例0.90，淋巴细胞比例0.10。

【问题】

该患者最可能的诊断是什么？

案例中患者主诉为淋雨受凉后高热、寒战、咳嗽、咳铁锈色痰 3 天。本节主要通过学习咳嗽、咳痰的病因、机制、临床表现和伴随症状，解决案例中患者咳嗽、咳痰的特点分析，结合体检结果，确定患者的初步诊断结果。

一、概述

咳嗽是机体的一种反射性防御动作，清除呼吸道内的异物、分泌物、渗出物及坏死组织等，起到排出异物和清洁呼吸道的作用；但频繁剧烈的咳嗽因影响工作和休息，则失去其保护意义。痰是气管、支气管的分泌物或肺泡内的渗出液，咳痰是借助咳嗽动作将呼吸道内分泌物排出口腔外的现象。

二、病因和发生机制分析

1. 病因 引起咳嗽、咳痰的病因很多，以呼吸道感染最为常见（表 2-3）。

表 2-3 咳嗽、咳痰的病因

分类	病因
呼吸系统疾病	当呼吸道黏膜或肺泡受到刺激时，如吸入刺激性气体、异物、炎症、出血、肿瘤等刺激均可引起咳嗽、咳痰
胸膜疾病	各种原因所致的胸膜炎、自发性气胸或胸腔穿刺等均可引起咳嗽
心血管疾病	二尖瓣狭窄或其他原因致左心衰竭引起肺淤血、肺水肿，或因右心或体循环静脉栓子脱落引起肺栓塞，都可引起咳嗽
神经、精神因素	从大脑皮质发出冲动传至延髓咳嗽中枢，可随意引起咳嗽反射或抑制咳嗽反射，如习惯性咳嗽、癔症等。脑炎、脑膜炎时也可出现咳嗽
其他	服用血管紧张素转化酶抑制剂可引起咳嗽，胃食管反流病、食管裂孔疝、恶性肿瘤或白血病发生肺或胸膜浸润等也可发生咳嗽

案例中患者淋雨受凉后高热、寒战，咳嗽，咳铁锈色痰 3 天。白细胞计数 18.00×10^9/L，中性粒细胞占比 0.90，淋巴细胞占比 0.10，考虑为呼吸道感染。

2. 发病机制 咳嗽是因延髓咳嗽中枢受到刺激而发生的。咳嗽过程表现为快速、短促吸气后声门关闭，膈肌下降，随即突然剧烈呼气，肺内压迅速升高，声门突然开放，高速气流声门裂隙，产生咳嗽动作与特殊声音（图 2-7）。借此可将呼吸道内分泌物、异物排出体外，即出现咳痰。

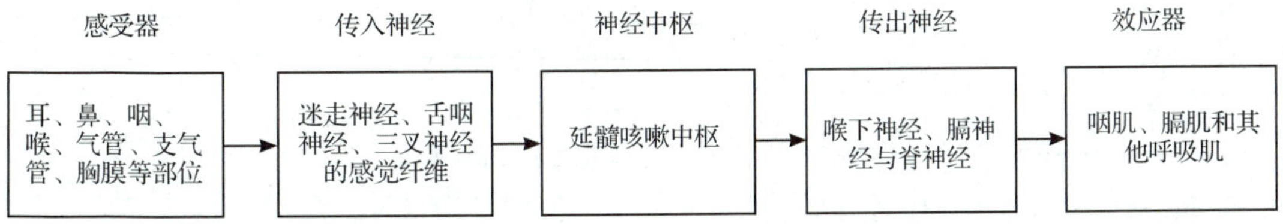

图 2-7 咳嗽反射

三、临床表现

（一）咳嗽的性质

1. 干性咳嗽 咳嗽无痰或痰量甚少，称干性咳嗽。见于急性咽喉炎、急性支气管炎初期、胸膜炎、轻症肺结核、肺癌、肺炎支原体肺炎等。

2. 湿性咳嗽 咳嗽伴有痰为湿性咳嗽。见于慢性支气管炎、细菌性肺炎、支气管扩张、肺脓肿等。

（二）咳嗽发作与时间规律

1. 急性咳嗽 由短期的上呼吸道感染引起，常见于感冒、流行性感冒或吸入空气中的刺激物质（如烟尘、化学气体）。

2. 慢性咳嗽 持续时间较长且反复发作，常见于慢性支气管炎、支气管哮喘、支气管扩张、慢性肺脓肿等。疾病导致气道炎症、分泌物增多或气流受限，从而引发长时间的咳嗽。

3. 发作性咳嗽 在特定条件下突然发作，常见于呼吸道异物、百日咳、支气管淋巴结结核、支气管肺癌等。

咳嗽的出现和加剧有一定时间规律。患者体位变动，痰液流动可使咳嗽于清晨起床或夜间睡眠时加剧，如慢性肺脓肿、支气管扩张。左心功能不全患者夜间咳嗽明显，与夜间迷走神经兴奋性增高及肺瘀血加重有关。

（三）咳嗽的音色

1. 金属音调咳嗽 见于原发性支气管肺癌、纵隔肿瘤、主动脉瘤等直接压迫气管所致的咳嗽。

2. 咳嗽声音嘶哑 见于声带炎、喉炎、喉癌或肿瘤压迫喉返神经所致。

3. 鸡鸣样咳嗽 见于百日咳、气管受压、会厌或喉部疾病（犬吠样咳嗽）。

4. 咳嗽声弱无力 见于极度衰竭、声带麻痹等。

（四）痰的性状与量

痰的性状分为黏液性、浆液性、脓性、黏液脓性、血性等（表 2-4）。如支气管扩张、肺脓肿时，多呈脓性，静置后可出现分层现象：上层为泡沫，中层为黏液，下层为坏死组织。支气管扩张、肺脓肿等疾病时常见痰量增多，急性呼吸道炎症时常见痰量较少。

表 2-4 痰的特点及临床意义

痰的特点	临床意义
有恶臭味	合并厌氧菌感染
黄色脓痰	呼吸道化脓性感染
铁锈色痰	肺炎链球菌肺炎
草绿色或翠绿色痰	铜绿假单胞菌感染
棕褐色痰	阿米巴肺脓肿

续表

痰的特点	临床意义
棕红色胶冻样痰	肺炎克雷伯菌肺炎
痰白黏稠牵拉成丝	真菌感染
血性痰	支气管扩张、肺结核、支气管肺癌等
粉红色泡沫样痰	急性肺水肿

案例中患者咳嗽，咳铁锈色痰 3 天。体检：右上肺语颤增强，有湿啰音，提示可能为肺炎链球菌肺炎。

四、伴随症状

1. 伴发热 常见于急性上、下呼吸道感染，肺结核，胸膜炎等。

2. 伴胸痛 常见于肺炎、胸膜炎、支气管肺癌、肺栓塞和自发性气胸等。

3. 伴呼吸困难 常见于喉水肿、喉肿瘤、支气管哮喘、慢性阻塞性肺疾病、重症肺炎、肺结核、大量胸腔积液、气胸、肺淤血、肺水肿及气管或支气管异物。

4. 伴咯血 常见于支气管扩张、肺结核、肺脓肿、支气管肺癌、风湿性心脏病二尖瓣狭窄等。

5. 伴大量脓痰 常见于支气管扩张、肺脓肿、肺囊肿合并感染和支气管胸膜瘘。

6. 伴有哮鸣音 多见于支气管哮喘、慢性喘息性支气管炎、心源性哮喘、弥漫性泛细支气管炎、气管与支气管异物等。当支气管肺癌引起支气管不完全阻塞时可出现呈局限性分布的呼气性哮鸣音。

7. 伴有杵状指（趾） 常见于支气管扩张、慢性肺脓肿、支气管肺癌和脓胸等。

▶**知识拓展**

用“中国方案”抗击新型冠状病毒感染

新型冠状病毒感染疫情期间，张伯礼和专家组认为，要迅速采取措施，对疑似、发热、密接和确诊四类人，进行分类管理、集中隔离。还要采用“中药漫灌”的方式，让患者普遍服用治湿毒疫的中药汤剂。在张伯礼看来，按中医的理论指导治疗，可以观察出中医药疗效特点和规律，更好指导治疗。看舌象、摸脉象……。在这位“无胆英雄”的推动下，中医药全过程介入新型冠状病毒肺炎救治。

中西医结合，中西药并用，在新型冠状病毒感染防控过程中，中医药人守正创新、传承精华，交出一张漂亮的答卷。此外，国家中医药管理局先后与意大利、德国、日本等几十个国家和地区交流中国的中医药诊疗方案、有效方药和临床经验。

第三节 咯 血

微课：
咯血

案例导入

【案例】

患者，女性，36 岁。低热、盗汗、乏力 2 周。2 天前突然出现咯血，咯血量约为 350ml，同时伴有寒战、高热、咳嗽。X 线检查显示左肺上叶有云絮状阴影。

【问题】

1. 该患者最可能是哪种疾病引起的咯血？
2. 该患者是大量咯血吗？

案例中患者 2 天前突然出现咯血，咯血量约为 350ml，同时伴有寒战、高热、咳嗽。本节主要通过学习咯血的病因、发生机制、临床表现和伴随症状，解决案例中引起患者咯血的病因及确定患者的咯血量。

一、概述

咯血是指喉部及喉以下的呼吸器官出血，经咳嗽由口腔排出体外。咯血一般呈鲜红色，咯血量多少不一。经口腔排出的血液也可来自口腔、鼻咽部及上消化道，因此，在确定咯血前应注意区分。尤其要注意咯血与消化道出血引起的呕血相鉴别。

二、病因和发生机制分析

咯血的发生机制是由于血管通透性增加、血管壁侵蚀破裂、肺血管内压力增高、止血或凝血功能障碍及血管机械性损伤。引起咯血的病因很多，主要见于呼吸系统和心血管疾病，在我国引起咯血最常见的原因是肺结核。

1. 呼吸系统疾病

（1）支气管疾病：常见于支气管扩张、支气管肺癌、慢性支气管炎等引起的咯血。

（2）肺部疾病：常见于肺结核、肺脓肿、肺炎等引起的咯血。

2. 心血管疾病 常见于风湿性心脏病二尖瓣狭窄、肺动脉高压等引起的咯血。

3. 全身性疾病 常见于白血病、流行性出血热、风湿性疾病等引起的咯血。

肺结核、风湿性心脏病二尖瓣狭窄、支气管扩张、支气管肺癌是引起咯血的 4 大常见病因。

案例中患者低热、盗汗、乏力 2 周；2 天前突然出现咯血，X 线检查显示左肺上叶有云絮状阴影，考虑该患者最可能是肺结核引起的咯血。

三、临床表现

1. 性别、年龄与生活习惯 青壮年咯血主要见于肺结核、支气管扩张和风湿性心脏病二尖瓣狭窄，支气管扩张多见于男性、风湿性心脏病二尖瓣狭窄多见于女性；40岁以上如有大量长期吸烟史者，除慢性支气管炎外，应首先考虑支气管肺癌。有吃生石蟹或蝲蛄史者，应考虑肺吸虫病。

2. 咯血量 一般认为24小时咯血量在100ml以内为少量咯血，100~500ml为中等量咯血，500ml以上或一次咯血量达100~500ml或不论咯血量多少只要出现窒息者均为大量咯血。大量咯血主要见于空洞型肺结核、支气管扩张、慢性肺脓肿；支气管肺癌主要表现为持续或间断痰中带血丝，大量咯血少有。案例中患者咯血量约为350ml，应该是中等量咯血，不是大量咯血。

3. 颜色和性状 因肺结核、支气管扩张、肺脓肿和出血性疾病所致咯血为鲜红色；铁锈色血痰可见于典型的肺炎球菌肺炎，也可见于肺吸虫病和肺泡出血；砖红色胶冻样痰见于典型的肺炎克雷伯菌肺炎。风湿性心脏病二尖瓣狭窄所致咯血多为暗红色；左心衰竭所致咯血为浆液性粉红色泡沫样痰；肺栓塞引起的咯血为黏稠暗红色血痰。

4. 全身状况 长期咯血者全身状态较差，体重减轻者多见于肺结核、支气管肺癌；长期咯血者而全身状态尚好者见于支气管扩张、肺囊肿。

四、伴随症状

1. 伴发热 常见于肺部感染性疾病，如肺炎、肺脓肿、肺结核、流行性出血热等。
2. 伴脓痰 常见于支气管扩张、肺脓肿、肺结核空洞及肺囊肿并发感染等。
3. 伴胸痛 常见于肺炎球菌肺炎、肺结核、支气管肺癌、肺梗死等。
4. 伴皮肤黏膜出血 常见于血液病、结缔组织病、流行性出血热、尿毒症等。
5. 伴黄疸 常见于肺炎球菌肺炎、肺栓塞等。
6. 伴杵状指 常见于支气管扩张、慢性肺脓肿、支气管肺癌等。

第四节 发 绀

案例导入

【案例】

患者，男性，80岁。因剧烈心前区疼痛4小时不缓解，急诊心电图提示广泛前壁心肌梗死。查体：血压85/50mmHg，呼吸22次/分，烦躁不安，皮肤冷，口唇发绀，心率120次/分，心尖区第一心音减弱。

【问题】

1. 请分析该患者最可能诊断是什么。
2. 请分析该患者口唇发绀的原因。

案例中患者为老年男性，心前区剧烈疼痛4小时不缓解，急诊心电图提示广泛前壁心肌梗死。查体：患者烦躁不安，皮肤冷，口唇发绀，血压下降，心率加快，心尖区第一心音减弱。所以该患者最可能的诊断是急性广泛前壁心肌梗死。本节主要通过学习发绀的病因、机制、临床特点和伴随症状，解决案例中引起患者口唇发绀的原因。

一、概述

发绀是血液中还原血红蛋白的绝对含量增加所致，还原血红蛋白浓度可用血氧的未饱和度来表示。发绀表现为皮肤和黏膜呈青紫色，在皮肤较薄、色素较少和毛细血管丰富的末梢部位较为明显，如口唇、舌、口腔黏膜、鼻尖、颊部、耳垂、甲床等处更易观察到。广义的发绀是指由异常血红蛋白衍生物如高铁血红蛋白、硫化血红蛋白增高所致的皮肤黏膜青紫色。

二、病因和发生机制分析

一般认为当毛细血管血液中还原血红蛋白绝对含量超过50g/L时，即可出现发绀。发绀是缺氧的表现，但缺氧不一定出现发绀。如重度贫血患者（血红蛋白$<$60g/L），即使毛细血管血液中的血红蛋白全部处于还原状态，也不足以引起明显的发绀；相反，真性红细胞增多症患者血红蛋白增高时，无论缺氧与否，只要血液中还原血红蛋白$\geq$50g/L，即可出现发绀。

根据发绀的病因不同可将发绀分为以下类型（表2-5）。

（一）血液中还原血红蛋白增多（真性发绀）

1. 中心性发绀是指由呼吸、循环系统疾病引起的发绀。
2. 周围性发绀是指由末梢血液循环障碍引起的发绀。
3. 混合性发绀既有中心性发绀又有周围性发绀。主要见于心力衰竭。

（二）血液中存在异常血红蛋白衍生物

1. 高铁血红蛋白血症 由于药物或化学物质中毒引起血红蛋白分子中二价铁被氧化成三价铁，形成高铁血红蛋白，失去结合氧的能力。如因大量进食含有亚硝酸盐的变质蔬菜引起的发绀，称为肠源性发绀。

2. 先天性高铁血红蛋白血症 自幼即出现发绀，身体一般状况较好，无心、肺疾病及引起异常血红蛋白的其他原因，有家族史。

3. 硫化血红蛋白血症 凡是能引起高铁血红蛋白血症的药物或化学物质均可引起硫化血红蛋白血症。

表 2-5 发绀的分类、特点及临床意义

分类			特点	临床意义
血液中还原血红蛋白增多（真性发绀）	中心性发绀	肺性发绀	发绀呈全身性，除肢体末梢与面颊外，舌、口腔黏膜与躯干皮肤亦可出现，发绀部位皮肤温暖，加温或按摩发绀不消退	常见于各种严重呼吸系统疾病，如重症肺炎、肺气肿、慢性肺脓肿、尘肺病、肺淤血、肺水肿、气胸、大量胸腔积液等
		心性发绀		常见于发绀型先天性心脏病，如法洛四联症、艾森门格综合征等
	周围性发绀	缺血性周围性发绀	肢体末梢与下垂部位发绀明显，如肢端、耳垂与鼻尖，发绀部位皮肤冰冷，局部加温或按摩，发绀可消退	常见于心排血量减少性疾病，如严重休克、血栓闭塞性脉管炎、雷诺病等
		淤血性周围性发绀		常见于引起体循环淤血、周围血流缓慢的疾病，如右心衰竭、心包积液、慢性缩窄性心包炎、渗出性心包炎、下肢静脉曲张等
	混合性发绀		既有中心性发绀又有周围性发绀	主要见于心力衰竭
血液中存在异常血红蛋白衍生物	高铁血红蛋白血症		当血液中高铁血红蛋白达到30g/L时，即可出现发绀。起病急骤，病情严重，氧疗效果差	常见于亚硝酸盐、硝基苯、苯胺、伯氨喹、非那西丁等中毒所致
	先天性高铁血红蛋白血		自幼即出现发绀	无心、肺疾病及引起异常血红蛋白的其他原因，有家族史
	硫化血红蛋白血症		当硫化血红蛋白在血中含量达到5g/L时，即可出现发绀。持续时间长，可达数月以上，血液呈蓝褐色	一般认为前提条件必须同时有便秘或服用含硫药物在肠内形成大量硫化氢，硫化氢作用于血红蛋白，产生硫化血红蛋白

案例中患者最可能的诊断为急性广泛前壁心肌梗死，结合患者烦躁不安、皮肤冷、口唇发绀、血压下降、心率加快的全身表现，分析发绀病因，明确该患者口唇发绀的原因是因末梢血液循环障碍，氧被组织过多摄取，导致外周毛细血管血液中的还原血红蛋白增多引起的发绀。

三、伴随症状

1. 伴呼吸困难 常见于严重的心、肺疾病。

2. 伴杵状指 常见于发绀型先天性心脏病和某些慢性肺部疾病。

3. 伴意识障碍 常见于急性中毒、休克、急性肺部感染、呼吸衰竭及严重心功能不全等。

4. 伴胸痛 常见于气胸、心肌梗死等。

第五节 呼吸困难

案例导入

【案例】

患者，男性，35 岁。咳嗽、发热 2 周，喘息 5 天。5 天前出现喘息，夜间明显，自觉呼吸时有“喘鸣音”，常于夜间憋醒，接触冷空气或烟味后症状可加重。查体：体温 36.2℃，血压 120/80mmHg，意识清楚，口唇无发绀，颈静脉无充盈，双肺可闻及散在哮鸣音。

【问题】

1. 该患者最可能的诊断是什么？
2. 该患者呼吸困难的原因是什么？

案例中患者为青年男性，咳嗽、发热 2 周，喘息 5 天。本节主要通过学习呼吸困难的病因、机制、临床表现和伴随症状，解决案例中患者的最可能诊断结果，分析患者呼吸困难的原因。

一、概述

呼吸困难是指患者主观上感觉空气不足、呼吸费力，严重者出现张口耸肩、鼻翼扇动、端坐呼吸、发绀、辅助呼吸肌参与呼吸运动，可伴有呼吸频率、节律和深度的改变。

二、病因和发生机制分析

引起呼吸困难的原因有 5 大因素，最常见的是呼吸系统和循环系统疾病（表 2-6）。

表 2-6 呼吸困难的病因及临床常见疾病

病因		发生机制	临床常见疾病
呼吸系统疾病	气道阻塞性疾病	呼吸系统疾病引起的通气和/或换气功能障碍导致缺氧伴（或不伴有）二氧化碳潴留	喉、气管、支气管的炎症，水肿、肿瘤或异物所致的狭窄、阻塞，支气管哮喘，慢性阻塞性肺疾病等
	肺部疾病		肺炎、肺脓肿、肺结核、肺水肿、细支气管肺泡癌等
	胸壁、胸廓、胸膜疾病		胸壁炎症、严重胸廓畸形、气胸、胸腔积液、广泛性胸膜粘连等
	呼吸肌功能障碍		脊髓灰质炎、重症肌无力、急性多发性神经根炎、腹腔巨大肿瘤、大量腹水、药物导致呼吸肌麻痹、妊娠末期等
循环系统疾病		左心衰竭引起呼吸困难最主要是肺淤血和肺组织弹性减弱，肺泡与肺泡壁毛细血管血液间气体交换发生障碍所致。右心衰竭发生呼吸困难的主要原因是体循环静脉淤血	各种心脏疾病导致的心功能不全、心脏压塞、肺栓塞、原发性肺动脉高压、肺心病等
血液系统疾病		各种原因所致血红蛋白数量减少或结构异常，使红细胞携氧量减少，血氧含量降低所致	重度贫血、高铁血红蛋白血症与硫化血红蛋白血症
神经、精神性疾病		神经性呼吸困难主要是由于呼吸中枢供血减少及颅内压增高所致	脑出血、脑外伤、脑肿瘤、脑炎、脑膜炎、脑脓肿等颅脑疾病和癔症等精神因素所致呼吸困难
中毒		酸性代谢产物刺激颈动脉窦，主动脉体的化学感受器及呼吸中枢兴奋；或呼吸中枢抑制	糖尿病酮症酸中毒、吗啡类药物中毒、有机磷中毒、一氧化碳中毒、氰化物中毒等

案例中根据青年男性，咳嗽、发热后喘息，夜间明显，自觉有“喘鸣音”，常于夜间憋醒，接触冷空气或烟味后症状可加重，查体双肺可闻及哮鸣音。该患者最可能诊断为支气管哮喘，引起呼吸困难的原因是肺通气和/或换气功能障碍导致缺氧伴（或不伴有）二氧化碳潴留。

三、临床表现

（一）肺源性呼吸困难

1. 吸气性呼吸困难 临床常表现为显著的吸气困难，严重者吸气时出现“三凹征”，即胸骨上窝、锁骨上窝、肋间隙明显凹陷，可伴有干咳和高调吸气性哮鸣音。见于各种原因引起的喉、气管、主支气管狭窄或部分梗阻。

2. 呼气性呼吸困难 临床常表现为呼气困难，即呼气费力、缓慢且时间延长，常伴有呼气性哮鸣音，主要因小支气管痉挛或狭窄、肺组织弹性减退所致。见于慢性阻塞性肺疾病、喘息型慢性支气管炎、支气管哮喘、弥漫性细支气管炎等。

3. 混合性呼吸困难 既有吸气费力，也有呼气费力，呼吸频率加快，深度变浅，可伴有呼吸音减弱、消失或病理性呼吸音。常由肺或胸膜腔病变使肺有效呼吸面积减少导致换气功能障碍所致。常见于重症肺炎、重症肺结核、大面积肺栓塞、弥漫性肺间质疾病、大量胸腔积液、气胸等。

（二）心源性呼吸困难

左心衰竭、右心衰竭和全心衰竭均可引起心源性呼吸困难，其中，左心衰竭更严重且常见。

左心衰竭引起呼吸困难早期表现为活动时发生或加重，休息时消失或缓解；平卧时发生或加重，坐位时减轻或缓解，因此患者常采取端坐位或半卧位呼吸。急性左心功能不全时可发生夜间阵发性呼吸困难（又称为心源性哮喘），表现为夜间睡眠中突然发生胸闷、气促，患者被迫坐起，惊恐不安，轻者数分钟至数十分钟后逐渐减轻、消失；重者端坐呼吸、大汗淋漓、面色发绀、咳粉红色浆液泡沫痰，双肺听诊有哮鸣音，两肺底有较多湿啰音，心率增快，部分可闻及奔马律。

（三）血源性呼吸困难

血源性呼吸困难主要表现为呼吸变浅快，心率加快，如大出血、休克可使呼吸加快，若伴有皮肤、黏膜苍白，见于贫血；伴有发绀，见于高铁血红蛋白血症及硫化血红蛋白血症。

（四）神经、精神性呼吸困难

神经性呼吸困难多表现为呼吸深慢，伴呼吸节律改变。精神性呼吸困难多表现为呼吸浅快（每分钟可达60~100次），因癔症引起的呼吸困难，常伴叹气样呼吸或手足搐搦，严重者可出现意识障碍。

（五）中毒性呼吸困难

酸中毒大呼吸表现为呼吸深快而规则，常见于尿毒症、糖尿病酮症酸中毒引起代谢性酸中毒，可伴有鼾声。吗啡、巴比妥类药物，有机磷中毒时，呼吸中枢受到抑制，引起呼吸浅慢且常有节律异常，如潮式呼吸或间停呼吸。

四、伴随症状

1. 伴哮鸣音 见于支气管哮喘、心源性哮喘等。

2. 伴一侧胸痛 见于大叶性肺炎、急性渗出性胸膜炎、自发性气胸、肺栓塞、急性心肌梗死、支气管肺癌等。

3. 伴发热 见于肺炎、肺脓肿、肺结核、胸膜炎、急性心包炎、中枢神经系统炎症等。

4. 伴昏迷 见于脑炎、脑出血、脑膜炎、肺性脑病、尿毒症、糖尿病酮症酸中毒，以及吗啡、巴比妥类药物中毒，有机磷中毒，一氧化碳中毒等。

5. 伴窒息感 见于支气管哮喘、心源性哮喘、癔症、喉水肿、气管内异物等。

▶**知识拓展**

“白色瘟疫”肺结核

每年 3 月 24 日是世界防治结核病日。1882 年的这天，罗伯特·科赫发现了结核病的致病菌——结核分枝杆菌。

结核分枝杆菌困扰人类已有上万年的历史。科学家们在 9000 年前的以色列人遗骸和 2000 年前的埃及木乃伊上都发现了结核分枝杆菌感染的痕迹。欧洲结核病是在工业革命后，由于社会化大生产造成结核病传播，患者因为严重贫血而脸色苍白，日渐瘦损，因此被称为痨病，或白色瘟疫（与“黑死病”相对照）。

直到 20 世纪 40 年代链霉素发明之前，结核病都被视为绝症。在很多人眼里，随着“白色瘟疫”时代的结束，结核病应该早已载入史册。但事实上，随着耐多药结核病，糖尿病、艾滋病合并结核病的增多，结核病不仅没有消失，反而成为世界公共卫生的一大难题。世界卫生组织报道，目前全球近 1/3 的人已感染结核分枝杆菌，活动性肺结核患者约 2000 万，每年新发结核患者 800 万~1000 万，每年约有 300 万人死于结核病。结核病已成为全世界成人因传染病而死亡的主要疾病之一。

第六节 恶心、呕吐

案例导入

【案例】

患者，男性，53 岁。中上腹绞痛伴恶心、呕吐 1 天。寒战伴高热 39.5℃，有黄疸。查体：巩膜黄染，剑突下压痛，肌紧张，肝区叩痛，白细胞计数 19×10^9/L，血压 83/68mmHg，急诊入院。

【问题】

请分析导致该患者恶心、呕吐的病因。

案例中患者中上腹绞痛伴恶心、呕吐 1 天。本节主要通过学习恶心、呕吐的病因、机制、临床表现和伴随症状，解决案例中患者恶心、呕吐的分析。

一、概述

恶心是一种紧迫欲吐的上腹部不适感，可伴迷走神经兴奋的表现，如皮肤黏膜苍白、出汗、头晕、流涎、血压下降及心动过缓等。呕吐是通过胃的强力收缩迫使胃或部分肠内容物经口排出体外的病理生理反射。呕吐在某种程度上对机体有保护作用，有助于清除体内有害的物质，但是频繁且剧烈的呕吐可引起脱水、电解质紊乱等并发症。

二、病因和发生机制分析

呕吐是一个复杂的反射动作，可分为恶心、干呕与呕吐 3 个阶段，呕吐中枢位于延髓。

引起恶心与呕吐的病因很多，按发病机制可归纳为下列几类。

（一）反射性呕吐

反射性呕吐是由内脏末梢神经传来的冲动刺激呕吐中枢引起呕吐。

1. 咽部受到刺激 如咽部炎症、吸烟、剧咳等。

2. 消化系统疾病 急、慢性胃肠炎，消化性溃疡，急性阑尾炎，各型肠梗阻，急性出血坏死性肠炎，急性肝炎，肝硬化，急、慢性胆囊炎或胰腺炎等。

3. 其他疾病 如肾输尿管结石、急性肾盂肾炎、急性盆腔炎、异位妊娠破裂等。心肌梗死、心力衰竭、内耳迷路病变、青光眼、屈光不正等亦可出现恶心、呕吐。

（二）中枢性呕吐

中枢性呕吐是由中枢神经系统化学感受器触发带的刺激引起呕吐中枢兴奋而发生呕吐。

1. 神经系统疾病 如各种脑炎、脑膜炎、脑脓肿、脑出血、脑栓塞、脑血栓形成、高血压脑病、偏头痛、癫痫，特别是癫痫持续状态，脑挫裂伤或颅内血肿。

2. 全身性疾病 尿毒症、肝性脑病、糖尿病酮症酸中毒、甲状腺危象、肾上腺皮质功能不全、低血糖、低钠血症。

3. 药物 如某些抗生素、相关肿瘤治疗药物、洋地黄类、吗啡类等药物可因兴奋呕吐中枢而引起呕吐。

4. 中毒 如乙醇、重金属、有机磷农药、鼠药、一氧化碳等中毒均可引起呕吐。

5. 妊娠 早孕反应的呕吐。

（三）前庭功能障碍性呕吐

前庭功能障碍性呕吐是由于内耳前庭系统神经冲动所引起的呕吐反应。如晕动病、迷路炎、梅尼埃病等。

根据案例中患者临床表现恶心、呕吐，伴腹痛、高热、寒战及黄疸，查体发现巩膜黄染，剑突下压痛，肝区叩痛，白细胞计数增高，可能的诊断为急性梗阻性化脓性胆管炎，是由内脏末梢神经传来的冲动刺激呕吐中枢引起反射性呕吐。

三、临床表现

1. 呕吐的时间 妊娠早期、鼻窦炎、尿毒症、慢性酒精中毒及功能性消化不良等常引起晨起呕吐；幽门梗阻常引起晚上或夜间呕吐。

2. 呕吐与进食的关系 进食过程中或进食后早期发生呕吐，常见于幽门管溃疡或精神性呕吐；进食后或数餐后呕吐，可见于幽门梗阻、肠梗阻；集体用餐后发生呕吐，多为食物中毒所致。

3. 呕吐的特点 鼻神经症性呕吐可由嗅到不愉快的气味或看到厌恶的食物而引起，进食后可立即发生，呕吐常不费力，每口呕吐量不多，吐后可再进食，营养状态无明显改变，常无恶心；喷射状呕吐多见于颅内高压或青光眼，通常不伴有恶心。

4. 呕吐物的性质 呕吐物为发酵、腐败性酸臭食物提示幽门梗阻、胃潴留；呕吐物带有粪臭味提示低位小肠梗阻；呕吐物不含胆汁说明梗阻部位在十二指肠乳头以上，含较多胆汁者提示梗阻部位在十二指肠乳头以下；呕吐物含有大量酸性液体者见于胃泌素瘤或十二指肠溃疡；呕吐物无酸味者提示贲门狭窄或贲门失弛缓征；咖啡色渣样呕吐物见于上消化道出血。

四、伴随症状

1. 伴腹泻者 多见于急性胃肠炎、食物中毒、霍乱等。

2. 伴右上腹痛及发热、寒战或者黄疸者 应考虑胆囊炎或胆石症。

3. 伴眩晕、眼球震颤者 见于前庭系统疾病。

第七节 腹 泻

案例导入

【案例】

患儿，男性，8 岁。2 天来发热伴腹痛、腹泻，每日 10 余次，初为稀便，后为黏液脓血便，伴里急后重，粪便常规检查白细胞计数 15~20 个/高倍镜视野，红细胞计数 5~10 个/高倍镜视野。

【问题】

患者最可能的诊断是什么？

案例中患者发热伴腹痛、腹泻。本节主要通过学习腹泻的病因、临床表现和伴随症状，确定案例中患者的可能诊断。

一、概述

正常人一般每天排便1~2次，为不含异常成分的黄褐色成形软便。腹泻指排便次数增多，粪质稀薄，或带有黏液、脓血或未消化食物。腹泻可分为急性腹泻和慢性腹泻，病程超过两个月者为慢性腹泻。

二、病因和发生机制分析

引起腹泻的病因较多，最常见的病因是肠道感染，见表2-7。

表 2-7　腹泻的分类、病因及临床意义

分类	病因	临床意义
急性腹泻	各种病原体感染	肠道急性感染性疾病如细菌性肠炎、病毒性肠炎、霍乱、急性细菌性痢疾、急性阿米巴痢疾等
	细菌性食物中毒	急性中毒如食用毒蕈、河豚、生鱼胆、发芽马铃薯、桐油及有机磷农药、砷、汞等中毒
	全身性感染	全身性感染如败血症、伤寒或副伤寒、钩端螺旋体病等
	饮食不当；过敏性肠炎、腹型过敏性紫癜；药物副作用	如利血平、新斯的明等；肾上腺皮质功能减退危象、甲状腺危象等
慢性腹泻	消化系统疾病	肠道慢性感染如肠结核、慢性细菌性痢疾等；胃部疾病如慢性萎缩性胃炎、胃大部切除术后；肠道肿瘤如结肠癌、直肠癌、小肠恶性淋巴瘤；肠道非感染性疾病如局限性肠炎、溃疡性结肠炎、吸收不良综合征等；胰腺疾病如慢性胰腺炎、胰腺癌；肝胆疾病如肝硬化、慢性胆囊炎、胆汁淤积性黄疸等
	全身性疾病	内分泌代谢障碍疾病如甲状腺功能亢进、尿毒症、糖尿病性肠病；药源性腹泻如利血平、甲状腺素、洋地黄类药物；神经功能紊乱如肠易激综合征、系统性红斑狼疮等

根据发生机制可将腹泻分为分泌性腹泻、渗透性腹泻、渗出性腹泻、吸收不良性腹泻和动力性腹泻。

1. 分泌性腹泻　肠道分泌大量液体超过肠黏膜吸收能力所致，如霍乱弧菌外毒素引起的大量水样腹泻。肠道炎症使炎性渗出物增多而致腹泻，如阿米巴痢疾、细菌性痢疾、克罗恩病（Crohn病）、肠结核等。某些胃肠道内分泌肿瘤如胃泌素瘤、血管活性肠肽（VIP）瘤所致的腹泻也属于分泌性腹泻。

2. 渗透性腹泻　肠内容物渗透压增高，阻碍肠内水分与电解质的吸收而引起，如乳糖酶缺乏，乳糖不能水解即形成肠内高渗，或因服盐类泻药或甘露醇等。

3. 渗出性腹泻　因黏膜炎症、溃疡、浸润性病变致血浆黏液、脓血渗出，如炎症性肠病、感染性肠炎、缺血性肠炎、放射性肠炎等。

4. 吸收不良性腹泻　由肠黏膜的吸收面积减少或吸收障碍所引起，如小肠大部分切除、吸收不良综合征、小儿乳糜泻、热带口炎性腹泻、成人乳糜泻，以及消化酶分泌减少如慢性胰腺炎引起的腹泻等。

5. 动力性腹泻 肠蠕动亢进致肠内食糜停留时间少，未被充分吸收所致的腹泻，如肠炎、胃肠功能紊乱及甲状腺功能亢进等。

三、临床表现

1. 起病情况 急性腹泻，一般起病急骤，排便次数多（每天可达10次以上），粪便稀薄，病程较短，多为感染或食物中毒；慢性腹泻，一般起病缓慢，病程超过2个月，每日排便数次，也可为腹泻与便秘交替，可为稀薄粪便，亦可含黏液、脓细胞、红细胞等病理成分。

2. 粪便性质 腹泻时粪便的性状对明确病因至关重要，如细菌性食物中毒粪便呈糊状或水样；急性细菌性痢疾、溃疡性结肠炎粪便呈脓血样；霍乱或副霍乱粪便呈米泔样；阿米巴痢疾粪便呈暗红色果酱样且有特殊腥臭味；急性出血性坏死性小肠炎，粪便呈洗肉水样且有腥臭的气味；胰腺炎或吸收不良综合征粪便量多、含大量脂肪及泡沫、泡沫多而臭；肠易激综合征粪便带黏液而无病理成分。

3. 腹泻与腹痛的关系 急性感染性腹泻常有腹痛。便意频繁，每次粪量不多并有里急后重感，腹痛在下腹或左下腹，排便后腹痛可减轻者，往往为乙状结肠或直肠病变。小肠疾病的腹泻疼痛常在脐周，便后腹痛缓解不明显。分泌性腹泻往往无腹痛症状。

根据案例中起病急骤伴腹痛，伴里急后重，粪便初为稀便，后为黏液脓血便，考虑患者为急性细菌性痢疾。

四、伴随症状

1. 伴发热 见于急性细菌性痢疾、伤寒或副伤寒、肠结核、结肠癌、克罗恩病、败血症、病毒性肠炎、甲状腺危象等。

2. 伴里急后重 见于结肠或直肠病变，如直肠炎、痢疾、直肠肿瘤等。

3. 伴明显消瘦 见于肠结核、吸收不良综合征及胃肠道恶性肿瘤等。

4. 伴皮疹或皮下出血 见于败血症、伤寒或副伤寒、麻疹、过敏性紫癜、糙皮病等。

5. 伴腹部包块 见于胃肠恶性肿瘤、肠结核、克罗恩病及血吸虫肉芽肿。

6. 伴重度失水 常见于分泌性腹泻，如霍乱、细菌性食物中毒或尿毒症等。

7. 伴关节痛或关节肿胀 见于克罗恩病、慢性非特异性溃疡性结肠炎、系统性红斑狼疮、肠结核等。

第八节 呕血、便血

案例导入

【案例】

患者，女性，45岁。因关节疼痛长期服用吲哚美辛，黑便2次，呕血1次，二者量约1500ml来院急诊。

【问题】

最可能导致患者呕血的是哪种疾病？

案例中患者中长期服用吲哚美辛，出现黑便，呕血。本节主要通过学习呕血、便血的病因、机制、临床表现和伴随症状，解决案例中患者呕血的可能疾病。

一、概述

呕血是指上消化道疾病或全身性疾病所致的上消化道出血，血液从口腔呕出，常伴有黑便。在确定呕血前，应排除鼻咽部、口腔、咽喉部出血吞咽后再呕出，同时排除咯血。便血是指消化道出血，血液经肛门排出。便血颜色可呈鲜红、暗红或柏油样。少量出血即出血量≤5ml 者粪便颜色无改变，须经粪便隐血试验才能确定者，称为粪便隐血（表 2-8）。

表 2-8 咯血与呕血的鉴别

鉴别点	咯血	呕血
病因	肺结核、支气管扩张、肺癌、肺脓肿、肺炎、心脏病等	消化性溃疡、肝硬化、急性胃黏膜病变、胃癌等
出血前的症状	喉部发痒、胸闷、咳嗽等	上腹部不适、恶心、呕吐等
出血方式	咯出	呕出，可呈喷射状
血液颜色	鲜红色	暗红或棕黑色，有时鲜红色
血中混合物	痰、泡沫	食物残渣、胃液
酸碱性	碱性	酸性
黑便	无，如咽下血液可有	有，可呈柏油样，持续数天
出血后痰的性状	痰中带血数日	无痰

二、病因和发生机制分析

引起呕血的原因很多，包括食管、胃与十二指肠、肝、胆道、胰腺等上消化道疾病，急性传染病、血液病、尿毒症、肺源性心脏病等全身性疾病，最常见的是消化性溃疡，其次为食管胃底静脉曲张破裂出血。引起呕血的病因也可导致便血。此外，便血还见于小肠、结肠、直肠、肛管等下消化道疾病和胃肠血管病变。

三、临床表现

1. 呕血与黑便 呕血的颜色因出血量、出血速度、胃内停留时间及出血部位而不同。呕血量多且在胃内停留的时间短则血色鲜红或暗红；出血量少或在胃内停留时间长，则因血红蛋白与胃酸作用形成酸化正铁血红蛋白，呕出物为咖啡渣样棕褐色，常伴有上腹不适和恶心。

上消化道或小肠的出血因在肠道停留时间长，红细胞破坏后释放出血红蛋白，与肠道中的硫化物结合形成黑色硫化亚铁使粪便转为变黑，硫化亚铁刺激黏液分泌并与黑色粪便混合使粪便稀软发亮，似柏油状，故又称柏油样便。

幽门以下部位出血一般有黑便而无呕血；幽门以上部位出血一般既有呕血又有黑便。因此，呕血者一定有黑便，但有黑便者不一定呕血。胃内积血量达250～300ml即出现呕血，上消化道出血量达60ml以上即出现黑便。

2. 失血性周围循环衰竭 上消化道出血除表现为呕血和黑便外，一次出血量<400ml，不引起全身症状；出血量800～1000ml，有头晕、乏力、出汗、面色苍白、四肢厥冷、心悸、脉搏增快等急性失血表现；出血量>1000ml，出现急性循环衰竭的表现，有神志不清、面色苍白、血压下降、脉搏细弱、呼吸急促等休克表现。

3. 血液学改变 大出血早期，血液检查无改变，其后由于组织液的渗出，血液被稀释，红细胞计数和血红蛋白含量降低。因此大出血早期不能根据红细胞数和血红蛋白量来判断有无出血。

4. 其他 大量呕血可出现氮质血症、发热等表现。

四、伴随症状

1. 伴上腹痛 中青年患者伴慢性反复发作的上腹痛，具有一定周期性与节律性，多为消化性溃疡；中老年患者伴慢性上腹痛，疼痛无明显规律性并伴有厌食、消瘦或贫血者，应警惕胃癌。

2. 伴肝、脾肿大 肝脾肿大，有蜘蛛痣、肝掌、腹水者，提示肝硬化门静脉高压；肝区疼痛、肝大、质地坚硬、表面凹凸不平或有结节者提示肝癌。

3. 伴黄疸 呕血伴黄疸、寒战、发热者，可能由胆道疾病所引起；呕血伴黄疸、发热及全身皮肤黏膜出血者，见于某些感染性疾病，如败血症及钩端螺旋体病等。

4. 伴皮肤黏膜出血 常与血液疾病及凝血功能障碍性疾病有关。

—• 考试知识点总结 •— —• 本章小结 •—

—• 协和云课堂…… 拓展练习及参考答案 •—

（姚少芳）

第三章　体格检查

教学课件

学习目标

素质目标

具有科学、严谨的工作态度和精益求精的学习作风，增强人文关怀的意识。

知识目标

（1）掌握：视诊、触诊、叩诊、听诊四种体格检查方法，掌握体格检查的操作要点及注意事项。

（2）熟悉：各部位及器官的检查内容、顺序及记录方法。

（3）了解：各部位及器官异常体征及临床意义。

能力目标

（1）能熟练、规范、独立地进行体格检查。

（2）能与患者及家属进行有效沟通，使其理解体格检查的重要性并能积极配合。

·核心知识拆解·

体格检查是医生通过感官或使用简单工具（如体温计、血压计等）进行的客观查体方法，以获取临床征象（体征）。其基本方法包括视诊、触诊、叩诊、听诊和嗅诊。体格检查内容一般包括一般检查（生命体征、全身状态、皮肤、淋巴结检查）、头颈部、胸腹部、脊柱四肢、神经系统检查等。

第一节　基本检查方法

案例导入

【案例】

患者，男性，26岁，已婚。腹痛、腹泻、发热、呕吐20小时。患者入院前24小时，在路边餐馆吃饭，半天后出现腹部不适，呈阵发性并伴有恶心，自服山莨菪碱等对症治疗，未见好转，并出现呕吐胃内容物，发热及腹泻数次，为稀便，无脓血。体温 38.5℃，来我院急诊，查便常规阴性。按“急性胃肠炎”予复方颠茄片、黄连素等治疗。晚间腹痛加重，伴发热 39℃，腹痛由胃部移至右下腹部，仍有腹泻，夜里再来就诊。白细胞计数 21×10^9/L。急收入院。

既往体健，无肝肾病史，无结核及疫水接触史，无药物过敏史。

查体：体温 38.7℃，脉搏 120 次/分，血压 100/70mmHg。发育、营养正常，全身皮肤无黄染，无出血点及皮疹，浅表淋巴结不大。眼睑无水肿，结膜无苍白，巩膜无黄染。颈软，甲状腺不大。心界大小正常，心率 120 次/分，律齐未闻及杂音。双肺清，未闻干、湿啰音。腹平，肝脾未及，无包块，全腹压痛以右下腹麦氏点周围为著，反跳痛，无明显肌紧张，肠鸣音 10~15 次/分。脊柱四肢无异常，生理反射存在，病理征未引出。

【问题】

1. 该患者最可能的诊断是什么？
2. 该患者应用了哪些体格检查方法，检查了哪些内容？

案例中患者为青年男性，不洁饮食后出现发热、腹痛、腹泻症状，予解痉、消炎治疗效果不佳；后体温升高（中等热），转移性右下腹疼痛，麦氏点压痛、反跳痛，白细胞计数增高。该患者最可能的诊断是急性阑尾炎。

一、视诊

视诊（inspection）是医生通过视觉对患者全身或局部进行检查的方法。它分为一般视诊和局部视诊，一般视诊用于观察全身状况和局部体征，如发育、营养、意识、面容等；局部视诊用于了解身体各部分的变化，某些特殊部位检查可能需要借助仪器。

二、触诊

触诊（palpation）是医生通过手触感进行诊断的方法，广泛应用于身体各部位，尤其重要的是腹部。触诊主要使用指腹和掌面，根据目的和压力不同，分为浅部和深部触诊法。

（一）浅部触诊法

浅部触诊法适用于检查体表浅在病变如关节、软组织等。触诊时，一手放被检部位，用掌指关节和腕关节协同，旋转或滑动式动作轻压触摸。

（二）深部触诊法

深部触诊法用于检查腹腔和脏器病变。检查时，用单手或双手重叠，逐渐加压至深部，触及深度通常超过 2cm。根据目的和手法，有多种检查方法。

1. 深部滑行触诊法 让被检查者放松腹肌，医生用一手或两手平放于检查部位，逐渐加压至深部，用并拢的示、中、环指腹面在脏器或包块表面进行滑动触摸（图 3-1）。适用于腹腔深部脏器和包块检查。

2. 双手触诊法 医生右手置于检查部位，左手置于背后，将脏器或肿块推向右手，固定并接近体表，利于右手触诊（图 3-2）。主要用于肝、脾、肾等脏器及腹腔肿块检查。

3. 深压触诊法 医生用并拢的手指深压腹壁，探测病变位置或确定压痛点。检查反跳痛时，在深压后迅速抬起手，观察被检查者反应。适用于探测腹腔深部病变（图 3-3）。

4. 冲击触诊法 医生用并拢的示、中、环指快速冲击腹壁，使腹腔脏器或包块在指端产生浮沉感（图 3-4）。适用于患者大量腹水时难以触及的肝、脾或腹腔包块。操作时应避免用力过猛，以免造成患者不适。

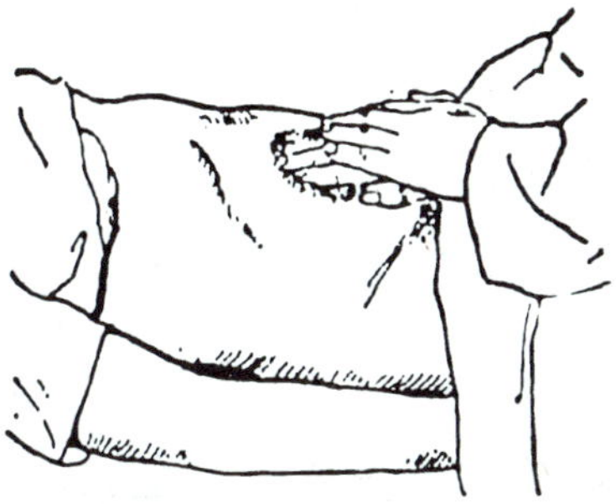

图 3-1 深部滑行触诊法

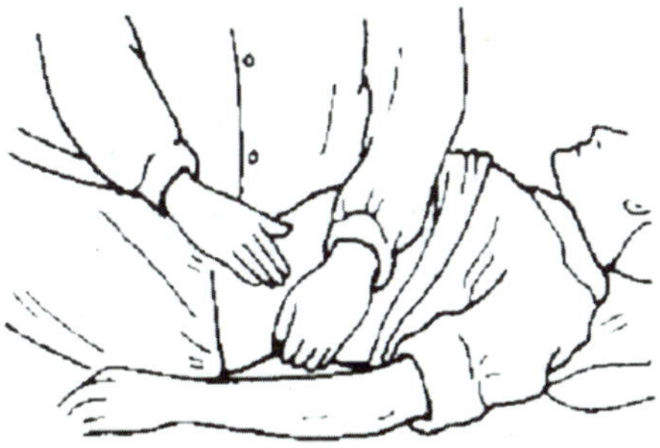

图 3-2 双手触诊法

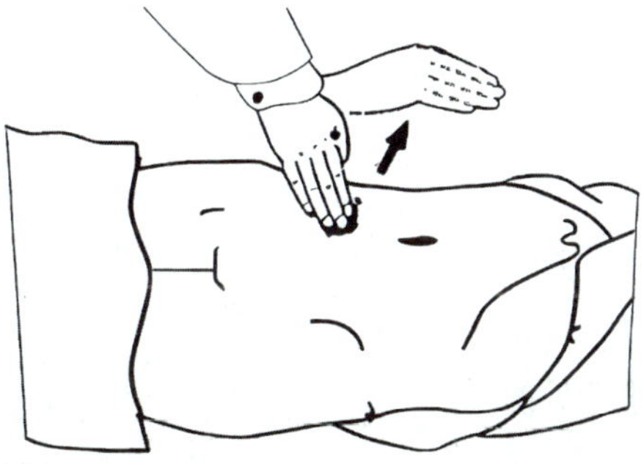

图 3-3 深压触诊法及反跳痛检查方法

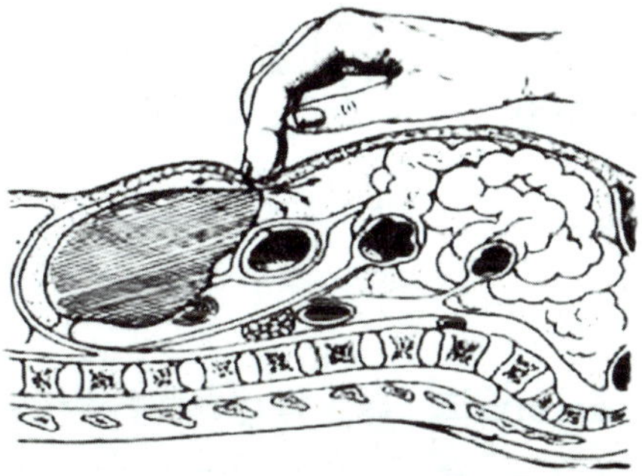

图 3-4 冲击触诊法

三、叩诊

1. 直接叩诊法 医生用掌面拍击检查部位，通过反响和震动感判断病变。适用于胸部和腹部的广泛病变。如胸膜粘连或增厚、大量胸腔积液或腹水及气胸等。

2. 间接叩诊法 左手中指第二指节贴于被检查部位，右手中指指端叩击左手中指末端指关节处或第二节指骨的远端。叩击垂直于体表，动作灵活、短促。连续叩击 2~3 下，若不明确可再叩击（图 3-5）。

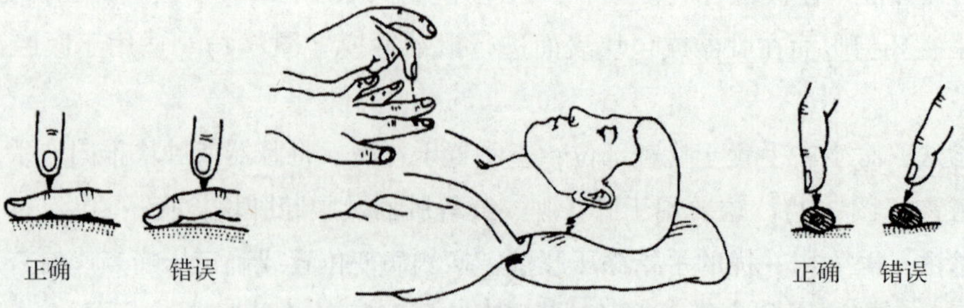

图 3-5　叩诊法操作正误

3. 叩诊音　叩诊时产生的音响因部位组织和脏器的密度、弹性、含气量及与体表距离不同而异。临床上根据音调、音响强度和震动持续时间，将叩诊音分为清音、浊音、实音、鼓音、过清音五种。（表 3-1）。

表 3-1　各种叩诊音的特点和临床意义

叩诊音	强度（相对）	音调（相对）	持续时限（相对）	正常人出现部位	临床意义
清音	响亮	低	长	肺部	肺脏含气量和弹性正常
浊音	中等	中等	中等	心、肝被肺覆盖部分	大叶性肺炎、肺不张等
实音	弱	高	短	心、肝未被肺覆盖部分	大量胸腔积液、肺实变等
鼓音	响亮	低	较长	胃泡区和腹部	肺内空洞、气胸、气腹等
过清音	更响亮	更低	更长	不出现	肺气肿，肺含气量增加

四、听诊

听诊（auscultation）是医生运用听觉来检查身体各部位发出的声音，从而判断其是否正常的诊断方法。

1. 直接听诊法　医生将耳直接贴附于被检者的体表上进行听诊。

2. 间接听诊法　医生利用听诊器进行听诊，应用范围广，主要用于心、肺、腹的听诊，此外还可听取血管音、皮下气肿音、肌束颤动音、关节活动音、骨折面摩擦音等。

五、嗅诊

嗅诊（smelling）是医生利用嗅觉来判断被检者身体异常气味与疾病关系的诊断方法。例如，糖尿病酮症酸中毒患者呼吸有烂苹果味，有机磷中毒者呼吸有大蒜味，尿毒症患者呼吸有氨味，肝性脑病患者呼吸有肝腥味。呕吐物的粪臭味可能表明肠梗阻或胃结肠瘘，酸味可能与胃潴留或幽门梗阻有关。痰液恶臭味提示厌氧菌感染，血腥味可能来自大量咯血。粪便的肝腥味可能见于阿米巴痢疾，腐败性臭味提示消化不良或胰腺病变，腥臭味则可能为细菌性痢疾。尿液的大蒜味可能与食蒜或有机磷中毒有关，膀胱炎患者尿液有浓烈氨味。

本节案例中患者主要应用了 4 种体格检查方法：视诊、触诊、叩诊、听诊。本案例发现的阳性体征主要有①右下腹麦氏点周围为著，反跳痛；②听诊肠鸣音 10~15 次/分。

▶**知识拓展**

张孝骞与“一双手的温度”

1941 年，湘雅医学院的临时诊室里，一位面黄肌瘦的农民被多家医院诊断为晚期肝硬化。时任教务长的张孝骞教授却俯身用双手仔细触诊其腹部，指端在患者右肋缘下突然停住：“这里有个包块，是空肠肿物！”手术取出 3kg 肿瘤后，患者康复出院。这场“教科书级”查体的背后，是一位医学巨匠用双手守护生命尊严的传奇。

抗战时期医疗设备奇缺，张孝骞要求学生：“你们的双手就是最精密的仪器。”他独创“三维触诊法”：触诊肝脏时，需从右髂窝开始，配合患者呼吸节律分段触压；叩诊心界时，强调用腕力而非臂力，使叩击声如“空谷回音”。在贵阳图云关救护总站，他带领学生用竹片自制叩诊锤，用油纸替代听诊器膜片，创造出战地版“视触叩听四诊法”。

面对流亡学生“学医何以救国”的困惑，张孝骞在解剖室举起双手：“这双手能辨别 0.5cm 的肝界变化，更能托起民族健康的希望！”1944 年，他坚持要求医学生为每位难民进行体格检查，在疟疾肆虐的难民潮里，凭借脾脏触诊筛查出 300 余名潜在疟疾患者。英国《柳叶刀》杂志称其为“东方诊断艺术的奇迹”。

张孝骞晚年仍坚持手写查体记录，字迹工整如印刷体。他告诫学生：“计算机断层扫描再先进，也替代不了温暖的双手对生命的感知。”

第二节　一般检查

案例导入

【案例】

患者，男性，42 岁。乏力、腹胀 2 年，加重伴发热 3 天。

患者 2 年前无明显诱因出现乏力、腹胀，进食后加重，伴纳差，有时牙龈出血。3 天前腹胀加重，伴发热，体温 38.0~38.5℃，偶有腹部隐痛。发病以来食欲减退，睡眠不佳，尿色黄，大便可。

查体：体温 38℃，脉搏 104 次/分，呼吸 18 次/分，血压 100/70mmHg。慢性病容，浅表淋巴结未触及肿大，巩膜黄染，颈部可见蜘蛛痣。双肺呼吸音正常。心率 104 次/分，律齐，各瓣膜听诊区未闻及杂音。腹部膨隆，腹肌稍紧张，全腹压痛（+），轻度反跳痛，肝肋下未触及，脾肋下 2cm，移动性浊音（+）。双下肢无水肿。

【问题】

1. 请分析该患者最可能的诊断。

2. 请分析该患者的阳性体征。

案例中患者为中年男性，慢性病程，腹胀、乏力伴纳差，牙龈出血，慢性病容，巩膜黄染，可见蜘蛛痣，该患者应重点考虑肝硬化。

本节学习主要包括性别、年龄、生命体征、全身状态、皮肤、淋巴结等一般检查。

一、性别

正常人的性别特征显著，性别易于辨识。部分疾病与性别有一定的关系，如甲状腺疾病和系统性红斑狼疮多发生于女性；胃癌、食管癌多发生于男性。

二、年龄

体格发育与年龄相关，疾病发生和预后亦然。例如，佝偻病、麻疹、白喉常见于幼儿和儿童；结核病、风湿热多发于少年和青年；而动脉硬化和某些癌症则多见于中老年人。

三、生命体征

生命体征是判断生命活动及质量的重要指标，也是了解患者病情变化的重要参数。通常包括体温、呼吸、脉搏和血压。

1. 体温（T） 体温测量对临床工作十分重要，其检测方法有腋测法、口测法、肛测法。

2. 呼吸（R） 成人正常呼吸频率为12~20次/分，与脉搏比为1∶4。新生儿呼吸频率约44次/分。

3. 脉搏（P） 是指动脉的搏动，测量脉搏一般是腕部桡动脉处。静止状态下正常脉搏为60~100次/分。

4. 血压（BP） 血液在血管内流动时对血管壁产生的压力称为血压，一般指体循环动脉血压。正常血压一般低于120/80mmHg，血压是人体重要的生命体征，进行体检时，均应测量血压。

四、一般状态

1. 发育 通过年龄、智力、体格（包括身高、体重、肌肉脂肪量、肢体长度、头颈躯干形态及第二性征）及其相互关系综合评估。发育包括智力发育、性发育和体格发育。

2. 体型 是身体各部分发育的外观表现，包括骨骼、肌肉的生长与脂肪分布状态等。临床上体型有以下3种：正力型（匀称型）、无力型（瘦长型）、超力型（矮胖型）。

3. 营养 根据皮肤、毛发、皮下脂肪和肌肉发育情况判断营养状态，临床上通常用良好、不良、中等 3 个等级描述。

4. 意识 意识是大脑功能的综合体现，涉及认知、思维、情感、记忆和定向力。影响大脑功能的疾病会导致意识障碍，包括嗜睡、意识模糊、昏睡、昏迷（轻度、中度、深度）和谵妄。

5. 面容与表情 是评价一个人情绪状态的指标。某些疾病会表现出特定的面容和表情。临床中常见的典型面容包括急性病容、慢性病容、贫血面容、肝病面容、肾病面容、甲状腺功能亢进面容、黏液性水肿面容、二尖瓣面容、肢端肥大症面容、满月面容（图 3-6）。

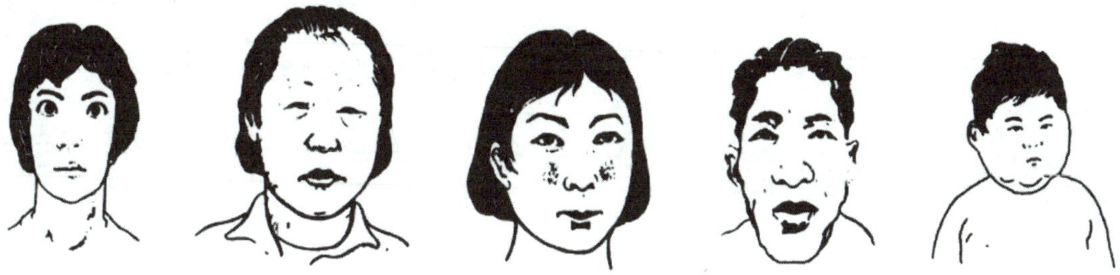

（a）　（b）　（c）　（d）　（e）

图 3-6　部分特殊面容

（a）甲状腺功能亢进面容；（b）黏液水肿性面容；（c）二尖瓣面容；（d）肢端肥大症面容；（e）满月面容。

6. 体位 指患者身体所处状态，某些疾病特征性体位有助于诊断，包括自主体位、被动体位、强迫体位。

7. 姿势 指举止状态，健康成人躯干端正，肢体灵活，动作协调。异常姿势有助于疾病诊断，如疲劳时肩垂背弯、腹部疼痛时躯干弯曲、胃肠疼痛时患者捧腹行走。

8. 步态 指走动时姿态。典型异常步态有蹒跚步态、醉酒步态、慌张步态、共济失调步态、跨阈步态、剪刀式步态、间歇性跛行等。

五、皮肤

皮肤自身疾病，以及全身性疾病的病程中，可能会出现多种皮肤病变和反应；皮肤病变的检查一般通过视诊观察，有时需配合触诊。主要检查皮肤颜色、湿度、弹性、皮疹、脱屑、出血、蜘蛛痣与肝掌、水肿、结节及瘢痕等。

1. 皮肤颜色 受毛细血管分布、血液充盈度、色素量和皮下脂肪影响。苍白可能由贫血引起，局部发红多为炎症，全身发红见于饮酒或中毒，发绀见于缺氧，黄染常见于黄疸，色素脱失见于白癜风和白化病。

2. 湿度 与出汗量相关。高温、高湿环境下出汗是正常调节，病理情况的多汗见于风湿病等。盗汗可见于结核病。

3. 弹性 与年龄、营养、皮下脂肪和组织液量相关。中年后弹性减弱，长期疾病或脱水者皮肤弹性差。

4. 皮疹 常见于传染病、皮肤病、药物过敏等，是某些疾病的重要临床表现。

5. 脱屑 正常皮肤角化更新不易察觉，病理状态下可见大量脱屑。米糠样脱屑可见于麻疹，片状脱屑可见于猩红热，银屑病可表现为银白色脱屑。

6. 出血 分为瘀点、紫癜、瘀斑和皮下血肿。

7. 蜘蛛痣与肝掌 蜘蛛痣是血管扩张形成的，常见于肝病患者，肝掌与蜘蛛痣形成机制相同（图3-7~图3-8）。

图3-7
彩图

图3-8
彩图

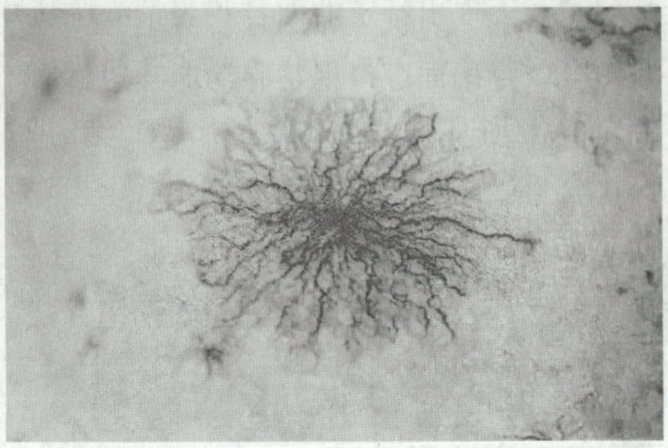

图3-7 蜘蛛痣

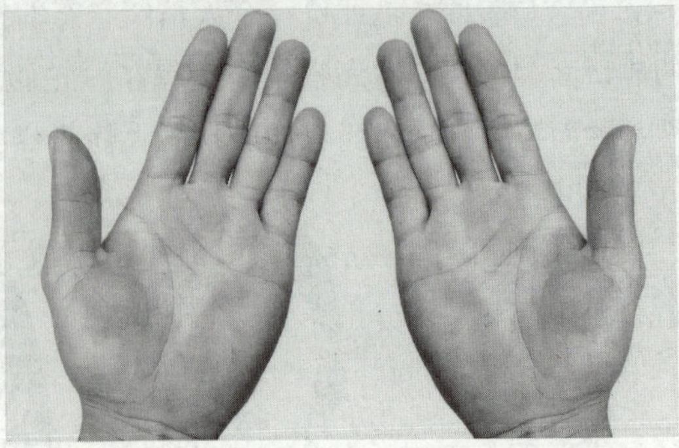

图3-8 肝掌

案例中患者巩膜黄染，颈部可见蜘蛛痣，慢性病容，腹胀，纳差，脾大；提示肝功能障碍，肝硬化可能。

8. 水肿 指皮下组织间隙液体积聚导致组织肿胀。按压后出现凹陷为凹陷性水肿，无凹陷为非凹陷性水肿。水肿分为轻、中、重度。

9. 结节 正常皮肤无结节，出现结节时需注意其特征。类风湿结节多在关节附近，硬且无痛；欧氏（Osler）在指尖等处，蓝色或粉色，有压痛，见于感染性心内膜炎；痛风结节，又称痛风石，大小不一，黄白色，为痛风特征之一。

10. 瘢痕 为皮肤外伤或病变愈合后结缔组织增生形成。低于周围皮肤为萎缩性瘢痕，高于周围皮肤为增生性瘢痕。

六、淋巴结

淋巴结遍布全身，常规体格检查只能检查浅表的淋巴结。通常淋巴结体积小，0.2~0.5cm，质地软，表面光滑，不与周围组织粘连，不易摸到，也没有压痛（图3-9~图3-11）。

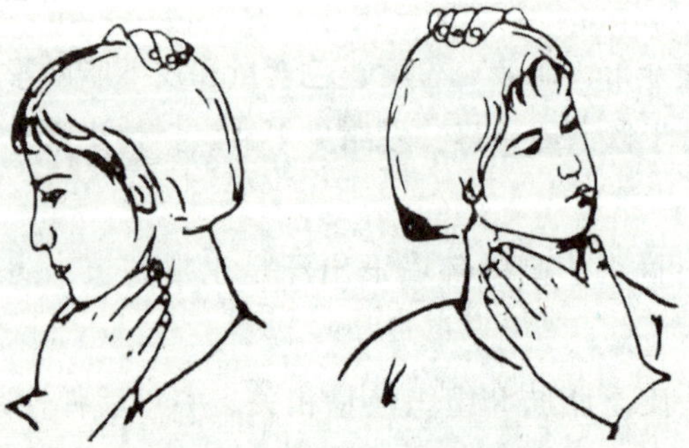

图3-9 颈前淋巴结触诊

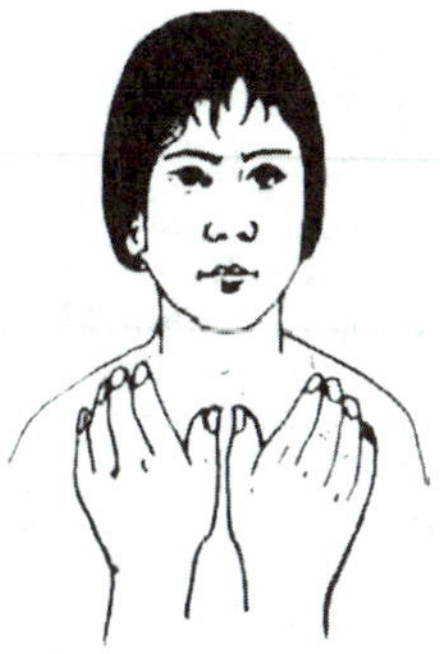

图 3-10 锁骨上淋巴结触诊

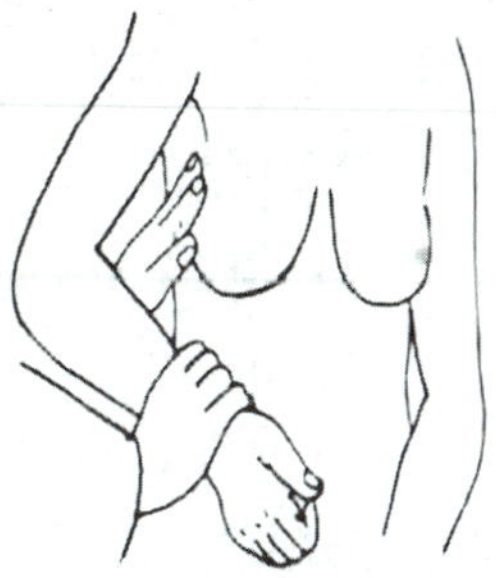

图 3-11 腋窝淋巴结触诊

浅表淋巴结肿大具有如下临床意义。

（一）局限性淋巴结肿大

1. 感染 为最常见的原因，通常伴有触痛，质地较软。如口腔内感染可致颌下淋巴结肿大；上肢炎症可致腋下淋巴结肿大。

2. 淋巴结结核 常导致颈部淋巴结肿大，质地稍硬，大小不一，可能粘连。干酪样坏死时可有波动感，晚期可能溃破形成瘘管，预后留有瘢痕。

3. 恶性肿瘤淋巴结转移 肿瘤转移性淋巴结肿大质地坚硬或有橡皮样感，表面可光滑或突起，与周围组织粘连不易推动，一般无压痛。胸部肿瘤可转移到锁骨上窝或腋窝淋巴结，而左侧锁骨上窝淋巴结肿大常提示胃癌或食管癌转移。

（二）全身性淋巴结肿大

全身性淋巴结肿大、淋巴瘤、各种白血病、系统性红斑狼疮等。

第三节 头颈部检查

案例导入

【案例】

患者，女性，24 岁。心悸、怕热、多汗 3 个月。

患者 3 个月来无明显诱因出现心悸、怕热、多汗，伴易饥、多食，大便次数增多 2~3 次/日，成形。发病以来精神好，睡眠较差，小便正常，体重下降约 4kg。既往体健，无烟酒嗜好。月经周期正常，经量减少，未婚，未育。

查体：体温 36.9℃，脉搏 112 次/分，呼吸 18 次/分，血压 120/70mmHg。皮肤温暖潮湿，浅表淋巴结未触及肿大。眼球突出，眼裂增宽。甲状腺Ⅱ度弥漫肿大，质软，无压痛，未触及结节，双上极可闻及血管杂音。双肺未闻及干、湿啰音。心界不大，心率 112 次/分，律齐，各瓣膜听诊区未闻及杂音。腹平软，无压痛，肝脾肋下未触及。双下肢无水肿，双手平举有细微震颤。

【问题】

1. 该患者最可能的诊断是什么？
2. 该患者有哪些阳性体征？

案例中患者为青年女性，心悸、怕热、多汗，消瘦，易饥、多食，大便次数增多，月经量减少，应重点考虑代谢、内分泌系统疾病。

本节主要学习头颈部检查。

一、头及颜面部检查

（一）头颅

微课：头颅检查

检查时需关注大小、外形及运动异常。常见畸形包括小颅，可能伴随智力障碍；尖颅，常见于尖头并指（趾）畸形（图 3-12）；方颅，与小儿佝偻病相关；巨颅，可能为脑积水表现（图 3-13）；长颅，见于马方综合征和肢端肥大症。

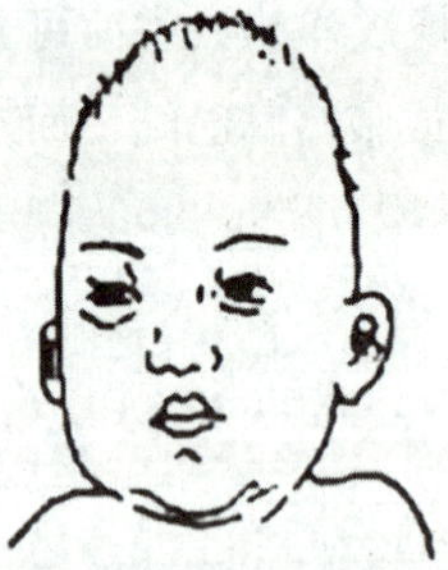

图 3-12 尖颅

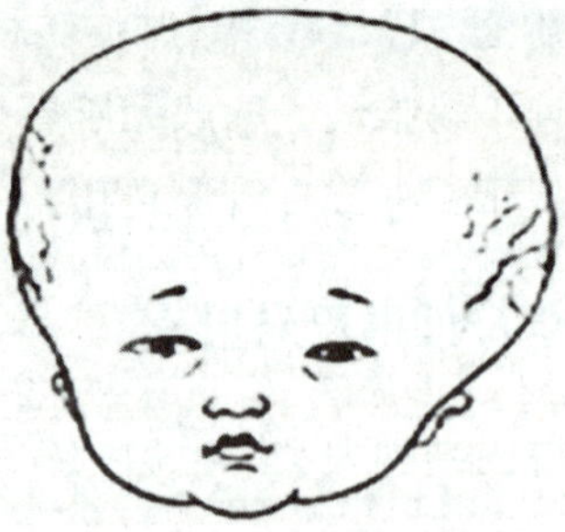

图 3-13 巨颅

（二）眼

微课：眼部检查

1. 眼睑 睑内翻常见于沙眼；上睑下垂可能为先天性或重症肌无力，单侧可能由动眼神经麻痹引起；眼睑闭合障碍可能与甲状腺功能亢进或面部神经麻痹有关；眼睑水肿可能由肾炎、肝炎等引起。

2. 结膜 结膜充血可能为结膜炎或角膜炎；沙眼可见颗粒与滤泡；贫血时结膜苍白；黄疸时结膜发黄；亚急性感染性心内膜炎可能出现出血点。

3. 眼球 检查眼球外形与运动，眼球突出可能为甲状腺功能亢进或局部炎症；眼球下陷可能由脱水或霍纳（Horner）综合征引起；运动受限提示配偶肌的功能障碍，可能伴有复视。

案例中患者双侧眼球突出，眼裂增宽，提示可能为甲状腺功能亢进。

4. 巩膜 黄疸时巩膜明显变黄；中年后内眦部可能出现黄色斑块。

5. 角膜 角膜感觉灵敏，检查时注意透明度及有无云翳、白斑等。

6. 虹膜 正常虹膜纹理放射状，模糊或消失可能为炎症或水肿；形态异常可能为前粘连、外伤或先天性缺损。

7. 瞳孔　正常直径 3~4mm，瞳孔缩小可能为虹膜炎症或药物反应；双侧瞳孔散大并对光反射消失为濒死状态；瞳孔大小不等可能提示颅脑病变；对光反射迟钝或消失常见于眼部或颅脑疾病。

（三）耳

外耳异常可能提示全身性疾病，如肾脏疾病和大脑发育不全可能导致耳形态和听力问题，耳郭上可能出现痛风石；耳部钙质或色素沉着可能表明代谢性疾病。耳道和鼓膜检查应使用耳窥镜。听力下降可能由耳道异物、血管硬化或听神经损害引起。

微课：耳、鼻的检查

（四）鼻

鼻的检查包括鼻外形、鼻翼活动、出血情况，鼻中隔是否偏斜或穿孔，以及鼻窦是否有压痛。

（五）口

微课：口的检查

1. 口唇　健康人口唇红润。苍白可能表示虚脱或贫血；深红可能为发热性疾病。

2. 口腔黏膜　健康时呈粉红色。出血点或瘀斑可能提示出血性疾病或维生素 C 缺乏；麻疹黏膜斑是麻疹早期信号，表现为第二磨牙的颊黏膜处出现针头大小的灰白色斑点；黏膜溃疡可见于慢性复发性口疮，雪口病（鹅口疮）为白念珠菌感染。

3. 牙齿　牙龈水肿常见于牙周炎；牙龈出血可能由局部因素或全身性疾病引起；脓液流出可能为牙周炎或牙龈瘘管。

4. 舌　舌体小，呈红色或粉红色、光滑无苔，可能为缺铁性贫血或慢性萎缩性胃炎；草莓舌见于猩红热或长期发热；绛红舌见于糙皮病。

5. 咽部及扁桃体　扁桃体位于腭舌弓和腭咽弓之间。扁桃体肿大分为 3 度，不超过腭咽弓者为Ⅰ度；超出腭咽弓者为Ⅱ度；达到或超过咽后壁中线者为Ⅲ度（图 3-14）。咽部黏膜红肿、分泌增多，可能为急性咽炎。

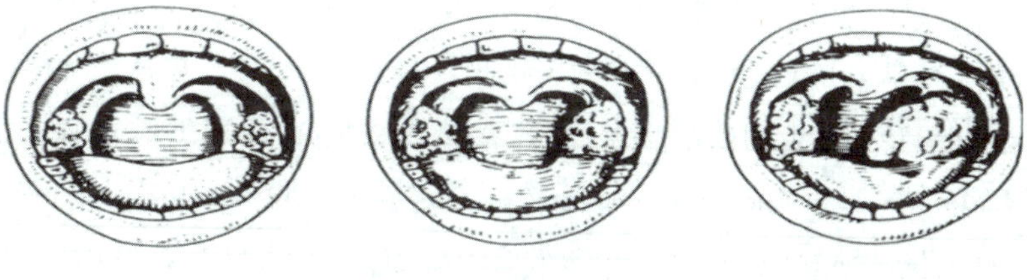

（a）　　（b）　　（c）

图 3-14　扁桃体肿大分度

（a）Ⅰ度；（b）Ⅱ度；（c）Ⅲ度。

二、颈部检查

微课：颈部的检查

1. 气管　正常人气管位于颈前正中。气管偏移可指示病变位置，如胸腔积液、积气、纵隔肿瘤或单侧甲状腺肿大可使气管移向健侧，肺不张、肺硬化、胸膜粘连则使气管移向患侧。

2. 颈部血管　通常情况下，正常人在站立或坐位时颈外静脉不显现，而平躺时静脉会轻微充盈，但充盈程度不应超过锁骨上缘至下颌角下方 2/3 的范围。如果静脉充盈过度，即为颈静脉怒张，这可能意味着静脉压力升高，常见于右心衰竭、缩窄性心包炎、心包积液或上腔静脉阻塞综合征。

微课：颈部检查-甲状腺

3. 甲状腺 甲状腺位于甲状软骨下方，表面光滑，质地柔软不易触及，随吞咽时运动，甲状腺检查包括视诊、触诊（图3-15）、听诊。甲状腺肿大可分3度，不能看出但能触及肿大者为Ⅰ度；可见且触及肿大，但未超过胸锁乳突肌外缘为Ⅱ度；超过该外缘为Ⅲ度。甲状腺肿大多见于甲状腺功能亢进、单纯性甲状腺肿、甲状腺肿瘤等。

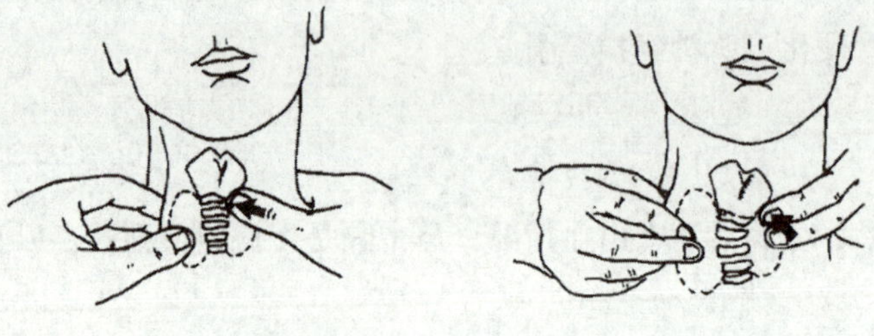

(a)　　(b)

图3-15　甲状腺前面和后面触诊方法

(a) 甲状腺前面触诊法；(b) 甲状腺后面触诊法。

案例中患者甲状腺Ⅱ度弥漫肿大，质软，双上极可闻及血管杂音，心率112次/分，双手平举有细微震颤；提示原发性甲状腺功能亢进。

第四节　胸部检查

案例导入

【案例】

患者，男性，65岁。咳嗽、咳痰、喘憋30年，心悸10年，症状加重伴双下肢水肿1周。

患者间断咳嗽、咳痰、喘憋30余年，每年发作3~4个月。10年前，出现劳累后喘憋、心悸、呼吸困难，坐起可缓解。1周前因感冒，咳嗽、心悸加重，伴双下肢水肿，抗感染治疗效果不佳，后咳粉红色泡沫样痰。无高血压、冠心病、糖尿病史。吸烟30年，平均每天2包。

查体：体温37.5℃，脉搏102次/分，呼吸24次/分，血压110/70mmHg。神志清楚，皮肤无黄染，肝颈静脉回流征（+）。桶状胸，双肺叩诊过清音，呼吸音粗，两肺可闻及干、湿啰音，心率102次/分，律齐。腹无异常，双下肢水肿。

【问题】

1. 该患者最可能的诊断是什么？
2. 该患者有哪些阳性体征？

案例中患者为老年男性，长期吸烟史，临床症状有咳、痰、喘30年，近1周症状加重，伴发热、咳痰，劳累后心悸、呼吸困难，咳粉红色泡沫样痰，双下肢水肿。结合症状学内容，该患者应重点考虑心肺疾病，最可能的诊断是慢性支气管炎、慢性阻塞性肺疾病、心力衰竭。

本节主要学习胸部体格检查。

一、胸壁、胸廓与乳房检查

1. 胸壁检查 胸部检查需注意皮肤、脂肪、肌肉及淋巴结外，还应关注有无皮下气肿、胸壁压痛、静脉曲张等异常情况。

2. 胸廓检查 胸廓两侧通常对称，前后径与左右径比例约为1∶1.5。小儿和老年人前后径可能小于或等于左右径。常见的胸廓改变包括扁平胸、桶状胸、佝偻病胸、单侧或局限性变形、单侧膨隆或凹陷，以及胸廓畸形等。

案例中患者出桶状胸，说明肺内长期残气量增加。

3. 乳房检查 检查乳房时，先视诊后触诊，先健侧后患侧。触诊时，依次检查外上、外下、内下、内上象限，由浅入深地进行滑动触诊，最后检查乳头。注意乳房的大小、形状、皮肤（有无红肿、皮疹、溃疡、瘢痕、色素沉着）、质地、弹性、压痛及肿块等。

二、肺部和胸膜检查

（一）视诊

1. 呼吸运动 男性和儿童主要腹式呼吸；女性主要胸式呼吸。某些疾病如肺炎、重症肺结核等，可导致呼吸运动形式改变。

2. 呼吸频率 成人静息状态下为12～20次/分。呼吸频率超过20次/分为呼吸过速，常见于发热、疼痛等情况；低于12次/分为呼吸过缓，可能由过量使用麻醉剂或颅内压增高引起。

3. 呼吸深度 浅快呼吸可能由呼吸肌麻痹或肥胖引起，深快呼吸常见于剧烈运动或情绪激动。代谢性酸中毒时，可能出现库斯莫尔呼吸（Kussmaul respiration），多见于尿毒症、糖尿病酮症酸中毒等。

4. 呼吸节律 正常情况下呼吸节律均匀。病理状态下，可能出现潮式呼吸、间停呼吸、抑制性呼吸、叹气样呼吸等变化。

（二）触诊

1. 胸廓扩张度 呼吸时胸廓的活动度，大量胸腔积液、气胸、胸膜增厚和肺不张等可致胸廓扩张受限；检查方法见图3-16。

2. 语音震颤 气管、支气管是否通畅，胸壁传导是否良好决定了语音震颤的强弱；检查方法见图3-17。

（1）语音震颤减弱或消失：常见于肺气肿、支气管阻塞、胸腔积液或气胸、胸膜增厚粘连、胸壁皮下气肿。

（2）语音震颤增强：见于肺泡炎症、肺组织实变、肺内巨大空腔如空洞型肺结核、肺脓肿等。

3. 胸膜摩擦感 呼吸时壁胸膜和脏胸膜相互摩擦、震动，产生胸膜摩擦感。多因胸膜炎症时，纤维蛋白沉着于两层胸膜所致。

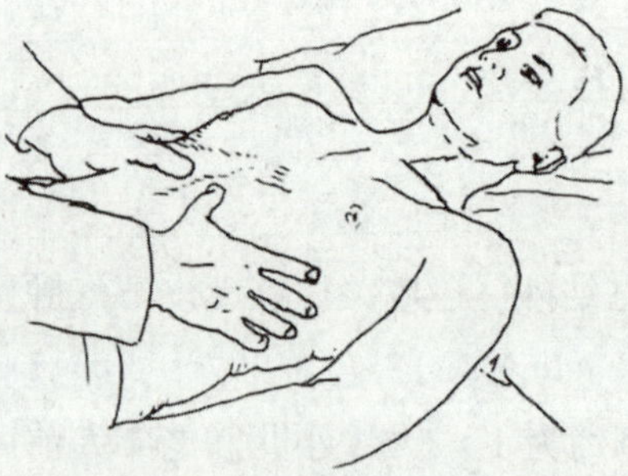

图 3-16 胸廓扩张度检查

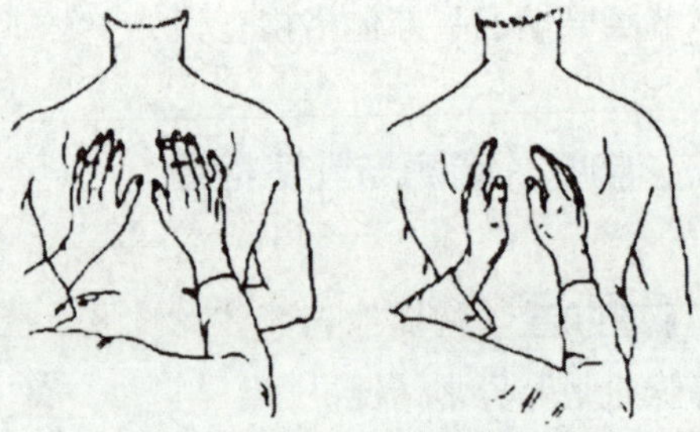

（a） （b）

图 3-17 语音震颤检查

（a）全手掌触诊；（b）小鱼际触诊。

（三）叩诊

胸部叩诊是利用胸部、肺组织叩诊时产生不同的音响，来判断肺部病变及其性质，可采用直接叩诊法和间接叩诊法两种。先检查前胸、侧胸壁，最后检查背部。

1. 正常胸部叩诊音 通常为清音，受肺含气量、胸壁厚度及邻近器官影响。前胸上部叩诊音比下部稍浊；右肺上叶比左肺上叶稍浊；背部叩诊音较前胸稍浊；右侧腋下叩诊音稍浊，左侧腋前线下方呈鼓音，即胃泡鼓音区（Traube 鼓音区）。

案例中患者肺部叩诊过清音，提示肺部过度充气。

2. 异常胸部叩诊音 肺、胸膜、膈或胸壁的病理改变可引起在胸部叩诊清音区出现浊音、实音、过清音或鼓音。

3. 肺界的叩诊

（1）肺上界：即肺尖的上界。正常为 4~6cm，右侧较左侧稍窄，又称克勒尼格峡（Kronig 峡）。

（2）肺下界：平静呼吸时，正常人肺下界位于锁骨中线第 6 肋间隙、腋中线第 8 肋间隙、肩胛线第 10 肋间隙。

（3）肺下界移动度：反映呼吸时膈肌移动范围。正常人此范围为 6~8cm。移动度减弱可能提示肺气肿、肺不张或肺纤维化。

（四）听诊

1. 正常呼吸音 正常呼吸音包括支气管呼吸音、肺泡呼吸音、支气管肺泡呼吸音。

（1）支气管呼吸音：音响强而音调高，呼气音强于吸气音。正常人在喉部、胸骨上窝、背部第 6~7 颈椎及第 1~2 胸椎附近可闻及，越靠近气管区，音响越强，音调越低。

（2）肺泡呼吸音：类似叹息或柔和吹风的“fufu”声，吸气时音响强，音调高，时相长；呼气时音响弱，音调低，时相短。正常人肺泡呼吸音的强弱受性别、年龄、呼吸的深浅、肺组织弹性的大小及胸壁的厚薄等因素影响。

（3）支气管肺泡呼吸音：结合支气管和肺泡呼吸音特点，吸气音似肺泡呼吸音，呼气音似支气管呼吸音。正常人在胸骨两侧第 1~2 肋间隙、肩胛间区第 3~4 胸椎水平及肺尖前后部可闻及。

2. 异常呼吸音

（1）异常支气管呼吸音：在正常肺泡呼吸音部位听到支气管呼吸音，常见于肺组织实变等情况。

（2）异常肺泡呼吸音：减弱或消失常见于胸廓活动受限等情况，增强常见于运动、发热等。

（3）异常支气管肺泡呼吸音：在正常肺泡呼吸音区域听到支气管肺泡呼吸音，常见于支气管肺炎等情况。

3. 啰音 是呼吸音以外的附加音，可分为干啰音和湿啰音。

（1）干啰音：由气管、支气管或细支气管狭窄或阻塞产生，吸气及呼气时均可闻及，常见于支气管哮喘、慢性支气管炎、气道狭窄等情况。

（2）湿啰音：由气体通过呼吸道内稀薄分泌物产生，吸气时或吸气终末明显，部位较恒定。局限性湿啰音提示局部病变，如肺炎；两侧肺底湿啰音多见于心力衰竭；满布湿啰音多见于急性肺水肿或严重支气管肺炎。

案例中患者肺部呼吸音增粗，可闻及干、湿啰音，提示慢性支气管炎及肺水肿可能。

三、心脏检查

（一）视诊

1. 心前区隆起 正常情况下，心前区对称无异常。心脏病导致心脏增大时，如儿童先天性心脏病、风湿性心脏病等，可引起前胸隆起。心包积液多时，心前区外观饱满。

2. 心尖冲动 心脏收缩时，心尖撞击胸壁产生搏动。

（1）正常心尖冲动：位于第 5 肋间左锁骨中线内 0.5~1.0cm 处，搏动范围直径 2.0~2.5cm，体胖者或女性乳房悬垂时不易看见。

（2）位置变化：生理因素如肥胖、妊娠使心脏横位，心尖冲动向外上移位；瘦长体形使心脏垂直位，心尖冲动向下移位。病理因素如心脏疾病、胸部疾病、腹部疾病可导致心尖冲动移位。

（3）强度及范围变化：生理条件下，心尖冲动强弱与胸壁厚度有关。剧烈活动、情绪激动时，心尖冲动增强。

（二）触诊

1. 心尖及心前区搏动 触诊可准确判断搏动位置、强度和范围，尤其在视诊无法发现时，触诊有助于疾病的诊断。

2. 震颤 心脏跳动时，触诊可感到细微震动，类似猫喘时喉部的震动，是心血管疾病的特征性体征。常见于先天性心脏病和心脏瓣膜狭窄。

3. 心包摩擦感 急性心包炎时，心包膜纤维素性渗出使表面粗糙，心脏收缩与舒张时产生摩擦感，可触及心前区或胸骨左缘第 3、第 4 肋间，收缩期和舒张期均能触及，坐位前倾或呼气末更易发现。

（三）叩诊

1. 心脏浊音界 心脏不被肺掩盖的部分叩诊呈绝对浊音（实音）；心脏两侧被肺遮盖的部分叩诊呈相对浊音。叩诊心脏相对浊音界，以反映心脏的实际大小、形状及其在胸廓内的位置（表 3-2）。

表 3-2 正常心脏相对浊音界与前正中线的距离

右界（cm）	肋间	左界（cm）
2~3	Ⅱ	2~3
2~3	Ⅲ	3.5~4.5
3~4	Ⅳ	5~6
	Ⅴ	7~9

注：正常人左锁骨中线距前正中线的距离为 8~10cm。

2. 心浊音界改变的临床意义 心界大小、形态和位置的变化主要由心脏本身病变所致，部分受心外因素的影响（表 3-3）。

表 3-3 心浊音界改变及其临床意义

因素	心浊音界改变	临床意义
左心室增大	向左下增大，心腰加深，心界似靴形	主动脉瓣关闭不全、高血压心脏病
右心室增大	轻度增大仅使绝对浊音界增大，相对浊音界无显著变化；增大时，心浊音界向两侧扩展	显著肺源性心脏病或房间隔缺损
左、右心室增大	向两侧增大，且左界向左下增大，称为普大型	扩张型心肌病
左心房增大或合并肺动脉段扩大	左心房显著增大，胸骨左缘第 3 肋间心界扩大，心腰消失；左心房和肺动脉段均增大，胸骨左缘第 2、第 3 肋间心界扩大	二尖瓣狭窄
心包积液	两侧增大，相对、绝对浊音界几乎相同，并随体位而改变，坐位时心界呈三角形烧瓶样，卧位时心底部浊音增宽	心包积液

（四）听诊

听诊是心脏的重要检查方法之一，常可获得极其重要的阳性体征作为诊断的依据。但心脏听诊需要反复实践，用心体验，才能逐步掌握这项较难的临床基本功。

1. 心脏瓣膜听诊区（图 3-18）

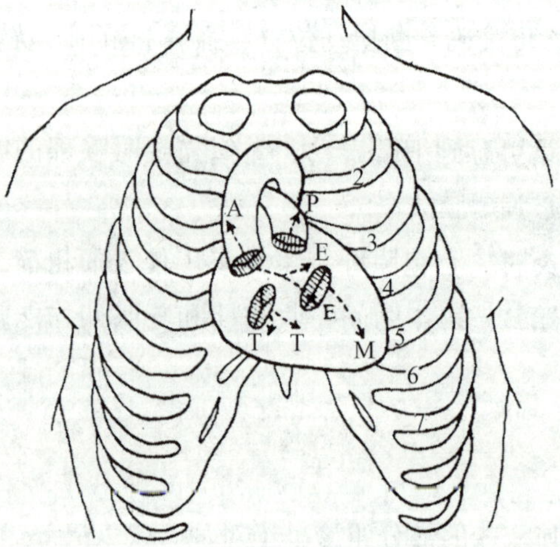

图 3-18 心脏各瓣膜听诊位置图

M，二尖瓣区；A，主动脉瓣区；E，主动脉瓣第二听诊区（Erb 区）；P，肺动脉瓣区；T，三尖瓣区。

（1）二尖瓣区（心尖区）：位于心尖冲动最强点，多位于第5肋间左锁骨中线稍内侧。

（2）肺动脉瓣区：位于胸骨左缘第2肋间。

（3）主动脉瓣区：位于胸骨右缘第2肋间。

（4）主动脉瓣第二听诊区：位于胸骨左缘第3、第4肋间。

（5）三尖瓣区：位于胸骨下端左缘（胸骨左缘第4、第5肋间）。

听诊顺序为二尖瓣区→肺动脉瓣区→主动脉瓣区→主动脉瓣第二听诊区→三尖瓣区。

2. 听诊内容 包括心率、心律、心音、额外心音、心脏杂音和心包摩擦音。

（1）心率：是指每分钟心跳的次数，成人正常为60~100次/分。低于60次为心动过缓，超过100次为心动过速。

（2）心律：是心脏跳动的节律。正常成人心律规整，部分青少年可出现随呼吸改变的心律，吸气时心率增快，呼气时减慢，称为窦性心律不齐，一般无临床意义。常见心律失常有期前收缩和心房颤动。

（3）心音：健康心脏可听到第一心音（S_1）和第二心音（S_2）。部分健康儿童和青少年可听到第三心音（S_3），第四心音（S_4）通常听不到。

（4）额外心音：是指在原有心音外出现的病理性附加心音。舒张期的额外心音主要有奔马律、开瓣音和心包叩击音。收缩期的额外心音有收缩期喷射音和喀喇音。

（5）心脏杂音：由心室壁、瓣膜或血管壁振动产生的异常声音，对某些心脏病诊断有重要价值。

（6）心包摩擦音：心包因炎症等变得粗糙，在心脏搏动时产生振动，可在心前区或胸骨左缘听到。常见于感染性心包炎、心肌梗死、尿毒症等。

第五节 腹部检查

案例导入

【案例】

患者，男性，60岁。突发腹痛4小时。

患者4小时前饭店进食后突发上腹痛，腹痛剧烈，向右下腹扩展，逐渐发展为全腹疼痛，伴恶心，无呕吐。发病以来，精神差，未排大便，小便正常。既往有十二指肠溃疡病史3年，服药不规律。父母身体健康，无遗传病家族史。

查体：体温37.9℃，脉搏100次/分，呼吸20次/分，血压130/75mmHg。神志清楚，表情痛苦，不能平卧，屈曲体位，四肢皮肤温暖。双肺呼吸音清，未闻及干、湿性啰音。心率100次/分，律齐，心音有力。全腹肌紧张，压痛、反跳痛明显，肝浊音界消失，移动性浊音可疑，肠鸣音未闻及。

【问题】

1. 该患者最可能的诊断是什么？

2. 该患者有哪些阳性体征？

案例中患者为老年男性，既往十二指肠溃疡病史，服药不规律，进食后突发腹痛，弥漫至全腹部。该患者应重点考虑消化性溃疡穿孔。

本节主要学习腹部体格检查。

一、视诊

患者取仰卧位，腹部暴露，从上到下进行观察。视诊关注腹部外形、呼吸运动、腹壁静脉、胃肠型及蠕动波、皮疹、色素、腹纹、瘢痕、疝等情况。

二、触诊

腹部触诊常用方法包括浅部、深部、滑行、双手触诊法，偶尔使用冲击触诊法。检查内容包括以下几个方面。

（一）腹壁紧张度

1. 急性胃肠穿孔或器官破裂引起的腹膜炎，腹膜受刺激导致腹肌痉挛，腹壁紧张度增加，形成板状腹。

2. 结核性或癌性腹膜炎等慢性病变，因发展缓慢，对腹膜刺激较轻，可致腹膜增厚及肠管粘连，腹壁柔软且有抵抗力，不易压陷，呈现揉面感或柔韧感。

（二）腹部压痛与反跳痛

正常腹部触压不会引起疼痛。医生在触诊时若发现压痛，并拢手指压于原处稍停片刻，使压痛感觉趋于稳定，然后突然将手抬起，若患者疼痛加剧并伴有痛苦表情或呻吟，称为反跳痛，提示局部或弥漫性腹膜炎，炎症累及壁腹膜。腹膜炎患者通常表现出腹肌紧张、压痛和反跳痛，这些症状统称为腹膜刺激征。

案例中患者出现全腹肌紧张，压痛、反跳痛明显，强迫屈曲体位，提示腹膜刺激强烈。

（三）脏器触诊

1. 肝脏触诊 医生站在患者右侧用单手或双手触诊，患者取仰卧位，两膝关节屈曲，使腹壁放松，并做深呼吸动作以使肝脏上下移位（图 3-19）。触及肝脏时，应详细观察并描述以下内容。

（1）大小：肝脏在正常成人的肋缘下一般不触及；消瘦者深吸气时于肋缘下（1cm 内）和剑突下（5cm 内），可触及肝下缘。如超出此标准，应考虑肝大或肝下移。

（2）质地：肝脏质地分为 3 个等级，即质软（如触口唇）、质韧（如触鼻尖）和质硬（如触前额）。

（3）表面状态及边缘：表面光滑，边缘整齐，厚薄一致。脂肪肝或肝淤血时肝表面平滑；肝癌和多囊肝时肝表面呈不均匀结节状，边缘厚薄不 。

（4）压痛：正常肝脏无压痛，肝炎、肝淤血时有轻度弥漫性压痛，浅表的肝脓肿可出现局限性剧烈压痛。

（5）搏动：正常肝脏无搏动，肝大压迫到腹主动脉或右心室增大向下推压肝脏时，可出现肝脏搏动。

2. 脾脏触诊　正常情况下，脾脏不可触及。医生通常站在患者右侧进行触诊（图 3-20）。脾脏下移可能由内脏下垂或左侧胸腔病变引起。触及脾脏通常表示脾大。触诊时，需注意脾脏的大小、质地、表面状态及是否有压痛或摩擦感。脾大分为轻、中、高度。轻度增大时，脾缘不超过肋下 2cm；中度增大超过 2cm 但不超过脐水平线；高度增大则超过脐水平线或前正中线。

3. 胆囊触诊　常用单手滑行或钩手触诊法检查。正常胆囊位于肝脏后，不可触及。胆囊肿大时，可触及于右肋弓下腹直肌外缘。肿大胆囊有囊性感且压痛明显，常见于急性胆囊炎［墨菲（Murphy）征阳性］；囊性感无压痛，可能为壶腹周围癌；实性感则见于胆囊结石或胆囊癌。胰头癌压迫胆总管引起胆道阻塞和黄疸，胆囊肿大无压痛，称为库瓦西耶（Courvoisier）征阳性。

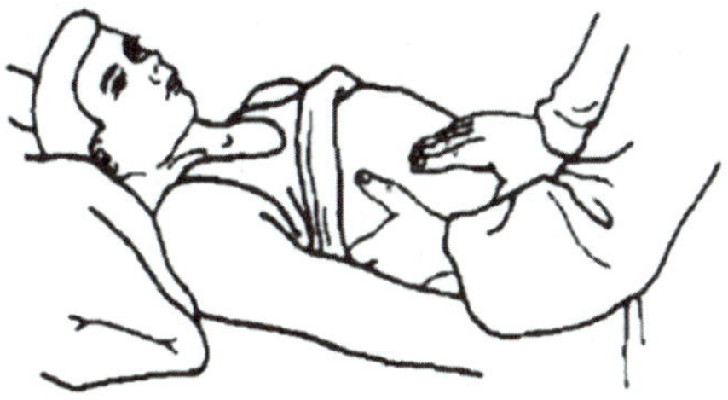

图 3-19　肝脏双手触诊法

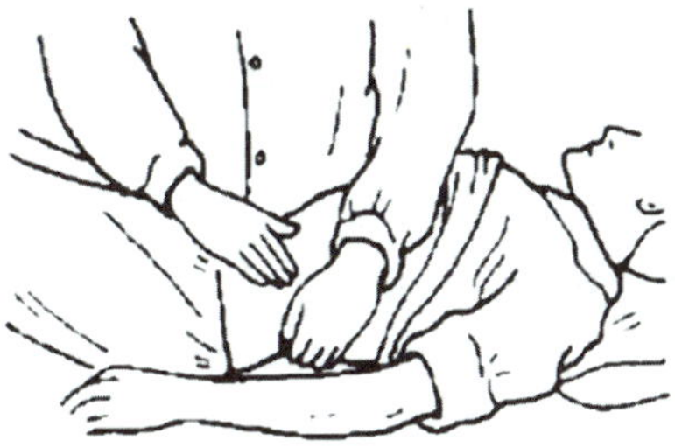

图 3-20　脾脏双手触诊法

三、叩诊

腹部叩诊主要采用间接叩诊法，用于评估脏器大小、叩痛、胃肠道充气状况，以及腹腔内积气、积液和肿块。

1. 腹部叩诊音　叩诊从左下腹开始逆时针至右下腹，再到脐部。通常腹部大部分区域为鼓音，仅肝、脾、膀胱、子宫及两侧近腰肌处为浊音。肝、脾肿大或腹腔肿瘤、腹水时，鼓音减少，浊音或实音出现在病变区。胃肠胀气或穿孔时，鼓音范围增大或出现在异常区域。

2. 肝脏叩诊　使用叩诊法确定肝上界，通常沿右锁骨中线、右腋中线和右肩胛线从肺区向下叩至腹部。清音转为浊音处即为肝相对浊音界（肝上界），再向下叩第 1~2 肋间，浊音变为实音处为肝绝对浊音界（肝下界）。正常肝脏在右锁骨中线上，肝上界位于第 5 肋间，肝下界在右季肋下缘，肝上下径为 9~11cm；在右腋中线上，肝上界在第 7 肋间，肝下界在第 10 肋骨水平；在右肩胛线上，肝上界在第 10 肋间。

案例中患者肝浊音界消失，说明有较多气体，提示胃肠道穿孔可能。

3. 胃泡鼓音区　位于左前胸下部，约呈半圆形，由胃底含气形成。此区缩小或消失可能表明脾大、左侧胸腔积液、心包积液、肝左叶肿大，或见于急性胃扩张、溺水患者。

4. 移动性浊音　腹腔内积液超过 1000ml 时，腹部浊音区会随体位变化而改变，这种现象称为移动性浊音（图 3-21）。正常人移动性浊音阴性。

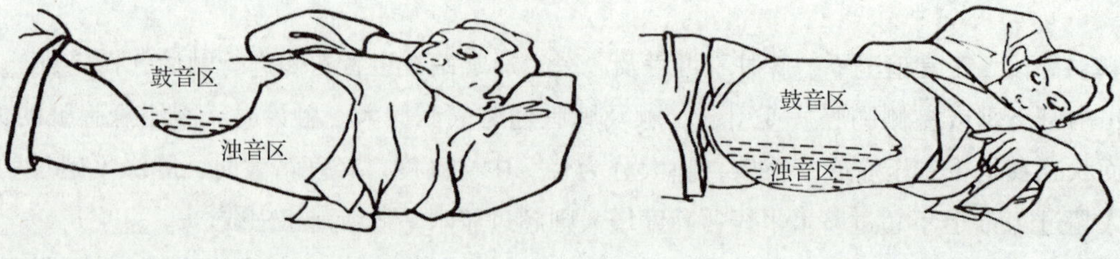

(a) (b)

图 3-21 移动性浊音示意图

(a) 平卧位；(b) 侧卧位。

四、听诊

使用听诊器全面检查腹部，特别关注上中腹部、两侧及肝脾区域。主要听诊肠鸣音和血管杂音。

1. 肠鸣音 肠蠕动引起肠内气体和液体流动，产生肠鸣音。右下腹部是听诊肠鸣音的常用区域，正常情况下，肠鸣音 4~5 次/分。

肠蠕动增强时，肠鸣音超过 10 次/分，称为肠鸣音活跃，常见于急性胃肠炎等情况。肠鸣音亢进，表现为次数多、响亮、高亢，甚至类似金属音，提示机械性肠梗阻。肠鸣音减弱，少于正常或数分钟 1 次，可能见于老年便秘等。肠鸣音消失，即 3~5 分钟内听不到肠鸣音，且腹部轻叩或搔弹后仍无音，可能见于急性腹膜炎或麻痹性肠梗阻。

2. 血管杂音 腹部一般无血管杂音。血管杂音分为动脉性和静脉性两种，动脉性杂音通常出现在腹中部或两侧，多为收缩期杂音；静脉性杂音则是连续的潺潺声，无明显收缩期和舒张期区分。

第六节 脊柱、四肢及神经反射检查

案例导入

【案例】

患者，男性，64 岁。突发言语不利伴左侧肢体无力 2 小时。

患者于 2 小时前日常活动突发左侧肢体无力，跌倒在地，伴言语含糊，尚能回答问题。无意识丧失、四肢抽搐、恶心呕吐或大小便失禁。高血压病史 30 年，最高血压 150/110mmHg，未规律服降压药。脑梗死病史 4 年。无糖尿病、冠心病史，无输血、手术、外伤史及药物过敏史。吸烟 40 年，20 支/天，无饮酒嗜好。无心脑血管病家族史。

查体：体温 36.6℃，脉搏 84 次/分，呼吸 20 次/分，血压 145/80mmHg（左）、135/70mmHg（右），嗜睡，构音不清，可回答简单问题。双侧额纹对称，左侧鼻唇沟浅，伸舌偏左。心、肺、腹查体未见明显异常。左上肢肌力近端 3 级、远端 2 级，左下肢肌力 3 级，右侧肢体肌力 5 级。肌张力正常，四肢腱反射存在，左侧病理征阳性，深、浅感觉正常。

【问题】

1. 请分析该患者最可能的诊断是什么？
2. 请分析该患者有哪些阳性体征？

案例中患者为老年男性，高血压病史，日常活动下（安静）发病，急性发病（2 小时），言语含糊，一侧（左侧）舌面和肢体瘫痪。该患者应重点考虑急性脑血管疾病（脑血栓形成可能性大）。

本节主要学习脊柱、四肢、神经系统的体格检查。

一、脊柱检查

脊柱由颈椎、胸椎、腰椎、骶椎和尾椎组成。颈椎和腰椎活动度大，胸椎活动度小，骶椎几乎不动。病变时，脊柱可能疼痛、形态异常或活动受限。检查时，需注意弯曲度、活动范围、畸形、压痛和叩击痛。

（一）脊柱弯曲度检查

1. 生理性弯曲度　直立时，脊柱侧面呈“S”形，有 4 个生理弯曲：颈段前凸、胸段后凸、腰椎前凸、骶椎后凸。正常脊柱无侧凸。

2. 病理性弯曲度

（1）脊柱前凸：脊柱过度向前弯曲，常见于腰椎，多见于晚期妊娠、大量腹水、腹腔巨大肿瘤及先天性髋关节后脱位。

（2）脊柱后凸：脊柱过度后弯，即驼背，多见于胸段，多见于佝偻病、脊柱结核、强直性脊柱炎、脊椎退行性变。

（3）脊柱侧凸（图 3-22）：脊柱偏离正中线向一侧弯曲，根据发生部位，可分为胸段侧凸、腰段侧凸及胸腰段联合侧凸；根据发生形状，分为姿势性侧凸和器质性侧凸两种。

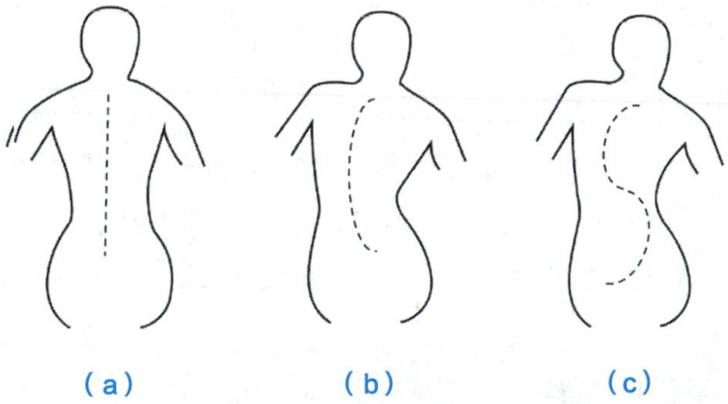

图 3-22　脊柱侧弯示意图

（a）正常脊柱；（b）C 型脊柱侧凸；（c）S 型脊柱侧凸。

（二）脊柱活动度检查

正常人的脊柱活动度各部位不同。直立、骨盆固定时，颈椎前屈、后伸 35°~45°，胸椎前屈 30°，后伸 20°，腰椎前屈 75°~90°，后伸 30°；颈椎左右侧凸 45°，胸椎 20°，腰椎 20°~35°；颈椎旋转 60°~80°，胸椎 35°，腰椎 30°。颈椎和腰椎活动度最大，易受限。颈椎活动受限可能由颈部肌纤维组织炎、韧带损伤、颈椎病、结核病或肿瘤、外伤、骨关节脱位引起。腰椎活动受限可能由腰部肌纤维组织炎、韧带损伤、椎管狭窄、椎间盘突出、结核病或肿瘤、骨折或脱位引起。

（三）脊柱压痛与叩击痛

正常脊柱无压痛；有压痛可能表示病变，以第 7 颈椎棘突为标志确定病变位置。颈旁组织压痛提示病变，如落枕时斜方肌压痛；椎间盘突出、外伤或骨折在相应脊椎棘突有压痛；椎旁肌肉压痛常为腰背肌纤维炎或劳损。

二、四肢检查

四肢检查主要通过视诊和触诊进行，需特别关注关节。四肢病变常见表现包括疼痛、畸形、运动受限和异常活动。

（一）视诊

被检者取坐位或直立位，充分暴露需检查的肢体，检查者按照从上到下、从近端到远端的顺序进行检查，检查时注意双侧对比。

1. 肩关节 正常肩关节外观饱满呈弧形、双侧对称。肩关节脱位或三角肌萎缩时，肩关节弧形外形消失、肩峰凸出，称为方肩；斜颈、脊柱侧凸或是先天性高肩胛症时，两侧肩关节一高一低，称为耸肩畸形；锁骨骨折时患侧肩下垂如戴肩章状。

2. 肘关节 正常肘关节提携角为 10°~15°。肘关节附近骨折畸形愈合后，提携角变大称肘外翻，变小称肘内翻。肘关节屈曲时肱骨外上髁、肱骨内上髁和尺骨鹰嘴形成一等腰三角形，伸直时这三点连成直线，在肘关节骨折脱位时此三者关系紊乱。

3. 腕关节 在科利斯骨折（Colles 骨折）时腕关节出现“餐叉样”畸形；类风湿关节炎或痛风时腕关节出现皮下结节；腕关节腱鞘处出现圆形、无压痛、有韧性的囊性包块时提示有腱鞘囊肿。

4. 手部 心肺疾病及营养障碍性疾病后期，手指或足趾末端肥厚增生，指（趾）甲拱起，呈杵状膨大，称为杵状指（趾）。缺铁性贫血，高原病后指甲变薄、表面粗糙，指甲中央凹陷、边缘翘起，称为匙状甲或反甲。类风湿关节炎时出现多个指间关节梭状、尺偏畸形；尺神经损伤后出现“爪指”畸形；桡神经损伤后出现三垂征；正中神经损伤后出现“猿手”畸形。

5. 髋关节 先天性髋关节发育不良时，早期可以有脱位侧臀纹、大腿纹不对称等。髋关节前脱位时患肢外展、外旋和屈曲畸形；关节后脱位患肢呈屈曲、内收、内旋畸形。

6. 膝关节 站立位，双膝靠拢时踝关节不能靠拢称为膝外翻，也称“X 型腿”，常因外伤、遗传导致；双踝关节靠拢时膝关节不能靠拢称为膝内翻，也称为“O 型腿”，常见于佝偻病和膝关节退行性病变。

7. 足踝部 脊髓灰质炎可导致足外翻，胫神经损伤导致足内翻，腓总神经损伤、跟腱挛缩可导致马蹄内翻足。足弓过低称扁平足，过高称高弓足。

8. 其他 注意观察皮肤情况及有无肌肉萎缩、静脉曲张等。

（二）触诊

1. 肌肉弹性 肌肉失神经支配或是肌发育不良时肌肉弹性降低。

2. 骨筋膜室张力 骨折或肢体受压后骨筋膜室张力增高。

3. 动脉搏动 肢体远端动脉搏动减弱或消失提示血栓闭塞性脉管炎或骨筋膜室综合征；双侧桡动脉搏动强弱不一致提示多发性大动脉炎；下肢动脉搏动弱于上肢提示主动脉缩窄或多发性大动脉炎。

三、神经反射检查

反射包括生理反射和病理反射，根据刺激的部位，又将生理反射分为浅反射和深反射两种。神经反射是由反射弧完成的，反射弧包括感受器→传入神经元→中枢神经→传出神经元→效应器；其中反射弧的任一部位损伤都可能影响反射，使其发生异常。

（一）生理反射

1. 浅反射 浅反射是指刺激皮肤、黏膜或角膜等引起的反应。

（1）角膜反射：指导被检者双眼向鼻侧上方注视，医生以棉签捻成细束轻触被检者角膜外缘，被检查侧眼睑迅速闭合，此现象称为直接角膜反射；与此同时，对侧眼睑亦发生闭合，此现象称为间接角膜反射。若直接与间接角膜反射均不复存在，通常提示三叉神经病变（传入性障碍）；若直接角膜反射缺失，而间接角膜反射保持，此情况多见于患侧面神经麻痹（传出性障碍）。角膜反射的完全缺失则常见于深度昏迷患者。

（2）腹壁反射：在进行检查时，被检者应采取屈膝仰卧位，以确保腹壁的松弛状态。随后，使用棉签沿两侧肋缘下（对应胸髓7~8节）、脐平（对应胸髓9~10节），以及腹股沟上（对应胸髓11~12节）的方向进行滑动，观察腹肌是否出现收缩反应（图3-23）。反射的缺失可能指示不同平面的胸髓损伤。若双侧上、中、下部腹壁反射均消失，则可能见于昏迷状态或急性腹膜炎患者。若一侧上、中、下部腹壁反射均消失，则可能表明同侧锥体束受损。值得注意的是，肥胖者、老年人及经产妇由于腹壁过于松弛，可能会导致腹壁反射减弱或缺失，临床诊断时应予以充分考虑。

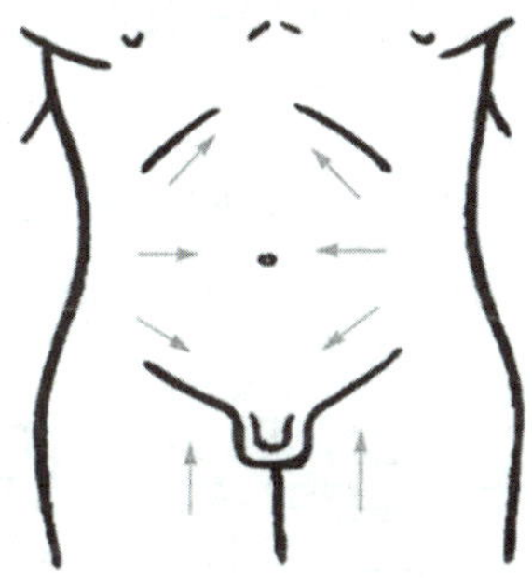

图 3-23 腹壁反射及提睾反射

（3）提睾反射：医生使用棉签由下而上轻柔地划过被检者股内侧上方的皮肤，此操作可诱发同侧提睾肌的收缩反应，导致睾丸上提（图3-23）。若双侧提睾反射均消失，则提示腰髓1~2节段的病变。而单侧提睾反射的减弱或缺失，则可能指示锥体束的损伤。

（4）跖反射：被检者采取仰卧位，下肢伸直，医生以手固定被检者踝部，使用棉签沿足底外侧由足跟向近小趾跖关节处划动，随后转向跗趾侧。正常情况下，足部应出现跖屈曲反应。若反射消失，则提示骶髓1~2节可能存在病损。

（5）肛门反射：通过使用大头针轻划肛门周围皮肤，可观察到肛门外括约肌的收缩反应。若反射出现障碍，则可能表明骶髓4~5节或肛尾神经存在病损。

2. 深反射 深反射是指通过刺激骨膜、肌腱等深部感受器而引发的反射，亦称为腱反射。在检查过程中，应指导被检者放松肢体肌肉，医生需保持叩击力度的一致性，并对两侧进行对比。

（1）肱二头肌反射：被检者前臂屈曲，医生以左手拇指置于被检者肘部肱二头肌腱上，右手持叩诊锤轻击左手拇指，引发被检者肱二头肌收缩，导致前臂快速屈曲（图 3-24）。该反射的中枢位于颈髓 5~6 节。

（2）肱三头肌反射：被检者上臂外展，肘关节半屈，医生左手托住被检者前臂，右手用叩诊锤直接叩击尺骨鹰嘴上方的肱三头肌腱，导致被检者肱三头肌收缩，引起前臂伸展（图 3-25）。该反射的中枢位于颈髓 6~7 节。

（3）桡骨膜反射：被检者前臂置于半屈半旋前位，医生左手托住被检者腕部，使腕关节自然下垂，然后用叩诊锤叩击桡骨茎突，引发肱桡肌收缩，产生屈肘和前臂旋前动作。该反射的中枢位于颈髓 5~6 节。

（4）膝反射：坐位检查时，被检者小腿完全松弛下垂，与大腿呈直角；卧位检查时，被检者取仰卧位，医生用左手托起其膝关节使之屈曲约 120°，右手持叩诊锤叩击膝盖髌骨下方股四头肌腱，引发小腿伸直（图 3-26）。该反射的中枢位于腰骶 2~4 节。

（5）跟腱反射：亦称踝反射。被检者取仰卧位，髋及膝关节屈曲，下肢取外旋外展位。医生左手将被检者足部背屈成直角，以叩诊锤叩击跟腱，引发腓肠肌收缩，足向跖面屈曲（图 3-27）。该反射的中枢位于骶髓 1~2 节。

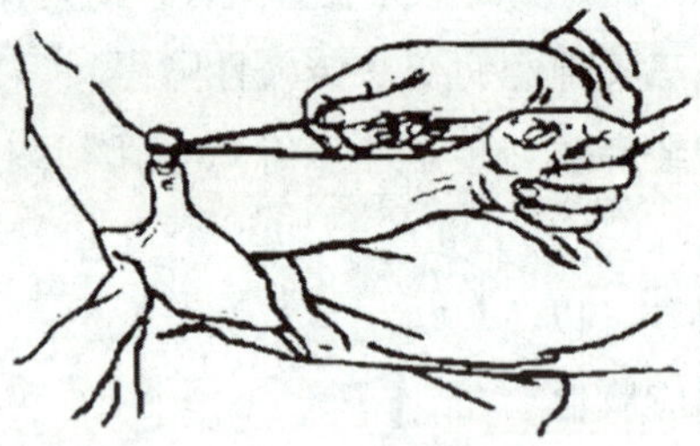

图 3-24　肱二头肌反射

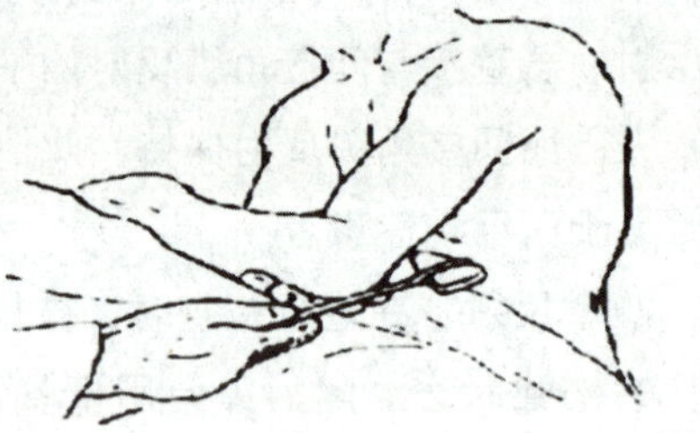

图 3-25　肱三头肌反射

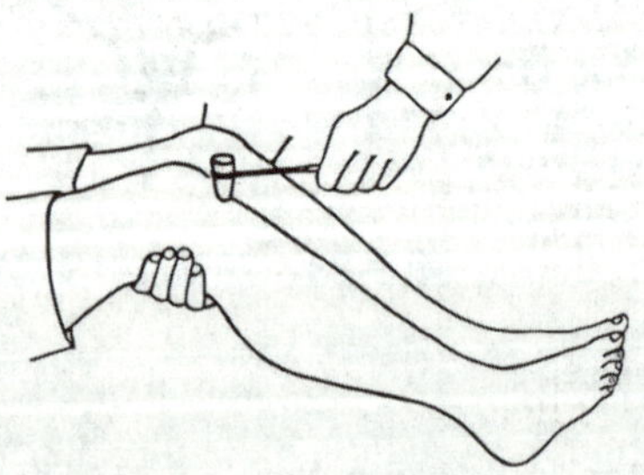

图 3-26　膝反射

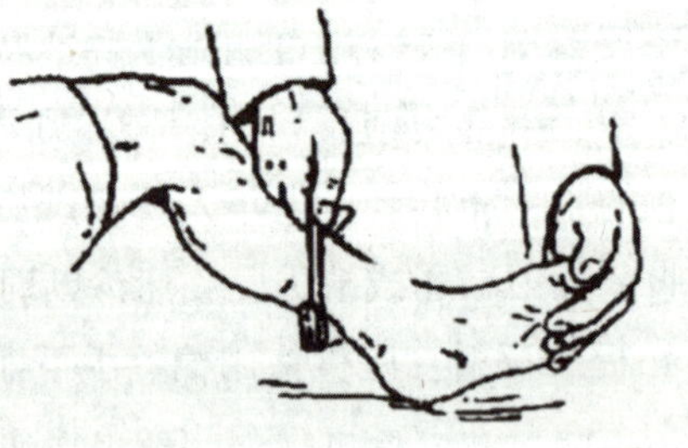

图 3-27　跟腱反射

（6）阵挛：当锥体束以上部位的病变引起深反射亢进时，若施以力量使相关肌肉持续紧张，则该肌肉群将出现节律性的收缩现象，此现象被定义为阵挛。以下是两种常见的阵挛类型。

1）踝阵挛：在被检者处于仰卧位，髋关节与膝关节略微屈曲的状态下，医生以一手握住被检者的小腿，另一手托住被检者足掌的前端，突然施力使踝关节背屈并保持该状态（图 3-28）。若腓肠肌与比目鱼肌出现连续性的节律性收缩，导致足部呈现交替性的屈伸动作，此即为腱反射极度亢进的阳性表现。

2）髌阵挛：被检者取仰卧位，下肢保持伸直状态，医生用拇指与示指固定其髌骨上缘，用力向远端快速连续推动数次后保持推力（图 3-29）。若股四头肌发生节律性的收缩，导致髌骨上下移动，其意义与上述相同。

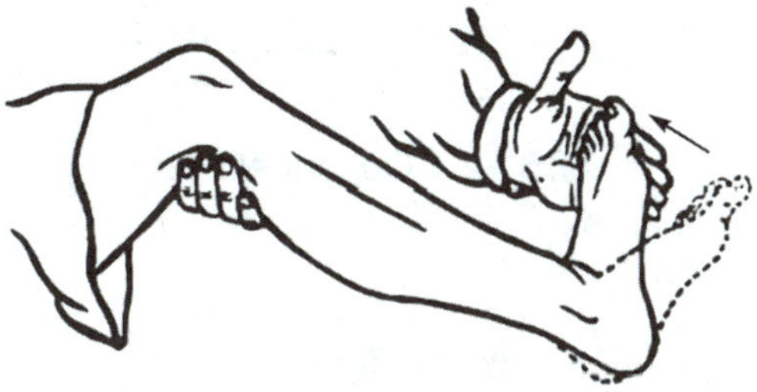

图 3-28　踝阵挛

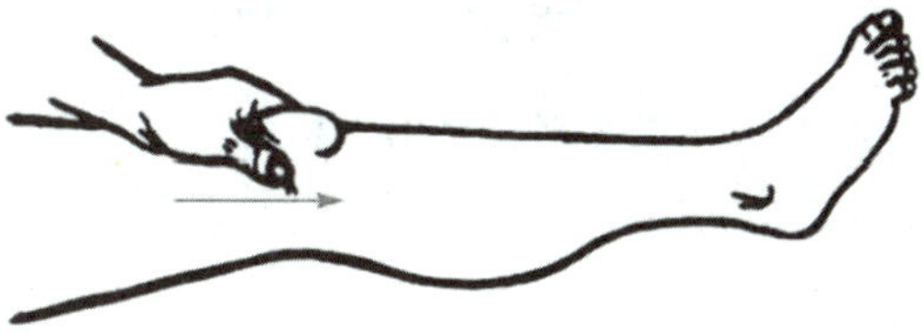

图 3-29　髌阵挛

（二）病理反射

病理反射和阵挛通常指示锥体束受损，导致大脑对脑干和脊髓的抑制功能丧失，从而引发异常反射现象。在 1 岁以下的婴幼儿中，由于其神经系统尚未完全成熟，也可能观察到此类反射。

1. 上肢病理反射　霍夫曼（Hoffmann）征的反射中枢位于颈髓第 7 节至胸髓第 1 节。在进行该反射检查时，医生应以左手固定被检者腕部，右手使用中指与示指夹持被检者中指并轻微上提，使腕部处于轻度过伸状态。随后，用拇指迅速弹刮被检者中指指甲，若引起其余 4 指掌屈反应，则判定为 Hoffmann 征阳性（图 3-30）。

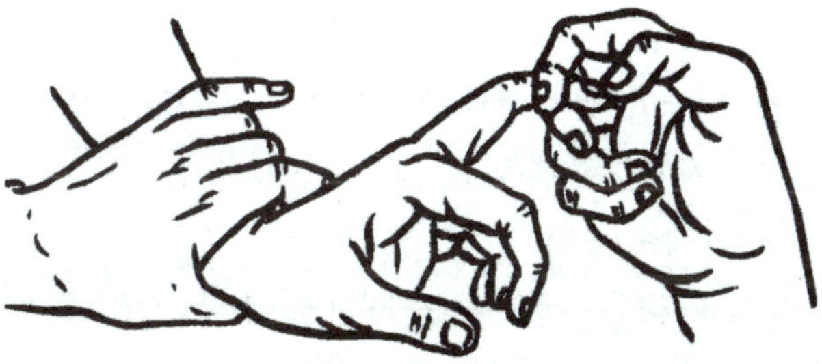

图 3-30　Hoffmann 征

2. 下肢病理反射　①巴宾斯基征（Babinski 征）：检查方法类似跖反射，医生用棉签沿足底外侧划至小趾近足跟部，阳性反应为踇趾背伸，余趾扇形展开（图 3-31）。②奥本海姆征（Oppenheim 征）：医生用手指沿胫骨前缘滑压，阳性反应同 Babinski 征（图 3-32）。③戈登征（Gordon 征）：医生捏压腓肠肌，阳性反应同 Babinski 征（图 3-33）。④查多克征（Chaddock 征）：用棉签沿足背外侧划至跖趾关节，阳性反应同 Babinski 征（图 3-34）。

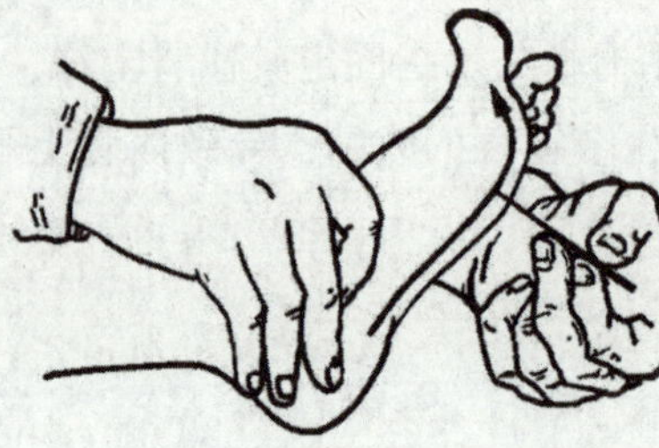

图 3-31　Babinski 征

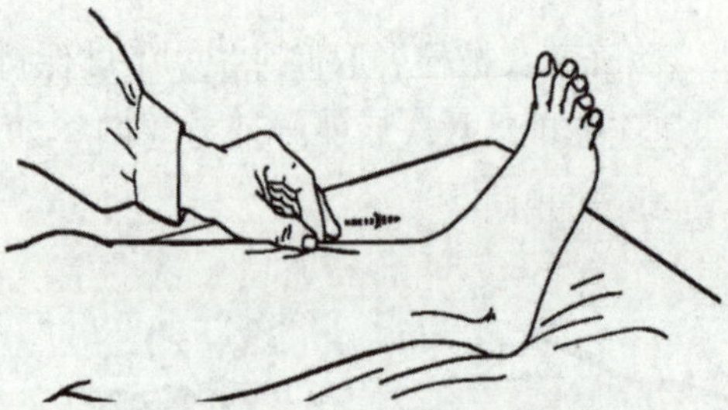

图 3-32　Oppenheim 征

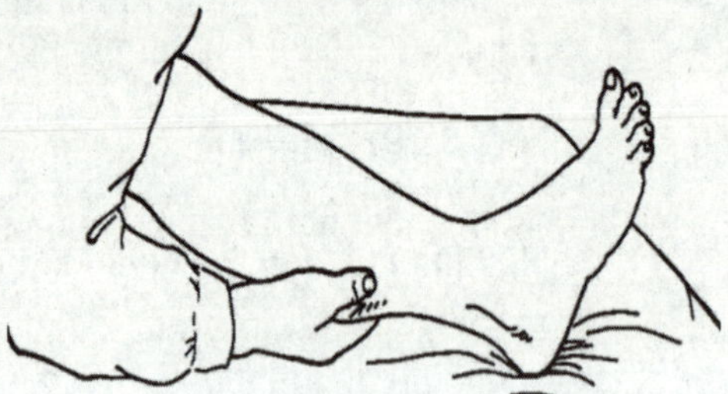

图 3-33　Gordon 征

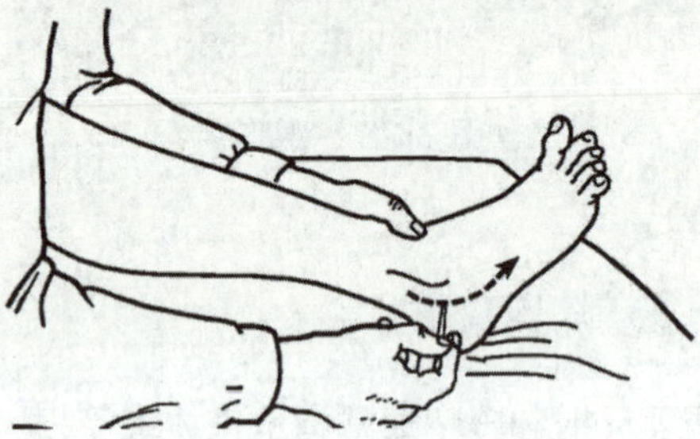

图 3-34　Chaddock 征

案例中患者出现左侧肢体病理反射阳性反应，符合脑梗死锥体束损伤的临床表现特点。

（三）脑膜刺激征

脑膜刺激征是因脑膜病变引发的肌肉痉挛防御反应，常见于脑膜炎、蛛网膜下腔出血、颅内高压等疾病。

1. 颈强直　医生托住被检者枕部，另一手使被检者屈颈，若抵抗力增强即为颈强直。

2. 克尼格征（Kernig 征）　被检者取仰卧位，一侧下肢屈曲，医生抬高其小腿伸膝。若伸膝受阻、疼痛和屈肌痉挛，则为阳性（图 3-35）。

3. 布鲁津斯基征（Brudzinski 征）　被检者取仰卧位，下肢伸直，医生托起枕部，按胸前，头部前屈时双髋、膝关节屈曲即为阳性（图 3-36）。

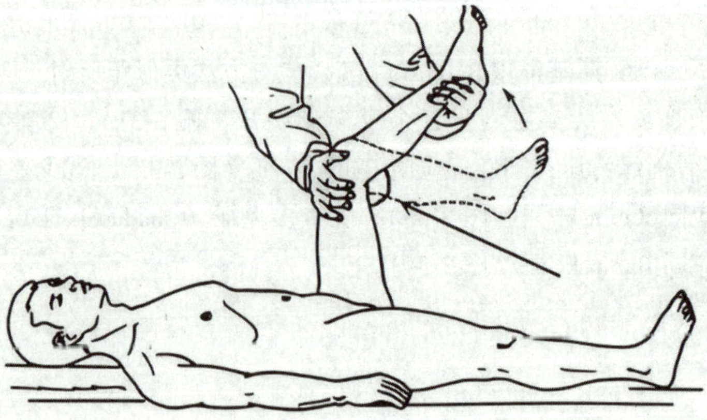

图 3-35　Kernig 征

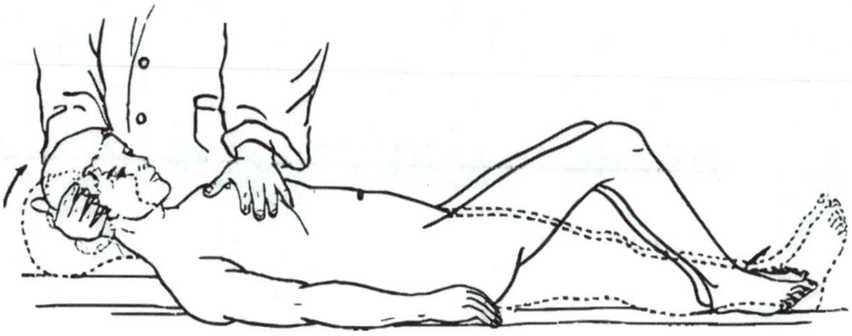

图 3-36 Brudzinski 征

考试知识点总结

本章小结

协和云课堂…… 拓展练习及参考答案

（石庚生 张 燕）

教学课件

第四章　常用医学检查

学习目标

素质目标

（1）具有解释患者所选检查必要性和重要性的意识。

（2）与相关医务人员进行专业交流、沟通的习惯。

知识目标

（1）掌握：常用医学检查的基本内容及其临床意义。

（2）熟悉：常用医学检查方法和标本采集，心电图、影像资料采集要求及注意事项。

（3）了解：各项检查结果的影响因素。

能力目标

能正确解释临床检验检查结果、正确分析其临床意义。

·核心知识拆解·

第一节　常用实验室检查及临床意义

实验室检查是对人体血液、排泄物等标本进行检验，以获得机体功能状态、病理变化等资料，为临床医学诊断和治疗、疗效监测、预后等提供客观依据的一种检查方法。本节重点介绍临床常用的实验室检查项目、参考值及其临床意义。

案例导入

【案例】

患者，女性，50岁。以食欲减退，伴乏力2个月，发热1周入院。2个月前，患者无明显诱因出现食欲减退、恶心、厌油腻，伴乏力、精神欠佳。1周前出现高热，最高体温达39.0℃，伴畏寒、寒战，伴上腹部压痛、皮肤发黄，无呕吐、腹泻。既往糖尿病史多年。查体：体温38.4℃，脉搏106次/分，呼吸26次/分，血压130/80mmHg，巩膜及周身皮肤黄染，双肺呼吸音清，肝区肋下1cm，叩痛。

【问题】

1. 患者应考虑的诊断是什么？
2. 该病的诊断要点有哪些？
3. 为进一步诊断可建议患者做哪些辅助检查？

本案例根据患者病史、症状、体征初步确定为急性肝炎，诊断要点：食欲减退、乏力，寒战、高热，查体：体温高、肝区叩痛。本节通过急性肝炎案例分析，让我们掌握如何根据临床初步诊断选择生物化学如肝功能、免疫学检查如肝炎病毒标记物（甲肝、乙肝、丙肝等）检验，进一步确诊，当然还需要腹部超声、CT检查、炎症指标、血培养方面的检查，评估肝胆胰脾情况，排除胆道梗阻、感染性疾病如败血症、代谢性疾病。

一、血液检查

血液是由血细胞和血浆构成，血细胞包括红细胞、白细胞和血小板。

（一）红细胞计数和血红蛋白含量

1. 参考值 红细胞（RBC）计数和血红蛋白（Hb）含量测定参考值见表4-1。

表4-1 红细胞计数和血红蛋白含量测定参考值

人群	红细胞计数（$\times 10^{12}$/L）	血红蛋白含量（g/L）
成年男性	4.0~5.5	120~160
成年女性	3.5~5.0	110~150
新生儿	6.0~7.0	170~200

2. 临床意义

（1）红细胞计数和血红蛋白含量增多

1）生理性增多：主要见于新生儿和高原居民，剧烈运动或情绪激动时。

2）病理性增多：①相对性增多，如剧烈呕吐、严重腹泻、大面积烧伤及排汗过多或水摄入量严重不足导致血容量减少、血液浓缩所致机体大量失水。②绝对性增多，包括原发性增多见于真性红细胞增多症；继发性增多见于阻塞性肺气肿、肺源性心脏病、先天性心脏病等缺氧性疾病。

（2）红细胞计数和血红蛋白含量减少

1）生理性减少：见于生长发育迅速而造血原料相对不足的6个月~2岁婴幼儿，血容量明显增加的妊娠中晚期妇女及营养摄取、利用和造血功能减退的老年人。

2）病理性减少：各种原因导致的贫血。①缺铁性贫血、巨幼细胞贫血、再生障碍性贫血等导致的红细胞生成不足。②溶血性贫血、脾功能亢进导致红细胞破坏增加。③各种急、慢性失血导致红细胞丢失。

（二）白细胞计数及分类计数

1. 参考值

（1）白细胞计数（WBC）：成人（4~10）$\times10^9$/L；儿童（5~12）$\times10^9$/L；新生儿（15~20）$\times10^9$/L；婴儿（11~12）$\times10^9$/L。

（2）成人白细胞分类计数参考值见表 4-2。

表 4-2　成人白细胞分类计数参考值

项目	百分比（%）	绝对值（$\times10^9$/L）
中性粒细胞（neutrophil，N）		
中性杆状核粒细胞	1~5	0.04~0.05
中性分叶核粒细胞	50~70	2.00~7.00
淋巴细胞（lymphocyte，L）	20~40	0.80~4.00
单核细胞（monocyte，M）	3.00~8.00	0.12~0.80
嗜酸性粒细胞（eosinophil，E）	0.50~5.00	0.02~0.50
嗜碱性粒细胞（basophil，B）	0~1.00	0~0.10

2. 临床意义

（1）中性粒细胞：在外周血白细胞中，中性粒细胞和淋巴细胞占主要比例，其中中性粒细胞更是占据主导地位。

1）数量增多：成人白细胞计数超过 10×10^9/L，通常由中性粒细胞增多引起，常见于生理性因素如妊娠、剧烈运动等，以及病理性因素如急性感染和化脓性炎、严重组织损伤、急性中毒、白血病和恶性肿瘤等。

2）数量减少：成人白细胞计数 $<4\times10^9$/L 称为白细胞减少。某些病毒感染，如病毒性肝炎、流行性感冒等，是感染引起粒细胞减少的常见原因；细菌感染，如伤寒、副伤寒等，尤其是革兰阴性杆菌感染。另如再生障碍性贫血、骨髓增生异常综合征等血液疾病也可见。

如接触化学毒物（苯、铅、汞等中毒）、药物使用（抗肿瘤药物、氯霉素、抗甲状腺药物）等导致骨髓造血细胞受损，是引起白细胞数量减少的常见化学性原因。其他如自身免疫性疾病、脾功能亢进等也可见白细胞减少。

3）中性粒细胞核分裂象的演变过程：在中性粒细胞的成长历程中，细胞核从圆形逐步演变为杆状，最终呈现分叶形态。在正常人的外周血液中，主要含有中性分叶核粒细胞，而中性杆状核粒细胞的数量少于5%，原始细胞和幼稚细胞均不存在。但在病理状态下，中性粒细胞核分裂象可能出现核左移或核右移的情况（图 4-1）。①核左移：外周血中性分叶核粒细胞过少，致中性杆状核粒细胞数量增多和/或出现晚幼粒细胞、中幼粒细胞及早幼粒细胞等幼稚粒细胞数量大于中性粒细胞总数 5%的现象；常见于各种病原体所致的感染，尤其是急性化脓性感染。②核右移：在外周血中，5 叶核中性粒细胞的数量超过中性粒细胞总数的 3%；这通常伴随白细胞总数的减少，暗示着造血功能的衰退或造血原料的缺乏；这种情况主要出现在巨幼细胞贫血、恶性贫血及接受抗代谢药物治疗的肿瘤患者中。

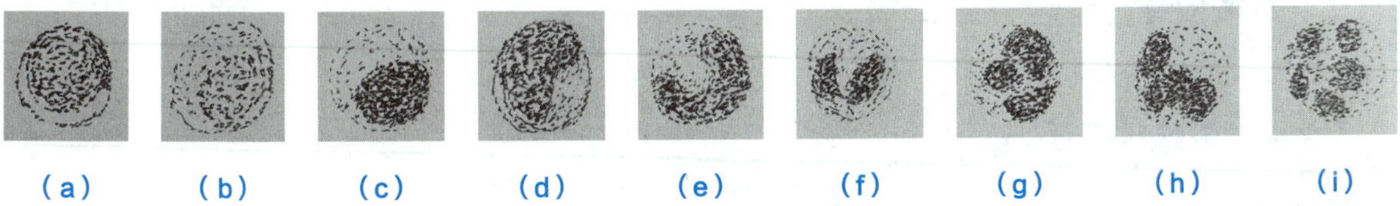

图 4-1　中性粒细胞核分裂象的演变

(a) 原始粒; (b) 早幼粒; (c) 中幼粒; (d) 晚幼粒; (e) 杆状核; (f) 2 叶; (g) 3 叶; (h) 4 叶; (i) 5 叶。

(2) 淋巴细胞

1) 数量增多：成人外周血中淋巴细胞绝对值>$4.00\times10^9/L$。①生理性增多见于婴儿及儿童期。②病理性增多见于病毒感染、血液系统疾病，如淋巴细胞白血病、淋巴瘤等。

2) 数量减少：成人外周血中淋巴细胞绝对值<$0.80\times10^9/L$，主要见于接触放射线、应用肾上腺糖皮质激素之后、免疫缺陷性疾病等。

(3) 单核细胞

1) 数量增多：生理性增多通常见于婴幼儿及儿童。病理性增多指外周血中单核细胞绝对值成人>$0.80\times10^9/L$，见于血液系统疾病，如单核细胞白血病、多发性骨髓瘤；感染性疾病如活动性肺结核、亚急性感染性心内膜炎、急性感染恢复期等。

2) 数量减少：无临床意义。

(4) 嗜酸性粒细胞

1) 数量增多：外周血嗜酸性粒细胞绝对值>$0.50\times10^9/L$，见于过敏性疾病如支气管哮喘、食物药物过敏、荨麻疹等；寄生虫病如血吸虫病、蛔虫病等；慢性粒细胞白血病等。

2) 数量减少：外周血嗜酸性粒细胞绝对值<$0.02\times10^9/L$，见于伤寒、副伤寒等急性传染病早期，手术后及烧伤等严重组织损伤，应用肾上腺糖皮质激素之后。

(5) 嗜碱性粒细胞

1) 数量增多：外周血嗜碱性粒细胞绝对值>$0.10\times10^9/L$，见于过敏性疾病，如荨麻疹等；慢性髓性白血病有关。

2) 数量减少：可能与急性感染、应激状态等情况有关。

(三) 血小板（PLT）计数

1. 参考值　$(100\sim300)\times10^9/L$。

2. 临床意义

(1) 数量增多：血小板计数>$400\times10^9/L$ 称为血小板增多。①反应性增多见于急性感染、急性失血、急性溶血性贫血等。②原发性增常见于骨髓增殖性疾病，如慢性粒细胞白血病、真性红细胞增多症等。

(2) 数量减少：血小板计数<$100\times10^9/L$。

1) 病毒感染：如人类疱疹病毒 4 型（EB）病毒、巨细胞病毒或流感病毒等。

2) 免疫异常：如自身免疫亢进或免疫介导的血小板减少症等。

3) 骨髓造血障碍：如再生障碍性贫血、骨髓增生异常综合征或骨髓转移瘤等。

4) 某些药物的使用：如化疗药物、抗生素、抗凝药物等也可抑制骨髓功能。

二、尿液检查

（一）一般性状检查

1. 尿量 正常成人为1~2L/24h，尿量多少取决于肾小球滤过率（GFR）、肾小管浓缩与稀释。也与年龄、气温、活动量、摄水量、精神因素及用药等相关。

（1）多尿：成人尿量>2.5L/24h称为多尿。生理性多尿见于习惯性多饮、饮酒过量、输液、精神紧张和使用利尿药后。病理性多尿见于尿崩症、糖尿病、急性肾衰竭多尿期、慢性肾盂肾炎后期等。

（2）少尿或无尿：成人尿量小于400ml/24h或17ml/h称为少尿，尿量<100ml/24h或12小时内完全无尿为无尿。

2. 颜色 正常新鲜尿液外观呈淡黄色透明，受尿量和药物、食物等因素影响。病理性尿液颜色则可能有下述情况。

（1）红色：可呈淡红色、洗肉水样、血红色等。尿液中含血量>1ml/L称为肉眼血尿；若尿液外观正常，红细胞>3个/HP，为镜下血尿。血尿见于泌尿系统肾挫伤、膀胱挫伤、尿路感染、结石、肿瘤等。

因尿中出现血红蛋白或肌红蛋白，镜检无红细胞但隐血试验阳性，称为血红蛋白或肌红蛋白尿。前者尿液呈暗红色、棕红色甚至酱油色，后者呈粉红色或暗红色。血红蛋白尿见于血管内溶血，如溶血性贫血、非同型血型输血反应；肌红蛋白尿则多见于挤压综合征等。

（2）深黄色：生理性多见于水分摄入不足，过度运动大量出汗，体液水分减少尿液浓缩而呈现深黄色；病理学多见于肝胆系统疾病如梗阻性黄疸及肝细胞性黄疸，尿路感染、溶血性疾病等。

（3）白色混浊：尿液中含有大量白细胞等炎性渗出物，称为脓尿，呈不同程度的黄白色混浊；尿液中含大量细菌称为菌尿，呈云雾状，静置后不下沉。脓尿与菌尿多见于泌尿系统感染，如肾盂肾炎、膀胱炎等。尿液呈乳白色混浊称为乳糜尿，见于丝虫病、肾周围淋巴管梗阻。

3. 气味 正常尿液因含有挥发性酸而呈特殊气味，并受食物影响。慢性膀胱炎尿液呈氨臭味，糖尿病酮症酸中毒有烂苹果味，有机磷中毒尿液可能呈现大蒜味，苯丙酮尿症有鼠尿臭味。

4. 比重 尿比重指4℃条件下尿液与同体积纯水重量之比。正常人尿比重一般在1.015~1.025，波动范围在1.003~1.030。病理状态下，尿比重增高肾脏疾病（如肾前性少尿、急性肾小球肾炎、慢性肾炎急性发作期等）、心脏疾病（如心力衰竭、心功能不全等）、内分泌疾病（如糖尿病等），以及其他如周围循环衰竭、脱水等情况。尿比重降低见于尿崩症、大量饮水、慢性肾小球肾炎、慢性肾衰竭等。

（二）化学检查

1. 尿酸碱度（pH） 是反映机体酸碱平衡状态和肾脏调节能力的指标。尿液的正常pH约为6.5，范围在4.5~8.0。尿液pH受饮食影响，肉食者尿液偏酸，素食者偏碱。病理情况下，尿pH升高可能与碱中毒、膀胱炎、使用利尿药或肾小管酸中毒有关。

2. 尿蛋白 正常人尿蛋白定性试验呈阴性，定量值为0~80mg/24h。如果尿蛋白定性试验阳性或定量>150mg/24h（或>100mg/L）时，为蛋白尿。

（1）生理性蛋白尿：①功能性蛋白尿，常见于剧烈运动、发热、寒冷、长时间站立及精神紧张等情况。②体位性蛋白尿，主要见于在青少年中，直立位时蛋白尿。

（2）病理性蛋白尿：指由于各种肾脏及肾外器质性疾病导致的尿蛋白持续性阳性。病理性蛋白尿可根据尿蛋白的来源进行分类。

1）肾小球性蛋白尿：这是最常见的类型，主要以白蛋白为主，常见于肾病综合征、肾小球肾炎等原发性肾小球损害，以及高血压、糖尿病、系统性红斑狼疮等继发性肾小球疾病。

2）肾小管性蛋白尿：主要以 α_1、β_2 微球蛋白为主，常见于肾盂肾炎、急性肾小管坏死、慢性间质性肾炎等。

3）混合型蛋白尿：当肾小球和肾小管均受损时出现，常见于慢性肾小球肾炎、糖尿病、系统性红斑狼疮等同时影响肾小球和肾小管的疾病。

4）溢出性蛋白尿：当血浆中出现异常增多的低分子量蛋白质，超出了肾小管的重吸收能力时，会导致蛋白尿，常见于急性溶血性疾病、多发性骨髓瘤等。

3. 尿糖 正常人尿糖定性呈阴性。血浆葡萄糖含量>8.88mmol/L 或尿糖定性试验阳性反应时，称为糖尿。

（1）生理性糖尿：常见于因摄入过多或输注葡萄糖过多过快而导致的饮食性糖尿，情绪激动、精神紧张引起的一过性高血糖而导致的糖尿，孕晚期的妊娠性糖尿等。

（2）病理性糖尿

1）血糖增高性糖尿：其病因是血糖水平超过了肾小管的重吸收阈值。糖尿病是最常见的原因，但也可能见于库欣综合征、甲状腺功能亢进、胰腺疾病等情况。

2）非糖尿病型糖尿：由于近端肾小管重吸收能力减退，导致肾糖阈降低而引起的糖尿，又称为肾型糖尿，常见于慢性肾小球肾炎、肾病综合征等。

4. 尿胆红素与尿胆原 正常情况下，尿胆红素定性呈阴性；尿胆原定性呈阴性或弱阳性。尿胆红素阳性主要出现在胆汁淤积性黄疸、肝细胞性黄疸，通常在血清胆红素升高之前；尿胆原阳性则主要见于溶血性黄疸、肝细胞性黄疸。尿胆红素和尿胆原常被同时用于黄疸的诊断和鉴别诊断。

5. 尿酮体 酮体（KET）包括乙酰乙酸、β-羟丁酸、丙酮，是脂肪分解代谢的中间产物。正常人尿酮体定性结果为阴性，若是阳性则称为酮尿。糖尿病性酮尿常见于糖尿病酮症酸中毒，还可见于高热、严重呕吐、腹泻、禁食、碱丢失、甲状腺功能亢进、酒精性肝炎等情况。

（三）显微镜检查

1. 细胞 尿液中常见细胞有白细胞、红细胞、上皮细胞。

（1）红细胞：尿液外观正常，离心沉淀后红细胞计数>3 个/HP，称镜下血尿，泌尿系统各种炎症、结石、肿瘤、结核等疾病可出现镜下血尿。

（2）白细胞；离心沉淀后白细胞计数>5 个/HP，称镜下脓尿。泌尿系统感染如膀胱炎、肾盂肾炎、尿道炎等尿液中可有大量白细胞。

（3）上皮细胞：正常尿液中可有少量上皮细胞。病理情况下肾小管上皮细胞增多提示肾小管病变，柱状上皮细胞多见于慢性尿道炎、慢性前列腺炎、慢性膀胱炎等，鳞状上皮细胞提示泌尿系统感染等。

2. 管型 蛋白质、细胞或碎片在肾小管、集合管中凝固而成的圆柱形蛋白质聚集体，称为管型。正常尿液中无管型或偶见透明管型。

（1）透明管型：偶见老年人正常清晨浓缩尿中，体力劳动及剧烈运动后可出现一过性增多。病理情况下多见于急性肾脏疾病早期，常与其他管型同时存在。

（2）细胞管型；细胞管型是指管型中细胞含量超过管型体积的1/3。按所含细胞划分如下。

1）红细胞管型：肾小球肾炎多见。

2）白细胞管型：肾盂肾炎、肾炎等感染性炎症多见。

3）上皮细胞管型：提示肾小管坏死。

（3）颗粒管型：管型中含量超过管型体积的1/3的颗粒，称颗粒管型。急性肾小球肾炎病变累及肾小管多见。

（4）蜡样管型：常见于急性肾衰竭多尿期、慢性肾小球肾炎晚期、肾病综合征等。提示肾小管有严重的变性坏死，预后差。

3. 结晶 正常人尿中出现少量草酸钙、磷酸盐、尿酸结晶，一般无临床意义，若大量持续出现并伴有较多红细胞，则提示有结石的可能。胆红素结晶仅见于肝细胞性黄疸和阻塞性黄疸。

三、粪便检查

（一）一般性状检查

1. 量 正常成人排便次数多为每日1次，100~300g，受进食量、食物种类、消化功能的影响。排便次数减少、排便量增加，可见肠道上部疾病；排便次数增加、排便量减少可见肠道下段疾病。

2. 性状与颜色 正常成人粪便为圆柱形软便为棕黄色，婴儿粪便为糊状便呈黄色或金黄色。

（1）鲜血便：提示下消化道出血，如痔疮、肛裂、直肠癌、肠息肉等。

（2）黏液、脓性或脓血便：多见于肠道下段病变，如痢疾、肠炎、肠癌等。黏液脓血便见于细菌性痢疾，果酱样便见于阿米巴痢疾。

（3）柏油样便：提示各种原因引起的上消化道出血，如消化性溃疡、肝硬化食管胃底静脉曲张破裂等。

（4）水样便：见于各种原因引起的腹泻，如急性胃肠炎、艾滋病伴有肠道隐孢子虫感染等。绿色稀便见于婴儿消化不良。

（5）米泔样变：呈白色淘米水样，量多，见于重症霍乱和副霍乱。

（6）细条状便：粪便常呈细条状，提示直肠狭窄，多见于直肠癌。

（7）白陶土样便：见于各种原因引起的完全性胆道梗阻。

（8）乳凝块便：常见于婴儿腹泻、婴儿消化不良。

3. 气味 因含蛋白质分解产物，正常粪便有臭味。酸臭味见于消化吸收不良，恶臭味见于慢性肠炎、直肠癌溃烂、消化道大出血等，鱼腥臭味见于阿米巴肠炎。

4. 寄生虫 正常粪便无寄生虫虫体，肠道寄生虫患者粪便中可见蛲虫、蛔虫、绦虫等虫体及片段，有助于寄生虫感染的确诊。

（二）显微镜检查

1. 细胞 正常人粪便中无红细胞，无或偶见白细胞，可见少量扁平上皮细胞。肠道下段炎症或出血可见红细胞，如痢疾、息肉、肠癌等；如肠炎、急性细菌性痢疾、过敏性肠炎、肠道寄生虫病等等引发炎症时白细胞增多，嗜酸性粒细胞增多；假膜型肠炎时上皮细胞增多；肠癌患者的血性粪便中可见癌细胞。

2. 食物残渣 已充分消化的无定形细小颗粒为正常粪便中的食物残渣。若淀粉颗粒、脂肪颗粒、结缔组织、肌纤维、植物细胞等大量出现，提示消化不良。

3. 寄生虫卵或原虫 肠道寄生虫感染粪便中可检出寄生虫卵或原虫，是诊断最直接、最可靠的依据。

（三）粪便隐血试验

胃肠道少量出血（出血量<5ml），用化学或免疫学方法证实微量出血的试验，即为粪便隐血试验。正常人检测结果为阴性。如果试验前几日进食含动物血、大量叶绿素等食物及含铁药物等，亦可出现假阳性。粪便隐血试验作为消化道恶性肿瘤早期诊断的一个早期筛查项目。

四、肝功能检查

（一）血清蛋白质测定

血清蛋白质测定包括总蛋白（serum total protein，STP），白蛋白（albumin，A），球蛋白（globulin，G）及白蛋白与球蛋白比值（A/G）。

1. 参考值

（1）总蛋白 60~80g/L；白蛋白 40~55g/L；球蛋白 20~30g/L。

（2）白蛋白与球蛋白比值：(1.5~2.5)∶1。

2. 临床意义

（1）总蛋白及白蛋白增高：主要由于血液浓缩，总蛋白、白蛋白浓度相对增加所致。例如，在严重呕吐、腹泻时，大量的体液丢失，而蛋白质的丢失相对较少，使得血液中的总蛋白浓度升高。

（2）总蛋白及白蛋白降低：低蛋白血症总蛋白<60g/L 或白蛋白<25g/L，多见于：①蛋白质生成不足，如慢性肝炎、肝硬化、亚急性重症肝炎、肝癌等。②蛋白摄入、补充不足，如慢性胃肠疾病等导致的营养不良。③蛋白质排出过多，如肾病综合征、大失血、肾小球肾炎、大面积烧伤等。④蛋白质消耗增大，如恶性肿瘤、重症结核病、甲状腺功能亢进症等。

（3）总蛋白及球蛋白增高：总蛋白>80g/L 或球蛋白>35g/L 时，称为高蛋白血症或高球蛋白血症。总蛋白增高主要是由于球蛋白增升高所致，常见于：①慢性肝炎、肝硬化等肝脏疾病。②系统性红斑狼疮、类风湿关节炎、风湿热等自身免疫性疾病。③结核病、梅毒、疟疾、亚急性感染性心内膜炎等慢性感染。④淋巴瘤、多发性骨髓瘤等导致免疫球蛋白合成增多。

（4）球蛋白降低：主要为合成减少如丙种球蛋白缺乏症、原发性低球蛋白血症、免疫功能抑制等。

（5）白蛋白与球蛋白比值下降或倒置：白蛋白降低所致，常见于严重肝损害、M 蛋白血症如慢性肝炎、肝硬化、肝癌、多发性骨髓瘤等。动态监测白蛋白与球蛋白比值对判断疾病发展、疗效观察和预后有重要意义。病情越重，该比值越低，比值逐渐恢复并接近正常则病情趋于好转。

（二）胆红素测定

胆红素测定包括总胆红素（total bilirubin，TBil）；结合胆红素（conjugated bilirubin，CB），又称为直接胆红素（direct bilirubin，DB1）；非结合胆红素（unconjugated bilirubin，UCB），又称为间接胆红素（indirect bilirubin，IBil）。临床上常通过胆红素测定来判断是否存在黄疸及判断黄疸的类型和病因。

1. 参考值 总胆红素 3.4～17.1μmol/L；结合胆红素 0～6.8μmol/L；非结合胆红素 1.7～10.2μmol/L。

2. 临床意义

（1）判断有无黄疸及黄疸程度：总胆红素在 17.1～34.2μmol/L 提示隐性黄疸；34.2～171.0μmol/L 为轻度黄疸；171.0～342.0μmol/L 为中度黄疸；342.0μmol/L 为重度黄疸。

（2）判断黄疸的类型：总胆红素和非结合胆红素增高，见于溶血性黄疸；总胆红素和结合胆红素增高见于胆汁淤积性黄疸；总胆红素、结合胆红素与非结合胆红素均增高见于肝细胞性黄疸。

（3）推断黄疸病因：完全胆汁淤积性黄疸时总胆红素通常>342.0μmol/L；不完全胆汁淤积性黄疸时总胆红素多在 171.0～265.0pmol/L；细胞性黄疸时总胆红素可在 17.1～171.0μmol/L，结合胆红素占总胆红素<20%。

（三）血清酶学检查

1. 血清转氨酶测定 肝功能检查最常用的转氨酶有谷丙转氨酶和谷草转氨酶。谷丙转氨酶（glutamic-pyruvic transaminase，GPT）又称为丙氨酸氨基转移酶（alanine amino-transferase，ALT）。谷草转氨酶（glutamic-oxaloacetic transaminase，GOT）又称为天门冬氨酸氨基转移酶（aspartate aminotransferase，AST）。

谷丙转氨酶和谷草转氨酶广泛存在于肝、心肌、肾、脑及骨骼肌等组织细胞中，其中谷丙转氨酶在肝细胞内含量最高，谷草转氨酶在心肌细胞中含量最多。当轻、中度肝细胞损伤时，谷丙转氨酶的释放量高于谷草转氨酶；而严重肝细胞损害时谷草转氨酶的释放量增多。谷丙转氨酶是检测肝功能最敏感的指标，有助于肝脏疾病的早期诊断。

（1）参考值（速率法）：谷丙转氨酶 10.0～40.0U/L；谷草转氨酶 10.0～40.0U/L；谷丙转氨酶与谷草转氨酶比值约为 1.15。

（2）临床意义

1）急性病毒性肝炎：急性轻型病毒性肝炎中，谷丙转氨酶和谷草转氨酶的水平均会升高，但通常谷丙转氨酶的升高更为显著，其谷丙转氨酶与谷草转氨酶比值比值大于 1，阳性率可超过 80%，成为检测病毒性肝炎的关键指标。在急性重症肝炎的情况下，谷草转氨酶的升高更为突出，导致谷丙转氨酶与谷草转氨酶比值比值显著上升。若黄疸症状持续加重，血清胆红素水平显著升高，而转氨酶水平却下降，出现胆酶分离现象，这可能表明存在大量肝细胞坏死，预后通常较差。在急性肝炎的恢复期，如果谷丙转氨酶水平未能恢复正常或再次升高，这可能预示着肝炎正转变为慢性。

2）慢性病毒性肝炎、肝硬化、肝癌；谷丙转氨酶、谷草转氨酶可轻度升高或正常，若谷草转氨酶较谷丙转氨酶显著升高，预示慢性肝炎进入活动期。当肝硬化、肝癌晚期时，谷丙转氨酶、谷草转氨酶可明显升高，谷丙转氨酶与谷草转氨酶比值<1，终末期谷丙转氨酶、谷草转氨酶可降至正常甚至更低。

3）其他：急性心肌梗死时谷丙转氨酶、谷草转氨酶均增高，以谷草转氨酶升高为主，在疾病初期6~12小时开始升高，24~48小时达高峰，3~6天降至正常。

2. 碱性磷酸酶（ALP）测定

（1）参考值（连续检测法）：成人男性ALP 45~125U/L，女性ALP 35~135U/L。

（2）临床意义：急慢性肝炎、肝硬化ALP轻度升高；肝癌、肝脓肿等肝内占位性病变ALP中度或显著升高；胆管结石及胰头癌等胆道梗阻时ALP明显升高，且其升高幅度与阻塞程度成正比；ALP在骨肿瘤、骨软化症、骨骼肌疾病等亦可升高。

3. γ-谷氨酰转移酶（GGT）测定

（1）参考值（连续检测法）：男性GGT 10~60U/L，女性GGT 7~45U/L。

（2）临床意义：在急性肝炎的情况下，GGT水平升高；肝硬化和慢性肝炎的稳定期GGT通常保持正常，若在此期间GGT水平出现升高，则可能表明病情正在活动或恶化；在酒精性及药物性肝炎的情况下，GGT水平会中度或明显升高；梗阻性黄疸和肝癌时GGT显著增高，肝癌可达500U/L以上；其他如胰腺癌，胰腺炎或脂肪肝等GGT亦可轻度升高。

4. 单胺氧化酶（MAO）测定

（1）参考值（比色法）：12~40U/ml。

（2）临床意义：MAO广泛存在于各人体器官中，为反映肝脏纤维化的指标。慢性活动性肝炎和肝硬化时升高，肝癌时MAO则明显升高。肝外疾病如糖尿病、甲状腺功能亢进症及其他结缔组织病等也可出现MAO增高。

五、肾功能检查

肾是生成尿液，维持体内水、电解质、酸碱平衡的重要器官。肾功能检查目的在于了解有无肾脏疾病及病变程度，包括肾小球及肾小管功能检查。

（一）肾小球功能检查

1. 肌酐清除率（CCR） 在严格控制外源性肌酐摄入的条件下，肌酐清除率指的是单位时间内肾脏清除血液中内源性肌酐的总量。这一指标能有效反映肾小球的滤过功能，是临床上评估肾小球滤过功能最常用的参数。

（1）参考值：成人80~120ml/min。

（2）临床意义

1）作为判断肾小球滤过功能损害的敏感指标：当CCR低于正常下限的50%时，血清肌酐和尿素氮可能仍在正常范围内，而CCR<80ml/min则表明肾小球滤过功能可能已经受损。因此，CCR是早期反映肾小球滤过功能损害的敏感指标。

2）用于评估肾小球滤过功能损害的程度

a. CCR 80~51ml/min提示轻度损害，此时期为肾功能代偿期。

b. CCR 50~20ml/min 提示中度损害，此时期为肾功能失代偿期。

c. CCR<20ml/min 提示重度损害，此时期为肾衰竭期。

3）治疗指导

a. CCR<45ml/min 时，蛋白质的摄入应严格限制。

b. CCR<30ml/min 时，利尿药噻嗪类药物多无效。

c. CCR<10ml/min 时，肾替代治疗，如肾透析。

由肾代谢或排出的药物，在肾衰竭时，均可以根据 CCR 调节用药剂量。

2. 血清肌酐（Cr）和血尿素氮（BUN）的测定 肌酸和蛋白质的代谢产物分别是血清肌酐和血尿素氮，主要经肾小球滤过排出。当肾小球功能受损时、滤过率降低，血清肌酐和尿素氮不能自尿中排出而升高。

（1）参考值

1）全血血清肌酐：88.4~176.8μmol/L。

2）血清或血浆血清肌酐：男性 53~106μmol/L，女性 44~97μmol/L。

3）血清血尿素氮：成人 3.2~7.1mmol/L；儿童 1.8~6.5mmol/L。

（2）临床意义

1）血清肌酐和血尿素氮增高

a. 肾小球滤过功能下降：见于急慢性肾小球肾炎、肾结核、严重肾盂肾炎、肾肿瘤等。

b. 体内蛋白质分解过多：如消化道出血、大面积烧伤等。

c. 尿量明显减少成无尿：如休克、脱水等使有效循环血量下降。

2）对肾损害进行分期

a. 肾衰竭代偿期：血清肌酐<178μmol/L。

b. 肾衰竭失代偿期：血清肌酐 178~445μmol/L。

c. 肾衰竭期：血清肌酐 445~707μmol/L。

d. 尿毒症期：血清肌酐>707μmol/L。

（二）肾小管功能检查

通过尿比重和尿量的变化来评估肾小管功能状态的检测方法，被称为尿浓缩稀释试验。

1. 参考值 24 小时尿量应在 1000~2000ml，日间与夜间尿量的比值为（3~4）∶1，12 小时夜间尿量应少于 750ml。尿液的最高比重应超过 1.020，且最高与最低尿比重之差应大于 0.009。

2. 临床意义

（1）多尿及夜间尿量增加：尿比重降低或维持在 1.010，这提示肾小管的浓缩功能受损，常见于慢性肾盂肾炎、慢性肾小球肾炎、慢性肾衰竭等状况。

（2）尿量减少伴随尿比重升高：这通常与血容量不足相关，如休克等情况。

六、血清离子检查

（一）血清钾测定

1. 参考值 3.5~5.5mmol/L。

2. 临床意义

（1）血清钾增高：血清钾>5.5mmol/L 称高钾血症。多见于以下情况。

1）输入过多：如输注含钾液体浓度过高或速度过快，或者输入大量库存血。

2）钾排出障碍：如急慢性肾功能不全、肾上腺皮质功能障碍等。

3）细胞内钾向细胞外转移：如溶血、严重烧伤等。

（2）血清钾降低：血清钾<3.5mmol/L 为低钾血症。其常见于以下情况。

1）钾离子摄入不足，如手术前后禁食又未予以补钾。

2）钾离子丢失过多，如呕吐、腹泻、使用排钾利尿药等。

3）钾离子分布异常，如肾性水肿导致细胞外液稀释等。

4）细胞外钾进入细胞内，使用大量胰岛素、低钾性周期性麻痹等。

（二）血清钠测定

1. 参考值 135~145mmol/L。

2. 临床意义

（1）血清钠增高：血清钠>145mmol/L 称高钠血症。其多见于以下情况。

1）输入过多。

2）肾脏排钠减少：如原发性醛固酮增多症、肾上腺皮质功能亢进症等。

（2）血清钠降低：血清钠<135mmol/L 称低钠血症。多见于以下情况。

1）过多丢失：如严重呕吐、腹泻、大面积烧伤等。

2）经尿排出过多：如使用大量利尿药、慢性肾小球肾炎合并尿毒症、糖尿病合并酮症酸中毒等。

（三）血清氯测定

1. 参考值 96~106mmol/L。

2. 临床意义 血清氯的增高和降低一般与血清钠变化相一致。临床意义参见血清钠。

（四）血清钙测定

1. 参考值 2.25~2.58mmol/L。

2. 临床意义

（1）血清钙增高：血清钙>2.58mmol/L 称高钙血症，多见于甲状旁腺功能亢进、维生素 D 过多症、多发性骨髓瘤等。

（2）血清钙降低：血清钙<2.25mmol/L 称低钙血症。低钙血症临床发生率明显高于高钙血症，婴幼儿多见，多见于甲状旁腺功能减退症、维生素 D 缺乏症、骨质软化症、消化不良、肾脏疾病等。

七、血糖检查

（一）血糖测定

血糖即空腹时血液中的葡萄糖（GLU）含量。空腹血糖是诊断糖代谢紊乱时常用且至关重要的指标。它受到神经系统、肝脏功能及内分泌激素的调节，并且会受到采血部位和测定方法的影响。

1. 参考值（葡萄糖氧化酶法） 3.9~6.1mmol/L。

2. 临床意义

（1）血糖水平上升：①生理性的上升，可能由于剧烈运动、摄入高糖食物、情绪紧张等因素引起。②病理性的上升，常见于糖尿病、甲状腺功能亢进、肾上腺皮质功能亢进、颅内压升高等情况如脑出血、颅脑外伤、脑膜炎，以及呕吐、腹泻、高热等情况。

（2）血糖水平下降：①生理性或暂时性的下降，可能发生在剧烈运动后、饥饿状态、妊娠期间等。②病理性的下降，可能由于过量使用胰岛素或降糖药物、胰岛 B 细胞瘤、甲状腺或肾上腺皮质功能减退、严重肝病等情况引起。

（二）葡萄糖耐量试验

健康正常人口服一定量的葡萄糖会导致血糖水平暂时上升，但很快会回落至空腹状态，这一现象被称为耐糖现象。然而，在糖代谢功能受损的情况下，正常口服葡萄糖后血糖会迅速升高，并且在短时间内无法恢复至正常水平，这种情况被称为耐糖量降低。葡萄糖耐量试验是诊断糖尿病的关键指标，临床上主要用于评估胰岛细胞的功能，并用于诊断那些血糖水平高于正常但尚未达到糖尿病诊断标准的潜在糖尿病患者。

1. 参考值 空腹血糖 3.9~6.1mmol/L。正常口服葡萄糖后：血糖应在 0.5~1.0 小时血糖升高达高峰，峰值在 7.8~9.0mmol/L，2 小时血糖<7.8mmol/L，3 小时恢复至空腹血糖水平。

2. 临床意义

（1）判断糖耐量异常：空腹血糖 6.1~7.0mmol/L，口服葡萄糖后高峰时间提前，峰值>11.1mmol/L，2 小时血糖值在 7.8~11.1mmol/L，且 2 小时后仍不能恢复正常，称为糖耐量减低，可见于库欣综合征、甲状腺功能亢进、肥胖等。

（2）诊断糖尿病：若空腹血糖>6.1mmol/L，口服葡萄糖后 2 小时血糖值≥11.1mmol/L 即可诊断。

八、血清淀粉酶检查

临床上，淀粉酶活性测定血清淀粉酶（serum amylase）主要用于急性胰腺炎的诊断。

1. 参考值（连续监测法） 35~135 U/L。

2. 临床意义

（1）血清淀粉酶水平升高：在急性胰腺炎发作时，胰腺的水肿可能会压迫胰腺导管，导致胰液渗漏到组织间隙中。这种情况下，血清淀粉酶的水平通常会在发病后的 6~12 小时内开始上升，并在 2~5 天内恢复到正常水平。因此，淀粉酶活性的显著升高对于急性胰腺炎的早期诊断具有重要的参考价值。

（2）血清淀粉酶水平降低：这种情况常见于暴发性胰腺炎、胰腺切除术后、慢性胰腺炎、胰腺癌引起的长期压迫导致的胰腺功能失常，以及严重肝病和重症糖尿病等情况。

九、肝炎标志物检查

（一）甲型肝炎病毒标志物检查

甲型肝炎病毒（HAV）标志物主要是抗 HAV-IgM 和抗 HAV-IgG 两种血清标志物。

1. 参考值（酶联免疫吸附试验） 抗 HAV-IgM 阴性，抗 HAV-IgG 阴性。

2. 临床意义 抗 HAV-IgM 于病后 1～4 周出现，持续 3～6 个月后转阴。抗体阳性是甲型肝炎早期感染的明确指标，可作为急性甲型肝炎的确切诊断依据。而抗 HAV-IgG 的出现稍晚，其阳性结果表明个体过去曾感染过甲型肝炎病毒或接种过甲型肝炎疫苗，它是一种具有保护作用的抗体，通常可提供终身免疫。

（二）乙型肝炎病毒标志物检查

乙型肝炎病毒（HBV）感染人体后产生三对抗原抗体系统：①乙型肝炎表面抗原（HbsAg）和乙型肝炎表面抗体（HBsAb，简称抗 HBs）；②乙型肝炎核心抗原（HBcAg）和乙型肝炎核心抗体（HBcAb，简称抗 HBc）；③乙型肝炎 e 抗原（HBeAg）和乙型肝炎 e 抗体（HBeAb，简称抗 HBe）。

其中 HBeAg 难以直接测定，临床常只对其他 5 项标志物进行检查，称为乙型肝炎五项或乙型肝炎两对半。

1. 参考值（酶联免疫吸附试验） HBsAg 阴性、抗 HBs 阴性、HBeAg 阴性、抗 HBe 阴性，抗 HBc 阴性。

2. 临床意义

（1）HBsAg 阳性：是 HBV 感染的指标。见于急性期或慢性乙型肝炎患者，乙型肝炎病毒潜伏期、乙型肝炎病毒携带者。

（2）抗 HBs 阳性：这一现象通常出现在隐性感染乙型肝炎病毒、急性乙型肝炎恢复期及接种乙型肝炎疫苗之后，它是一种具有保护作用的抗体。抗 HBs 阳性标志着机体对乙型肝炎病毒产生了免疫力，同时也是乙型肝炎病情好转的一个重要观察指标。通常，这种抗体在发病后 3～6 个月才会出现，并且可以维持多年。

（3）HBeAg 阳性：这是急性感染的早期信号，它表明乙型肝炎病毒正在体内活跃复制，并具有传染性，意味着乙型肝炎正处于疾病活动期。如果 HBeAg 持续呈现阳性，可能预示着肝细胞损害严重，并且容易发展为慢性肝炎或肝硬化。此外，HBeAg 阳性与肝癌的发生也有着密切的关联。

（4）抗 HBe 阳性：提示体内乙型肝炎病毒复制减少，传染性降低，病情趋于稳定。

（5）抗 HBc 阳性：提示乙型肝炎病毒正在复制，是 HBV 感染的标志。

十、心肌损伤标志物检查

（一）血清肌酸激酶及其同工酶测定

1. 参考值（速率法 37℃）

（1）肌酸激酶（CK）：男性 38～174U/L；女性 26～140U/L。

（2）肌酸激酶同工酶（CK-MB）：CK-MB<5%；CK-MM 94%~96%；CK-BB 微量或无。

2. 临床意义

（1）急性心肌梗死（AMI）：发病早期即可升高，其中 CK 在 3~8 小时开始升高，CK-MB 在发病 3~6 小时开始升高，10~36 小时达高峰，3~4 天后降至正常。CK-MB 对早期诊断 AMI 的灵敏度和特异性更高。

（2）肌肉损伤：包括多发性肌炎、进行性肌营养不良、肌痉挛、骨骼肌损伤等多种情况，通常表现为 CK-MM 水平的升高。

（3）脑损伤：长期昏迷、脑血管病变等，以 CK-BB 同工酶升高为主。

（二）血清乳酸脱氢酶测定

血清乳酸脱氢酶的参考值（连续检测法）为 104~245U/L。

（1）急性心肌梗死：乳酸脱氢酶（LDH）水平的升高通常比肌酸激酶、肌酸激酶同工酶和谷草转氨酶出现得晚，但其持续时间更长。若乳酸脱氢酶水平持续升高或再次升高，这可能表明心肌梗死的面积正在扩大或出现了新的梗死区域。

（2）肝脏疾病：急性和慢性肝炎及肝癌患者的乳酸脱氢酶水平会升高。

（3）其他疾病：肺梗死、骨骼肌损伤、淋巴瘤、白血病和胰腺炎等情况下，乳酸脱氢酶水平亦可上升。

（三）血清心肌肌钙蛋白测定

心肌肌钙蛋白（cTn）是调节肌肉收缩的关键蛋白，它包括肌钙蛋白I（cTnI）和肌钙蛋白 T（cTnT），这些成分是心肌细胞所特有的。它们构成了目前诊断急性心肌梗死最具有特异性的生化标志物。

1. 参考值 cTnI 参考值<0.2μg/L，>1.5μg/L 为诊断临界值。

2. 临床意义 AMI 发病后 3~6 小时，cTnI 和 cTnT 均升高，并分别于 14~20 小时和 10~24 小时达峰值，5~7 天和 10~15 天恢复正常。其他如充血性心力衰竭、冠脉分流术所致缺血性损伤等亦可出现 cTnI 和 cTnT 升高。

（四）血清心肌肌红蛋白测定

1. 参考值

（1）定性：阴性。

（2）定量：酶联免疫吸附试验 50~85μg/L；放射免疫测定 6~85μg/L，>75μg/L 为诊断临界值。

2. 临床意义 急性心肌梗死时，发病后 0.5~2.0 小时肌红蛋白（Mb）即可升高，5.0~12.0 小时达到高峰，18.0~30.0 小时恢复正常，有助于早期诊断，若心肌梗死发病 30.0 小时后仍可见持续增高，提示心肌梗死持续存在，其他疾病如肾衰竭、急性骨骼肌损伤等亦可升高。

十一、肿瘤标志物检查

（一）甲胎蛋白测定

甲胎蛋白（AFP）是生殖细胞和肝细胞肿瘤的标志物，是诊断原发性肝癌最特异、最灵敏的指标。

1. 参考值（放射免疫法） 0~25μg/L。

2. 临床意义

（1）原发性肝癌：血液中甲胎蛋白浓度明显且持久增高，>500μg/L具有诊断意义。

（2）非癌性肝病：肝硬化、病毒性肝炎等疾病时甲胎蛋白也可升高，但多在300μg/L以下，且多为一过性。

（3）生殖腺胚胎肿瘤：睾丸癌、卵巢癌、畸胎瘤等疾病时甲胎蛋白也可升高。

（二）糖类抗原19-9测定

糖类抗原（CA19-9）是一种大分子量的糖类蛋白肿瘤标志物，是目前对胰腺癌敏感性最高的标志物。

1. 参考值 ≤37kU/L。

2. 临床意义 糖类抗原是胰腺癌的敏感标志物，有助于胰腺癌的鉴别诊断和病情监测。

（三）神经元特异性烯醇化酶测定

神经元特异性烯醇化酶（NSE）是糖酵解途径中的一种烯醇化酶，它具有高度的组织特异性，主要存在于神经组织和神经内分泌组织中。

1. 参考值 5~15μg/L。

2. 临床意义 神经元特异性烯醇化酶是监测小细胞肺癌的首选标志物。该肿瘤标记物的诊断灵敏度高达80%，特异性高达80%~90%，对小细胞肺癌的监测病情、疗效评价及复发观察具有重要的临床价值。此外，神经母细胞瘤、支气管癌、中枢系统疾病和良性肺病等疾病时神经元特异性烯醇化酶也可升高。

（四）癌胚抗原测定

癌胚抗原（CEA）正常成人血清中只有微量癌胚抗原。癌胚抗原是空腔器官如呼吸道、胃肠道、乳腺、尿路、卵巢等的肿瘤标志物，有助于检测肿瘤复发，判断预后。

1. 参考值 0~5μg/L。

2. 临床意义 癌胚抗原是广谱性肿瘤标志物，能反映出多种肿瘤的存在，有助于乳腺癌、大肠癌和肺癌的疗效观察、病情监测和预后判断，但早期诊断作用不明显。上述恶性肿瘤发生时癌胚抗原可异常增高，手术切除后6周可恢复到正常值；否则，提示有残存肿瘤。

第二节 心电图检查

案例导入

【案例】

患者，男性，60岁。间断心前区疼痛3个月，加重2小时入院。患者3个月前与他人发生争执过程中出现心前区疼痛，伴胸闷、出冷汗等不适，休息后好转；此后多次无明显诱因出现心前区疼痛。查体：体温 36.5℃，脉搏 99 次/分，呼吸 20 次/分，血压 130/80mmHg。急性病容，神志清楚，查体合作；皮肤及巩膜无黄染，双肺未闻及啰音，心界正常，心前区压痛；腹软，无明显压痛、反跳痛，肝、脾肋下未及；双下肢无水肿。

【问题】

1. 应考虑诊断的疾病是什么？
2. 该病的诊断要点有哪些？
3. 为进一步诊断，可建议患者做哪些辅助检查？

本节主要通过病史、症状初步诊断冠心病心绞痛，诊断要点：中年男性，间断心前区疼痛 3 个月，加重 2 小时，伴胸闷，脉搏 99 次/分，提示存在冠脉狭窄心脏供血不足，需做心电图为确诊，同时了解是否存在 ST 段改变，T 波异常或病理性 Q 波等心肌缺血或梗死表现，血液检查包括心肌酶谱（肌钙蛋白 T、肌钙蛋白 I、CK-MB 等），以排除心肌梗死。还可以考虑进行冠脉 CT 造影或 CT 血管成像（CTA）直接观察冠脉狭窄程度和斑块情况为治疗提供帮助。

在心脏进行机械收缩之前，首先会经历电激动。心脏电激动产生的电流能够通过人体组织传导至体表。心电图（ECG）是一种通过心电图机在体表记录心脏每个心动周期产生的电活动变化的曲线图形。

心电图检查是临床最常用的无创性检查之一，许多心血管疾病如急性心肌梗死、心律失常，均可通过典型心电图改变直接作出诊断；同时心电图检查对心肌损害、心肌缺血及心房心室肥大等病理改变的判断亦有重要辅助诊断价值。本节主要对正常心电图数据、图形进行讲解，需要认真记忆并注意甄别，熟记正常心电图及常见心电图改变的特征、临床意义。心电图检查在心血管疾病的诊断、有心电活动异常或重症患者监护、抢救过程中发挥着重要作用，是医务工作者应具备的基本知识、技能。本节重点介绍心电图的基本知识、正常心电图特征。

一、心电图的导联

（一）肢体导联

1. 标准肢体导联 为双极导联。包括Ⅰ、Ⅱ、Ⅲ导联，反映两个肢体之间电位差的变化。电极放置位置和正负极连接方式见表 4-3 和图 4-2。

表 4-3 标准肢体导联的电极位置

导联名称	正极（探查电极）	负极
Ⅰ	左上肢	右上肢
Ⅱ	左下肢	右上肢
Ⅲ	左下肢	右上肢

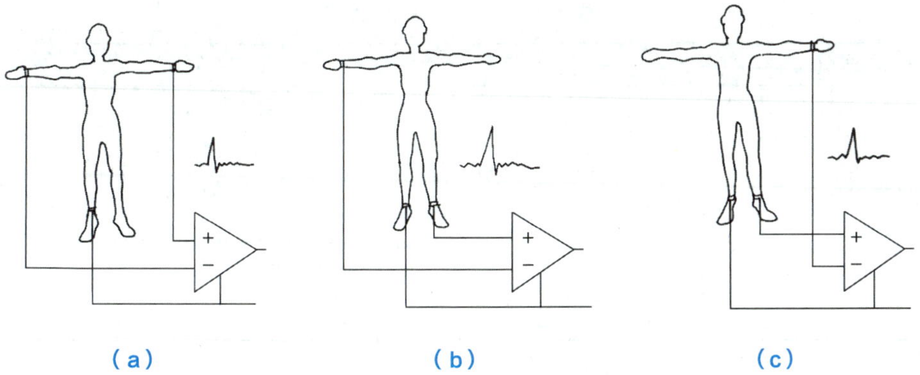

图 4-2　标准导联的电极位置及正负极连接方式

（a）Ⅰ导联；（b）Ⅱ导联；（c）Ⅲ导联。

2. 加压单极肢体导联　探查电极所在部位的电位变化，包括 aVR、aVL、aVF。其电极连接位置见表 4-4 和图 4-3。

表 4-4　加压单极肢体导联的电极位置

导联名称	正极（探查电极）	负极
aVR	左上肢	右上肢+左下肢
aVL	右上肢	左上肢+左下肢
aVF	左下肢	左上肢+右上肢

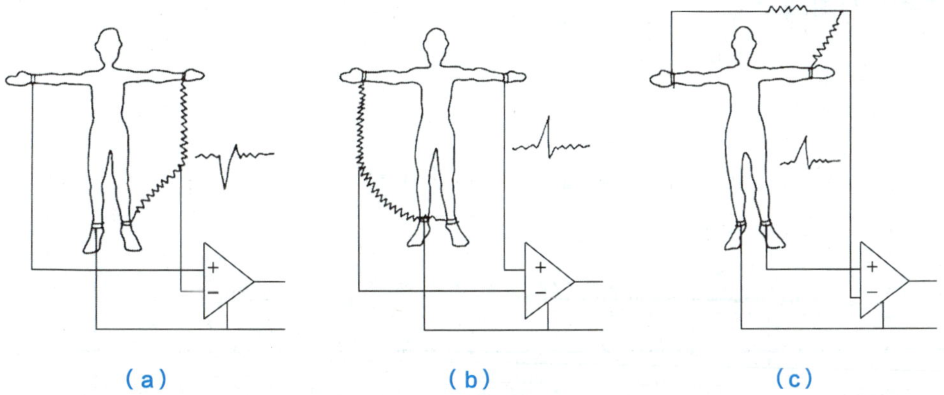

图 4-3　加压肢体导联

（a）aVR 导联；（b）aVL 导联；（c）aVF 导联。

（二）胸导联

胸导联能反应探查电极所在区域的电位变化，涵盖了 $V_1 \sim V_6$ 导联。电极的具体放置位置请参见表 4-5 和图 4-4。

表 4-5　胸导联的电极位置

导联名称	负极
V_1	胸骨右侧缘第 4 肋间
V_2	胸骨左侧缘第 4 肋间
V_3	V_2、V_4 连线的中点
V_4	左侧锁骨中线与第 5 肋间交点
V_5	左侧腋前线与 V_4 同水平线交点
V_6	左侧腋中线与 V_4 水平线交点

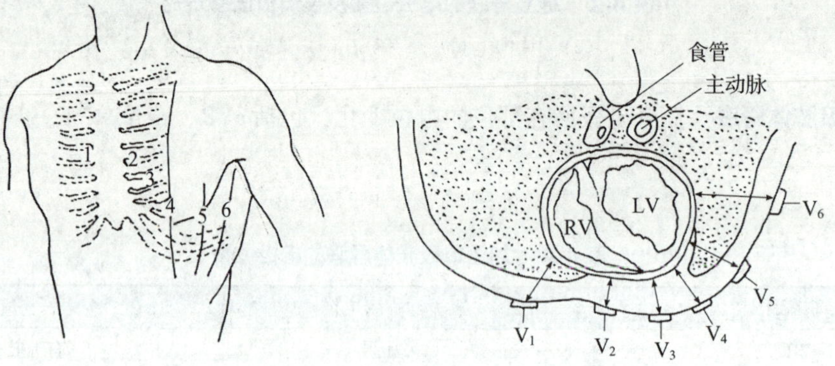

图 4-4　胸导联探查电极位置及其与心室壁的关系

二、心电图的组成

（一）心电图各波段组成

正常的心电活动起源于窦房结，并沿着传导系统有序地传播，引发一系列电位变化，从而形成心电图上相应的波形和波段（图 4-5）。

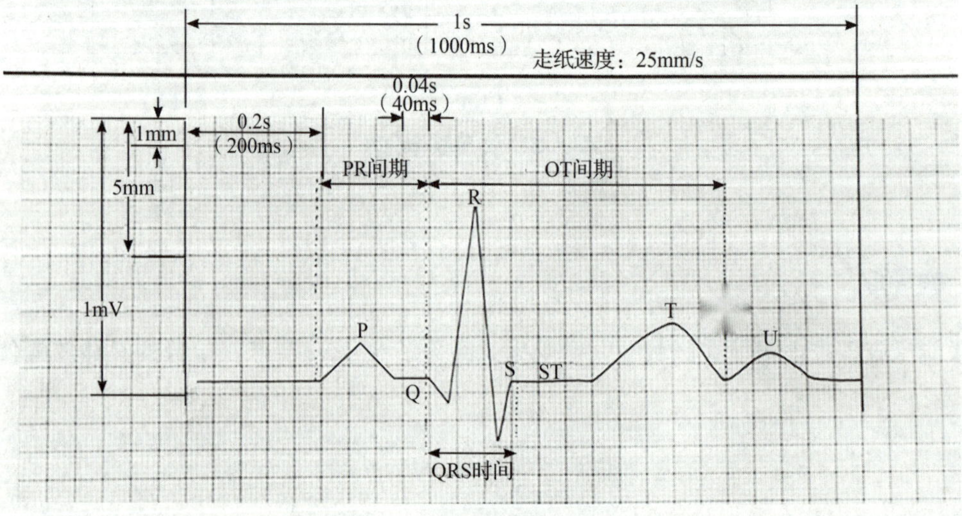

图 4-5　心电图各波段示意图

一个正常完整的心动周期所描记的心电图包括 P 波、QRS 波群、PR 间期、T 波、ST 段、QT 间期和 U 波。

（二）心电图命名

1. P 波 代表心房肌去极化的电位变化，是最早出现的振幅较小的波。

2. PR 间期 指从心房开始去极化到心室开始除极的时间间隔。

3. QRS 波群 代表心室肌的去极化过程，是心动周期中波形和振幅变化最为显著的波群。由于探查电极位置的不同，QRS 波群可以展现出多种形态。其命名规则为位于等电位线以上的正向波被称为 R 波；R 波之前的负向波被称作 Q 波；R 波之后的第一个负向波则被称为 S 波；如果在 S 波之后出现另一个正向波，则称之为 R′波。R′波之后再出现负向波，称为 S′波。

整个 QRS 波群只有负向波，称为 QS 波；振幅最大的，称为主波。在书写时，各波的振幅大小，用英文字母大小写形式进行区分。一般用大写字母 Q、R、S 表示波幅≥0.5mV 的波，用小写字母 q、r、s 表示波幅<0.5mV 的波。

4. T 波 代表心室快速复极的电位变化，是 QRS 波群之后振幅较大的波。

5. ST 段 代表心室缓慢复极过程，指自群波终点至 T 波起间的距离。

6. QT 间期 代表心室肌除极和复极总时长，指 QRS 波群起点至 T 波终点间的距离。

7. U 波 T 波后振幅很小的波，产生机制不明，多认为与血钾浓度相关，是心室激动的后继电位。

三、心电图的测量

（一）心电图记录纸

心电图的记录是在特制的心电图记录纸上进行的。该记录纸由 1mm 边长的小方格纵横交错构成。横向距离代表时间，用于计算波形宽度、间期及段落所占用的时间，通常采用的走纸速度为 25mm/s，因此每小格横向代表 0.04s。纵向距离代表电压，用于计算波形振幅的深度或高度，通常设定的标准电压为 1mV，故每小格纵向代表 0.1mV。

（二）时间与振幅的测量

1. 时间的测量 测量各波段时间应从波形起点的内缘开始，直至波形终点的内缘结束（图 4-6）。

2. 振幅的测量 P 波振幅的测量以 P 波起始前的水平线作为参考水平线，而 T 波、U 波、QRS 波群振幅的测量则统一以 QRS 波群起始部的水平线作为参考水平线。测量正向波的高度，是从参考水平线上缘垂直测量至波形顶端；测量负向波的深度，则是从参考水平线下缘垂直测量至波形底端。若波形为双向波，则其振幅为两个方向波电压绝对值的总和（图 4-7）。

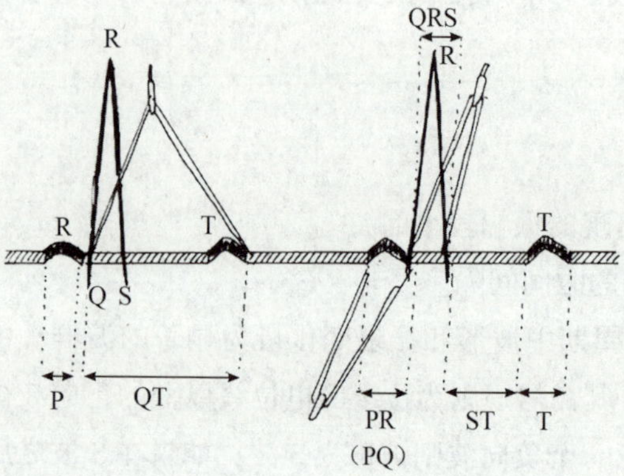

图 4-6 心电图的各波段时间测量方法示意图

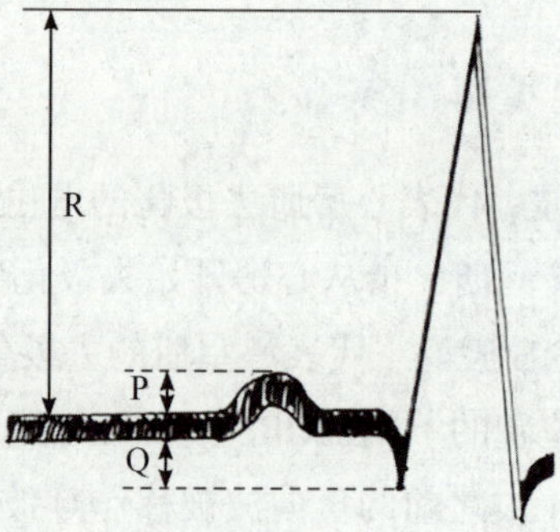

图 4-7 心电图的各波波幅测量示意图

（三）ST 段移位的测量

ST 段移位时，一般以 PR 段为基线，自 QRS 波群结束后 0.06~0.08 秒处的 J 点开始。当 ST 段抬高时，则自基线上缘 J 点垂直测量至 ST 段；当 ST 段压低时，则自基线下缘 J 点垂直测量至 ST 段。

（四）心率的计算

1. 心律规则 测量一个 RR（或 PP）间期的距离，即一个心动周期时间，然后被 60 除，即可求出心率。计算公式：心率=60/PP（或 RR）。如 PP 为 0.80 秒，则心率 60/0.80=75 次/分。

2. 心律不规则

（1）测量同导联 5 个以上 RR（或 PP）间隙的距离并取其平均值，计算心率。

（2）连续计数 6 秒，30 个大格时间内 P 波或 QRS 波群数，再乘以 10，即心室率。

（五）心电轴的测量

心电轴一般指的是平均 QRS 波群心电轴，代表心室去极化过程这一总时间内平均电势方向和强度。

1. 测量方法 常用的方法包括目测法、作图法和查表法。目测法因其简便性和实用性而广受欢迎，通过观察Ⅰ和Ⅲ导联 QRS 波群的主波方向，可以估测心电轴是否出现偏移（图 4-8）。若Ⅰ导联的 QRS 波群主波呈正向，而Ⅲ导联为负向，则表明电轴左偏；反之，若Ⅲ导联为正向，则电轴右偏。当Ⅰ和Ⅲ导联的 QRS 波群主波均为正向时，电轴则无偏移。若Ⅲ导联的 QRS 波群主波均为负向，则电轴偏移情况不确定。

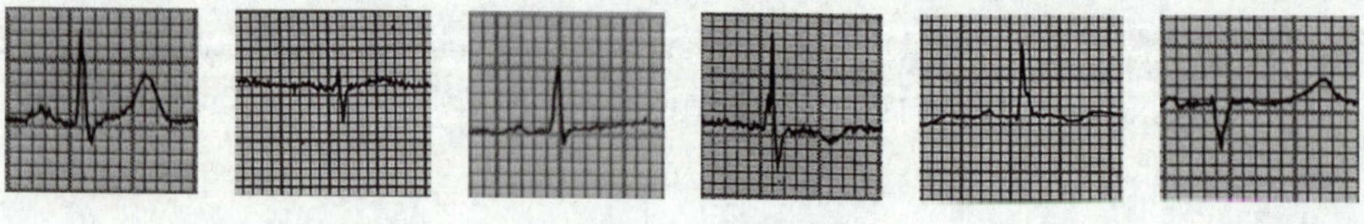

（a）　　　（b）　　　（c）

图 4-8 目测法判断心电轴示意图

（a）主波同向心电轴正常；（b）主波针锋相对心电轴右偏；（c）主波背道而驰心电轴左偏。

2. 临床意义 正常心电轴范围为-30°～+90°。心电轴左偏指电轴位于-30°～-90°，多见于左前分支阻滞、左心室肥厚等。心电轴右偏指电轴位于+90°～+180°，多见于左后分支阻滞、右心室肥厚等。不确定电轴指电轴位于-90°～+180°，多见于正常人（正常变异）、冠心病、慢性肺源性心脏病等。

四、正常心电图

正常心电图：窦性P波，心率在60～100次/分，节律规整，各波段形态和期间在正常范围（图4-9）。

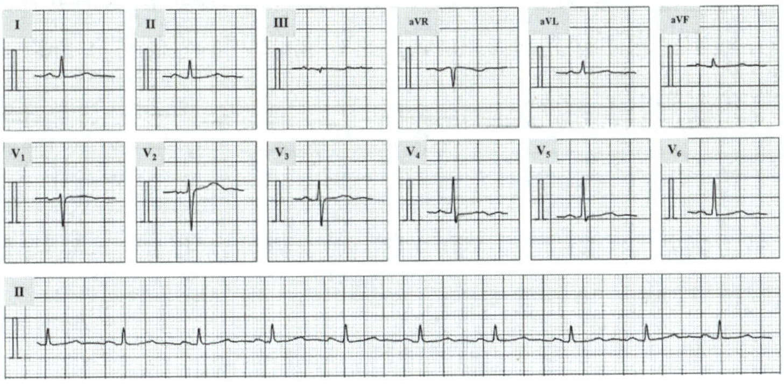

图4-9 正常心电图

（一）P波

1. 方向与形态 P波在Ⅰ、Ⅱ、aVF、V_4～V_6导联中直立，而在aVR导联中倒置，其他导联可能呈现倒置、低平或双相形态。P波通常呈现钝圆形，偶尔可见轻微的切迹。

2. 时间 通常小于0.12秒。

3. 振幅 一般情况下，肢体导联的振幅小于0.25mV，胸导联的振幅小于0.20mV。

（二）PR间期

正常心率，PR间期0.12～0.20秒。

（三）QRS波群

1. 时间 多在0.06～0.10秒，一般不超过0.11秒。

2. 方向与形态

（1）肢体导联：Ⅰ、Ⅱ、aVF导联的QRS波群主波一般向上，aVR导联主波一般向下，Ⅲ、aVL变化较多。

（2）胸导联：V_1、V_2导联多数呈rS形，R/S<1；V_3、V_4导联S波和R波大致相当；V_5、V_6导联QRS波群呈Rs、R、qR、qRs形，R/S>1。

3. 振幅

（1）肢体导联：$R_{I}<1.50mV$，$R_{aVR}<0.50mV$，$R_{aVL}<1.20mV$，$R_{aVF}<2.00mV$。

（2）胸导联：$R_{V1}<1.00mV$，$R_{V5}<2.50mV$，$R_{V1}+S_{V5}<1.20mV$，$R_{V5}+S_{V1}<3.50mV$（女）或4.00mV（男）。

通常情况下，肢体导联的 QRS 波群振幅不应低于 0.50mV，而胸导联的 QRS 波群振幅则不应低于 0.80mV。若低于这些标准，则被定义为低电压。

4. Q 波 除了 aVR 导联之外，其他以 R 波为主的导联，Q 波的持续时间应小于 0.04 秒，其振幅不应超过同一导联 R 波振幅的 1/4。在正常情况下，V_1 和 V_2 导联不应出现 Q 波，但有时可能会观察到 QS 波。

（四）ST 段

正常的 ST 段通常与等电位线重合，可能会有轻微的偏移。ST 段的下移不应超过 0.05mV。ST 段的抬高，在 V_1 和 V_2 导联中，它不应超过 0.3mV，在 V_3 导联中不应超过 0.5mV，而在 V_4~V_6 导联及肢体导联中，抬高幅度不应超过 0.1mV。

（五）T 波

1. 方向 正常 T 波方向常与 QRS 波群主波方向一致，在Ⅰ、Ⅱ、V_4~V_6 导联中可向上，aVR 导联中向下，其他导联则可呈双向，直立或倒置。

2. 形态 T 波外形圆钝，两肢不对称，前肢平缓、后肢陡短。

3. 振幅 在 R 波为主的导联中，T 波振幅一般不低于同导联 R 波的 1/10。胸导联 T 波偶尔可达 1.2~1.5mV。

（六）QT 间期

QT 间期长短和心率快慢密切相关。正常心率 QT 间期的范围在 0.32~0.44 秒。

（七）U 波

T 波之后 0.02~0.04 秒出现，方向常与 T 波一致。在胸导联较易见，以 V_3、V_4 导联显著。

第三节　影像学检查

案例导入

【案例】

患者，男性，68 岁。突发晕厥、昏迷 1 小时急诊来院。患者 1 小时前在家如厕时突发头晕、头痛，起身后倒地并昏迷不醒。家人发现后将其紧急送往医院。患者既往原发性高血压史 30 余年。查体：面色苍白，昏迷状态，呼之不应，右侧偏瘫，血压 200/120mmHg。

【问题】

1. 请分析患者应考虑的诊断是什么？
2. 请分析该患者首选什么检查？

本案例根据病史症状查体初步诊断脑血管意外（中风）脑出血、脑梗死，诊断要点：患者老年男性，突发晕厥、昏迷1小时急诊来院。既往原发性高血压史30余年。查体：面色苍白，昏迷状态，呼之不应，右侧偏瘫，血压200/120mmHg。需做头颅影像学检查确诊并排除心脏疾病、代谢性脑病、中毒等原因引起的昏迷。

一、 X线检查的基本知识

1. X线的特性 X线是一种由真空管内高速运行的自由电子群撞击钨靶而产生的电磁波，其波长极短，无法被肉眼所察觉。

具有穿透性、荧光效应、感光效应等特性，通过以上特性摄片检查获取临床资料。它的生物电离效应可产生生物电离作用致使组织器官发生改变而损伤机体，又是X线使用过程中必须进行防护的重要原因。

2. X线成像基本原理 当X线穿过人体不同厚度密度器官组织时，组织厚、密度高的部分吸收的X线剂量相对较多，而组织薄、密度低的部分吸收的X线剂量相对较少，最终使到达荧光屏或胶片上的X线剂量不同，形成黑白（摄片）或者明亮（透视）对比不同的影像，这种人体自身存在的对比方式称为自然对比，见表4-6。

表4-6 人体组织密度与X线阴影的关系

组织结构	密度	X线影像	
		透视	摄片
骨骼、钙化组织	高	很暗	较白
软组织、体液	中	较暗	灰白
脂肪组织	较低	较亮	灰黑
含气组织	很低	很亮	较黑

二、 X线检查方法及其适用范围

1. X线透视检查 X线透视检查简称为透视，指穿透人体检查部位的X线在人体后方的荧光屏上形成影像的检查方法，通常在暗室内进行，是临床上常用的X线检查方法。目前透视常用于介入和骨科手术中检查等。

2. X线摄片检查 X线摄片检查指穿透人体检查部位的X线在人体后方的胶片上形成影像的检查方法，是临床上应用最广的X线检查方法。X线摄片检查目前多用于头颅、胸部、腹部、脊椎及骨盆的检查。

3. 数字X线摄影 数字X线摄影（DR）指将普通X线设备与电子计算机结合，由模拟成像转为数字成像的技术。DR效果显著优于传统成像，也可将图像信息进行储存或远程传输，便于远程会诊。

三、超声检查的基本知识

1. 超声波的物理特性 包括指向性，反射、折射和散射，吸收与衰减，分辨力与穿透力，多普勒效应。应用这些特性对人体血管、心脏、血液等动态组织器官开展检测。

2. 超声成像的基本原理 综合超声波的物理特性，在成像原理中最重要的是声衰减特性、声阻抗特性及多普勒超效应。超声波在介质传播过程中受到的阻力称为声阻抗。不同介质声阻抗不同，声阻抗差值越大，超声波的反射则越强。当超声波穿过不同的组织及器官时，产生不同的反射及衰减，超声机根据接收到的回声强弱不同，以不同的明暗度光点形式显示在荧屏上，形成了超声图像。

四、超声图像的特点

按照人体组织产生的不同声阻抗及声阻抗差，可将人体组织的超声图像分为 4 种类型，见表 4-7。

表 4-7 人体组织器官超声图像类型

二维超声图像特点	组织与器官
无回声	胆汁、尿液、血液、羊水、浆膜腔积液等液性物质组织与器官高
低回声	肝脏、心肌等基本均质的实质性组织器官
高回声	乳腺等结构复杂的实质性组织及血管壁、心内外膜、心瓣膜、器官包膜等声阻抗差大的界面
强回声	骨骼、钙化、结石及肺、肠等含气组织

五、超声诊断方法及其适用范围

B 型超声检查（B 超）是用平面图形形式来显示被探查组织情况的方法。该方法能直观地显示脏器结构、形态，并能够区分实质性、液性或含气组织，其显示的实时切面图像直观性好，真实性强，可重复操作并对比，发展迅速。B 型超声检查临床应用广泛，主要用于泌尿系统疾病、腹部器官疾病、心血管系统疾病及妇产科疾病等的诊断。

六、计算机体层成像检查

计算机体层成像（CT）是利用 X 线对人体选定层面进行扫描，测得该层面各个点对 X 线的吸收数据。最后利用计算机的运算及图像信息处理能力获得重建图像的检查方法。适用于头颅病变如脑梗死、心血管疾病、胸腹部疾病、盆腔疾病及骨关节疾病的诊断。

七、磁共振成像检查

磁共振成像（MRI）是一种基于氢质子在强磁场中物理特性的无创影像技术。其原理是通过射频脉冲激发人体内氢质子产生共振，当脉冲停止后，质子释放能量信号并被接收器捕获，经计算机处理生成高分辨率断层图像。MRI 无须电离辐射，具有多参数和多平面成像优势，对软组织分辨率远超 CT。MRI 临床应用广泛，在神经系统中可精准显示脑肿瘤、脑卒中及脊髓病变；骨关节 MRI 用于识别韧带撕裂、软骨损伤及早期股骨头坏死；腹部 MRI 则擅长鉴别肝脏肿瘤、评估胰腺炎及盆腔器官精细成像。更为先进的技术如功能性 MRI 可解析脑活动功能区，弥散张量成像能追踪神经纤维走向。MRI 主要适应证包括肿瘤定位分期、血管病变评估、炎症创伤诊断及先天畸形检测。该技术凭借无辐射、高对比度的特点，成为现代医学不可或缺的精准诊断工具。

—• 考试知识点总结 •—

—• 本章小结 •—

—• 协和云课堂……　拓展练习及参考答案 •—

（杨益宏）

第二部分

内科常见疾病

第五章　呼吸系统疾病

教学课件

学习目标

素质目标

（1）通过学习各类呼吸系统疾病的临床表现，具有从症状到诊断的逻辑推理能力，提高对病情的敏锐观察力与分析能力。

（2）理解多学科协作在呼吸系统疾病诊治中的重要性，增强团队合作意识与跨学科协作的能力。

（3）通过学习慢性呼吸系统疾病的防治策略，加强公共卫生意识，提升健康教育的实际应用能力。

知识目标

（1）掌握：呼吸系统疾病的基本概念与分类，能够清楚描述呼吸系统常见疾病的种类及其基本特征。

（2）熟悉：不同类型呼吸系统疾病的病因、临床表现及诊断方法。通过学习肺炎、慢性支气管炎、慢性阻塞性肺疾病、慢性肺源性心脏病、支气管哮喘、肺结核的基本病理机制、症状表现及诊断技术，能够为临床诊疗提供基础支持。

（3）了解：呼吸系统疾病的特点及其防控策略：能够分析呼吸系统疾病的发生、发展与防控方法。

能力目标

（1）具有分析呼吸系统疾病症状的主要病因和伴随症状的能力。

（2）具有熟练应用各种辅助检查，并理解其临床意义的能力。

（3）具有对呼吸系统常见病制订合理防治计划和具体治疗方法的能力。

· 核心知识拆解 ·

呼吸系统由呼吸道和肺组成，具备呼吸功能和防御功能。流行病学调查显示，呼吸系统疾病的病死率较高。儿童和老年人易患呼吸系统疾病，以炎症性疾病为主，治疗较为困难。呼吸系统疾病的病因复杂，种类繁多，可分类为感染、理化因素、变态反应和免疫因素、肿瘤、肺血管因素、全身性疾病及其他因素。呼吸系统疾病的常见症状包括咳嗽、咳痰、咯血、胸痛和呼吸困难。

呼吸系统疾病的诊断方法包括病史采集、体格检查、影像学检查、痰液检查、胸腔积液检查和胸膜活检、肺功能检查、支气管镜检查、经皮针刺活检及其他检查项目。

第一节 肺 炎

案例导入

【案例】

患者，男性，36 岁。4 天前因受凉全身不适，咽痛、畏寒、发热，伴有咳嗽和左侧胸部疼痛，咳嗽胸痛加剧，并咳出少量铁锈色痰。查体：体温 39.5℃，伴有咳嗽和右上胸部疼痛，胸痛以咳嗽及深呼吸时加重。初步诊断为肺炎。

【问题】

1. 请分析该患者的临床表现和诊断依据。
2. 请分析该患者发病的病因与机制。

案例中患者 4 天前因受凉全身不适，咽痛、畏寒、发热，伴有咳嗽和左侧胸部疼痛，咳嗽胸痛加剧，并咳出少量铁锈色痰，即为临床表现。初步诊断为肺炎。

一、概述

肺炎指由致病微生物、免疫损伤、过敏反应、药物及理化因素等引起的远端气道、肺泡和肺间质的炎症，其中细菌感染最为常见。

二、病因和发病机制分析

（一）肺炎的分类

肺炎可根据病因、部位、感染来源进行分类。

1. 按发病原因分类

（1）感染性肺炎：其发病机制主要涉及病原体对呼吸道的侵袭和宿主免疫反应。①细菌性肺炎以肺炎链球菌为代表，病原体通过吸入或误吸途径进入下呼吸道，利用荚膜多糖逃避吞噬，产生溶血素和肺炎球菌表面蛋白 A 等毒力因子破坏肺泡上皮，激活补体系统和中性粒细胞介导的急性炎症反应。②病毒性肺炎如流感病毒感染时，病毒通过血凝素结合呼吸道上皮细胞表面受体，胞内复制导致细胞凋亡和坏死，破坏纤毛-黏液清除系统，继发细菌感染风险增加。③真菌性肺炎多见于免疫抑制患者，真菌孢子吸入后在肺组织内发芽增殖，引起肉芽肿性炎症反应。④非典型病原体如支原体缺乏细胞壁，主要通过膜融合侵入上皮细胞，引起间质性肺炎改变。

（2）非感染性肺炎：其发病机制则基于不同的致病因素引起肺组织炎症反应。①吸入性肺炎由胃内容物、口咽分泌物或异物误吸引起，胃酸的化学性刺激和食物颗粒的机械性损伤直接破坏肺泡上皮，激活肺泡巨噬细胞释放炎症介质，同时误吸物携带的细菌可继发感染。②过敏性肺炎属于Ⅲ型和Ⅳ型过敏反应，吸入有机粉尘或化学物质后，在肺泡和细支气管水平形成免疫复合物沉积或引起迟发型过敏反应，导致肺泡炎和间质纤维化。③放射性肺炎是电离辐射直接损伤肺泡上皮细胞 DNA 和细胞膜，引起细胞死亡和炎症因子释放，后期可发展为肺纤维化。④药物性肺炎通过直接毒性作用或免疫介导机制损伤肺组织，如博来霉素通过产生活性氧自由基引起肺泡上皮和毛细血管内皮损伤。

2. 按解剖部位分类

（1）大叶性肺炎：又称肺泡性肺炎。病原体开始在肺泡内诱发炎症，然后经肺泡孔传播扩散，继而影响一个或多个肺段或肺叶出现炎症反应，常见致病菌为肺炎链球菌。

（2）小叶性肺炎：又称支气管肺炎，病原体通过支气管侵入肺部组织，导致细支气管、终末细支气管和肺泡继而出现炎症。常见于支气管炎、支气管扩张、上呼吸道病毒感染及长期卧床的患者。致病菌主要包括肺炎链球菌、病毒、葡萄球菌、支原体和衣原体。

（3）间质性肺炎：这种类型的肺炎以肺间质的炎症表现为主，病变部位通常涉及支气管壁及其周围组织，表现为肺泡壁的增生和肺间质水肿，致病菌常包括细菌、支原体、衣原体或病毒等。

3. 按感染来源分类

（1）社区获得性肺炎：指在医院外感染引起的肺炎，包括那些在入院后潜伏期内出现症状的肺炎。常见的病原体有肺炎链球菌、流感嗜血杆菌、金黄色葡萄球菌、军团菌、支原体、衣原体、病毒等。

（2）医院获得性肺炎：指患者在入院时没有感染或处于潜伏期，且在住院 48 小时后发生的肺炎。这类肺炎常见于患有基础疾病的重症患者，且耐药菌株较为常见，革兰阴性杆菌感染的比例较高，治疗难度大，病死率较高。常见致病菌包括大肠埃希菌、肺炎克雷伯菌、流感嗜血杆菌等。

肺炎链球菌肺炎是以肺炎链球菌为诱因所导致的肺炎，约占社区获得性肺炎的 50%。其特点是发病急，伴有寒战、高热、咳嗽、咳铁锈色痰、胸痛，X 线检查显示肺段或肺叶急性炎性实变。肺炎分类的复杂，面对不同类型的肺炎，唯有秉持精益求精的精神准确诊疗，才是对患者生命健康的负责，也是践行社会主义核心价值观中“敬业”的要求。

（二）病因

肺炎的病因复杂多样，主要包括感染因素、理化因素、免疫损伤、过敏及药物等。其中，感染因素是最常见的病因，由细菌、病毒、真菌、寄生虫等病原体引起。

1. 细菌性肺炎　细菌性肺炎占肺炎的较大比例，肺炎链球菌、金黄色葡萄球菌、甲型溶血性链球菌等是其常见的致病菌。这些细菌通常通过吸入定植于口咽部的细菌而进入下呼吸道，引发肺炎。

2. 病毒性肺炎　病毒性肺炎则由多种病毒引起，如腺病毒、呼吸道合胞病毒、流感病毒等。这些病毒通过飞沫传播，侵入呼吸道上皮细胞，导致细胞损伤和炎症反应。

3. 真菌性肺炎　真菌性肺炎相对较少见，但在某些特定情况下，如免疫力低下或长期应用广谱抗生素时，可能发生。常见的真菌有白念珠菌、曲菌等。

（三）发病机制

肺炎的发病机制是一个复杂的过程，涉及病原体的侵入、繁殖与扩散，以及宿主免疫反应的相互作用。

1. 病原体侵入与繁殖 病原体通过吸入、血行播散等途径侵入肺组织，并在其中繁殖。这一过程导致肺组织受损，引发炎症反应。

2. 炎症反应与免疫应答 病原体侵入后，机体启动炎症反应和免疫应答机制，试图清除病原体。然而，在某些情况下，炎症反应可能过度激活，导致组织损伤加重。

3. 病原体扩散与并发症 若病原体未能被及时清除，它们可能进一步扩散到其他部位，引发并发症如脓胸、心包炎等。严重的肺炎还可能导致呼吸衰竭、休克等危及生命的情况。

三、临床表现

（一）症状

肺炎多见于身体原本健康的青壮年、老年人和婴幼儿，以男性较为常见。淋雨受凉、过度劳累或感染等是多数患者的发病诱因，且大多数病例会率先出现上呼吸道感染的症状。

1. 呼吸系统症状 患者通常表现为咳嗽、咳痰及胸痛。早期可能为干咳或少量黏液痰，2~3 天后，痰液变为铁锈色，4~5 天后转为脓性黏液痰，后期则为稀薄的黄色痰。如果胸膜受到影响，患者胸部组织可能会出现刺痛感，且在咳嗽或深呼吸时疼痛加剧。

2. 全身症状 病程起始较急，突然出现寒战和高热，体温可超过 39℃，通常为稽留热，伴有全身酸痛和乏力等症状。一部分患者可能还会出现恶心、呕吐、腹胀或腹泻等消化系统症状。

（二）体征

患者常表现为急性病容，口周可能出现疱疹。若有严重呼吸困难，患者可能会出现发绀。肺部如出现实变，叩诊时可见浊音，呼吸音减弱，语颤增强，并可能听到支气管呼吸音，恢复期可闻及湿啰音。

（三）并发症

随着抗生素的广泛使用，严重并发症变得较为罕见。然而，若治疗不及时，仍可能引发脓胸、脑膜炎、心包炎等并发症。特别是老年患者，可能因脓毒血症或感染性休克而出现神志不清、嗜睡、谵妄，甚至昏迷，伴随血压下降、四肢冰冷、多汗、发绀、心动过速和心律不齐等症状，通常不会表现出高热、胸痛或咳嗽等症状。

四、辅助检查

1. 血常规 白细胞计数增高，可达（10~30）$\times 10^9$/L，中性粒细胞增高，部分患者可出现中毒颗粒和核左移。老年患者的白细胞总数可能不升高，但中性粒细胞仍会增高。

2. 痰液检查 通过痰涂片检查可发现，革兰阳性球菌呈成对或短链排列，细菌培养通常为肺炎链球菌。

3. X 线检查 不同病理阶段表现各异。充血期可仅出现肺纹理增粗，实变期则出现大片均匀致密阴影，通常以叶间胸膜为界，边界明确；消散期阴影密度逐渐减轻，透亮度增高，表现为不规则小片状阴影，最后转为条索状阴影。2~3 周后，阴影可完全吸收。

4. 血气分析和生化检查　呼吸困难者需进行血气分析，低氧血症、呼吸性碱中毒或代谢性酸中毒等情况均可出现。

五、诊断与鉴别诊断

结合患者症状、体征及胸部 X 线检查，通常可做出诊断。病原体的检测是确诊的关键依据。

六、治疗

1. 一般治疗　患者应卧床休息，增加水分摄入，并密切监测体温、脉搏、呼吸及血压。

2. 抗生素治疗　肺炎链球菌通常对青霉素敏感，青霉素可作为首选治疗药物。轻度患者可给予青霉素 G240 万 U/d，分 3～4 次肌内注射；重度患者可给予 240 万～400 万 U/d，分 3～4 次静脉滴注。对青霉素过敏者可选择喹诺酮类口服或静脉注射，或使用头孢类药物。对多重耐药菌感染者，可使用万古霉素。抗生素疗程通常为 14 天，或者在退热 3 天后改为口服。

3. 对症治疗　呼吸困难患者可进行吸氧治疗。对剧烈胸痛可适当使用镇痛药。若患者有刺激性干咳，可给予盐酸可待因 15～30mg。若有痰咳嗽，建议使用止咳化痰药物，如氨溴索。综上，应树立正确用药观念，遵循用药原则，避免滥用抗生素，这不仅关乎患者个体健康，更关系到整个社会的公共卫生安全。

▶知识拓展

受凉诱发肺炎

受凉之所以会诱发肺炎，主要是因为受凉时身体的免疫力会下降，导致身体屏障功能减弱，特别是咽喉部的屏障容易出现问题。这可能会引发咽喉炎、扁桃体炎等上呼吸道感染，同时增加了肺部细菌感染的风险。具体来说，受凉对肺部健康的影响体现在以下几个方面。

（1）免疫力下降：受凉时，身体的免疫系统功能减弱，这使得身体更难以抵抗外部病原体的入侵，包括细菌和病毒。

（2）气道分泌物增加：受凉后，气道内的分泌物可能会增加，这会影响纤毛的摆动，降低排痰能力，从而为细菌滋生提供了条件。

（3）细菌滋生与感染：由于免疫力下降和气道分泌物增加，细菌更容易在肺部滋生并引发感染，导致肺炎的发生。

此外，对于身体虚弱的患者，如老年患者或免疫力较弱的人群，受凉可能会直接诱发下呼吸道感染，表现为肺炎。特别是当细菌或病毒侵入肺部时，会引发一系列肺炎症状，如咳嗽、咳痰、发热、胸痛等。

因此，为了避免受凉引发肺炎，建议人们在寒冷天气中注意保暖，加强身体锻炼以提高免疫力，并避免与呼吸道疾病患者密切接触。同时，一旦出现肺炎症状，应及时就医并接受专业治疗。

第二节　慢性支气管炎

案例导入

【案例】

患者，男性，60 岁。间断咳嗽、咳痰伴喘息 5 年，加重 1 周入院。5 年前患者受凉后出现咳嗽、咳痰伴喘息，痰量中等且黏稠，此后 5 年间间断出现上述症状，季节交替时出现，咳嗽以晨起和夜间明显。有吸烟史。查体：体温 36.5℃，血压 120/70mmHg。精神差，双肺呼吸音粗，可闻及湿啰音。X 线胸片：双下肺纹理增粗、紊乱。初步诊断：慢性支气管炎。

【问题】

1. 请分析该患者的临床表现和诊断依据。
2. 请分析该患者发病的病因与机制。

一、概述

慢性支气管炎简称慢支，是指器官、支气管黏膜及其周围组织的慢性非特异性炎症。临床以咳嗽、咳痰或伴喘息为主要表现，以反复发作的慢性过程为特征。若控制不当可进展为慢性阻塞性肺疾病和慢性肺源性心脏病。慢性支气管炎是一种严重危害人体健康和生活质量的常见病、多发病，以老年人多见。

二、病因和发病机制分析

（一）病因

慢性支气管炎的病因尚未完全明确，但与以下因素的长期作用密切相关。

1. 吸烟　吸烟被认为是慢性支气管炎最主要的环境风险因素，吸烟者的患病率比不吸烟者高出 2~8 倍。烟草烟雾中的尼古丁、苯并芘、煤焦油等有害物质会直接损害气管和支气管的黏膜上皮，抑制纤毛的正常运动，导致杯状细胞及黏液腺的增生和分泌过多黏液，进而造成黏液潴留。同时，吸烟还会削弱肺泡巨噬细胞的吞噬能力，减少气道的清除功能，使病原菌更易侵入。烟雾还可刺激气道的副交感神经，导致支气管平滑肌收缩，增加气道阻力，并促进氧自由基生成，引发中性粒细胞分泌蛋白酶，破坏肺弹力纤维，最终可能导致肺气肿等。

2. 感染　感染是慢性支气管炎发生和发展的关键因素，长期的气管和支气管黏膜损伤和慢性炎症常由病毒或细菌感染引起。常见的病毒包括鼻病毒、腺病毒、呼吸道合胞病毒、流感病毒和副流感病毒等。细菌感染通常继发于病毒感染，常见的致病菌包括流感嗜血杆菌、肺炎链球菌、甲型链球菌、奈瑟球菌及卡他莫拉菌等。

3. 理化因素 空气污染是慢性支气管炎的重要诱发因素，污染大气中的有害气体和悬浮颗粒物、室内污染物及寒冷干燥空气刺激均可损伤气道黏膜上皮细胞，使纤毛运动减弱，肺泡巨噬细胞吞噬功能降低，导致气道净化能力下降，为细菌入侵创造条件。

4. 过敏 过敏是慢性支气管炎伴喘息患者的常见病史。尘埃、尘螨、细菌、真菌、花粉和化学气体等都可能引发过敏反应，导致支气管痉挛、组织损伤和炎症反应，从而促进慢性支气管炎的发生。

5. 机体自身因素 正常人的呼吸道具备有效的免疫防御机制，确保气道下部保持无菌状态。当局部免疫功能下降，或老年人出现肾上腺皮质功能减退、细胞免疫力下降、溶菌酶活性降低等情况时，易致呼吸道反复感染，为慢性支气管炎的发生和发展提供有利条件。

（二）发病机制

慢性支气管炎的发病机制是多种因素共同作用的结果。核心环节为①气道慢性炎症：长期吸烟、空气污染或反复感染等刺激因素持续损伤气道黏膜，导致杯状细胞增生、黏液腺肥大，分泌大量黏稠痰液；纤毛上皮细胞破坏使黏液–纤毛清除功能下降，痰液滞留引发咳嗽反射。②炎症反应贯穿疾病全程：中性粒细胞、巨噬细胞等浸润气道壁，释放白介素-8、肿瘤坏死因子-α 等炎性介质，进一步破坏气道结构，形成基底膜增厚、平滑肌增生等重构改变。③氧化应激与蛋白酶失衡：烟雾中的自由基引发氧化损伤，同时中性粒细胞弹性蛋白酶过度释放，超过 α_1-抗胰蛋白酶抑制能力，加速肺组织破坏。④免疫异常：Th1/Th2 细胞失衡及固有免疫应答失调，导致炎症迁延不愈。这些病理过程相互交织，最终形成气道阻塞和持续性咳嗽、咳痰症状。

三、临床表现

（一）症状

慢性支气管炎起病缓慢，病程较长，常伴随反复的急性发作，且病情逐渐加重，主要表现为以下两种。

1. 咳嗽、咳痰 慢性反复的咳嗽和咳痰是该病的典型症状。轻度患者通常在冬春季节发作，重症患者全年均有咳嗽，冬春季节更为严重，且日夜均可咳嗽，尤其是早晚咳嗽更为剧烈。咳出的痰多为白色黏液或浆液泡沫状，若伴有感染，则可为黏液脓性或黄色脓痰，偶尔因剧烈咳嗽而出现带血痰。

2. 喘息 部分患者可能同时出现喘息，提示可能合并支气管哮喘。

（二）体征

早期无明显体征。急性发作时，双肺可闻及散在干、湿啰音，咳嗽后可减少或消失。长期反复发作可导致肺气肿的表现。

（三）临床分型和分期

按病情进展分为 3 期。①1 周内咳、痰、喘症状明显加重，出现多量浓痰或黏液脓性痰，或伴有发热等炎症表现的为急性发作期。②不同程度咳、痰、喘，其中一项症状迁延 1 个月以上者为慢性迁延期。③症状基本消失或仅有轻微咳、痰症状，持续2个月以上者为临床缓解期。

四、辅助检查

慢性支气管炎检查常用的有血液常规、痰液检查，同时也可做X线检查和肺功能检查。

1. 血液检查 慢性支气管炎急性发作时，白细胞和/或中性粒细胞计数可能增高。若伴有喘息，嗜酸性粒细胞可能增加。

2. 痰液检查 通过痰培养及药物敏感性实验，指导临床合理并有针对性地选择抗菌药物。

3. X线检查 早期可能无明显异常。反复急性发作时，X线表现为肺纹理增粗、增多、紊乱，呈网状、条索状或斑点状阴影，通常在双下肺野较为显著。

4. 肺功能检查 早期可无异常，典型的肺功能改变是通气功能障碍。

五、诊断与鉴别诊断

1. 诊断 若患者出现慢性咳嗽、咳痰或喘息，每年持续发作3个月或更长时间，且连续2年以上，且排除其他可能引起类似症状的疾病（如肺结核、肺脓肿、支气管扩张、支气管哮喘等），则可作出诊断。

2. 鉴别诊断 诊断慢性支气管炎临床上需与肺结核、支气管哮喘、支气管扩张进行鉴别。

六、治疗

慢性支气管炎的治疗原则包括消除病因、控制感染、缓解咳嗽和祛痰，以及综合治疗。

（一）急性发作期

1. 控制感染 轻者口服或肌注，对于病情严重者，应选择静脉给药。常用的药物包括青霉素类、头孢菌素类、大环内酯类、氨基糖苷类和氟喹诺酮类等。治疗周期根据病情轻重一般为1~2周。

2. 祛痰、止咳 常用的祛痰止咳药物包括氨溴索、复方氯化铵合剂和溴己新等。若痰液黏稠难以排出，可以使用生理盐水或乙酰半胱氨酸经雾化器雾化吸入治疗。

3. 解痉、平喘 对于喘息型慢性支气管炎，可选用解痉和平喘类药物，如异丙托溴铵、沙丁胺醇、氨茶碱等。

（二）慢性迁延期

慢性迁延期治疗以维持气道通畅、控制炎症反应和改善肺功能为主要目标。药物治疗可使用长效支气管扩张剂缓解气道痉挛，吸入性糖皮质激素抑制气道炎症，同时使用祛痰药物促进痰液排出。

（三）临床缓解期

治疗原则是增强体质，以提高抗病能力和预防复发为主要目的。应当戒烟，避免吸入有害气体或颗粒物。可以使用气管炎疫苗、卡介菌多糖核酸、人血丙种球蛋白等，特别是在发病季节前使用，有助于提升免疫力，减少呼吸道感染及慢性支气管炎急性发作。

▶**知识拓展**

香烟中的有害物质

主要由烟草、纸和滤嘴组成，在燃烧过程中会产生多种有害物质，这些物质对人体健康构成严重威胁。以下是对香烟中有害物质的详细归纳。

1. 尼古丁　类尼古丁，又称烟碱，是一种无色至淡黄色的透明油状液体。尼古丁是引起吸烟成瘾的主要原因，它能迅速溶于水及酒精中，通过口、鼻、支气管黏膜，很容易被人体吸收。尼古丁进入人体后会使全身末梢血管收缩、血压升高、心跳呼吸加快，并促进血小板凝集，从而增加心脑血管疾病的风险。

2. 焦油类　焦油是烟草蛋白质燃烧后产生的棕色黏稠物质，含有多种致癌物，如多环芳烃、酚类等。危害：焦油中的致癌物质可附着于吸烟者气管、支气管、肺泡等表面，产生物理、化学刺激，从而损害人体呼吸功能。长期吸入焦油会增加患肺癌等呼吸系统疾病的风险。

3. 有害气体　一氧化碳、氨、甲醛、丙烯醛、醋酸乙烯等。一氧化碳会降低血液中的氧气含量，严重削弱红细胞的携氧能力，增加心脏负担，长期吸入会导致心脏病、肺病等。氨是一种刺激性气体，吸入后会刺激呼吸道，导致咳嗽、气喘等症状。甲醛、丙烯醛均为强烈的致癌物质，长期吸入会导致鼻咽癌、肺癌等。

4. 其他有害物质　苯，长期吸入会导致白血病。硝酸盐，在烟草燃烧时会转化为亚硝酸盐，亚硝酸盐是一种强烈的致癌物质。苯并芘是一种强致癌物，空气中苯并芘含量增加会显著提高肺癌发病率。重金属如汞、镉、镍等，对人体有毒性作用。

5. 综合影响　香烟中的这些有害物质不仅损害吸烟者的呼吸系统、心血管系统、消化系统等，还会影响男性和女性的生殖健康，增加不孕、流产的风险，甚至导致骨质疏松、眼疾、口腔疾病、皮肤老化和免疫系统受损等多种健康问题。此外，被动吸烟者也会受到这些有害物质的侵害，增加患癌症和其他疾病的风险。

第三节　慢性阻塞性肺疾病

案例导入

【案例】

患者，男性，45 岁。间断咳嗽、咳痰、喘息 4 年。4 年前诊断为“慢性支气管炎”。近 3 日天气转凉，患者以咳嗽、咳痰，痰白黏稠不易咳出，轻度喘息，伴有发热入院。查体：休温 38.7℃。神志清楚、端坐呼吸，呼吸音减弱，呼气延长，叩诊过清音。浅表淋巴结未扪及明显肿大，颈软。吸烟史 7 年。X 线胸片：胸廓前后径增大。初步诊断：慢性阻塞性肺疾病。

【问题】

1. 请分析该患者的临床表现和诊断依据。
2. 请分析该患者发病的病因与机制。

案例中患者体温38.7℃，咳嗽、咳痰，痰白黏稠不易咳出，轻度喘息，伴有发热，呼吸音减弱，呼气延长，叩诊过清音，胸廓前后径增大，诊断为慢性阻塞性肺疾病。本节主要通过学习慢性阻塞性肺疾病的病因、机制、临床表现和伴随症状，分析案例中患者诊断、病因与机制。

一、概述

慢性阻塞性肺疾病简称慢阻肺，以持续性呼吸道症状和气流受限为特征，由显著暴露于有害气体或颗粒物造成的气道和/或肺泡异常所引起，临床以逐渐加重的呼吸困难为特征。

二、病因和发病机制分析

1. 病因 慢性阻塞性肺疾病的病因至今尚不完全清楚，吸烟是慢性阻塞性肺疾病主要的危险因素，其他环境暴露因素也与慢性阻塞性肺疾病的发病与进展密切相关。同时，所有与慢性支气管炎和阻塞性肺气肿有关的因素都可能参与慢性阻塞性肺疾病的发病。

2. 发病机制 慢性阻塞性肺疾病的病因至今尚未完全明了。吸入有害气体和颗粒物可导致肺部氧化应激增加、蛋白酶与抗蛋白酶失衡及肺部炎症反应，尤其是气道、肺实质和肺血管的慢性炎症，这是慢性阻塞性肺病的典型特征。激活的炎症细胞（如肺泡巨噬细胞、中性粒细胞）释放多种炎性介质，包括白三烯、白介素、肿瘤坏死因子等，这些炎性介质可以损害肺部结构并/或促进中性粒细胞的炎症反应。自主神经系统功能紊乱也在慢性阻塞性肺疾病的发病中发挥重要作用。

三、临床表现

（一）症状

1. 慢性咳嗽、咳痰 早期患者主要以慢性咳嗽、咳痰等慢性支气管炎表现为主，咳痰呈白色黏液痰，当发生感染时，常诱发急性发作，细菌感染后则变为黏液脓性痰，伴发热、乏力等症状。感染常为急性发作的诱因，常发生于冬季。咯血不常见。

2. 气短或呼吸困难 早期仅在剧烈活动后出现气短，休息后可缓解。但随着病情进展，患者的活动量逐渐减少，且呼吸困难逐步加重，甚至在日常活动或休息时也会出现气短和呼吸困难。慢性阻塞性肺疾病的典型表现之一就是呼吸困难的加重。

3. 全身症状 晚期患者可出现体重下降、食欲减退、营养不良、精神抑郁等。

4. 喘息和胸闷 部分患者可伴有喘息或胸闷，多见于重度患者。

（二）体征

疾病早期通常没有显著体征。随着病情进展，可出现桶状胸，呼吸活动减弱，辅助呼吸肌参与增加；触诊时语颤减弱或消失；叩诊表现为过清音，心浊音界缩小，肝浊音界下移。听诊时呼吸音减弱，呼气时间变长，心音远离等。进入晚期，患者因呼吸困难，常见颈部和肩部的辅助呼吸肌参与呼吸，从而表现出身体前倾。呼吸时可见缩唇呼吸，伴有口角发绀和右心衰竭的体征。

（三）临床分型和分期

COPD 临床分为两种主要类型：慢性支气管炎型（以持续咳嗽、咳痰为特征，黏液分泌亢进）和肺气肿型（以进行性呼吸困难为主，肺泡结构破坏）。实际中两者常混合存在。

根据全球慢性阻塞性肺病倡议（GOLD）指南，其分期基于肺功能检查。

（1）Ⅰ期（轻度）：第 1 秒用力呼气量（FEV_1）/用力肺活量（FVC）<70%，FEV_1≥80%预计值，症状轻微。

（2）Ⅱ期（中度）：FEV_1 50%~79%，活动后气促明显。

（3）Ⅲ期（重度）：FEV_1 30%~49%，日常活动受限。

（4）Ⅳ期（极重度）：FEV_1<30%或伴慢性呼吸衰竭，生存质量严重下降。

近年新增 ABCD 综合评估法，结合症状及急性加重史，分为 A（低风险少症状）、B（低风险多症状）、C（高风险少症状）、D（高风险多症状）四组，更精准指导个体化治疗。分期与分型共同决定治疗方案，如慢性支气管炎型需强化祛痰，肺气肿型侧重肺康复。

四、辅助检查

慢性阻塞性肺疾病常用的辅助检查有胸部 X 线检查或 CT、肺功能检查、动脉血气分析等，其中 X 线检查和肺功能检查是诊断的重要指标。

1. 胸部 X 线检查与 CT 胸部 X 线片显示胸廓前后径增大，肋骨水平，肋间隙变宽，膈肌位置下降，两肺野透明度增高，肺纹理变细或减少。CT 检查可见低密度的肺泡腔、肺大疱以及肺血管减少。

2. 肺功能检查 最常用的指标是 FEV_1 占其预计值的百分比（FEV_1%）和 FEV_1 占 FVC 之比。在诊断慢性阻塞性肺疾病时，必须以已使用支气管舒张药后测定的 FEV_1 为准，FEV_1<80%预计值和/或 FEV_1/FVC<70%可认为存在气流受限。

五、诊断与鉴别诊断

1. 诊断 根据患者吸烟等高危因素，结合患者有慢性咳嗽咳痰、进行性加重的呼吸困难，有肺气肿体征和肺功能检查，排除引起类似症状和肺功能改变的其他疾病，可确诊。

2. 鉴别诊断 诊断慢性阻塞性肺疾病需与支气管哮喘、心力衰竭进行鉴别。

六、治疗

慢性阻塞性肺疾病的治疗遵循阶梯式原则，根据肺功能严重程度分期制订个体化方案。

1. 稳定期治疗 Ⅰ期（轻度）患者以戒烟和避免危险因素为主，按需使用短效支气管舒张剂；Ⅱ期（中度）患者需规律使用长效支气管舒张剂，并进行肺康复训练；Ⅲ期（重度）患者在联合使用长效支气管舒张剂基础上，对反复急性加重者加用吸入糖皮质激素；Ⅳ期（极重度）患者除上述治疗外，还需长期氧疗（$PaO_2 \leq 55mmHg$），必要时无创通气或评估外科治疗。

2. 急性加重期 治疗强度随病情严重程度递增。轻度加重可门诊治疗，增加短效支气管舒张剂剂量，必要时口服抗生素和糖皮质激素；中重度加重需住院治疗，给予氧疗、静脉糖皮质激素和抗生素；重度加重患者可能需要机械通气支持。

整个治疗过程中，支气管舒张剂是控制症状的基石，糖皮质激素主要用于频繁急性加重的患者，而长期氧疗是改善重度慢性阻塞性肺疾病患者生存质量的重要措施。

▶知识拓展

慢性阻塞性肺疾病的遗传因素

慢性阻塞性肺疾病是一种由多种因素导致的慢性气道炎症性疾病，以持续呼吸道症状和不可逆气流受限为特征。关于其遗传因素，以下是一些详细的分析。

1. 遗传易感性 慢性阻塞性肺疾病在临床上具有一定的遗传易感性。许多研究发现，慢性阻塞性肺疾病与基因有关，并且仍在研究特定的遗传相关性。遗传因素在慢性阻塞性肺疾病的发病中起着重要作用，但并非单基因遗传病，而是多基因遗传病，这意味着多个基因及其相互作用可能共同影响慢性阻塞性肺疾病的发病风险。

2. 已知的遗传因素 α1-抗胰蛋白酶缺乏：这是慢性阻塞性肺疾病的一个已知遗传因素。α1-抗胰蛋白酶是血液循环中重要的蛋白酶抑制剂，其缺乏可能导致肺部弹性组织破坏，从而增加患肺气肿的风险。然而，在我国，由α1-抗胰蛋白酶缺乏引起的肺气肿迄今尚未见正式报道。

3. 遗传与环境的相互作用 虽然遗传因素在慢性阻塞性肺疾病的发病中起着重要作用，但环境因素同样不可忽视。吸烟是慢性阻塞性肺疾病最重要的环境因素之一，无论是主动吸烟还是被动吸烟，都会增加慢性阻塞性肺疾病的发病风险。此外，职业性接触粉尘、有害气体及生物燃料燃烧产生的烟雾也是重要的致病因素。遗传因素和环境因素之间可能存在相互作用，共同影响慢性阻塞性肺疾病的发病。

4. 遗传咨询与预防 对于具有慢性阻塞性肺疾病家族史的人群，建议进行遗传咨询，以了解自身是否携带相关遗传变异，并采取相应的预防措施。预防慢性阻塞性肺疾病的关键在于避免吸烟和接触有害环境，同时保持健康的生活方式，如均衡饮食、适量运动等。对于已经确诊的慢性阻塞性肺疾病患者，应积极配合医生的治疗和建议，以控制病情进展并提高生活质量。

综上所述，慢性阻塞性肺疾病具有一定的遗传易感性，但并不是单基因遗传病。遗传因素在慢性阻塞性肺疾病的发病中起着重要作用，但环境因素同样不可忽视。因此，对于具有慢性阻塞性肺疾病家族史的人群，应重视遗传咨询和预防措施的采取。

第四节　慢性肺源性心脏病

微课：慢性肺源性心脏病

案例导入

【案例】

患者，男性，60 岁。慢性咳嗽近 20 年，晨间较重，排较多白色黏液痰。稍微活动即感气短，双下肢轻微水肿，下午明显，次晨减轻。查体：桶状胸，呼吸运动呈现减弱态势，叩诊音呈过清音特征，心浊音界范围缩小，肺下界与肝浊音界均显著下移，听诊时心音遥远、微弱，肺动脉瓣区第二心音亢进，呼吸音减弱，呼气延长，肺部可闻及湿啰音。剑突下出现心脏搏动。X 线检查：胸廓扩大，肋间隙增宽，肋骨平行，活动减弱；膈降低且变平，两肺野透明度增大；肺血管外带纹理纤细稀疏，内带的血管纹理增粗；右心室肥大。呼吸功能检查为 $FEV_1/FVC\%$ 50%，最大通气量低于预计值的 80%，残气量占肺总量比值 > 40%。动脉血气分析为 PaO_2 54mmHg，$PaCO_2$ 62mmHg。白细胞计数增高，中性粒细胞计数增高。诊断：慢性肺源性心脏病。

【问题】

1. 请分析该患者的临床表现。
2. 请分析该患者的病因与发病机制。

案例中患者慢性咳嗽近 20 年，晨间较重，白色黏液痰，这是慢性支气管炎的典型表现。综合患者的症状、体征和各项检查结果，可以诊断为慢性肺源性心脏病。本节主要通过学习慢性肺源性心脏病的病因、机制、临床表现和伴随症状，解决案例中患者的病因与机制的分析。

一、概述

慢性肺源性心脏病（chronic pulmonary heart disease），简称慢性肺心病，系由慢性支气管肺疾病、胸廓疾病或肺血管疾病所诱发，致使肺循环阻力增大、肺动脉压力升高，进而造成右心室出现肥厚、扩张，乃至引发右心衰竭的一类心脏病。

本病是我国的常见病、多发病。在寒冷地区，其患病率高于温暖地区；高原地区相较于平原地区更高；农村地区与城市相比更为多见；吸烟者相较于非吸烟者发病风险更高。患病群体年龄普遍在 40 岁以上，且患病率随年龄递增长而上升，近年来，患病高峰集中于 60~70 岁年龄段。

二、病因和发病机制分析

（一）病因

按原发病所在部位不同，病因分为 3 类。

1. 支气管、肺疾病　慢性阻塞性肺疾病为首要病因，占比达 80%~90%，其余病因包括支气管哮喘、重症肺结核、支气管扩张、尘肺病、慢性弥漫性肺间质纤维化、结节病、过敏性肺泡炎等。

2. 严重的胸廓畸形 诸如严重脊椎后凸、侧凸，脊椎结核，强直性脊柱炎，以及因广泛胸膜增厚粘连与胸廓成形术后引发的胸廓或脊柱严重畸形等状况，皆会对胸廓运动形成限制，造成肺组织受压，从而引发肺纤维化、肺不张、肺气肿等肺部病变，最终诱发慢性肺源性心脏病。

3. 肺血管疾病 较为罕见，像反复发作的广泛性肺小动脉栓塞、各类病因所致的肺小动脉炎及原发性肺动脉血栓形成等情形，均可致使肺血管狭窄或闭塞，使得循环阻力增大，形成肺动脉高压，进而演变为慢性肺源性心脏病。

（二）发病机制

1. 肺动脉高压的形成 肺血管阻力增加的功能性因素：缺氧、高碳酸血症及呼吸性酸中毒会致使肺血管痉挛收缩，其中缺氧是肺动脉高压形成的关键因素。

（1）体液因素：缺氧时，肺组织内多种生物活性物质含量改变。收缩血管的内皮素、组胺等物质与舒张血管的一氧化氮等物质的比例失衡，收缩作用占优，引发肺血管收缩。

（2）神经因素：缺氧和高碳酸血症可刺激化学感受器，使交感神经兴奋、儿茶酚胺分泌增加致动脉收缩，同时也会造成肺血管肾上腺素能受体失衡，利于肺动脉高压形成。

（3）缺氧对肺血管的直接作用：缺氧使肺血管平滑肌细胞膜对 Ca^{2+} 通透性大增，Ca^{2+} 内流加强，引发肺血管收缩，这在慢性肺源性心脏病发病机制中意义重大，为相关研究提供了方向。

2. 心脏病变和心力衰竭

（1）肺循环阻力升高初期（右心代偿期）：在肺循环阻力初始升高阶段，右心即刻启动代偿机制，通过心肌肥厚来对抗肺动脉压上升带来的阻力，此时期其舒张末期压力尚处于正常范围。

（2）病情发展（右心失代偿期）：随着病程演进，尤其是在病情急性加重阶段，肺动脉高压持续攀升且程度加剧，超出右心室所能承受的负荷极限，致使右心室进入失代偿状态，表现为排血量降低，收缩末期残余血量增多，舒张末压升高，进而引发右心室扩张与右心衰竭。

（3）心力衰竭的诱发因素：心肌缺氧、频繁发作的肺部感染、继发性红细胞增多、酸碱平衡紊乱以及电解质失衡等多种因素，均可对心力衰竭的发生与发展起到诱导和促进作用，进一步加重心脏功能的损害程度与病情的复杂程度，影响患者的整体预后情况及生存质量。

案例中的患者有近 20 年的慢性咳嗽病史，晨间咳嗽较重，排较多白色黏液痰，此为慢性支气管炎的典型表现。长期的慢性支气管炎导致气道炎症反复发作，使气道壁结构重塑，管腔狭窄，气流受限，进而引起肺部通气功能障碍，这是导致慢性肺源性心脏病的重要基础病因。出现桶状胸、叩诊过清音、肺下界和肝浊音界下移、X 线检查见胸廓扩大等表现，均符合肺气肿的特征。肺气肿时，肺组织弹性减退，过度膨胀，导致肺泡壁破坏，肺毛细血管床减少，肺循环阻力增加，肺动脉压力升高，最终导致右心室肥大，引发慢性肺源性心脏病。

三、临床表现

慢性肺源性心脏病呈渐进性发展态势，临床表现除了原有肺胸疾病的各类症状与体征外，核心表现为逐步显现的肺心功能衰竭及其他器官受损的迹象，以下依据功能的代偿期与失代偿期分别阐述。

（一）肺、心功能代偿期

1. 症状 呈现肺胸基础疾病的相应症状，如慢性阻塞性肺疾病患者会出现咳嗽、咳痰、呼吸急促、活动后心悸、呼吸困难、身体乏力及劳动耐力降低等情况，而急性感染会使这些症状进一步恶化。

2. 体征 除肺胸疾病的体征外，还存在肺动脉高压和右室肥厚扩大的体征，诸如肺动脉瓣第二心音强于主动脉瓣第二心音，三尖瓣区存在收缩期杂音，剑突下心脏搏动增强。部分患者由于肺气肿致使胸膜腔内压升高，阻碍腔静脉回流，从而可能出现颈静脉充盈现象，此阶段肝界下移是因膈肌下降所引发。

（二）肺、心功能失代偿期

1. 呼吸衰竭 呼吸困难显著加剧，尤其在夜间更为突出，常常伴有头痛、失眠、食欲减退等，而白天则易嗜睡，甚至呈现表情淡漠、神志恍惚、谵妄等肺性脑病的表现形式。视盘水肿等颅内压升高的症状表现，腱反射减弱或消失，并出现病理反射。因高碳酸血症可引发周围血管扩张，如皮肤潮红、多汗等情况。

2. 右心衰竭

（1）症状：呼吸急促更为明显，同时伴有食欲缺乏、腹胀、恶心等右心衰竭的典型表现。

（2）体征：发绀程度更为严重，颈静脉怒张，心率加快，可能出现心律失常，剑突下能够闻及收缩期杂音，甚至会出现舒张期杂音。肝大且存在压痛，肝颈静脉回流征呈阳性，下肢出现水肿，严重情况下会有腹水产生。

案例中患者剑突下出现心脏搏动；肺动脉瓣区第二心音亢进，心音遥远；X 线检查显示右心室肥大，提示右心功能不全。

四、辅助诊断与鉴别诊断

（一）辅助诊断

1. X 线检查 除原有肺部疾病的 X 线特征外，有肺动脉高压征，如右下肺动脉干扩张，其横径≥15mm；肺动脉段明显突出或其高度≥3mm；右心室增大征等。

2. 心电图检查 特征性表现集中于右心室肥大相关指标，如电轴右偏、额面平均电轴≥+90°、重度顺钟向转位、$R_{V1}+S_{V5}\geq 1.05mV$ 等。

3. 超声心动图检查 可发现右心室流出道内径≥30mm、右心室内径≥20mm、右心室前壁厚度增加、肺动脉内径增宽等肺动脉高压和右心增大的表现。

4. 血气分析 可了解患者有无呼吸衰竭及酸碱失衡情况，常表现为低氧血症，伴或不伴二氧化碳潴留，可出现呼吸性酸中毒、代谢性酸中毒等酸碱失衡类型。

（二）鉴别诊断

1. 冠状动脉粥样硬化性心脏病（冠心病）

（1）相同点：均可出现心脏扩大、心律失常及心力衰竭。

（2）不同点：冠心病多有典型的心绞痛、心肌梗死病史，心电图有心肌缺血或梗死的表现，如ST段压低、T波倒置或病理性Q波等，冠状动脉造影可明确诊断。而慢性肺源性心脏病多有慢性肺部疾病史，以右心衰竭为主要表现，心电图主要为右心室肥大改变。

2. 风湿性心瓣膜病

（1）相同点：均可有心脏杂音及心脏增大。

（2）不同点：风湿性心瓣膜病常有风湿性关节炎、心肌炎病史，多累及二尖瓣、主动脉瓣等，心脏杂音较局限且特征性明显，超声心动图可发现相应瓣膜病变。慢性肺源性心脏病的心脏杂音以三尖瓣区相对关闭不全杂音为主，且有明确的肺部疾病基础。

3. 原发性心肌病

（1）相同点：均可出现心脏扩大、心力衰竭。

（2）不同点：原发性心肌病无慢性肺部疾病史，多以全心增大或左心增大为主，可有各种心律失常，超声心动图可显示心肌病变的特征性改变，如心肌肥厚、扩张等，而慢性肺源性心脏病以右心系统改变为主，与慢性肺部疾病密切相关。

该病例近20年慢性咳嗽咳痰史。症状上，劳力性气短及双下肢水肿分别体现呼吸与循环功能异常。体征中，桶状胸等肺部体征与心浊音界改变等心脏体征并存，提示心肺病变。X线检查示胸廓、肺及右心室异常；呼吸功能检查显示通气障碍；动脉血气分析表明呼吸衰竭；血常规提示肺部炎症。综合病史、症状、体征及各项辅助检查结果，全面且有力地支撑了慢性肺源性心脏病的诊断。

五、治疗

（一）急性加重期治疗

1. 控制感染 根据病原菌及药敏结果选用敏感抗生素，如常见的头孢菌素类、喹诺酮类药物等，足量、足疗程应用，以有效控制肺部感染，减轻炎症对心肺功能的进一步损害。

2. 改善呼吸功能

（1）支气管扩张剂：沙丁胺醇、异丙托溴铵等雾化吸入，可松弛支气管平滑肌，扩张支气管，改善通气。氨茶碱等药物也可静脉滴注，缓解支气管痉挛。

（2）祛痰剂：氨溴索等药物可促进痰液排出，保持呼吸道通畅，利于气体交换。必要时可进行吸痰等操作。

（3）氧疗：持续低流量吸氧，一般为1~2L/min，可纠正低氧血症，减轻心脏负担。对于严重呼吸衰竭患者，可能需无创正压通气或有创机械通气支持。

3. 控制心力衰竭

（1）利尿药：氢氯噻嗪、螺内酯等，可减轻水肿，降低心脏前负荷。但需注意防止电解质紊乱，尤其是低钾血症。

（2）正性肌力药物：对于感染已控制、呼吸功能改善但仍有心力衰竭症状者，可谨慎应用小剂量洋地黄类药物，如地高辛等，增强心肌收缩力。

（3）血管扩张药：在有指征时可使用酚妥拉明等药物，降低肺动脉压，减轻心脏后负荷，但需密切监测血压等指标。

（4）控制心律失常：针对不同类型心律失常，如快速型心律失常可选用β受体阻断药（需谨慎评估）、胺碘酮等药物；缓慢型心律失常可根据情况应用阿托品等药物或考虑心脏起搏器植入。同时积极治疗基础病因，纠正缺氧、酸碱失衡和电解质紊乱等诱因。

（二）缓解期治疗

1. 增强免疫功能 可应用流感疫苗、肺炎疫苗等预防呼吸道感染。使用免疫调节剂如胸腺肽等，增强机体抵抗力。

2. 长期家庭氧疗 对于有慢性呼吸衰竭的患者，建议每日吸氧 15 小时以上，持续低流量吸氧，可提高生活质量，延长生存期。

3. 康复治疗 包括呼吸功能锻炼，如缩唇呼吸、腹式呼吸等，可增强呼吸肌力量，提高呼吸效率。适当的运动锻炼，如散步、太极拳等，可提高心肺功能和机体耐力，但需避免过度劳累。

4. 定期随访 患者需定期到医院复查肺功能、心电图、心脏超声等检查，监测病情变化，及时调整治疗方案。

六、伴随症状

1. 胃肠道症状 患者因长期缺氧和胃肠道淤血，导致消化功能障碍，除了腹胀、恶心、呕吐等，还可能出现食欲缺乏、腹泻、便秘等症状，影响营养物质的吸收，进而导致体重下降、营养不良等情况。

2. 泌尿系统症状 因心功能不全引起肾灌注不足，可出现少尿、夜尿增多等症状。部分患者还可能出现肾功能指标异常，如血肌酐、尿素氮升高等。

3. 精神症状 除了肺性脑病导致的精神神经症状外，患者还可能因长期患病、身体不适等出现焦虑、抑郁等精神症状，表现为情绪低落、烦躁不安、对治疗缺乏信心等。

4. 血液系统症状 长期缺氧可刺激骨髓造血功能，导致红细胞生成增多，出现继发性红细胞增多症，表现为面色潮红、口唇发绀加重等。同时，血液黏稠度增加，易形成血栓，增加心脑血管疾病的发病风险。

5. 内分泌系统症状 患者可能出现内分泌功能紊乱，如甲状腺功能异常等。甲状腺激素水平可能发生改变，影响机体的代谢率，进一步加重患者的病情和身体不适。

▶知识拓展

翁心植院士与慢性肺源性心脏病的故事

翁心植院士在慢性肺源性心脏病领域有着非凡的成就，他的故事堪称一部医学传奇。

在 20 世纪 70 年代初期，慢性肺源性心脏病严重威胁着众多患者的生命健康，然而当时国内在其诊断和治疗方面缺乏系统完善的方案。此时，翁心植院士挺身而出，担任华北及北京地区慢性肺源性心脏病防治研究协作组组长，肩负起攻克这一难题的重任。

他组织了大规模的全国范围科研协作攻关。那时的科研条件十分艰苦，但他没有丝毫退缩。他深入各个研究团队，和大家一起分析病例、研究病情。他凭借自己扎实的医学知识和丰富的临床经验，对大量慢性肺源性心脏病患者进行了细致入微的观察。

在不懈努力下，他系统地制订出了具有中国特色的慢性肺源性心脏病诊断与治疗方案。这个方案就像是黑暗中的明灯，为无数医生治疗慢性肺源性心脏病指明了方向。

然而，翁心植院士并未满足于此。他深知，对于病情严重的慢性肺源性心脏病患者，有效的监护是提高生存率的关键。于是，他率先在中国建立慢性肺源性心脏病监护室，这是中国重症监护室（ICU）建设早期实践的重要一步。在监护室中，医护人员可以密切关注患者的生命体征变化，及时调整治疗方案。通过这一举措，慢性肺源性心脏病住院患者的病死率显著下降，达到17%的目标值。

1977 年，翁心植院士再次展现出他卓越的洞察力。他大胆提出应用肝素治疗慢性阻塞性肺疾病急性加重这一创新性想法，并积极付诸实践。这一治疗方法取得了良好疗效，比世界上其他国家医学界早 15~20 年，为全球慢性肺源性心脏病相关疾病的治疗提供了宝贵经验，也让中国在这一医学领域占据了重要地位，他的贡献成为医学史上璀璨的篇章，为后世医学发展奠定了坚实基础。

第五节　支气管哮喘

微课：支气管哮喘

案例导入

【案例】

患者，女性，26 岁。阵发性气喘 10 年，发作 3 日。10 年前因装修新居接触油漆后感咽部不适，继而咳嗽、气喘，经治疗后缓解。此后，接触油漆、汽油等即诱发气喘。曾做支气管舒张试验：FEV_1 增加为 260ml，增加率为 23%。3 日前曾患上呼吸道感染，继而咳嗽、咳黄痰，体温 38.5℃，并逐渐出现气喘，不能乎卧。母亲患有哮喘。查体：端坐位，两肺呼吸音低，闻及广泛哮鸣音，两肺底细湿啰音。血常规：白细胞计数 11.6×10^9/L，中性粒细胞百分比 86%，淋巴细胞百分比 14%。胸部 X 线片：两肺纹理增多。心电图：正常。吸入沙丁胺醇 200μg 后，峰流速为正常预值的 62%，动脉血气分析 pH 7.53，$PaCO_2$ 43 mmHg，PaO_2 64mmHg（吸空气）。诊断：支气管哮喘。

【问题】

1. 请分析该患者支气管哮喘的病因与机制。
2. 请分析该患者临床表现。

案例中患者阵发性气喘 10 年，3 日前曾患上呼吸道感染，继而咳嗽、咳黄痰，发热 38.5℃，闻及广泛哮鸣音，两肺底细湿啰音，并逐渐出现气喘，不能俯卧，诊断为支气管哮喘。本节主要通过学习支气管哮喘的病因、机制、临床表现和伴随症状，解决案例中患者支气管哮喘的病因与机制。

一、概述

支气管哮喘（bronchial asthma），简称哮喘，系一组具有显著异质性的疾病集合。其主要特征为慢性气道炎症，临床表征为存在呼吸症状病史，涵盖喘息、气短、胸部紧束感及咳嗽等表现。此类症状及其严重程度呈现出随时间动态变化的特性，且常伴有可变性气流受限现象。若治疗时机延误，伴随病程的持续进展，将有可能引发气道不可逆性缩窄，并导致气道重塑等不良后果。

本病可侵袭各个年龄层的人群，但其中约半数患者在 12 岁前发病，老年人亦是本病的易感群体。诸多患者的病程漫长，可达十几年乃至数十年之久，对患者的生活质量及健康状况造成长期且持续的影响，故对哮喘的深入研究、精准诊断以及有效治疗在医学领域具有极为重要的意义。

二、病因和发病机制分析

（一）病因

哮喘作为一种复杂疾病，具有多基因遗传特性，发病存在显著家族聚集性，亲缘关系越近，患病概率越高。当前，借助全基因组关联研究技术，已成功鉴定出多个哮喘易患基因位点，诸如 5q12、22、23、17q12-17、9q24 等区域。对于携带哮喘易患基因的人群而言，其发病与否在很大程度上受环境因素的调控。环境因素分为变应原性和非变应原性两类。变应原性因素有多种，室内有变应原尘螨、家养宠物、蟑螂等；室外有变应原花粉、草粉等；职业性变应原有油漆、饲料、活性染料等；食物变应原有鱼、虾、蛋类、牛奶等；药物变应原有阿司匹林、抗菌药等。非变应原性因素主要为大气污染、吸烟、运动、肥胖等不良环境与生活方式因素。这些环境因素与遗传易感性相互交织，共同作用于哮喘的发病过程，在哮喘发病机制研究及临床防治方面具有关键意义。

（二）发病机制

哮喘的发病机制尚未完全阐明，目前可概括为气道免疫-炎症机制、神经调节机制及其相互作用。

1. 气道免疫-炎症机制

（1）气道炎症：由多种炎症细胞、介质和因子相互作用形成，是哮喘发病基础，影响病情与病程。

（2）发病机制：外源性变应原经抗原递呈细胞处理后激活 Th_2 细胞，Th_2 细胞通过产生细胞因子激活 B 淋巴细胞合成 IgE 致肥大细胞致敏，或直接使肥大细胞聚集分泌介质，引发气道平滑肌收缩、黏液分泌增加、炎症细胞浸润致哮喘症状，哮喘反应分早发型和迟发型，研究其有助于诊治预防。

（3）气道高反应性（AHR）：气道对多种刺激因子高度敏感，慢性炎症是关键机制，炎症细胞释放介质损伤气道上皮、使神经末梢敏感，致气道对刺激反应过强，引发或加重哮喘症状，影响病情控制管理。

（4）气道重构（airway remodeling）：是哮喘关键病理特征，包括气道上皮、平滑肌、胶原、血管等方面改变，与炎症相关，降低激素敏感性，致不可逆气流受限和持续 AHR，增加治疗复杂性，需个体化策略改善预后。

2. 神经调节机制 支气管受到复杂的自主神经支配，除了肾上腺素能神经和胆碱能神经外，还存在非肾上腺素能非胆碱能神经系统（NANC 系统）。哮喘患者的β-肾上腺素受体功能通常处于低下状态，而患者对吸入组胺和乙酰胆碱的反应性却显著升高，这表明患者体内胆碱能神经张力有所增加。非肾上腺素能非胆碱能神经系统既能释放舒张支气管平滑肌的神经介质（如血管活性肠肽、一氧化氮），也能释放收缩支气管平滑肌的介质（如 P 物质、神经激肽），当这两种介质的平衡状态被打破时，就可能引起支气管平滑肌收缩。

有关哮喘发病机制总结如图 5-1。

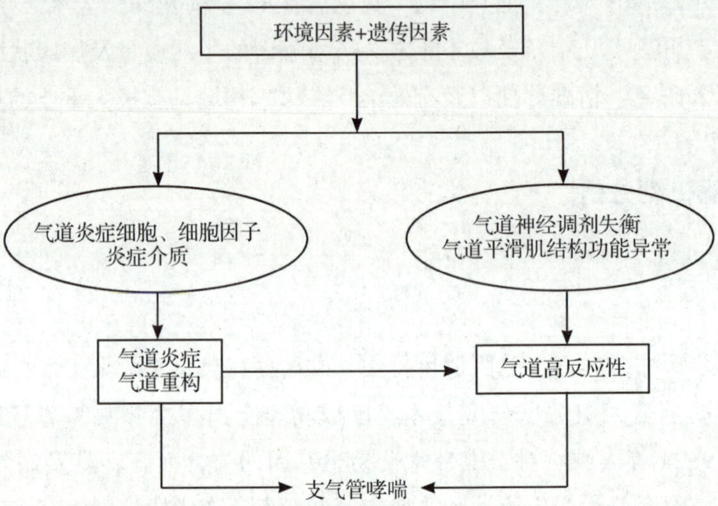

图 5-1 哮喘发病机制示意图

案例中的患者为青年女性，发病 10 年，发作性喘息。春秋季节发作，年幼时有皮肤湿疹，母亲患有哮喘，诱因是接触油漆汽油等，有明显诱因。

三、临床表现

支气管哮喘的临床表现多样，主要包括以下方面。

（一）症状

1. 发作性喘息 这是哮喘最典型的症状。患者在发作时，会出现呼气性呼吸困难，呼吸时可听到明显的哮鸣音。这种喘息程度轻重不一，轻者可能仅在活动后稍感呼吸急促、喘息，重者则会出现端坐呼吸，即被迫采取端坐位或半卧位，以帮助呼吸，感觉像“透不过气来”。

2. 咳嗽 咳嗽也是常见症状，可为干咳或伴有白色泡沫样痰。咳嗽常常在夜间或清晨加重，部分患者咳嗽可能是唯一的症状，这种哮喘被称为咳嗽变异性哮喘（CVA）。例如，有些患者在接触过敏原后，没有明显喘息，仅表现为反复咳嗽，持续时间较长，容易被误诊为支气管炎等疾病。

3. 气短 患者会自觉气不够用，活动耐力下降。在安静状态下可能症状较轻，但稍微活动，如爬楼梯、快走等，就会感到明显的气短。而且，随着病情的发展，气短可能会在日常生活的轻微活动中也频繁出现。

4. 胸部紧迫感　患者常感觉胸部像被什么东西勒住一样，有发紧、压迫的感觉。这种胸部不适会随着呼吸而加重，有时还会伴有疼痛。

（二）体征

1. 哮鸣音　这是哮喘发作期最主要的体征。医生使用听诊器在患者的肺部听诊时，可听到广泛的、以呼气相为主的哮鸣音，类似于吹哨声或鸡鸣声。哮鸣音的强度和范围会因病情的轻重而有所不同，病情严重时，哮鸣音可响亮且弥漫于双侧肺部。

2. 呼吸频率改变　发作时患者呼吸频率加快，这是身体为了代偿呼吸困难而出现的反应。同时，患者还可能出现辅助呼吸肌参与呼吸运动的情况，如肋间肌、胸锁乳突肌等辅助呼吸肌收缩，以帮助胸廓运动，增加呼吸气量。

（三）发作特点

1. 发作时间　哮喘发作具有一定的时间规律。部分患者的发作多在夜间或清晨，这可能与夜间迷走神经兴奋性增高、气道反应性增加有关。此外，接触特定的过敏原、剧烈运动、情绪激动、气候变化等因素也可能诱发哮喘发作。

2. 发作频率　发作频率因人而异。有些患者可能数月或数年发作一次，而病情较重或控制不佳的患者可能频繁发作，甚至每天都会发作。

3. 发作程度　哮喘发作的程度也各不相同。轻度发作时，患者可能仅感到轻微的喘息和咳嗽，稍作休息或使用支气管舒张剂后症状即可缓解；重度发作时，患者会出现严重的呼吸困难、大汗淋漓、面色苍白或青紫等症状，甚至可能危及生命，需要紧急救治。典型支气管哮喘呈反复发作性喘息，多具季节性特征，发作规律表现为日轻夜重，下半夜与凌晨时段尤为高发，且常与吸入外源性变应原存在密切关联。在急性发作阶段，双肺可闻及弥漫性哮鸣音，且以呼气阶段更为显著。此类症状与体征具有一定的可逆性，既可自行缓解，也可在应用支气管扩张剂后得以减轻或消除，处于缓解期的患者通常无任何哮喘相关症状表现。非典型支气管哮喘存在不同的临床表现形式，可呈现为发作性胸闷或持续性、难以治愈的咳嗽症状。其中，以顽固性咳嗽为唯一临床表现而无喘息症状的类型，即“咳嗽变异性哮喘”，因其症状表现单一，在临床诊断过程中极易被误诊为“支气管炎”等其他疾病。

案例属急性发作期。急性发作期患者根据症状、体征、肺功能、动脉血气分析，分为轻、中、重和危重，本例属于中度发作。支气管哮喘可引起气胸、纵隔气肿、肺不张、呼吸衰竭等并发症。本例的病史中尚未见上述并发症的征象。

四、辅助诊断与鉴别诊断

支气管哮喘的诊断流程通常如下。首先，详细询问病史，了解患者是否有反复发作的喘息、咳嗽、气促、胸闷等症状，尤其关注症状发作的诱因、频率、时间规律及家族中是否有哮喘病史等信息。其次，进行全面的体格检查，重点听诊肺部呼吸音，判断是否存在哮鸣音等特征性体征。然后，安排必要的辅助检查，如肺功能检查，其中支气管舒张试验或支气管激发试验对诊断至关重要，若支气管舒张试验中 FEV_1 增加率≥12%且绝对值增加≥200ml，则提示哮喘；对于症状不典型者，支气管激发试验若阳性也有助于诊断。胸部 X 线或 CT 检查可帮助排除其他肺部疾病。此外，血常规、血气分析等检查能评估患者的整体状况及有无合并症。综合病史、体征及各项检查结果，最终明确支气管哮喘的诊断。

（一）辅助诊断

1. 肺功能检查

（1）通气功能检测：哮喘发作时呈阻塞性通气功能障碍，FEV_1、$FEV_1/FVC\%$、呼气峰值流速（PEF）等均显著下降。缓解期上述指标可逐渐恢复正常。通过支气管舒张试验，给予支气管舒张剂（如沙丁胺醇）后，若 FEV_1 较用药前增加≥12%，且绝对值增加≥200ml，则提示存在可逆性气流受限，对哮喘诊断有重要意义。

（2）支气管激发试验：适用于非发作期、FEV_1 在正常预计值 70% 以上患者。通过吸入组胺、乙酰胆碱等激发剂，若 FEV_1 下降≥20%，可判断为激发试验阳性，表明气道高反应性，有助于哮喘诊断，但需注意在哮喘急性发作期、严重心肺功能不全等情况下不宜进行。

（3）呼气峰流速及其变异率测定：哮喘患者 PEF 日内或昼夜波动率≥20%，可作为哮喘诊断的重要参考指标，且有助于评估哮喘病情控制程度及预后。患者可自行使用峰流速仪监测，为日常管理提供依据。

2. 胸部 X 线/CT 检查 发作期胸部 X 线检查可见两肺透亮度增加，呈过度充气状态，缓解期多无明显异常。胸部 CT 一般不作为常规检查，但在与其他肺部疾病鉴别困难时，可发现肺部结构异常、支气管扩张等情况，辅助鉴别诊断。

3. 血液检查 发作时可有嗜酸性粒细胞增高，血清总 IgE 及特异性 IgE 水平可升高。部分患者可有中性粒细胞比例增加，若合并感染时白细胞总数及中性粒细胞可显著升高。此外，通过检测血液中炎症因子（如白介素等）水平，可了解哮喘炎症状态，但不作为诊断的特异性指标。

4. 痰液检查 涂片可见较多嗜酸性粒细胞、尖棱结晶、黏液栓和透明的哮喘珠。通过诱导痰检查，可进一步检测嗜酸性粒细胞阳离子蛋白（ECP）等，反映气道炎症程度，对哮喘的诊断、病情评估及治疗监测有一定价值。

5. 变应原检测

（1）皮肤试验：包括皮内试验和点刺试验，通过将常见过敏原（如花粉、尘螨、动物毛发等）提取液注入或点刺皮肤，观察局部皮肤反应，若出现风团、红晕等，提示对该过敏原过敏，有助于明确哮喘的诱发因素，但存在一定假阳性和假阴性情况。

（2）血清特异性 IgE 检测：采用体外检测方法，检测患者血清中针对各种过敏原的特异性 IgE 水平，可较全面地筛查过敏原，且不受皮肤疾病、药物等因素影响，但不能反映过敏原进入体内的途径及过敏反应发生的部位。

（二）鉴别诊断

1. 左心衰竭引起的呼吸困难（心源性哮喘）

（1）相同点：均可出现呼吸困难、喘息、咳嗽等症状，肺部均可闻及哮鸣音。

（2）不同点：心源性哮喘多有高血压、冠心病、风湿性心脏病等心血管疾病病史。在疾病发作时，除了出现哮鸣音外，往往伴有特征性的粉红色泡沫痰，于双侧肺部底部能够闻及范围广泛的湿啰音，心脏听诊可发现心界有所扩大，心率加快，心尖部还可闻及奔马律。通过胸部 X 线检查，可见心脏呈现增大影像以及肺淤血的相关征象。而支气管哮喘多有过敏原接触史、家族过敏史等，发作时以呼气性呼吸困难为主，双肺满布哮鸣音，缓解后可无症状，胸部 X 线一般无心脏增大及肺淤血表现，支气管舒张试验或激发试验有助于鉴别。

2. 慢性阻塞性肺疾病

（1）相同点：均可有慢性咳嗽、咳痰、呼吸困难等表现，肺功能均存在不同程度的气流受限。

（2）不同点：慢性阻塞性肺疾病多见于中老年人，常有长期吸烟史或有害气体、颗粒暴露史，病程呈进行性发展，气流受限不完全可逆，支气管舒张试验多为阴性。而支气管哮喘多起病于儿童或青少年，常有过敏史，症状发作性明显，发作时气流受限可逆，缓解期可完全正常，支气管舒张试验阳性，且哮喘患者嗜酸性粒细胞增多较慢性阻塞性肺疾病更显著，通过详细询问病史、肺功能检查及炎症指标检测等可进行鉴别。

3. 上气道阻塞

（1）相同点：均可出现呼吸困难、喘鸣等症状。

（2）不同点：上气道阻塞可由气管异物、肿瘤、喉水肿等原因引起，其喘鸣音多为吸气性，且主要在颈部或胸部上段可闻及，肺功能检查表现为吸气相流量受限，而支气管哮喘的喘鸣音以呼气性为主，肺功能主要是呼气相气流受限，通过胸部影像学检查、支气管镜检查等可明确上气道阻塞的原因，从而与支气管哮喘鉴别。

该案例中患者有 10 年阵发性气喘史，因接触油漆等诱发，家族中母亲患哮喘。此次上呼吸道感染后，咳嗽、咳黄痰、发热且气喘加剧致不能平卧。体格检查呈端坐位，双肺呼吸音低并伴有广泛哮鸣音与细湿啰音。辅助检查中，血常规显示白细胞及中性粒细胞有变化，胸部 X 线纹理增多，心电图正常，支气管舒张试验阳性，吸入沙丁胺醇后峰流速为正常预值 62%，动脉血气分析呈现特定改变。综合多方面信息，明确诊断为支气管哮喘。在对该案例进行诊断时，需要医生综合分析患者的各项信息，这不仅要求医生具备强大的逻辑思维与精湛的专业能力，更要时刻将关爱生命的准则铭记于心。

五、治疗

1. 糖皮质激素（ICS） 是哮喘治疗的核心药物，具有强大的抗炎作用。

（1）吸入性糖皮质激素：如布地奈德、丙酸氟替卡松等，局部抗炎作用强，全身不良反应少，是哮喘长期治疗的首选药物。通常需规律吸入，剂量根据病情严重程度调整。

（2）全身性糖皮质激素：如泼尼松、甲泼尼龙等，用于哮喘急性发作期或重度持续哮喘患者，可迅速缓解症状，但长期使用副作用较大，一般不用于长期维持治疗。

2. β_2 受体激动药 分为短效和长效制剂。

（1）短效 β_2 受体激动药（SABA）：如沙丁胺醇、特布他林，起效快，可迅速缓解支气管痉挛，用于哮喘急性发作的急救治疗。按需使用，不宜长期、单一、过量应用。

（2）长效 β_2 受体激动药（LABA）：如沙美特罗、福莫特罗，作用持续时间长，与 ICS 联合应用可增强哮喘控制效果，适用于中重度哮喘患者的长期维持治疗，但不推荐单独使用。

3. 白三烯调节剂 如孟鲁司特钠，可抑制白三烯的炎症作用，减轻支气管痉挛和气道炎症。适用于不同严重程度的哮喘患者，尤其适用于阿司匹林哮喘、运动性哮喘以及伴有过敏性鼻炎的哮喘患者，可单独使用或与其他药物联合应用。

4. 茶碱类药物 如氨茶碱、多索茶碱，具有舒张支气管平滑肌、强心、利尿、兴奋呼吸中枢等作用。可用于哮喘的辅助治疗，但由于其治疗窗窄，不良反应较多，需密切监测血药浓度。

5. 抗胆碱能药物

（1）短效抗胆碱能药物（SAMA）：如异丙托溴铵，主要用于哮喘急性发作的治疗，多与 SABA 联合应用，可增强支气管舒张作用。

（2）长效抗胆碱能药物（LAMA）：如噻托溴铵，可用于中重度哮喘患者的长期维持治疗，尤其适用于合并慢性阻塞性肺疾病的患者。

六、伴随症状

支气管哮喘除了主要的喘息、咳嗽、气短和胸部发紧等症状外，还会出现一些伴随症状。

1. 焦虑和烦躁不安 哮喘发作时，患者因呼吸困难、胸部紧迫感等不适症状，往往会产生焦虑和烦躁情绪。这种情绪一方面是对身体难受症状的自然反应，另一方面会因担心病情加重而出现。例如，当患者在夜间突然发作，呼吸困难导致无法正常入睡，且担心症状持续恶化，就会表现出明显的焦虑和烦躁不安。

2. 大汗淋漓 在哮喘发作过程中，尤其是病情较重的发作时，患者会出现大汗淋漓的情况。这是因为身体在呼吸困难的状态下，会通过增加出汗来调节体温和应激反应。同时，呼吸肌的剧烈运动以及身体的应激状态也促使汗腺分泌增加。

3. 发绀 当哮喘发作导致严重的通气功能障碍时，血液中的氧气含量降低，二氧化碳潴留，患者的口唇、指甲等部位会出现发绀现象。发绀是缺氧的一种外在表现，其程度与缺氧的严重程度有关。例如，在重度哮喘发作时，患者的口唇可能会呈现出明显的青紫色，这表明身体已经处于较为严重的缺氧状态。

4. 意识障碍 严重的哮喘发作会引起呼吸衰竭，进而可能导致患者出现意识障碍。最初可能表现为嗜睡，患者精神萎靡、昏昏欲睡；随着缺氧和二氧化碳潴留的加重，可能会发展为昏迷状态。这是因为大脑对氧气和二氧化碳的变化非常敏感，当呼吸功能严重受损，氧气供应不足和二氧化碳积聚过多时，会影响大脑的正常功能。

5. 疲劳和乏力 哮喘发作时，呼吸肌长时间处于紧张工作状态，消耗大量能量。而且，身体在缺氧的情况下，能量代谢也会受到影响。因此，在哮喘发作后，患者常常会感到疲劳和乏力。即使哮喘症状缓解，这种疲劳感可能还会持续一段时间，影响患者的日常活动和生活质量。

▶知识拓展

钟南山与支气管哮喘的故事

1991 年，钟南山经过调查研究，在国际上首次提出“隐匿性哮喘”的观点。这类哮喘患者没有明显的哮喘症状，容易被误诊、漏诊，从而耽误早期干预的最佳时机，这一发现为哮喘的早期诊断和治疗提供了新的方向和思路，推动了医学界对哮喘疾病的进一步认识。

早在 20 世纪 80 年代，钟南山就发现蜂窝煤燃烧时造成的空气污染会直接诱发哮喘。后来他让研究生做实验，证实了空气中的污染物会引起支气管痉挛，导致哮喘患者发作。他还指出，PM2.5、PM10、二氧化碳、二氧化硫等污染物，以及螨、花粉、汽车尾气等变应原，都是诱发哮喘的重要因素。基于此，他建议有过敏性鼻炎或哮喘的患者，要注意保持室内空气清洁，如使用空气洁净器、定期清洗空调滤网等。

钟南山认为儿童哮喘治疗的黄金期是 11 岁以后到青春期前。他在长期的临床治疗中发现，如果在这一时期能够很好地控制哮喘病情，到青春期发育时，60%的患者会好转。他还提醒家长不要因为担心激素的副作用而擅自停药，规范使用适量的吸入性激素，对身体发育并无明显影响。

钟南山带领广州呼吸健康研究院联合国际上数家知名研究所，开展了针对早期哮喘患者的联合疗法，即按需使用吸入皮质激素结合支气管舒张剂，取得了良好的治疗效果。此外，他还强调哮喘患者应常备临时控制药物，如支气管舒张剂，但不能过分使用，以免造成心律失常等不良反应。

钟南山自己也曾患有哮喘病，但经过多年的临床控制，已经能够像正常人一样生活、工作和学习。他用自己的亲身经历告诉患者，哮喘虽然不能根治，但通过长期的规范治疗和管理，是可以得到有效控制的。

第六节 肺结核

微课：肺结核

案例导入

【案例】

患者，女性，32 岁。因发热、胸痛、咳嗽、血痰一周入院。近三个月来有低热、午后体温增高、咳嗽，曾被诊断为“感冒”，治疗后疗效欠佳。半年来有明显厌食、消瘦、夜间盗汗。入院检查体温 38℃，右下肺呼吸音减弱，胸部 X 线片可见双肺纹理增粗，右肺尖有片状阴影，痰液细菌培养和抗酸检查起初均为阴性，PPD 试验强阳性，再次取痰送检经浓缩集菌后涂片抗酸性细菌阳性，确诊为肺结核（右上肺）。

【问题】

1. 患者起初痰液细菌培养和抗酸检查均为阴性，而 PPD 试验强阳性，为何还不能确诊为肺结核？
2. 后续又为何要再次取痰送检并经浓缩集菌后涂片检查？
3. 这种检查流程对于肺结核诊断有怎样的意义？

案例中患者具有典型肺结核症状。长期低热、午后发热、盗汗、消瘦等全身表现，以及咳嗽、咳痰、血痰、胸痛等呼吸道症状均提示肺部疾病。胸部 X 线虽有双肺纹理增粗及右肺尖片状阴影，但不具特异性。首次痰液检查阴性不能排除肺结核，因可能存在菌量少等情况。结核菌素（PPD）试验强阳性有重要提示意义，但仍需病原学确诊。再次痰检经浓缩集菌后涂片抗酸杆菌阳性最终确诊。通过对患者症状的分析，掌握肺结核的症状特点，学会从症状体征初步判断疾病。并且，了解肺结核诊断中，胸部X线平片、痰液细菌培养、PPD试验等检查的作用，为在临床实践中准确诊断肺结核奠定基础。

一、概述

肺结核（PTB）是由结核分枝杆菌引起的呼吸系统的慢性传染病，是严重危害人类健康的主要传染病，是全球关注的公共和社会问题，也是我国重点控制的主要疾病之一。临床上以低热、盗汗、乏力、消瘦、咳嗽、咯血等为主要表现。结核分枝杆菌（mycobacterium tuberculosis）属于分枝杆菌属，是引起结核病的病原菌。

1. 形态与染色 为细长略带弯曲的杆菌，有时呈分枝状。其大小为（0.3~0.6）μm×（1~4）μm。抗酸染色是其重要的染色特性。由于细胞壁含有大量的分枝菌酸，结核分枝杆菌能够抵抗酸性乙醇的脱色作用。在抗酸染色后，结核分枝杆菌被染成红色，而背景中的其他细菌和细胞等被染成蓝色，这有助于在显微镜下鉴别。

2. 培养特性 该菌为专性需氧菌，对营养要求高。在含有蛋黄、马铃薯、甘油和天门冬酰胺等的固体培养基（如罗氏培养基）上才能生长良好。生长缓慢，在固体培养基上，一般需要2~8周才能形成肉眼可见的菌落。菌落呈干燥、粗糙、颗粒状，表面有皱纹，形似菜花样。这种生长缓慢的特性使得结核分枝杆菌的培养和鉴定耗时较长。

3. 生化特性 结核分枝杆菌生化反应不活泼。例如，它不发酵糖类，这与许多其他细菌不同。能产生过氧化氢酶，可利用这一特性进行初步的鉴别。

4. 抵抗力 结核分枝杆菌因细胞壁含有大量脂质，所以抵抗力较强。它对干燥的抵抗力特别强，在干燥的痰内可存活6~8个月。对化学消毒剂的抵抗力也比一般细菌强，如3%的来苏尔溶液要作用1~2小时才能杀死结核分枝杆菌。但它对湿热敏感，在63℃ 15分钟或煮沸即可被杀死。

5. 致病性 主要通过呼吸道飞沫传播。当含有结核分枝杆菌的飞沫被人体吸入后，细菌可在肺泡内大量繁殖。其致病机制主要是菌体成分和代谢产物的毒性作用。例如，索状因子能破坏细胞线粒体膜，抑制氧化磷酸化过程，导致细胞呼吸功能受损；蜡质D可激发机体产生迟发性超敏反应。

6. 变异 结核分枝杆菌易发生变异，包括耐药性变异和毒力变异。耐药性变异使得结核病的治疗变得复杂，如出现对异烟肼、利福平耐药的多重耐药结核分枝杆菌，这给治疗带来很大的挑战。毒力变异可使细菌的致病能力发生改变，如卡介苗（BCG）是通过将牛结核分枝杆菌进行毒力减弱后制成的疫苗，用于结核病的预防。

二、病因和发病机制分析

1. 按病因分类 肺结核的致病菌为结核分枝杆菌，主要包括人型、牛型、非洲型和鼠型等类型，其中人型结核分枝杆菌是人类结核病的主要病原体。结核分枝杆菌具有特殊的生物学特性，其细胞壁富含脂质，这不仅赋予了它抵抗酸性乙醇脱色的能力（抗酸染色阳性），还使其在环境中具备较强的生存能力，能在干燥痰液中存活数月之久。该菌生长缓慢，在固体培养基上需2~8周才能形成肉眼可见菌落，这种特性导致结核病的实验室诊断周期较长。

结核分枝杆菌主要通过飞沫传播，当肺结核患者咳嗽、打喷嚏、大声说话时，会产生大量含菌飞沫，健康人吸入这些飞沫后，结核分枝杆菌可直达肺泡并在局部生长繁殖，从而引发感染。少数情况下，也可通过消化道（如饮用未经消毒的带菌牛奶）或皮肤伤口感染，但较为罕见。

2. 按发生机制分类

（1）结核分枝杆菌感染与免疫反应：当结核分枝杆菌首次侵入人体肺泡后，会被肺泡巨噬细胞吞噬。在多数情况下，人体的天然免疫防御系统能够启动，巨噬细胞对结核分枝杆菌进行吞噬和消化。然而，结核分枝杆菌具有多种逃避机制，它可阻止吞噬体与溶酶体融合，从而在巨噬细胞内存活并繁殖。

同时，结核分枝杆菌及其抗原成分可激活机体的特异性免疫反应，尤其是细胞免疫。T 淋巴细胞被致敏并增殖分化，其中 $CD4^+T$ 细胞（辅助性 T 细胞）发挥着核心作用。它们可释放多种细胞因子，如干扰素-γ（IFN-γ）、白细胞介素-2（IL-2）等，这些细胞因子能进一步激活巨噬细胞，增强其吞噬和杀菌能力，使巨噬细胞聚集在结核分枝杆菌周围形成结核结节，限制结核分枝杆菌的扩散。

（2）结核病的发生与发展：如果机体免疫功能正常，感染结核分枝杆菌后可能仅表现为潜伏感染状态，结核分枝杆菌在体内处于休眠状态，不引起明显的临床症状，但可通过结核菌素试验（PPD 试验）等检测手段发现机体已感染结核分枝杆菌。在某些因素影响下，如长期使用免疫抑制剂，患有艾滋病、糖尿病等慢性疾病导致机体免疫功能下降时，潜伏的结核分枝杆菌可重新激活并大量繁殖，突破免疫防御机制，引发结核病的临床症状。

结核分枝杆菌在肺部的致病过程主要表现为渗出、增生和变质三种病理变化。渗出性病变常出现在疾病早期，表现为局部组织充血、水肿，有中性粒细胞、淋巴细胞等炎症细胞浸润；增生性病变主要是结核结节的形成，由上皮样细胞、朗格汉斯巨细胞以及外周的淋巴细胞和纤维细胞构成；变质性病变则是由于结核分枝杆菌及其毒素的作用，导致局部组织坏死，形成干酪样坏死物质。这三种病变可同时存在且相互转化，随着病情发展，病变可累及肺部的不同部位和结构，如支气管、胸膜等，进而引起咳嗽、咳痰、咯血、胸痛、呼吸困难等一系列临床表现。

案例中，患者病因是感染了结核分枝杆菌。结核分枝杆菌主要通过飞沫传播。患者可能是在日常生活、工作或其他社交场合中，吸入了含有结核分枝杆菌的飞沫。这些飞沫可能来自未被发现或者未被有效隔离治疗的肺结核患者。

三、临床表现

1. 全身症状 肺结核患者常见全身症状，这些症状缺乏特异性，但对提示疾病有重要意义。发热较为典型，多呈午后低热，体温一般在 37.3~38.0℃。患者午后自觉发热，伴随乏力、疲倦感，傍晚时分体温可逐渐升高，至次日清晨又有所回落，呈现一定的热型规律。盗汗也是常见症状，患者入睡后出汗，常湿透睡衣、被褥，醒来后汗止。随着病情进展，还会出现消瘦症状，因机体慢性消耗，患者体重逐渐减轻，肌肉萎缩，皮下脂肪减少。部分患者有食欲减退表现，对食物缺乏兴趣，食量减少，甚至会出现恶心、呕吐等消化系统症状。长期患病者还可能伴有月经失调，女性患者月经量减少、周期紊乱甚至闭经。

2. 呼吸系统症状 咳嗽是肺结核的常见局部症状，多为慢性咳嗽，持续时间较长，一般超过 2~3 周。早期咳嗽较轻，呈单声咳或少量白痰，随着病情加重，咳嗽加剧，可出现刺激性干咳或伴有咳痰，痰液性状可发生变化，从少量白色黏痰变为黏液脓性痰，甚至出现血痰。咯血也是重要症状之一，咯血量因人而异，少量咯血仅表现为痰中带血丝，中等量咯血可为整口鲜血，大量咯血时血液可从口鼻涌出，严重时可导致窒息，危及生命。胸痛症状常因病变累及胸膜所致，疼痛性质多为刺痛或隐痛，可随呼吸、咳嗽加重。当肺结核病变广泛，肺部功能受损严重时，患者会出现呼吸困难，表现为呼吸急促、气短，活动后加剧，严重者休息时也有呼吸困难，甚至需端坐呼吸以缓解症状。

案例中患者全身症状：近3个月低热、午后热、盗汗，半年厌食、消瘦。呼吸系统症状：发热、胸痛、咳嗽、血痰1周，近3个月咳嗽曾误为“感冒”。

四、辅助诊断与鉴别诊断

（一）辅助诊断

1. 影像学检查

（1）胸部X线片：是诊断肺结核的常规检查方法。可以发现肺部的病变部位、范围、形态等。例如，原发性肺结核可能显示原发复合征的典型表现，包括原发病灶、淋巴管炎和肺门淋巴结肿大形成的哑铃状阴影。继发性肺结核的浸润性病变在胸部X线片上表现为边缘模糊的斑片状阴影，纤维空洞性肺结核则可见厚壁空洞及周围纤维条索状阴影等。

（2）CT检查：能更清晰地显示肺部病变的细节，如微小的结核结节、隐蔽部位的空洞以及病变与周围组织的关系等。对于早期发现病变、判断病变性质和范围，特别是对于复杂的肺结核或怀疑有肺外结核累及肺部的情况更有价值。

2. 实验室检查

（1）痰涂片检查：是确诊肺结核最简易、快速的方法。患者留取清晨深部痰液，经过涂片、染色后在显微镜下查找抗酸杆菌。如果发现抗酸杆菌，结合患者的临床表现和其他检查，对肺结核的诊断有重要意义。不过，痰涂片阳性率相对较低，而且不能区分是结核分枝杆菌还是非结核分枝杆菌。

（2）痰培养检查：是结核病诊断的“金标准”。将痰液标本接种到特定的培养基上，经过数周培养后，如果有结核分枝杆菌生长，即可确诊。痰培养还可以进行药敏试验，为后续治疗药物的选择提供依据，但痰培养时间较长，一般需要2~8周。

（3）PPD试验：通过皮内注射结核菌素，观察注射部位的皮肤反应来判断机体是否感染过结核分枝杆菌。阳性结果表明机体感染过结核分枝杆菌，但不一定是患有活动性肺结核，需要结合其他检查进一步判断。对儿童、青少年结核病的诊断和鉴别诊断有一定的参考价值。

（4）γ-干扰素释放试验（IGRA）：检测结核菌特异性抗原刺激T淋巴细胞产生的γ-干扰素来判断是否存在结核感染。该试验不受卡介苗接种和非结核分枝杆菌感染的影响，特异性较高，在潜伏性结核感染和结核病的诊断中发挥重要作用。

3. 支气管镜检查 对于痰菌阴性，肺部病变不明确，或者怀疑有支气管内膜结核的患者，可以采用支气管镜检查。通过支气管镜可以直接观察支气管内的病变情况，如黏膜充血、水肿、溃疡、肉芽肿等，还可以获取病变组织进行病理检查和结核菌检查，有助于明确诊断。

（二）鉴别诊断

1. 与肺炎鉴别

（1）症状

1）发热：肺炎急骤高热伴寒战，体温39~40℃。肺结核多样，低热或午后潮热，干酪性肺炎可高热，37.5~38.0℃。

2）咳嗽咳痰：肺炎咳脓性痰明显。肺结核咳嗽轻，痰少，可为白黏痰，合并感染或空洞时可有脓性痰或血痰。

（2）影像学：肺炎呈大片炎性浸润影，按肺叶或段分布，边界模糊。肺结核原发复合征哑铃状影，继发性浸润影斑片状，纤维空洞有厚壁空洞及条索影。

（3）实验室检查

1）血常规：肺炎白细胞及中性粒细胞升高。肺结核白细胞正常或稍高，淋巴细胞可能相对高。

2）病原体检测：肺炎痰培养等可明确病原体。肺结核靠痰涂片抗酸杆菌或痰培养结核分枝杆菌确诊。

2. 与肺癌鉴别

（1）症状

1）咳嗽：肺癌刺激性干咳，持续无痰或少量白泡沫痰。肺结核咳嗽较轻有痰，伴低热、盗汗等。

2）咯血：肺癌痰中带血且进行性加重。肺结核咯血多样，可少量或大量，伴结核症状。

3）全身症状：肺癌早期无明显，进展后消瘦、乏力。肺结核常有低热、盗汗等。

（2）影像学：肺癌肺部孤立结节或肿块，边缘不规则有分叶、毛刺、胸膜凹陷征。肺结核结核球形多呈圆形或类圆形（少数呈椭圆形），边界相对清，可能有卫星灶。

（3）病理学检查：肺癌靠支气管镜、经皮肺穿刺活检明确肿瘤细胞类型。肺结核靠痰涂片、培养找结核分枝杆菌或支气管镜病理查结核结节、干酪样坏死等。

案例中患者初步检查：入院体温38℃，右下肺呼吸音弱，胸部X线片示双肺纹理粗、右肺尖片状影，痰菌及抗酸初检阴性。进一步检查：PPD试验强阳性，再检痰浓缩集菌涂片抗酸菌阳性，确诊右上肺结核。

五、治疗

1. 化学治疗

（1）治疗原则：早期、联合、适量、规律、全程。我国对公共卫生安全高度重视，在《全国结核病防治规划（2024—2030年）》中强调要规范治疗管理，要求对传染性肺结核患者进行规范隔离治疗，有效减少传播。早期治疗可以及时控制结核分枝杆菌的繁殖，防止病变的扩散。联合使用多种抗结核药物可以增强杀菌效果，减少耐药性的产生。适量用药是为了保证药物在体内达到有效浓度，同时避免药物不良反应。规律用药和全程治疗是确保治疗效果，防止结核病复发的关键。

（2）常用药物：一线抗结核药物包括异烟肼（INH）、利福平（RFP）、吡嗪酰胺（PZA）、乙胺丁醇（EMB）、链霉素（SM）。异烟肼对结核分枝杆菌有高度选择性，能抑制结核分枝杆菌细胞壁的合成，是全效杀菌药。利福平能抑制结核分枝杆菌的RNA聚合酶，对细胞内外的结核分枝杆菌都有杀菌作用。吡嗪酰胺主要在酸性环境中发挥杀菌作用，对巨噬细胞内的结核分枝杆菌有较强的杀菌效果。乙胺丁醇可以抑制结核分枝杆菌的核糖核酸合成，是抑菌药，常与其他杀菌药联合使用，以防止耐药菌的产生。链霉素主要作用于结核分枝杆菌的核糖体，抑制蛋白质合成，对细胞外的结核分枝杆菌有杀菌作用。

2. 对症治疗

（1）发热：对于低热患者，一般采用物理降温方法，如温水擦浴等。如果是高热，可适当使用解热镇痛药，但要注意避免使用含有阿司匹林的药物，因为它可能诱发咯血。

（2）咳嗽咳痰：可使用止咳祛痰药物。中医药作为我国瑰宝，在诊治肺结核的咳嗽咳痰方面，具有明确的增效减毒作用。如果咳嗽较轻，可使用复方甘草片等止咳药；对于咳痰较多的患者，可选用氨溴索等祛痰药，帮助痰液排出，减轻呼吸道阻塞。

（3）咯血：少量咯血时，患者应卧床休息，保持安静，可适当使用止血药物，如氨基己酸等。如果是大量咯血，患者应患侧卧位，防止血液流入健侧肺，同时要保持呼吸道通畅，必要时需要进行气管插管或气管切开，紧急情况下可考虑使用垂体后叶激素止血。

3. 手术治疗 一般情况下，结核病主要通过药物治疗。但在一些特殊情况下，如药物治疗无效、存在严重的肺部病变如巨大空洞、反复咯血保守治疗无效、结核球等情况，可以考虑手术治疗。手术方式包括肺叶切除术、全肺切除术等，不过手术治疗风险较大，术后也需要继续进行抗结核药物治疗，防止结核病复发。

六、伴随症状

1. 全身伴随症状

（1）贫血：肺结核是一种慢性消耗性疾病，长期患病会导致身体慢性失血（如咯血）、营养摄入不足（食欲减退）和铁代谢异常等情况。这些因素综合起来会引起血红蛋白合成减少，使患者出现面色苍白、头晕、乏力、心悸等贫血症状。

（2）内分泌紊乱：在部分肺结核患者，尤其是女性患者中，会出现内分泌紊乱。如月经失调，这主要是因为结核分枝杆菌感染及机体的慢性消耗影响了下丘脑-垂体-卵巢轴的正常功能。患者可能出现月经量减少、周期延长或闭经等情况。

2. 局部伴随症状

（1）杵状指（趾）：在肺结核病情长期不愈，尤其是出现慢性肺功能损害，如慢性纤维空洞型肺结核的情况下，部分患者会出现杵状指（趾）。这是由于长期缺氧，导致手指或脚趾末端的软组织增生、膨大，呈鼓槌状。通常表现为手指或脚趾末端增粗、膨大，指甲从根部到末端呈拱形隆起。

（2）胸膜炎相关症状：当肺结核病变累及胸膜时，除了胸痛外，还可能伴有胸腔积液相关症状。患者会感到胸部憋闷，如果积液量较大，可出现明显的呼吸困难。体格检查可发现患侧胸廓饱满，触觉语颤减弱，叩诊呈实音，听诊呼吸音减弱或消失。

▶知识拓展

科赫：肺结核研究征程中的璀璨之星

在医学微生物学的浩瀚星空中，罗伯特·科赫宛如一颗极为耀眼的星辰，他在肺结核研究领域的卓越贡献，彻底改变了人类对这一古老疾病的认知与应对方式，为全球健康事业立下不朽功勋。

19 世纪，肺结核在世界范围内肆虐，被称为“白色瘟疫”，无数生命在其阴影下凋零。当时的医学界对肺结核的病因及发病机制知之甚少，治疗手段也极为有限。科赫，这位德国伟大的医生和微生物学家，以其敏锐的洞察力和坚定的决心，踏上了探索肺结核奥秘的艰难征程。

科赫早年在哥廷根大学接受了系统的医学教育，在学习和实践过程中，他展现出对微生物研究的浓厚兴趣和非凡天赋。毕业后，他在偏远的乡村行医，尽管医疗条件简陋，但他始终没有放弃对疾病根源的追寻。在那里，他开始尝试用显微镜观察各种疾病组织样本，希望能找到致病的线索。

回到实验室后，科赫凭借着自己精湛的实验技术和严谨的科学态度，全身心投入对结核分枝杆菌的研究中。他面临的首要难题是如何从众多的细菌中分离出结核分枝杆菌。经过无数次艰苦的实验，他不断改进培养方法，终于成功地在固体培养基上培养出了纯净的结核分枝杆菌。这一开创性的成果为后续深入研究该菌的生物学特性、致病机制及药物研发奠定了坚实基础。

为了进一步证实结核分枝杆菌就是肺结核的病原体，科赫又开展了一系列严谨的动物实验。他将培养出的结核分枝杆菌接种到健康动物体内，仔细观察动物的发病过程和病理变化。结果，接种后的动物出现了与人类肺结核相似的症状和病变，这一确凿证据有力地证明了结核分枝杆菌与肺结核之间的因果关系。

科赫的发现轰动了整个医学界，他的研究成果让人们对肺结核有了全新的认识，开启了科学防治肺结核的新纪元。基于他的发现，医学界开始探索针对结核分枝杆菌的治疗方法和预防策略。例如，卡介苗的研发就是在科赫研究的基础上，通过对牛型结核分枝杆菌进行减毒处理而制成的疫苗，在全球范围内广泛应用于预防肺结核，拯救了无数儿童的生命。

科赫在肺结核研究过程中所展现出的科学精神和创新思维，为后世医学研究树立了光辉典范。他的故事激励着一代又一代的医学科研人员在探索疾病奥秘的道路上奋勇前行，不断为人类健康事业开拓新的天地，攻克一个又一个医学难题。

考试知识点总结

本章小结

协和云课堂……　拓展练习及参考答案

（李蕊　刘瑜　王萱　徐佳）

第六章　循环系统疾病

教学课件

学习目标

素质目标

（1）具有耐心细致的工作态度和良好的意识。

（2）具有良好的临床职业素养。

知识目标

（1）掌握：循环系统疾病的临床表现、心功能分级、并发症、诊断要点。

（2）熟悉：循环系统疾病的辅助检查和鉴别诊断。

（3）了解：循环系统疾病的病因、发病机制。

能力目标

（1）具有对常见循环系统疾病的诊断与治疗能力，判断循环系统常见病预后的能力。

（2）具有心搏骤停的基本抢救技能。

·核心知识拆解·

循环系统作为人体的重要生命支持系统，负责血液的循环运输，维持机体各组织器官的正常生理功能。当循环系统发生病理改变时，不仅影响心血管系统本身的功能，还会波及全身各个脏器，严重危害患者的生命质量和预后。

第一节　心力衰竭

案例导入

【案例】

患者，女性，62岁。胸闷，气短，双下肢水肿，反复发作10年，一周前上述症状加重并伴不能平卧。平卧时胸闷、气短加重，半坐卧位及坐位缓解。

查体：双肺呼吸音粗，肺底可闻及湿啰音，心尖搏动位于胸骨左侧第5肋间腋前线，心界扩大，第一心音减弱，肺动脉瓣区第二心音亢进，颈静脉搏动增强，肝肋下5cm，剑突下7cm，双下肢凹陷性水肿。查体：体温36.4℃，脉搏96次/分，呼吸27次/分，血压105/85mmHg。

【问题】

1. 请分析该患者最可能的诊断是什么。
2. 请分析该患者应如何治疗。

案例中患者出现胸闷气短，双下肢水肿，平卧时胸闷气短加重，半坐卧位及坐位缓解等症状；出现双肺呼吸音粗，肺底可闻及湿啰音，心尖冲动位于胸骨左侧第5肋间腋前线，心界扩大，第一心音减弱，肺动脉瓣区第二心音亢进，颈静脉搏动增强，肝肋下5cm，剑突下7cm，双下肢凹陷性水肿，呼吸27次/分等体格检查异常，均为心力衰竭的相关临床表现。本节主要通过学习循环系统疾病心力衰竭的病因和发病机制、临床表现与并发症、辅助检查、诊断与鉴别诊断以及该疾病的治疗、预后，解决案例中的疾病诊断与治疗的问题。

一、概述

心力衰竭（HF）是因心脏结构、功能性疾病，损害心室充盈和射血而引起的一组临床综合征。主要表现为呼吸困难、体力活动受限和体液潴留。

心力衰竭大多数情况下是因为心肌收缩力下降，导致心排血量不能满足机体代谢的需要，器官、组织血液灌注不足，并出现肺循环、体循环淤血的表现；少数情况下心排血量尚正常，但由于冠心病和高血压心脏病心功能不全的早期等疾病，引起左心室充盈压增高，肺静脉回流受阻，从而引起肺循环淤血。

心力衰竭时通常伴有肺循环和/或体循环的充血，又称之为充血性心力衰竭。

二、病因和发病机制分析

心力衰竭往往由于各种类型的心脏及大血管疾病引起，就是心肌舒缩（泵血）功能障碍。引起心肌舒缩功能障碍的原因主要有原发性心肌舒缩功能障碍及心脏负荷过重两大类。

1. 原发性心肌舒缩功能障碍

（1）缺血性心肌损害：冠状动脉硬化性心脏病、心肌缺血、心肌梗死是常见的原因，一般预后较差。

（2）心肌炎和心肌病：各种类型的心肌炎和心肌病，如弥漫性心肌炎、扩张型心肌病、肥厚型心肌病及结缔组织病的心肌损害等。

（3）心肌代谢障碍：糖尿病性心肌病，严重的维生素B缺乏、心肌淀粉样变性等。

2. 心脏负荷过重

（1）压力负荷（后负荷）过重：即收缩期负荷过重，是指心脏在收缩时所承受的阻抗负荷增加。

1）左心室后负荷过重：多见于高血压、主动脉瓣狭窄等。

2）右心室后负荷过重：见于二尖瓣狭窄、慢性阻塞性肺疾病导致的肺动脉高压、肺栓塞等。

（2）容量负荷（前负荷）过重：即舒张期负荷过重，是指心脏在舒张期所承受的容量负荷过大。

1）左心室负荷过重：多见于心脏瓣膜关闭不全导致血液反流，如主动脉瓣关闭不全、二尖瓣关闭不全。

2）右心室负荷过重：见于心脏和动、静脉分流性疾病，如室间隔缺损、房间隔缺损、动脉导管未闭等。

（3）心室舒张期充盈受限（心室前负荷不足）：常见于心室舒张期顺应性降低，如高血压心肌肥厚、心包缩窄等，心室充盈受限，使心室前负荷不足，体循环与肺循环淤血导致心力衰竭。

三、诱因

诱发心力衰竭的常见因素如下。

（1）感染：最常见的诱因，以呼吸道感染最常见。

（2）心律失常。

（3）血容量增加。

（4）过度劳累或情绪激动。

（5）不适当的药物治疗。

（6）原有心脏病变加重或并发其他疾病。

四、分类

根据发生部位，分为左心衰、右心衰和全心衰。根据发病缓急，分为急性和慢性心力衰竭。根据发生的时期，分为收缩性和舒张性心力衰竭。

五、心功能分级

（一）心功能分级

心功能分级可采用美国纽约心脏病协会（NYHA）标准，一般将心功能分为四级。

该标准是根据心脏病患者活动能力，针对左心功能不全的分级。

1. 心功能Ⅰ级 体力活动不受限，一般体力活动不引起疲劳、心悸，呼吸困难，心绞痛（为心功能代偿期）。

2. 心功能Ⅱ级（轻度） 体力活动轻度受限，休息时无症状，一般体力活动会引起疲乏、心悸、呼吸困难或心绞痛（Ⅰ度心力衰竭）。

3. 心功能Ⅲ级（中度） 有心脏病，体力活动明显受限，休息时无自觉症状，小于平时一般活动即可引起疲劳、心悸、呼吸困难或心绞痛（Ⅱ度心力衰竭）。

4. 心功能Ⅳ级（重度） 不能从事任何体力活动，休息时仍可存在心力衰竭症状或心绞痛。即呼吸困难和疲乏，进行任何体力活动都会使症状加重（Ⅲ度心力衰竭）。

（二）6分钟步行距离（6 minutes walking distance，6MWD）

1. 6MWD <150m 提示重度心衰。
2. 6MWD为150~450m 提示中度心衰。
3. 6MWD >450m 提示轻度心衰。

六、临床表现

（一）慢性心力衰竭

慢性心力衰竭是心血管疾病终末期的表现和主要死因，其发病率高，5年存活率与恶性肿瘤相近。冠心病、高血压已成为慢性心力衰竭的主要病因。

左心衰竭常见，单纯右心衰竭少见。左心衰竭后，继发右心衰竭称为全心衰竭，临床多见。

1. 左心衰竭 主要为肺淤血、心排血量降低所致的临床综合征。

（1）症状

1）呼吸困难：主要是不同程度的呼吸困难。

劳力性呼吸困难：是左心衰竭最早和最常见的症状，心力衰竭程度越重，导致呼吸困难的运动量越小。

端坐呼吸：肺循环淤血加重到一定的程度时，患者出现不能平卧，平卧时回心血量增多，并且横膈上抬，使呼吸困难加重。高枕卧位、半卧位、端坐时才可使憋气好转。

夜间阵发性呼吸困难和急性肺水肿：患者入睡后因突然憋气而惊醒，被迫采取坐位，出现严重的呼吸困难，重者可有哮鸣音，称之为心源性哮喘。多数患者于端坐休息后可自行缓解。严重者出现急性肺水肿。

2）咳嗽、咳痰、咯血：常始于夜间，坐位或站立位咳嗽可缓解，咳白色浆液性泡沫样痰，还可见痰中带血丝。长期慢性淤血，肺静脉压升高，则可引起大咯血。

3）乏力、疲倦、头晕、心悸：因心排血量减少，组织器官灌注不足及反射性交感神经兴奋，心率代偿性增快所致。

4）少尿及肾功能损害：严重的左心衰竭，首先肾血流量明显减少，可出现少尿。长期慢性肾血流量减少，则血尿素氮、肌酐升高，同时伴有肾功能不全的相应症状。

案例中患者胸闷气短，平卧加重，半坐卧位及坐位缓解。

（2）体征

1）肺部体征：湿啰音。随着病情进展，肺部湿啰音可从局限于肺底至满布全肺，这是左心衰竭的重要体征。

2）心脏体征：原有心脏病体征，如心率快，心尖区舒张期奔马律和肺动脉瓣区第二心音亢进。左心室增大，心尖冲动向左下移位，心尖部可出现收缩期杂音。

3）交替脉：脉搏强弱交替，轻者仅在测血压时发现。

案例中患者出现双肺呼吸音粗，肺底可闻及湿啰音的肺循环淤血体征，患者心尖冲动位于胸骨左侧第5肋间腋前线，心界扩大，第一心音减弱，肺动脉瓣区第二心音亢进。

2. 右心衰竭 以体静脉淤血的表现为主。

（1）症状：胃肠道及肝脏淤血引起腹胀、食欲缺乏、恶心、呕吐、上腹及右季肋部疼痛等是右心衰最常见的症状。常伴劳力性呼吸困难。肾淤血引起少尿、夜尿增多、蛋白尿和不同程度的肾功能减退。

（2）体征

1）水肿：体静脉压力升高导致水肿，首发于身体最低垂的部位，常为对称性、可压陷性。是右心衰竭的重要体征。严重时可出现胸腔积液、腹水和心包积液。

2）颈静脉征：右心衰早期最主要的体征有颈静脉的搏动增强、充盈、怒张，特征性体征为肝颈静脉回流征阳性。

3）肝大：因淤血增大，通常伴有压痛，持续慢性右心衰可致肝硬化，晚期出现肝功能受损、黄疸及大量腹水。

4）心脏体征：基础心脏病的相应体征，右心衰时可出现三尖瓣关闭不全的杂音。

案例中患者颈静脉搏动增强，肝肋下 5cm，剑突下 7cm，双下肢凹陷性水肿。

3. 全心衰竭 包含上述左心衰及右心衰的临床表现。

案例中患者出现胸闷气短，双下肢水肿反复发作 10 年，既有左心衰的表现又有右心衰的表现，可诊断为慢性心力衰竭（全心衰竭）。

（二）急性心力衰竭

急性心力衰竭是指由急性心脏病变引起心肌收缩力明显降低，或心室负荷加重而导致心排血量显著、急骤降低，丧失排血功能，出现组织器官灌注不足及急性肺淤血的综合征。

临床上急性左心衰较为常见，表现为急性肺水肿（急性肺淤血），如不及时抢救，会发生心源性休克，心脏停搏，属于危急重症。急性右心衰及急性肺源性心脏病常为大面积肺梗死引起。

急性心力衰竭起病急骤，以急性肺水肿为主要表现。突然发生严重呼吸困难，呼吸频率达到每分钟 30~40 次，患者强迫坐位、发绀、大汗、烦躁，咳嗽频繁，严重时咳粉红色泡沫样痰。特别严重者可因脑组织缺氧出现神志模糊。发病初期血压一过性升高，病情进展，血压持续下降甚至出现休克。听诊：双肺满布大、中水泡音和哮鸣音，心尖部第一心音减弱，频率增快，同时有舒张早期奔马律，肺动脉瓣听诊区第二心音亢进。终可因心源性休克或窒息而死亡。

七、辅助检查

明确是否有基础性心脏病、判断心力衰竭的类型和程度，并可指导治疗方案的选择。

1. X 线检查

（1）心脏扩大：心脏扩大的程度及动态改变，也可间接反映心脏功能状态。

（2）肺淤血：直接反映心脏功能状态。在肺叶外侧可见清晰的水平线状影-克利 B 线（Kerey B line），是肺间质水肿的表现，也是慢性肺淤血的特征性表现。肺动脉高压时，肺动脉影增宽，部分可见胸腔积液；肺泡性肺水肿时肺门血管影模糊，肺门影呈蝴蝶状，甚至弥漫性肺内大片阴影。

2. 心电图 可有心肌肥厚、心房扩大、心室扩大等心电图表现；心率、心脏节律、传导状况等改变可作为病因的诊断依据。

3. 超声心动图　一般采用经胸超声心动图，比X线检查更准确，可提供各心腔大小变化、心脏瓣膜结构以及室壁运动情况，同时可评估心脏收缩和舒张功能，是否存在心包病变等。

4. 放射性核素检查　放射性核素心血池显影，可判断心室腔大小，可计算射血分数（EF）值，同时还可计算左心室最大充盈速率，能反映出心脏舒张功能。

5. 心肺吸氧运动试验　运动状态下通过测定患者对运动的耐受，可判断心脏的功能状态。通过心肺吸氧运动试验，可得到两个数据。

（1）最大耗氧量：指虽继续增加运动量，耗氧量已达高峰值，不再增加时的值。心功能正常时，该值>20ml/(min·kg)，心功能轻至中度受损时为16~20ml/(min·kg)，中至重度10~15ml/(min·kg)，极重损害<10ml/(min·kg)。

（2）无氧阈值：指在递增负荷的运动中，人体的供能全部由有氧代谢供能而转为由有氧代谢和无氧代谢共同供能的转折点，称为无氧阈值。此值越低说明心功能越差。

6. 有创性血流动力学检查　对急性重症心力衰竭患者必要时采用床边漂浮导管，监测肺动脉楔压（PAWP）及计算心指数（CI），直接反映左心功能。正常时CI>2.5L/（min·m^2）；肺毛细血管楔嵌压（PCWP）<12mmHg。

7. 生化检查

（1）血浆BNP（钠尿肽，又称脑钠肽）的测定：血浆BNP浓度与左室舒张末压升高、左室射血分数降低及心功能NYHA分级增高密切相关，其测定有助于心力衰竭诊断及预后判断。

（2）肝功能：长期右心衰或心衰急性加重，因肝淤血可产生转氨酶和胆红素升高。

（3）血浆白蛋白：由于肾淤血和/或低灌注而发生蛋白尿可导致低蛋白血症。

八、诊断

1. 慢性心力衰竭　根据典型症状与体征，心力衰竭的诊断并不困难。左心衰竭可依据原有心脏病的体征及程度不同的呼吸困难等进行诊断，右心衰竭可依据原有心脏病的体征及颈静脉怒张、肝大、水肿等进行诊断，全心衰竭可依据原有心脏病的体征及左、右心衰竭表现进行诊断。另外，BNP水平已成为心力衰竭诊断的血清“标志物”。

2. 急性心力衰竭　突然发生严重呼吸困难，呼吸频率可达每分钟30~40次；强迫坐位、发绀、大汗、烦躁，咳嗽频繁，咳粉红色泡沫样痰。听诊双肺满布湿啰音及哮鸣音，心尖部第一心音减弱、频率快，伴舒张早期第三心音，可闻及奔马律，肺动脉瓣第二心音亢进。发病开始可有一过性血压升高，病情加重时患者血压下降，脉搏细弱，神志模糊，甚至昏迷、休克。辅助检查中超声心动图示左室增大；X线检查示肺淤血征象及心影增大等；PCWP>18mmHg（正常平均值6~12mmHg）。

九、治疗

心力衰竭的治疗原则为缓解症状，提高患者生活质量，改善预后。一般采用综合治疗。

（一）一般治疗

1. 休息　急性失代偿期患者需短期卧床休息，但每日应进行被动肢体活动以预防深静脉血栓及肌肉萎缩；病情稳定（NYHA Ⅱ~Ⅲ级）者，应在心肺康复监护下，通过6分钟步行试验评估运动耐量，从床边坐起、短时站立逐步过渡至步行或踏车等低强度有氧运动（目标心率控制在静息心率+20次/分以内），并联合阻力训练以改善功能状态。

2. 改善生活方式 避免精神刺激；戒烟、戒酒；肥胖症患者控制体重；控制钠盐摄入，轻度心力衰竭患者应控制在2~3g/d，中重度者<2g/d，低脂饮食，严重心力衰竭伴明显消瘦者应营养支持。

案例中的患者可通过控制体力活动，改善生活方式，缓解症状。

（二）病因治疗

1. 基础疾病治疗 对所有可能导致心脏功能受损的疾病，应尽早、有效治疗，如高血压、冠心病、糖尿病、代谢综合征等。

2. 消除诱因 常见诱因为感染，尤其是呼吸道感染，积极抗感染治疗。

案例中的患者如有高血压、冠心病等应积极治疗，平时生活中应注意预防呼吸道感染。

（三）药物治疗

1. 利尿药 最常用，通过排钠排水可减轻心脏容量负荷，缓解淤血、减轻水肿。原则上，慢性心衰患者应长期使用利尿药，水肿消失后，也应最小剂量长期维持。常用的利尿药有噻嗪类（氢氯噻嗪），袢利尿药（呋塞米），保钾利尿药（螺内酯、氨苯蝶啶和阿米洛利）。

2. 肾素-血管紧张素-醛固酮系统抑制剂

（1）血管紧张素转换酶抑制剂（ACEI）：是治疗心力衰竭的首选药物，可降低心力衰竭死亡率，作用机制：①抑制肾素血管紧张素系统（RAS）；②抑制缓激肽的降解。ACEI目前种类很多，有卡托普利、贝那普利、培哚普利、米达普利、赖诺普利等。血管神经性水肿、无尿性肾衰竭、妊娠和哺乳期妇女及药物过敏者禁用；双侧肾动脉狭窄、血肌酐水平明显升高、高钾血症及低血压者应慎用。ACEI引起干咳者，改用血管紧张素受体拮抗剂（ARB）。

（2）血管紧张素Ⅱ受体拮抗剂（Angiotensin Ⅱ antagonists）：常用氯沙坦、缬沙坦。

3. β受体阻断药 心力衰竭时，交感神经兴奋性增强，β受体阻断药可拮抗。但因β受体阻断药有负性肌力作用，临床应慎重使用，一般在使用利尿药和ACEI的基础上用β受体阻断药。常用药物有酒石酸美托洛尔、琥珀酸美托洛尔、卡维地洛、比索洛尔等。禁用于气管痉挛性疾病、心动过缓、Ⅱ度及以上房室阻滞（除外已安装起搏器）患者；有明显液体潴留，需大量利尿者，暂不能用。

4. 洋地黄类药物 洋地黄具有正性肌力作用，同时可通过降低神经内分泌系统的活性治疗心力衰竭。药物包括地高辛、洋地黄毒苷及西地兰和毒毛花K等。适应证为各种充血性心力衰竭；使用利尿药、ARB和β受体阻断药治疗中若心力衰竭症状持续，可加用地高辛。

5. 醛固酮受体拮抗剂 在ACEI基础上可加用醛固酮受体拮抗剂，如依普利酮。

6. 其他 肾上腺素受体激动药，如多巴胺及多巴酚丁胺，磷酸二酯抑制剂仅限于重症心力衰竭时短期应用。扩血管药肼屈嗪和硝酸异山梨酯曾广泛用于治疗心力衰竭。

案例中的患者可选择使用利尿药、ACEI、ARB、β受体阻断药、洋地黄类药物、醛固酮受体拮抗剂等进行治疗。

（四）慢性心力衰竭的治疗

根据 NYHA 分级选择药物。

1. Ⅰ级 危险因素控制、ACEI。
2. Ⅱ级 ACEI、利尿药、β 受体阻断药、用或不用地高辛。
3. Ⅲ级 ACEI、利尿药、β 受体阻断药、地高辛。
4. Ⅳ级 ACEI、利尿药、地高辛、醛固酮受体拮抗剂、病情稳定者慎重使用 β 受体阻断药。

（五）急性心力衰竭的治疗

急性左心衰竭是内科危急重症之一，表现为急性肺水肿，患者出现缺氧、严重呼吸困难，可导致死亡，需急救处理。

治疗原则：降低左心房压和/或左心室充盈压；增加左心室心排血量；减少循环血量；减少肺泡内液体渗出，改善呼吸气体交换。

1. **体位** 坐位，双腿下垂，减少静脉回流。
2. **吸氧** 立即高流量鼻导管给氧；病情严重者，应采用面罩呼吸机持续加压给氧。
3. **镇静** 常用吗啡：扩张动脉、静脉，减轻前后负荷，可使血液中儿茶酚胺水平下降，消除焦虑，减少躁动带来的额外心脏负担。
4. **快速利尿** 呋塞米或依他尼酸钠加入葡萄糖溶液静脉推注；除利尿外，还可扩张静脉利于肺水肿缓解。
5. **扩血管** 静脉滴入硝普钠可减轻前后负荷；酚妥拉明可扩张小动脉；舌下含化或者静脉滴注硝酸甘油，减轻前负荷，降低肺毛细血管楔压，症状可迅速缓解。
6. **强心药** 2 周内未用过洋地黄类药物者可考虑毛花苷 C 静脉给药。冠心病、急性心肌梗死者发生急性左心衰竭，在急性心肌梗死 24 小时内，不用洋地黄类药物。
7. **缓解支气管痉挛** 静脉滴注氨茶碱解除支气管痉挛，减轻呼吸困难，静脉滴注或静脉推注地塞米松可缓解支气管痉挛。
8. **病因治疗** 急性症状缓解后，应对诱因及基本病因进行治疗。

十、预后

心力衰竭的预后与诱因、病因、治疗，尤其是心力衰竭程度均有关。心脏疾病患者早诊断、早治疗，保护心功能，积极预防心力衰竭尤为重要。一旦发生心力衰竭尽早正规治疗，避免病情延误。

▶知识拓展

肺动脉楔压

肺动脉楔压是指血液流经肺循环对肺动脉血管产生的侧压力，由漂浮导管远端直接测得，分为收缩压和舒张压。肺循环是一个高容量、低阻力系统，肺动脉肌层壁薄且不完整，所以有较大的伸展性和容量贮备能力。肺循环动脉部分总的阻力大致和静脉部分相等，故血流在动脉部分的压力降落和在静脉部分的压力降落相等。由于肺循环血管对血流的阻力小，所以右心室的每分输出量虽和左心室基本相等，但肺动脉压远远低于主动脉压。

肺动脉楔压正常范围：6~12mmHg；升高(>12mmHg)提示肺淤血(左心功能不全)，在无二尖瓣狭窄存在时，舒张中、晚期左心房压与左心室压相等。肺静脉压在多数情况下与左心房压相等，平均肺动脉楔压可用于临床估测平均左心房压和左心室充盈压。

第二节　原发性高血压

微课：原发性高血压

案例导入

【案例】

患者，男性，56 岁。记忆力减退，耳鸣，间断头晕、头痛 3 年。因头晕、头痛加重 3 天入院。

查体：体温 36.5℃，脉搏 83 次/分，呼吸 24 次/分，血压 195/110mmHg。听诊双肺呼吸音清，未闻及异常杂音，心音有力，律齐，各瓣膜听诊区未闻及病理性杂音。触诊腹软无压痛、反跳痛等。

实验室检查：无明显异常。辅助检查：心电图未见明显异常、脑 CT 无异常。

【问题】

1. 请分析该患者的临床诊断是什么？
2. 请分析该患者如不及时进行有效的综合治疗，可能会出现的并发症有哪些？

案例中患者出现记忆力减退，头晕、头痛的症状，体格检查 BP 195/110mmHg，均为高血压的症状和体征。本节主要通过原发性高血压病因病机、临床表现、辅助检查、诊断和治疗，解决该患者疾病的诊断。

一、概述

高血压是以体循环动脉压力升高超过正常水平为主要表现的临床综合征，是常见的心血管疾病之一。高血压可分为原发性高血压和继发性高血压两大类。

原发性高血压，又称之为高血压病，占高血压 95%以上。长期高血压患者，可影响重要脏器心、脑、肾等的功能，最终导致重要器官的功能衰竭，是心血管疾病死亡的主要原因之一。继发性高血压是某些确定疾病和原因引起的血压升高（如嗜铬细胞瘤、肾动脉狭窄、妊娠高血压综合征、原发性醛固酮增多症、库欣综合征等），约占高血压 5%以下。本节主要讨论原发性高血压（高血压病）。

高血压病是最常见的心血管疾病。不同地区、种族及年龄，发病率不同。发达国家较发展中国家高，同一国家不同种族之间也有差异。近年来，我国高血压病的发病率明显上升，老年人较常见。据统计显示，我国成人高血压病患病率达 31.6%，患病人数约为 2.45 亿。患病率城市高于农村，北方高于南方。

二、病因和发病机制分析

高血压病病因尚未阐明，一般认为是遗传因素与环境因素相互作用使正常血压调节机制失衡所致。

1. 遗传因素　高血压病具有遗传易感性，有明显的家族聚集倾向。

2. 环境因素

（1）饮食：膳食中高钠、低钾、低钙和低镁者，高血压病患病率较高。吸烟、饮酒者高血压病发病率明显增高。

（2）肥胖：超重或肥胖是血压升高的重要危险因素，尤其是腹型肥胖者。体质指数（BMI）偏高是血压升高的独立危险因素。

（3）精神应激：长期从事紧张工作者易患高血压病，脑力劳动者高血压病患病率超过体力劳动者，长期生活在噪声环境者患高血压病也较多。

（4）胰岛素抵抗：高血压病患者大多空腹胰岛素水平增高，糖耐量有不同程度降低，提示高血压病患者有胰岛素抵抗。

三、病理

早期仅表现为心排血量增加，无明显病理学改变。随着病程进展可出现全身小动脉玻璃样变，中层平滑肌细胞和纤维组织增生，管壁增厚、变硬，管腔狭窄，最终导致重要器官心脏、脑、肾等出现缺血损伤。高血压病也可促使动脉粥样硬化。

四、临床表现及并发症

（一）临床表现

1. 症状　高血压病通常起病隐匿，进展相对较慢。早期常无症状，随病情的发展，可出现头晕、头胀、头痛、记忆力减退、健忘、耳鸣、注意力不集中，以及易怒等精神症状，可与血压升高程度不一致。症状多可自行缓解。部分患者无明显症状，体检时发现血压升高。

2. 体征　主要是血压升高和靶器官损害的表现，常见心界轻度扩大、主动脉瓣区第二心音亢进或呈金属音、可闻及收缩期杂音或喀喇音。长期持续血压升高可有左心室肥厚并可闻及第四心音。有的患者颈部或腹部可听到血管杂音。

案例中患者出现记忆力减退，头晕、头痛的症状，查体血压 195/110mmHg，均为高血压病的症状和体征。

（二）靶器官损害的并发症

血压长期升高可导致靶器官心脏、脑、肾、视网膜及血管损害的表现。

1. 心脏　高血压病引起的心脏改变主要包括左心室肥厚和冠状动脉粥样硬化。左心室肥厚最终导致充血性心力衰竭，还可出现心绞痛、心肌梗死、猝死等。

2. 脑 可形成脑动脉粥样硬化，引发短暂性的脑缺血发作、脑动脉血栓形成。颈动脉粥样硬化也可导致同样的后果。长期血压升高可使脑内小动脉形成微小动脉瘤，导致脑出血。血压极度升高可发生高血压脑病，严重头痛、恶心、呕吐甚至不同程度的意识障碍、昏迷或惊厥，降低血压可逆转。

3. 肾 长期持久的血压升高使肾小球内囊压力增高，进而致肾小球损害，同时高血压病可加速肾动脉粥样硬化使肾实质缺血、肾功能损害，最终出现肾功能衰竭。

4. 视网膜 早期视网膜小动脉痉挛，随着病情进展出现小动脉硬化。血压急骤升高可引起眼底视网膜渗出和出血。

5. 血管 除心脏、脑、肾、视网膜的血管病变外，严重者可出现主动脉夹层，甚至破裂而致命。主动脉内血液通过主动脉内膜裂口处渗入至主动脉壁中层形成血肿，使中膜分裂，并沿主动脉长轴延伸剥离而出现严重的心血管并发症。患者突发剧烈疼痛，疼痛可位于胸、腹或背部。主动脉夹层如破裂入心包腔，引起急性心脏压塞。

案例中患者如不及时有效，长期的治疗，控制并稳定血压，将会发生靶器官损害，引起心脏左心室肥厚和冠状动脉粥样硬化出现心绞痛、心肌梗死、心力衰竭甚至猝死。也会出现靶器官脑的动脉粥样硬化，引起短暂性的脑缺血发作以及脑动脉血栓形成，长期高血压可使脑内小动脉形成微小动脉瘤，导致脑出血。长期高血压，肾小球损害，肾动脉粥样硬化使肾实质缺血、肾功能损害，最终出现肾功能衰竭。血压急剧升高时眼底视网膜渗出和出血。更严重的高血压可促使主动脉夹层形成并破裂，常可致命。鉴于以上并发症，我们应将患者血压控制在正常范围内，有效地预防高血压并发症的发生，并做好患者教育，积极配合长期治疗。

五、辅助检查

1. 尿常规 早期高血压病患者尿常规无异常变化，后期肾脏受累，则可出现蛋白尿，偶见管型等。

2. 血液生化 高血压病患者一般可定期进行血钾、空腹血糖、总胆固醇、甘油三酯、高密度脂蛋白胆固醇、低密度脂蛋白胆固醇、血尿酸、血尿素氮、肌酐的检查。部分高血压病患者可伴血清总胆固醇、甘油三酯、低密度脂蛋白胆固醇增高，高密度脂蛋白胆固醇降低，血糖和尿酸水平增高。一般成人肌酐>159μmol/dl（1.8mg/dl），提示有肾损害。

3. 心电图 高血压性心脏病可出现左心室肥厚或伴心肌劳损的心电图改变。严重者还可有室性期前收缩、心房纤颤等。

4. X 线检查 高血压心脏病时，胸部 X 线可见主动脉弓部延长与扩大，左心室扩大。若出现左心衰竭，则可见肺淤血、肺门充血明显等。

5. 超声心动图 对左心室肥厚诊断可靠，高血压病常致左心室肥大，后期可导致心力衰竭。

6. 眼底检查 眼底视网膜动脉硬化程度是高血压分级分期的依据之一。目前常用 Keith-Wagener 眼底分级法。①Ⅰ级：视网膜动脉变细、反光增强。②Ⅱ级：视网动脉狭窄、动静脉交叉压迫。③Ⅲ级：在Ⅱ级病变基础上有眼底出血、棉絮状渗出。④Ⅳ级：在Ⅲ级病变基础上发生视盘水肿。缓进型高血压以Ⅰ、Ⅱ级眼底变化为主，而急进型高血压则以Ⅲ、Ⅳ级眼底变化为主。

7. 其他 24 小时动态血压监测、颈动脉超声、血同型半胱氨酸、脉搏波传导速度及踝臂血压指数等。

六、诊断

1. 高血压病诊断标准　高血压病的诊断主要依据所测的血压值。采用经核准的水银柱血压计。测量安静休息坐位上臂肱动脉部位血压。在未使用降压药的情况下，一般需测量非同日三次血压值，取其平均值。收缩压≥140mmHg 和/或舒张压≥90mmHg 即诊断为高血压病。

案例中的患者可在非同 1 日，再测量 3 次血压，平均值均高于收缩压≥140mmHg 和/或舒张压≥90mmHg 即诊断为高血压病。

2. 动态血压监测的诊断标准　通过 24 小时动态血压监测，进一步评估患者血压状态，其诊断标准见表 6-1。

表 6-1　动态血压监测下的高血压阈值　（单位：mmHg）

动态血压	收缩压（SBP）		舒张压（DBP）
白昼血压	≥135	和/或	≥85
夜间血压	≥120	和/或	≥70
24 小时平均值	≥130	和/或	≥80

3. 高血压病分级　人群中血压呈连续正态分布，高血压病的标准是根据临床及流行病学资料人为界定的。可根据血压升高水平，进一步将高血压分为 3 级（表 6-2）。

表 6-2　血压水平的定义和分类　（单位：mmHg）

类别	收缩压（SBP）		舒张压（DBP）
正常血压	<120	和	<80
正常高值	120～130	和/或	80～89
高血压	≥140	和/或	≥90
1 级（轻度）	140～150	和/或	90～99
2 级（中度）	160～170	和/或	100～109
3 级（重度）	≥180	和/或	≥110
单纯收缩期高血压	≥140	和	<90

4. 高血压病患者心血管危险分层　高血压病的严重程度并不单纯与血压升高的水平有关，必须结合患者的心血管疾病危险因素及合并的靶器官损害程度进行全面的评价，其治疗目标及预后的判断也必须以此为基础。

影响高血压病患者心血管预后的危险因素包括吸烟、血脂异常、糖尿病、年龄>55 岁（男）或>60 岁（女）、心血管病家族史（发病年龄女性<65 岁，男性<55 岁）、腹型肥胖（腰围男性≥90cm，女性≥85cm，或肥胖 BMI≥28kg/m^2）。高血压病患者心血管危险分层见表 6-3。

表 6-3 高血压病患者心血管危险分层标准

危险因素和病史	1 级	2 级	3 级
无	低危	中危	高危
1~2 个危险因素	中危	中危	极高危
≥3 个危险因素或靶器官损害	高危	高危	极高危
有临床并发症或糖尿病	极高危	极高危	极高危

七、特殊临床类型

高血压病大多进展缓慢，病程可长达 10 余年，早期症状轻微，后期逐渐导致靶器官损害。但少数患者表现为急进型、危重症，或具有特殊表现而形成不同的临床类型。

1. 恶性高血压病 多为中、重度高血压病发展而来，少数起病即为急进型，发病机制尚不清楚。病理上以肾小动脉纤维样坏死为突出特征。临床表现为发病及进展急骤，多见于中年、青年。血压显著升高，舒张压持续>130mmHg。患者出现头痛、视物模糊、眼底出血、渗出和视盘水肿，持续蛋白尿、血尿及管型尿，常伴肾功能不全。进展迅速，如不及时治疗，预后差，可死于肾功能衰竭、脑卒中或心力衰竭。如有上述表现但无视盘水肿，则称为急进型高血压。

2. 高血压危重症

（1）高血压危象：高血压病患者在某些诱因（突发精神创伤、过度紧张、焦虑、疲劳、寒冷刺激及女性内分泌紊乱等）过度刺激下，引起交感神经亢进，血液中儿茶酚胺增高，周围血管阻力突然上升，血压急剧升高，收缩压可达到 260mmHg，舒张压可达到 120mmHg，称为高血压危象。临床表现为头痛、烦躁、面色苍白或潮红、多汗、眩晕、恶心、呕吐、心悸、气急及视物模糊等症状。伴靶器官损害者可出现心绞痛、肺水肿或高血压脑病。血压以收缩压显著升高为主，也可伴舒张压升高，且发作一般历时短暂，必须紧急处理，控制血压后病情可迅速好转，但易复发。

（2）高血压脑病：高血压病病程中发生急性脑血循环障碍，导致脑水肿和颅内压增高而产生的临床表现。发生机制可能为过高的血压突破了脑血管的自身调节机制，导致脑灌注过多，毛细血管压力过高，渗透性增强导致脑水肿。临床表现有严重头痛、恶心、呕吐，轻者可仅有烦躁、意识模糊，严重者可发生抽搐、昏迷。及时治疗其症状可消失，不及时治疗或治疗不当会导致脑损伤甚至死亡。

八、治疗

高血压病目前尚无根治方法，可采用非药物治疗、药物治疗，将血压控制在正常范围内，并有效地预防高血压并发症的发生。有研究证据表明，收缩压每下降 10~20mmHg 或舒张压下降 5~10mmHg，3~5 年内脑卒中、心血管病和死亡事件分别减少 38%、16% 和 2%，心力衰竭减少 50% 以上。

1. 治疗基本原则 应结合高血压危险分层制订个体化方案。①低危者：改善生活方式，6 个月后无效，再给予药物治疗。②中危者：先改善生活方式，观察患者的血压和其他危险因素，然后根据情况决定是否药物治疗。③高危者：改善生活方式的同时必须立即药物治疗。④极高危患者：必须立即对高血压和并存的危险因素等强化治疗。绝大多数患者需终身服药。

2. 治疗目标 使血压降至正常或接近正常的水平，防止或减少心脑血管、肾的并发症，降低死亡率和致残率。只有缓慢而平稳地（1~2 周内逐渐下降）将血压降至目标水平以下，才可降低心脑血管事件风险，并减轻患者症状。

3. 血压控制目标 血压控制目标为<140/90mmHg，老年人（年龄>65 岁）血压控制目标<150/90mmHg。合并糖尿病或慢性肾病者治疗要个体化，血压控制目标一般<130/80mmHg。

4. 非药物治疗 适用于所有高血压患者。

（1）控制体重：有助于降低胰岛素抵抗、降血脂，延缓或逆转左心室肥厚的发生与发展。BMI 应控制在 24kg/m^2 以下。

（2）合理膳食：主要包括限制钠盐摄入，每人每日食盐摄入量不超过 6g 为宜。减少膳食中的脂肪，少吃或不吃肥肉和动物内脏。多吃蔬菜、水果等富含维生素与纤维素类食物，摄入足量蛋白质和钾、钙、镁，必要时补充叶酸。

（3）戒烟、戒酒。

（4）适量运动：运动方案各异，根据血压升高水平、靶器官损害及年龄、气候条件等而定。可依据年龄、体质选择散步、慢跑、太极拳、快步走等。每周 3~5 次中等量运动。

（5）保持健康心态：高血压病患者应努力保持宽松、平和、乐观的健康心态。减轻精神压力，保持心态平衡。

5. 药物治疗

（1）用药原则

1）长期：高血压病是一种终身性疾病，一旦确诊后应坚持终身治疗。

2）小剂量：自最小有效剂量开始，视情况逐渐加量以获得最佳的疗效。

3）长效制剂：尽量选择每天口服 1 次长效制剂，以保证 24 小时内平稳控制血压，避免血压 1 天内大幅波动，有效防止靶器官损害。

4）联合用药：难以控制的高血压病，为使降压效果增大而不增加不良反应，可采用 2 种或多种降压药联合治疗，2 级以上高血压病为达到目标血压常需联合治疗。

5）个体化：根据药物的治疗效果和患者的耐受性，兼顾患者的经济情况，选择适合的药物及其剂量。

（2）降压药物选择：目前一线降压药物主要有 6 大类，即利尿药、α 受体阻断药、β 受体阻断药、钙通道阻滞药（CCB）、ACEI、ARB。

1）利尿药：降压作用明确，适用于轻、中度高血压病，尤其是老年患者收缩期高血压，心力衰竭伴高血压病的治疗，过程中需注意监测血液电解质变化。

主要有噻嗪类利尿药及保钾利尿药，常用药物：氢氯噻嗪、吲达帕胺、螺内酯。多与 ACEI/ARB、CCB 联合使用。禁用于痛风，慎用于糖脂代谢异常者。

2）β 受体阻断药：主要通过抑制心肌收缩和减慢心率发挥降压作用。主要用于轻、中度高血压病，尤其是静息时心率较快（80 次/分）的中青年患者或者合并心绞痛、心肌梗死者。

常用药物有普萘洛尔、阿替洛尔、酒石酸美托洛尔、琥珀酸美托洛尔（缓释剂）等。急性心力衰竭、支气管哮喘、慢性阻塞性肺疾病、病态窦房结综合征、房室传导阻滞和外周血管病患者禁用。慎用于运动员、糖耐量异常者。

3）CCB：主要通过阻断钙通道，减少细胞外钙离子进入平滑肌内，减少兴奋收缩耦联，降低阻力血管的收缩反应。降压作用强，用于各种程度的高血压病，尤其适合老年人高血压病或合并稳定型心绞痛时。

常用药物有硝苯地平、尼群地平、尼莫地平、氨氯地平、非洛地平、地尔硫䓬等。在心力衰竭、窦房结功能低下或心脏传导阻滞患者中不宜应用，更要避免与β受体阻断药合用。

4）ACEI：通过抑制血管紧张素转换酶（ACE），阻断肾素-血管紧张素-醛固酮（RAAS）发挥降压作用。其作用特点为降压作用明确，有靶器官保护作用，对糖脂代谢无不良影响。适用于各种类型高血压病，尤其对高血压病合并左心室肥厚，左心室功能不全或心力衰竭、心肌梗死后、胰岛素抵抗、糖尿病肾损害、高血压伴周围血管病等。此类药物具有储钾作用，应注意监测血钾。

常用药物：卡托普利、依那普利、贝那普利、赖诺普利等。禁用于双肾动脉狭窄、高血钾、妊娠。可有咳嗽，血肌酐升高，偶见血管神经性水肿等副作用。

5）ARB：主要通过阻滞血管紧张素Ⅱ受体，阻滞血管紧张素Ⅱ的血管收缩、水钠潴留，达到降压作用。临床主要适用于ACEI不能耐受的患者，咳嗽副作用少。

6）其他：复方降压片、北京降压0号、拉贝洛尔（α和β受体阻断药）、利血平等，已用于临床多年并有一定的降压疗效。

（3）降压药的联合应用：具体联合方案如下。

较为理想的联合方案：①ACEI（或ARB）与利尿药。②CCB与β受体阻断药。③ACEI与CCB。④利尿药与β受体阻断药。⑤α受体阻断药与β受体阻断药。

（4）不同人群的降压药物选择

1）老年高血压病患者：利尿药、长效二氢吡啶类、β受体阻断药、ACEI等

2）心肌梗死后的患者：可选择无内在拟交感作用的β受体阻断药或ACEI。稳定型心绞痛者，可选用钙通道阻滞药。

3）合并糖尿病、蛋白尿或轻、中度肾功能不全者：可选用ACEI。

4）合并有心力衰竭者：宜选择ACEI、利尿药。

5）伴脂质代谢异常者：可用ACEI和钙通道阻滞药。

6）妊娠期高血压病的患者：禁用ACEI和ARB。

7）合并支气管哮喘、抑郁症、糖尿病者：不宜用β受体阻断药；痛风患者不宜用利尿药。

6. 高血压急症的治疗 高血压急症是短期内（数小时或数天）血压急剧升高（一般超过180/120mmHg），伴有进行性心、脑、肾等重要靶器官功能不全的表现。如高血压危象、高血压脑病、脑出血、蛛网膜下腔出血、缺血性脑梗死、急性左心衰竭、急性冠脉综合征、急性主动脉夹层及急性肾衰竭等，需住院紧急处理。治疗原则为迅速降压，采用静脉给药，严密持续测血压或进行无创性血压监测；控制性降压，血压骤降有可能导致重要脏器的血流灌注不良，因此在迅速降压的前提下还要采取逐步控制血压的策略。合理选择降压药，选用起效快，维持作用时间短，停药后效应消失快，不良反应小的药物。

常用药物如下。①硝普钠：扩张动脉和静脉，使血压迅速降低。该药物溶液对光敏感，每次使用前需新鲜配制，避光。②硝酸甘油：扩张静脉为主，较大剂量时也可使动脉扩张。③硝苯地平：舌下含服软胶囊制剂可治疗较轻的高血压急症。④尼卡地平：用于高血压急症治疗。

九、预防

1. 一级预防　消除高血压病的病因或易患因素。

2. 二级预防　已发生高血压病的患者早发现、早诊断、早治疗，防止进一步发展及早期并发症的发生。

3. 三级预防　对已并发心、脑血管疾病的高血压病患者并发症的预防，重度高血压病患者及时抢救，同时康复治疗，提高生活质疗。

▶知识拓展

中国心脏病学奠基人

董承琅教授是中国著名的心血管内科专家，被誉为“中国心脏病学奠基人”，一生救治病患无数，取得了令人瞩目的科学成就。作为中国心脏病学的奠基人之一，他主编的《实用心脏病学》，是中国心血管病学史上的开篇巨著，创立并留下多个中国心血管病研究史上的“先河”。

“一切诊断与治疗措施应以患者的利益为前提。”这是董承琅教授的座右铭，同时也激励着每一个青年医生以董承琅教授为楷模，学习严谨治学的精神，汲取不断前行的力量，始终牢记为人民服务的宗旨。

第三节　冠状动脉粥样硬化性心脏病

微课：冠心病

案例导入

【案例】

患者，男性，65 岁。3 年前开始出现阵发性胸部闷胀疼痛，范围手掌大小，多发于重体力劳动和情绪激动时，休息和含服硝酸甘油后可缓解消失。

查体：体温 36.5℃，脉搏 87 次/分，呼吸 24 次/分，血压 140/90mmHg。听诊双肺呼吸音清，未闻及异常杂音。心音低钝，律齐，各瓣膜听诊区未闻及杂音。触诊腹软无压痛、反跳痛、肌紧张。

实验室检查：心肌酶、肌钙蛋白、肌红蛋白正常。辅助检查：心电图运动负荷试验见 V_1～V_4 导联 ST 段压低 0.1mV，持续 2 分钟。

【问题】

1. 请分析该患者可诊断为何种疾病。
2. 请分析患者可使用哪些药物治疗。

案例中患者出现阵发性胸部闷胀疼痛，范围手掌大小，多发于重体力劳动和情绪激动时，休息和含服硝酸甘油后可缓解消失等症状；出现心音低钝，心电图运动负荷试验见 $V_1 \sim V_4$ 导联 ST 段压低 0.1mV，持续 2 分钟，均为心绞痛的体征和阳性检查。本节主要学习循环系统疾病如稳定型心绞痛、心肌梗死的病因、发病机制、临床表现与并发症、辅助检查、诊断与鉴别诊断，以及该类疾病的治疗、预后、预防。

一、概述

冠状动脉粥样硬化性心脏病指冠状动脉因粥样硬化发生冠状动脉管腔狭窄或阻塞（图 6-1），和/或冠状动脉功能性改变（痉挛）导致心肌缺血、缺氧或坏死而引起的心脏病，简称冠心病，也称缺血性心脏病。

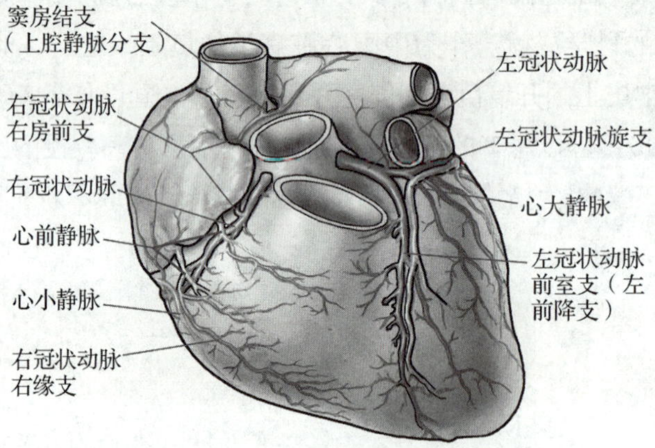

（a）

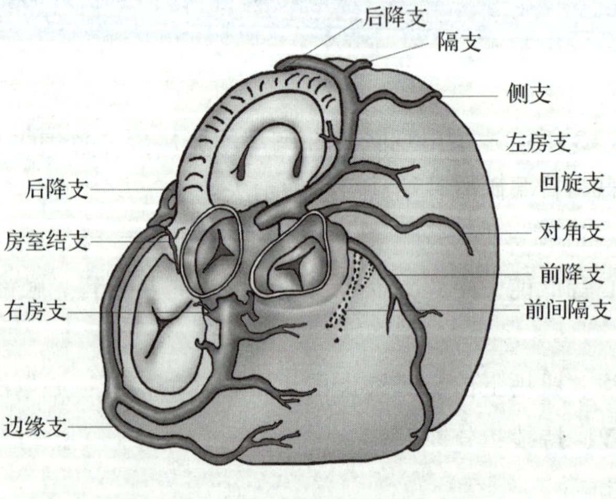

（b）

图 6-1　冠状动脉及其主要分支

（a）正面观；（b）上面观。

冠状动脉粥样硬化性心脏病多发于 40 岁以上人群，男性高于女性，男性发病年龄早于女性，城市高于农村，近年来发病呈年轻化趋势，已成为威胁人类健康的主要疾病之一。

（一）病因与易患因素

冠状动脉粥样硬化性心脏病病因尚不明确，常见的易患因素或危险因素如下。

1. 年龄 40岁以上中年人多见，随着年龄的增长发病率也随之上升，但近年来青壮年发病呈上升趋势。

2. 性别 本病男女比例为2∶1。但女性在绝经期之后发病率明显增加。

3. 高脂血症 血清总胆固醇、低密度脂蛋白胆固醇增高、高密度脂蛋白胆固醇降低均可导致动脉粥样硬化。

4. 高血压病 60%～70%冠状动脉粥样硬化患者有高血压病；高血压病患者较血压正常者高3～4倍。

5. 糖尿病 糖尿病患者较无糖尿病患者高2倍；高血压病患者常伴糖耐量降低。

6. 吸烟 吸烟者发病率、病死率比不吸烟者高2～6倍。

7. 其他因素

（1）体重超标。

（2）从事脑力劳动或经常处于紧张状态的工作者多见。

（3）高动物性脂肪、高胆固醇、高糖和高盐饮食等。

（4）家族遗传性。

（5）微量元素缺乏。

（二）发病机制

冠状动脉粥样硬化性心脏病发病机制尚未完全清楚，高脂血症、高血压、糖尿病、儿茶酚胺增高、细菌和病毒感染、免疫性因子等长期、反复作用，导致血管内膜损伤。内膜损伤后，脂质更易沉着，血小板更易黏附和聚集。

（三）分型

世界卫生组织（WHO）将冠心病分为以下5型。

1. 无症状性心肌缺血型 无症状，但心电图检查显示ST段压低，T波变平或倒置等心电图改变；或核素心肌显像有心肌灌注不足表现。此型也称隐匿性冠心病。

2. 心绞痛型 发作性胸骨后疼痛，为一过性心肌供血不足引起心肌急性暂时性缺血、缺氧。

3. 心肌梗死型 症状严重，因冠状动脉闭塞致相应部位心肌发生严重、持久的急性缺血性坏死。

4. 缺血性心肌病型 表现为心脏增大、心力衰竭和心律失常，为长期心肌缺血或坏死导致心肌维化，常为多支病变。临床表现与原发性扩张型心肌病类似。

5. 猝死型 因原发性心脏停搏而猝然死亡，多为缺血心肌局部发生电生理紊乱，引起严重的室性心律失常所致。

根据发病特点、治疗原则不同可分为两大类。

1. 慢性冠脉疾病 也称慢性心肌缺血综合征，包括稳定型心绞痛、缺血性心肌病和隐匿性冠心病等。

2. 急性冠脉综合征 包括不稳定型心绞痛、非ST段抬高型心肌梗死和ST段抬高型心肌梗死，也有将冠心病猝死包括在内。

本节重点讨论稳定型心绞痛和心肌梗死。

二、稳定型心绞痛

心绞痛是暂时性心肌缺血引起的，以胸痛为主要特征的临床综合征，是冠心病最常见的类型。通常当体力活动或情绪激动时，冠状动脉血流无法满足心肌代谢需要，导致心肌缺血，引起心绞痛发作，休息或含服硝酸甘油可缓解。

心绞痛也发生于瓣膜病、肥厚型心肌病、未控制的高血压病、甲状腺功能亢进症、严重贫血的患者。也可由冠状动脉痉挛、内皮功能障碍等引起心绞痛。非心脏性疾病，如食管、胸壁、肺部疾病也可引起类似症状，需注意鉴别。

稳定型心绞痛是指心绞痛发作的程度、频度、性质、诱发因素数周内无显著变化。

（一）病因和发病机制

稳定型心绞痛是冠状动脉存在固定狭窄或部分闭塞的基础上，发生需氧量增加，冠状动脉血流量无法满足心肌代谢需要，引起心肌急剧、暂时的缺血缺氧，即发生心绞痛。

（二）临床表现

1. 症状　发作性胸痛为主要临床表现。

（1）部位：典型心绞痛发生在胸骨体中上段后方，可波及心前区，手掌大小范围，边界不清楚。放射至下颌部、左肩胛及右胸前等处。

（2）性质：胸痛常表现为压榨性、紧缩性、闷胀性或窒息性，伴胸闷，也可有烧灼感，偶伴濒死的恐惧感。发作时，患者会停止原来的活动，直至症状缓解。不典型者疼痛轻，或仅左胸前不适发闷感。

（3）诱因：通常由体力劳动、情绪激动激发，饱食、寒冷、吸烟、心动过速、休克等也可诱发。疼痛多发于劳累、激动的当时，而不是劳累一天之后。

（4）持续时间：疼痛出现后常逐步加重，大多3~5分钟后消失，一般不少于1分钟，较少超过15分钟，可数天或数周发作一次，严重者可1天发作数次。

（5）缓解方式：停止原来诱发症状的活动后即可缓解，舌下含用硝酸甘油几分钟内缓解。

（6）伴随症状：乏力，皮肤冷或出汗，偶伴濒死恐惧感。

案例中患者阵发性胸部闷胀疼痛，范围手掌大小，多发于重体力劳动和情绪激动时，休息和含服硝酸甘油后可缓解消失的症状，可初步诊断为稳定型心绞痛。

2. 体征　平时，多无异常体征。心绞痛发作时，常见心率增快、血压升高、焦虑、皮肤冷或出汗。听诊可有暂时性心尖部收缩期杂音。

案例中患者有心音低钝，因体格检查时未发生心绞痛，所以体征基本正常。

（三）辅助检查

1. 实验室检查　空腹血糖、血脂，必要时查糖耐量。了解是否伴有冠心病危险因素。

2. 心电图检查　发现心肌缺血、诊断心绞痛最常用的检查方法。

（1）静息心电图：在无心绞痛发作时，约半数患者在正常范围，也可有陈旧性心肌梗死改变，或非特异性 ST 段和 T 波异常，有时出现心律失常。

（2）心绞痛发作时心电图：大多数患者出现暂时性心肌缺血性 ST 段下移，有时出现 T 波倒置（图 6-2）。发作缓解后恢复。

（3）心电图运动试验：常用运动负荷试验，是通过一定量的运动，增加心脏负荷，观察心电图的变化。因许多冠心病患者，冠状动脉扩张的最大储备能力虽已下降，但通常静息状态下心电图可完全正常。通过运动给心脏以负荷，诱发心肌缺血，进而证实心绞痛的存在。运动试验也可用于缺血性心律失常及心肌梗死后的心功能评价。心肌梗死急性期、不稳定型心绞痛、明显心力衰竭、严重心律失常、急性疾病者禁止做心电图运动试验。

符合下列情况之一者为阳性：①运动中发生心绞痛；②运动中或运动后心电图导联上连续 3 个心脏搏动的 ST 段水平型或下斜型压低≥0. 1mV，持续 2 分钟（运动试验阳性）；③运动中血压下降。

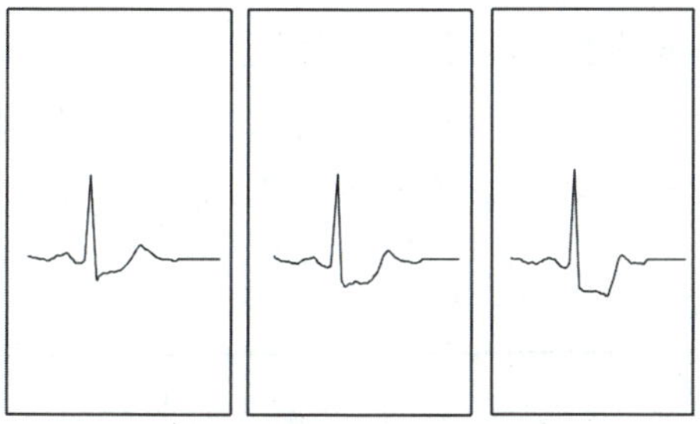

图 6-2　不同形式的 ST 段压低

（4）24 小时动态心电图监测：通过长时间连续记录、收集分析活动和安静状态心电图变化，可发现心电图 ST-T 改变及各种心律失常，可将变化出现时间与患者的活动、症状相对照。

案例中患者心电图运动试验见 V_1~V_4 导联 ST 段压低 0. 1mV，持续 2 分钟。运动试验阳性，可诊断为稳定型心绞痛。

3. 放射性核素检查　放射性核素（如^{201}TI）心肌显像，可显示心肌缺血区，明确缺血部位和范围，结合运动试验，可提高检出率；正电子发射断层显像（PET）可显示冠心病心肌缺血的部位、范围，并对心肌活力准确评价，确定是否需要行溶栓治疗、安放冠状动脉支架或行冠状动脉搭桥手术；并能通过对心肌血流量的分析，结合药物负荷，测定冠状动脉储备能力，评价冠心病的治疗效果。

4. 冠状动脉造影　诊断冠心病“金标准”。一般认为管腔直径狭窄达 75%及以上会严重影响供血，狭窄达 50%~70%也有一定意义（图 6-3）。

冠状动脉造影的主要指征：药物治疗后治疗效果不佳，明确动脉病变情况，考虑经皮冠脉介入治疗（PCI）或冠状动脉旁路移植术（CABG）者。胸痛似心绞痛但不能确诊者。中老年患者心脏增大、心力衰竭、心律失常，怀疑有冠心病，无创性检查未确诊者。冠状动脉造影未见异常，而疑有冠状动脉痉挛者，可谨慎进行麦角新碱激发试验。

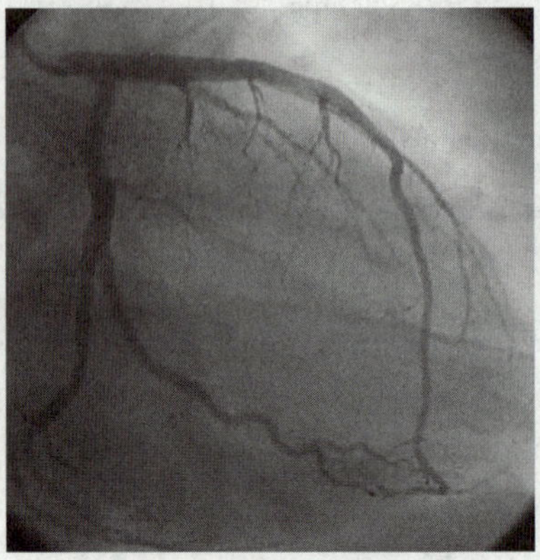

图 6-3　左冠状动脉造影

（四）诊断

典型的发作症状和体征，含服硝酸甘油后缓解，结合年龄及存在的冠心病易患因素，加上心电图改变，排除其他原因所致的心绞痛，一般可确诊。发作时，心电图无改变者，可做心电图运动试验或24小时的动态心电图连续监测，仍不能确诊者，可行冠状动脉造影。

（五）治疗

稳定型心绞痛的治疗原则为改善冠状动脉血供，减少心肌耗氧，预防和治疗动脉粥样硬化。

1. 发作期的治疗　尽快缓解疼痛、终止发作。

（1）休息：发作时立即休息，一般患者在停止原来的活动后症状即可缓解。有条件给予吸氧。

（2）药物治疗：发作时，可用作用较快的硝酸酯类制剂，如硝酸甘油立即舌下含服0.3~0.6mg，迅速被唾液溶解而吸收，1~2分钟开始起效，约30分钟后作用消失。硝酸异山梨酯5~10mg，舌下含服，2~5分钟见效，作用可维持2~3小时，近年还可喷雾吸入。硝苯地平5~10mg含服，适用于变异型心绞痛。

案例中患者如再次发作可舌下含服0.3~0.6mg硝酸甘油，停止原来活动，心绞痛症状即可缓解。

2. 缓解期的治疗

（1）一般治疗

避免各种诱发心绞痛因素。清淡饮食，进食不宜过饱。戒烟酒。劳逸结合，保持情绪稳定。适量活动，以不发生疼痛症状为度。

（2）药物治疗

1）抗心肌缺血药物

a. 硝酸酯制剂：扩张冠状动脉，减轻心脏的前后负荷和心肌耗氧。常用硝酸异山梨酯、硝酸戊四醇酯、硝酸甘油等。

b. β受体阻断药：减慢心率，降低血压，缓解心绞痛的发作。常用普萘洛尔、美托洛尔等。

c. CCB：扩张冠状动脉，解除冠状动脉痉挛，改善心内膜下心肌供血；减轻心脏负荷。常用地尔硫䓬、维拉帕米、硝苯地平等。

2）抗凝、抗血小板药物：预防心肌梗死，改善预后。常用肝素、阿司匹林、氯吡格雷等。

3）其他：降血脂药物等。

（3）冠脉血运重建术：包括经皮冠脉介入治疗和冠状动脉旁路移植术。

案例中患者在平时未发生心绞痛时，可服用阿司匹林或氯吡格雷抗凝防栓，预防心肌梗死，如血脂异常，可服用降血脂药物。后续检查如确诊高血压病、发现糖尿病也应积极治疗。

3. 二级预防 适量体育运动，促进侧支循环，提高体力活动的耐力，改善症状。同时还可治疗高血压、糖尿病及血脂异常。

三、心肌梗死

心肌梗死是心肌的缺血性坏死，在冠状动脉病变的基础上，发生冠状动脉血供急剧减少或中断，相应的心肌出现严重而持久的缺血所致。我国心肌梗死的发病率逐年升高并且有年轻化趋势，常表现为剧烈持久的胸骨后疼痛、发热，白细胞计数增高、红细胞沉降率（ESR）增快和心肌酶学增高，心电图检查出现心肌急性缺血、损伤、坏死的进行性演变；可有严重心律失常、心力衰竭、休克。

（一）病因和发病机制

基本病因是冠状动脉粥样硬化，造成一支或多支血管管腔严重狭窄、心肌供血不足，然而侧支循环未充分建立，狭窄的动脉管腔，由于血栓形成或粥样斑块下出血导致急性血肿和/或冠状动脉持续性地痉挛，使管腔迅速发生闭塞；管腔狭窄的基础上发生心排血量骤降，如休克、严重心律失常、出血、外科手术等；左心室心肌负荷剧增、强体力劳动、用力大便、情绪过分激动、血压剧升时；饱餐尤其是进食大量脂肪，血脂升高、血黏度增加，血流缓慢，导致血小板聚集，形成血栓。上述原因均可引起心肌发生坏死。

（二）临床表现

与梗死的范围大小、部位、侧支循环情况密切相关。

1. 症状

（1）先兆：大多数患者，发病前数日出现乏力，胸部不适，活动时心悸、气急烦躁、心绞痛等前驱症状，其中以新发生心绞痛（初发型心绞痛）和原有心绞痛者加重（恶化型心绞痛）最为突出。心绞痛较以往频繁、疼痛较剧烈、持续时间较久、硝酸甘油疗效差、诱因不明显。应警惕近期内发生心肌梗死的可能。

（2）胸痛：部位和性质与心绞痛相似，但程度较重，持续时间长，可长达数小时或数天，休息或含服硝酸甘油不能缓解，患者常伴烦躁不安或恐惧感、恶心、呕吐、头晕、面色苍白、大汗。

（3）低血压和休克：疼痛期间常见血压下降，可持续数周，如疼痛缓解而收缩压仍低于80mmHg，有烦躁不安、面色苍白、皮肤湿冷、脉细而快、大汗淋漓、尿量减少（<20ml/h）、神志迟钝甚至晕厥，考虑心肌广泛坏死引起休克。

（4）心力衰竭：主要是急性左心衰竭，出现呼吸困难、发绀、咳嗽、烦躁等症状，严重者可出现肺水肿，发生颈静脉怒张、肝大、水肿等右心衰表现。

（5）心律失常：发病24小时内最多见，起病1~2周内均可发生，可伴有乏力、头痛、晕厥等。可发生各种心律失常，以室性心律失常最常见。房室传导阻滞和束支传导阻滞也较多见。

（6）全身症状：由于心肌坏死物吸收导致发热。

（7）胃肠道症状：疼痛剧烈时常有频繁的恶心、呕吐、上腹胀痛。

2. 体征

（1）心脏：心脏浊音界可正常，也可轻度至中度增大；心率可增快，少数减慢；心尖部第一心音减弱，可出现奔马律；心尖区可出现粗糙的收缩期杂音或伴收缩中晚期喀喇音，是二尖瓣乳头肌功能失调或断裂导致。

（2）血压：极早期血压可增高，几乎所有患者血压均下降。

（3）其他：可有与心律失常、休克、心衰有关的体征。

3. 并发症

（1）栓塞：多发于起病后1~2周，如果是左心室附壁血栓脱落，可导致脑、脾、肾、肠系膜、肢体动脉的栓塞。如果是长期卧床引起的下肢静脉血栓，血栓脱落后可导致肺动脉栓塞。

（2）心室壁瘤：主要见于左心室。

（3）乳头肌功能失调或断裂：发生率约为50%，心尖部闻及响亮的收缩期吹风样杂音和收缩中晚期喀喇音。

（4）梗死后综合征：发生率约10%，梗死后数周及数月，也有在数天后发生，主要为心包炎、胸膜炎、肺炎，主要表现为发热、气急、胸痛加重等。

（三）辅助检查

1. 心电图

（1）特征性改变：ST段抬高型心肌梗死，在面向透壁心肌坏死区的导联上，出现以下特征性改变。①宽而深的Q波（病理性Q波）；②ST段抬高呈弓背向上型；③T波倒置，宽而深，两肢对称。在背向梗死区的导联上，则出现相反的改变，R波增高、ST段压低、T波直立并增高（图6-4）。

（2）动态性改变：起病数小时内，可无异常，或出现异常高大两肢不对称的T波。数小时后，ST段明显抬高，弓背向上，与直立的T波连接，形成单相曲线。数小时至2日内出现病理性Q波，同R波减低（急性期）。Q波在3~4天内稳定不变，以后70%~80%永久存在。数周至数月后T波呈V形倒置，两肢对称，波谷尖锐（慢性期）。T波倒置及病理性Q波可永久存在（陈旧期），也可在数月至数年内逐渐恢复。

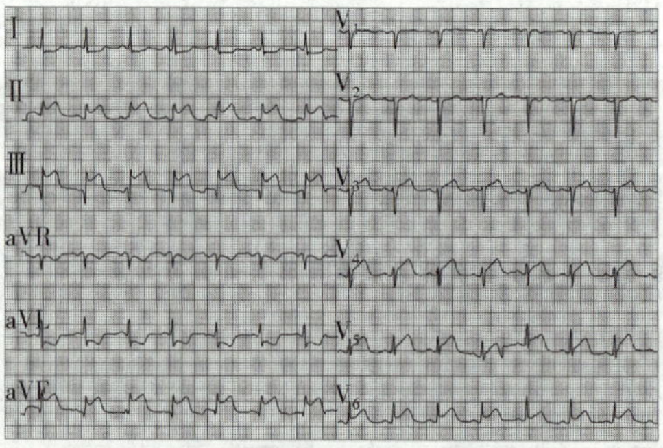

图6-4　下壁心肌梗死心电图

2. 血清心肌坏死标志物

（1）肌红蛋白：起病后2小时内升高，12小时内达高峰；24~48小时内恢复正常。

（2）肌钙蛋白Ⅰ或肌钙蛋白T：起病3~4小时后升高，肌钙蛋白Ⅰ于11~24小时达高峰，7~10天降至正常，肌钙蛋白T于24~48小时达高峰，10~14天降至正常。肌钙蛋白T或肌钙蛋白Ⅰ是最特异性和敏感的心肌坏死的指标。

（3）血清心肌酶：肌酸激酶同工酶起病后4小时升高，16~24小时达高峰，3~4天恢复正常，增高的程度，较准确反映坏死的范围，高峰出现时间是否提前，帮助判断溶栓治疗是否成功。

3. 放射性核素检查　可显示心肌梗死的部位和范围，观察心室壁的运动和左心室的射血分数，有助于判断心室功能。

4. 超声心动图　根据阶段性室壁运动异常可对心肌缺血区域作出判断。早期可评估心脏整体和局部功能、室壁瘤、乳头肌功能不全及室间隔穿孔的发生等。

5. 磁共振成像　评价室壁厚度、左室整体和节段性室壁运动。梗死区域心肌厚度变薄，收缩活动减弱至消失，或出现矛盾运动。结合药物（多巴酚丁胺）负荷则可精确评估心肌收缩储备能力。

6. 其他实验室检查　发病后24~48小时，白细胞计数可增至（10~20）$\times10^9$/L，中性粒细胞增多，嗜酸性粒细胞减少，红细胞沉降率增快，可持续1~3周后降至正常。CRP增高与预后不良有关，脑利尿钠肽（BNP）或脑自然肽氨基端前体蛋白（NT-proBNP）升高提示心功能不全。

7. 冠状动脉造影　用于考虑介入治疗者，明确冠状动脉闭塞的部位。

（四）诊断和鉴别诊断

WHO诊断标准：根据典型的临床表现、特征性的心电图改变、实验室检查（血清心肌坏死标志物），3项中至少符合2项即可确诊。无症状的患者，诊断较困难。凡老年患者，突发严重心律失常、休克、心衰但原因不明，或突发严重而持久的胸闷或胸痛者，均应考虑本病的可能。先按心肌梗死进行处置，短时间内进行心电图、血清心肌酶测定和肌钙蛋白测定等的动态观察以明确诊断。

心绞痛与急性心肌梗死的鉴别诊断要点见表6-4。

表6-4　心绞痛与急性心肌梗死的鉴别诊断要点

鉴别诊断项目	心绞痛	急性心肌梗死
疼痛性质	压榨性或窒息性	相似，但更剧烈
疼痛时限	短，<15分	长，数小时或1~2天
硝酸甘油疗效	显著	缓解作用较差
气喘或肺水肿	极少	常有
血压	升高或无显著改变	常降低，甚至发生休克
心包摩擦音	无	可有
发热	无	常有
血白细胞计数增加	无	常有
红细胞沉降率增快	无	常有
血清心肌坏死标志物	无	有
心电图变化	暂时性ST-T变化	有异常Q波和动态性变化

（五）治疗

心肌梗死治疗原则：早发现，早住院；尽快改善冠状动脉供血，挽救濒死心肌、防止梗死扩大，缩小心肌缺血范围，减少心肌耗氧，保护和维持心脏功能；及时处理严重心律失常、泵衰竭和各种并发症，防止猝死。

1. 监护和一般治疗

（1）监护：在冠心病监护室连续监测心电图、血压、呼吸、血氧饱和度和心功能的变化，除颤仪应随时备用。

（2）休息：急性期卧床休息，一般应卧床1~3天，病情不稳定、高危患者时间应延长。

（3）吸氧：开始几日一般鼻管吸氧，氧流量2~4L/min。严重左心衰竭、肺水肿者需面罩加压吸氧。

（4）生活方式：少量多餐，宜富含热量和营养，清淡、低钠、低脂肪的流食或半流食。保持大便通畅，减少下肢静脉血栓等。

2. 镇静止痛

（1）镇痛药：首选吗啡，静脉或皮下注射，可缓解疼痛，减轻心肌耗氧量。有呼吸抑制的副作用，可用纳洛酮阻滞。

（2）硝酸酯类：硝酸甘油0.3mg，或硝酸异山梨酯5~10mg，舌下含服或静脉滴注。

（3）镇静剂：因疼痛而紧张恐惧者可予以安定5~10mg肌内注射。

3. 再灌注治疗 起病3~5小时，最长不超过12小时，通过将闭塞的冠状动脉再通，使心肌再灌注，从而挽救濒临坏死的心肌，或使坏死范围缩小，改善预后。具体方法如下。

（1）介入治疗

1）直接PCI：适应证包括如下。①ST段抬高和新出现左束支传导阻滞的心肌梗死。②ST段抬高型心肌梗死并发心源性休克。③适合再灌注治疗而有溶栓治疗禁忌证者。④非ST段抬高型心肌梗死，但梗死相关动脉严重狭窄，血流<TIMIⅡ级。同时应注意：①发病12小时以上不宜施行PCI。②不宜对非梗死相关的动脉施行PCI。③要由有经验者施术，以避免延误时机。

2）补救性PCI：溶栓治疗后仍明显胸痛，抬高的ST段无明显降低，尽快行冠脉造影，如显示TIMI 0-Ⅱ级血流，则相关动脉未再通，应立即施行补救性PCI。

3）溶栓治疗再通者的PCI：溶栓治疗成功的患者，如无缺血复发表现，可在7~10天后行冠状动脉造影，如残留的狭窄病变适宜PCI者可行PCI治疗（图6-5）。

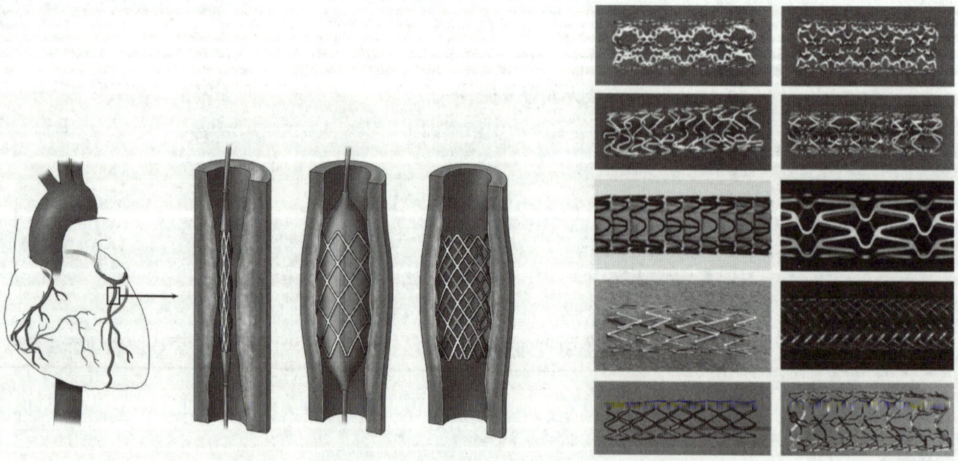

图6-5 冠状动脉内支架植入术

（2）溶栓疗法：如不能在 120 分钟内转运至可行 PCI 的单元，无禁忌证者应立即（接诊患者后 30 分钟内）溶栓治疗。

溶栓药物：常用尿激酶、链激酶或重组组织型纤维蛋白溶酶原激活剂等。溶栓是否成功根据冠状动脉造影直接判断。

（3）紧急 CABG：介入治疗失败，或溶栓无效，有手术指征者，争取 6~8 小时内施行。

4. 抗凝及抗血小板治疗 所有患者立即口服阿司匹林长期维持。禁用阿司匹林的患者，可用氯吡格雷替代。在使用阿司匹林的基础上，尽早给予氯吡格雷负荷量 300mg，然后 75mg/d，至少 12 个月。溶栓后用肝素静脉滴注抗凝治疗。

5. ACEI/ARB ACEI 无禁忌证者在 24 小时内从小剂量开始使用，逐渐增加至目标量，不能耐受则改用 ARB，有助于改善恢复心肌的重构，改善预后，但二者不能联合应用。

6. 对症治疗 包括抗心律失常、休克治疗，纠正心力衰竭等。

（六）预后

心肌梗死的预后，与梗死范围的大小、部位、侧支循环建立的情况及治疗是否及时有关。急性期采用溶栓疗法后死亡率为 8%左右。死亡多发生于第 1 周，尤其是最初数小时。发生严重心律失常、休克或心力衰竭者，病死率高。

（七）预防

1. 一级预防 针对正常人群，主要是预防动脉粥样硬化和冠心病。

2. 二级预防 有冠心病和心肌梗死病史者应预防再次发生心肌梗死和其他心血管事件。

心肌梗死后生活方式改变包括戒烟、饮食方式改变、体重控制、限酒和规律身体锻炼；控制冠心病危险因素：高血压、血脂异常、糖尿病；口服药物：阿司匹林、β 受体阻断药、ACEI［伴有心力衰竭或左室射血分数（LVEF）<40%］。

▶知识拓展

“当代心脏病学之父”陈灏珠院士

陈灏珠院士从事临床医疗、教学和科研工作 70 年，一辈子都在研究一颗“心”。他第一个在国内提出“心肌梗死”医学名词，完成国内首例选择性冠状动脉造影手术、首例埋藏式永久性心脏起搏器安置手术，在世界范围内首次使用超大剂量异丙肾上腺素治疗奎尼丁晕厥并取得成功。

陈灏珠院士晚年依旧坚持查房、教学、指导临床工作。他在医学上不断攀登、不断追求，他的人生际遇、个人发展与祖国时代变迁相互交织，既代表了中国医学事业的探索、进步与成就，也折射出了中国改革发展的跌宕起伏。

陈灏珠院士有一句座右铭，“勤学获新知，深思萌创意，实干出成果”。他曾寄语师生：“要保持勤奋刻苦地学习，不断获取新的知识，紧跟医学发展的步伐；要在学的基础上进一步思考和创新，举一反三，推动中国医学独立自主发展；最后要在无数次的练习和做好预案之后勇敢地去实践、去尝试。”这三句话既是陈灏珠院士毕生从事医疗、教学、科研的总结，也是他践行初心与使命的准绳。陈灏珠院士曾在接受采访时说：“我深深地热爱着医学事业，作为一名人民医生，我很骄傲！”

第四节　心律失常

案例导入

【案例】

患者，男性，66 岁。因胸闷、心悸 2 小时入院。患者既往有风湿性心脏病病史。查体：双肺呼吸音清，未闻及干、湿性啰音。心率 130 次/分，心律不齐，二尖瓣区可闻及二级粗糙舒张中期杂音。腹软，无压痛，肠鸣音正常。心电图检查示心房颤动。

【问题】

1. 试述心房颤动的主要病因。
2. 简述心房颤动的主要心电图表现。

案例中患者男性，66 岁，既往有风湿性心脏病病史。胸闷、心悸为患者主观感受到的不适、痛苦的异常感觉或病态改变，即为症状。本节主要通过学习心律失常的分类、病因及发生机制、临床表现和治疗要点，解决案例中患者心律失常类别、病因与发生机制的分析。

一、概述

心律失常（cardiac arrhythmia）是指心脏在产生和传递电冲动的过程中出现的频率、节律、起源部位、传导速度或激动次序的异常现象。这种异常可能导致心脏无法正常地泵血，从而影响全身的血液循环。心律失常的常见原因包括各种器质性心脏病，如冠心病、心肌炎、心肌梗死等；全身性疾病，如甲状腺功能亢进、电解质紊乱等；药物作用，尤其是某些抗心律失常药物的副作用；先天因素，如先天性心脏病；心脏手术后遗症；不良的生活习惯，如饮酒、吸烟、过量饮用兴奋性饮料等。按其发生原理，可分为冲动起源异常和冲动传导异常两大类。这两类心律失常可能单独存在，也可能同时出现，具体情况取决于心脏电生理特性的变化。

二、心律失常分类

（一）冲动起源异常的心律失常

1. 窦性心律失常　正常心律起源于窦房结，节律规则，称为窦性心律（sinus rhythm）。心电图表现 P 波在 Ⅰ、Ⅱ、aVF、$V_4 \sim V_6$ 导联直立，aVR 导联倒置。PR 间期>0. 12 秒。正常窦性心律时成人心率为 60~100 次/分；超过 100 次/分称窦性心动过速；低于 60 次/分称窦性心动过缓。

窦性心律失常无症状者无须治疗。有症状者积极治疗原发病。症状明显者，窦性心动过速可用 β

受体阻断药如美托洛尔口服；窦性心动过缓者可用阿托品提高心率治疗。

2. 期前收缩　期前收缩（premature beat）是指起源于窦房结以外的异位起搏点自律性增高，导致这些起搏点提前发出激动信号，也被称作早搏，是最常见的心律失常之一。通常表现为心跳突然提前出现，随后可能会有一段较长时间的停顿。

（1）病因和发病机制：正常人与各种心脏病患者均可发生期前收缩。期前收缩的发生与多种因素有关，包括情绪激动、饱餐、过劳、上呼吸道感染、胆道疾病、过量的烟酒、电解质紊乱及药物作用等。这些因素通过不同的机制，扰乱心脏的正常节律，最终导致期前收缩的发生。

（2）临床表现：主要表现为心悸，部分患者会感到胸闷、乏力，甚至有心脏停跳的感觉，而有些患者可能完全没有症状。这种情况多为功能性，但在各种器质性心脏病，如冠心病、心肌病、肺源性心脏病等患者中，期前收缩的发生率明显增加，并常可引起其他快速型房性心律失常。

（3）心电图表现

1）房性期前收缩：①P 波提前发生，与窦性 P 波形态不同；②PR 间期>0. 12 秒；③通常 QRS 波群形态正常，当房性期前收缩伴有室内差异性传导时，QRS 波群可增宽、畸形；④多为不完全代偿间歇，即期前收缩前后两个窦性 P 波的间距小于正常 PP 间距的两倍（图 6-6）。

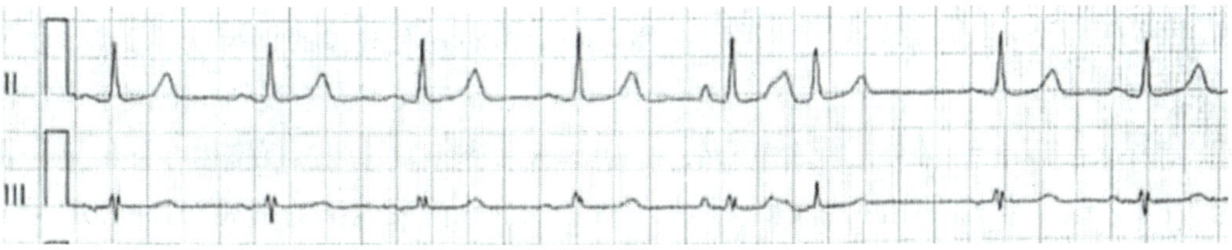

图 6-6　房性期前收缩

2）室性期前收缩：①提前出现的 QRS-T 波，前无 P 波或无相关的 P 波。②提前出现的 QRS 波群宽大畸形，时间>0. 12 秒，T 波方向多与 QRS 主波方向相反。③包括期前收缩前后的两个窦性 P 波间距等于正常 PP 间距的 2 倍，即完全性代偿间歇（图 6-7）。

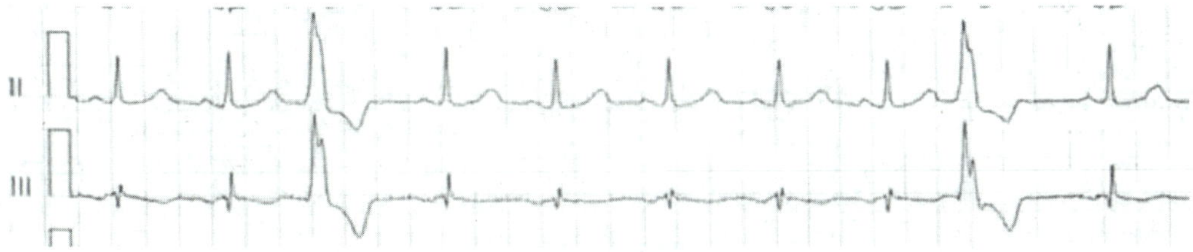

图 6-7　室性期前收缩

（4）诊断与鉴别诊断：根据患者典型的症状和体征，结合心电图检查，容易作出诊断。

（5）治疗：无症状者无须治疗；有器质性心脏病者积极治疗原发病；症状明显者可用 β 受体阻断药，如普萘洛尔或维拉帕米。

3. 心房扑动与心房颤动　心房扑动简称房扑，是介于房性心动过速和心房颤动之间的快速性心律失常。健康者很少见，患者多伴有器质性心脏病。心房颤动简称房颤，是一种常见的心律失常，是指规则有序的心房电活动丧失，代之以快速无序的颤动波，是严重的心房电活动紊乱。

（1）病因和发病机制：心房扑动多见于器质性心脏病如风湿性心脏病、冠心病、高血压性心脏病、心肌病等。此外，肺栓塞，慢性充血性心力衰竭，二、三尖瓣狭窄与反流导致心房扩大，甲状腺功能亢进，酒精中毒，心包炎等，亦可出现房扑。房颤最常见的心内疾病是风湿性心脏病二尖瓣狭窄，而甲状腺功能亢进则是其最常见的心外疾病关联因素。其他与房颤相关的疾病还包括高血压性心脏病、冠心病、心肌病、缩窄性心包炎及慢性肺源性心脏病和预激综合征。

（2）临床表现

1）心房扑动：患者的症状主要与心房扑动引起的心室率有关。当心室率保持在正常范围内时，患者可能不会表现出任何症状；然而，若心房扑动伴随极快的心室率，可能会诱发心绞痛和充血性心力衰竭。此外，这种情况还可能导致心房血栓的形成，进而引发体循环栓塞。体格检查中，快速的颈静脉搏动是可观察到的体征之一。当房室传导比例发生变化时，第一心音强度亦随之变化。有时能听到心房音。

2）心房颤动：患者症状的轻重受心室率快慢的影响。心室率超过 150 次/分，可发生心绞痛与充血性心力衰竭。心室率不快时，患者可无症状。易并发体循环栓塞，二尖瓣狭窄或二尖瓣脱垂合并心房颤动时，脑栓塞的发病率会显著增加。在心脏听诊时，第一心音的强度可能会出现不规则变化，心律极度不规则，心室率快速时还可能出现脉搏短绌的现象。

（3）心电图表现

1）心房扑动：①窦性 P 波消失，代之以振幅、间距相同的有规律的锯齿状扑动波，称为 F 波，扑动波之间的等电线消失，频率常为 250~350 次/分；②心室率规则或不规则，取决于房室传导比例是否恒定，房扑波多以 2∶1 及 4∶1 交替下传；③QRS 波形态正常，当出现室内差异传导、原先有束支阻滞或经房室旁路下传时，QRS 波增宽、形态异常心房活动呈现规律的锯齿状扑动波，称为 F 波；典型房扑的频率常为 250~300 次/分；QRS 波形态正常（图 6-8）。

2）心房颤动：①P 波消失，代之以小而不规则的基线波动，形态与振幅均变化不定，称为 f 波；频率为 350~600 次/分；②心室率极不规则；③QRS 波形态通常正常，当心室率过快，发生室内差异性传导，QRS 波增宽变形（图 6-9）。

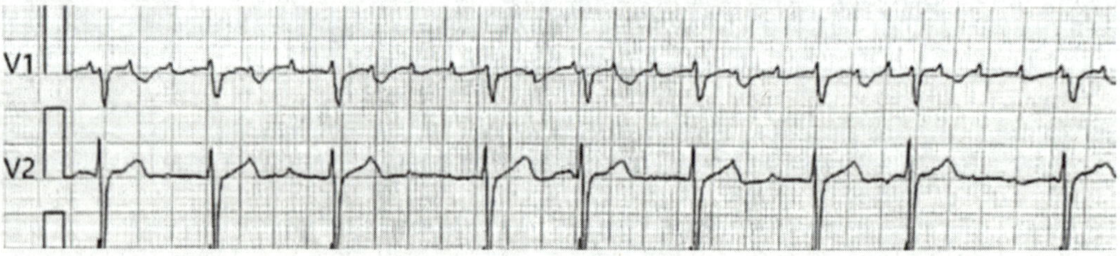

图 6-8　房扑

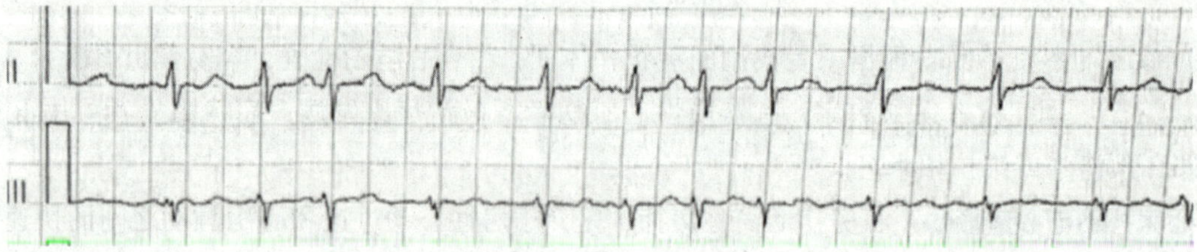

图 6-9　房颤

（4）诊断与鉴别诊断：根据患者典型的症状和体征，结合心电图检查，容易作出诊断。

（5）治疗：直流电复律是终止心房扑动最有效的方法。房颤治疗措施主要有①抗凝治疗：心房颤动患者的栓塞发生率较高。对于合并瓣膜病患者，需应用华法林抗凝。②将心房颤动转复为窦性心律：方法包括药物复律、电复律及导管消融治疗。③控制心室率：控制心室率的药物包括β受体阻断药、钙通道阻滞药、洋地黄类药物和某些抗心律失常药物（如胺碘酮、决奈达隆），可单用或者联合应用，但应注意这些药物的禁忌证。对于心室率较慢的房颤患者，症状显著者，可考虑植入起搏器治疗。

4. 阵发性室上性心动过速 心动过速有阵发性与非阵发性之分。阵发性心动过速是一种以突然发作、突然终止为特点的快速异位心律失常。可分为房性、交界区、室性阵发性心动过速。因前两者心电图上难以区分，临床上统称为阵发性室上性心动过速。

（1）病因和发病机制：阵发性室上性心动过速简称室上性心动过速，多发生于无器质性心脏病者，如过劳、情绪激动、烟酒过量等，也可发生于器质性心脏病患者。

（2）临床表现：临床表现为心动过速发作突然起始与终止，持续时间长短不一。患者通常无器质性心脏病表现。不同性别与年龄均可发生。症状的严重程度取决于发作时心室率的快速程度，以及发作的持续时间。在心动过速发作期间，由于心房和心室几乎同步收缩，第一心音的强度相对恒定。患者可能会感到心悸、胸闷、乏力、头晕等症状，严重情况下甚至可能出现晕厥。

（3）心电图表现：大多数心电图表现为QRS波形态正常、RR间期规则的快速心律（图6-10）。阵发性室上性心动过速心率可达150~250次/分，节律规则。

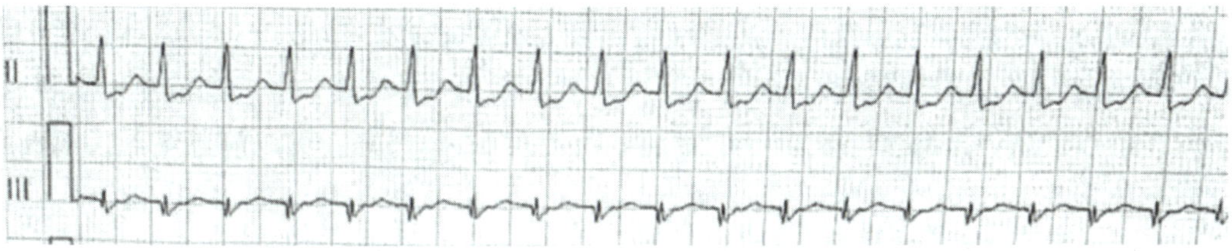

图6-10 阵发性室上性心动过速

（4）诊断与鉴别诊断：根据患者典型的症状和体征，结合心电图检查，容易作出诊断。

（5）治疗：对于室上性心动过速急性发作期患者，如患者心功能与血压正常，可先尝试刺激迷走神经的方法。按摩颈动脉窦（先按摩右侧，每次5~10秒，无效时再按摩左侧，不可两侧同时按摩，以免引起脑缺血。此方法应在医生指导下进行，且有心脏停搏、颈动脉窦过敏、脑血管意外等风险）、瓦尔萨尔瓦（Valsalva）动作（深吸气后屏气，再用力作呼气动作）、诱导恶心、将面部浸没于冰水内等方法可使心动过速终止。

药物治疗首选药物为腺苷，起效迅速。如腺苷无效可改静注维拉帕米或地尔硫䓬，其他药物还包括洋地黄类药物、β受体阻断药、普罗帕酮等。

5. 室性心动过速 室性心动过速简称室速，是起源于希氏束分支以下的特殊传导系统或者心室肌的连续3个或3个以上的异位心搏。发作时间超过30秒，为持续性室速，需药物或电复律终止；发作时间小于30秒，称为非持续性室速，常自行终止。

（1）病因和发病机制：室速常发生于各种器质性心脏病患者，最常见为冠心病，尤其是曾有急性心肌梗死的患者。亦可见于心肌炎、心肌病、心力衰竭、二尖瓣脱垂、心瓣膜病、电解质紊乱等。

偶可见于无器质性心脏病者，称为特发性阵发性室性心动过速。

（2）临床表现：室速的临床症状视发作时心室率、持续时间、基础心脏病变和心功能状况不同而异。非持续性室速的患者通常无症状。持续性室速常伴有明显血流动力学障碍与心肌缺血。临床症状包括低血压、少尿、气促、心绞痛、晕厥等。体格检查可见颈静脉搏动强弱不等或较强的颈静脉波；听诊心律可轻度不规则，第二心音分裂，收缩期血压随心搏变化。

（3）心电图表现：①QRS 波群呈宽大畸形，时限通常>0.12 秒，并有继发性 ST-T 改变。②心室率多为 100~250 次/分，节律规则或略不规则。③QRS 波与 P 波无固定关系（房室分离），P 波频率慢于 QRS 波频率，此可明确诊断。④室性心动过速时可有 P 波下传，夺获心室，形成“正常化”的 QRS 波（心室夺获），或部分夺获心室，形成室性融合波，更支持室性心动过速诊断（图 6-11）。

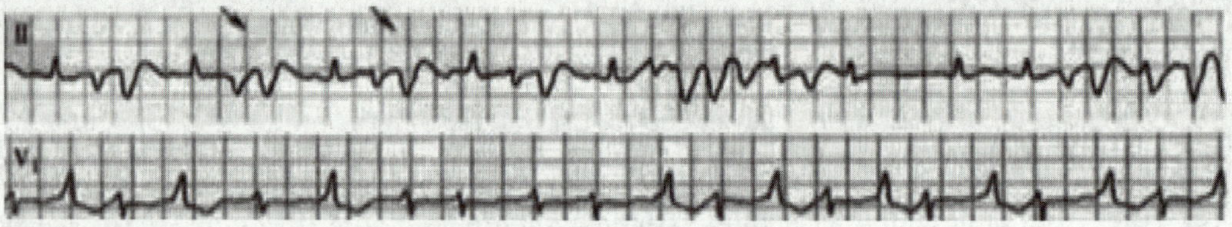

图 6-11　室性心动过速

（4）诊断与鉴别诊断：根据患者典型的症状和体征，结合心电图检查，容易作出诊断。

（5）治疗：积极治疗病因，去除诱因，尽快终止持续性室性心动过速发作，预防复发，避免发展为心室扑动和颤动。

1）终止发作：①同步直流电复律：是治疗室性心动过速最有效的方法之一。对于急性心肌梗死、心力衰竭伴严重血流动力学障碍者首选同步电复律。对血流动力学稳定，但药物治疗无效者或不耐受者也可电复律治疗。②药物治疗：对血流动力学稳定的室性心动过速，可以静脉给药，如利多卡因、胺碘酮、普罗帕酮等。但经中心静脉用药会引起低血压，因此用药时要严密监测生命体征。③人工心脏起搏：电复律和药物治疗无效者，可通过心导管技术，右心室超速起搏抑制终止室速发作。④植入型心律转复除颤器（ICD）：对于有心脏性猝死高危因素（如既往有心脏停搏史、严重器质性心脏病、遗传性心律失常等）的室性心动过速患者，可考虑植入 ICD。ICD 能在患者发生室性心动过速或心室颤动时自动识别并发放电击除颤，有效预防心脏性猝死的发生。

2）预防复发：对发作频繁、持续时间长、血流动力学不稳定的室性心动过速者可口服药物维持治疗，必要时行介入或外科手术治疗予以根治。

6. 心室扑动与心室颤动

（1）病因和发病机制：心室扑动与颤动为致死性心律失常。常见于缺血性心脏病。此外，抗心律失常药物，严重缺氧、缺血、预激综合征合并心房颤动与极快的心室率、电击伤等亦可引起。

（2）临床表现：临床症状包括意识丧失、抽搐、呼吸停顿甚至死亡、听诊心音消失、脉搏触不到、血压亦无法测到。当原发性心室颤动伴随急性心肌梗死发生，但未伴有泵衰竭或心源性休克时，其预后相对较好，抢救存活率较高，且复发率较低。相反，若心室颤动并非伴随急性心肌梗死发生，其一年内的复发率可高达 20%~30%。

（3）心电图表现：心室扑动呈正弦图形，波幅大而规则，QRS 波呈单形性，频率 150~300 次/分（通常在 200 次/分以上），有时难与室速鉴别。心室颤动的波形、振幅与频率均极不规则，无法辨认 QRS 波群、ST 段与 T 波，持续时间较短，若不立即进行抢救，心电活动通常在数分钟内迅速消失。

急性心肌梗死引发的原发性心室颤动，可能由于舒张早期的室性期前收缩落在T波上触发室性心动过速，随后演变为心室颤动（图6-12）。

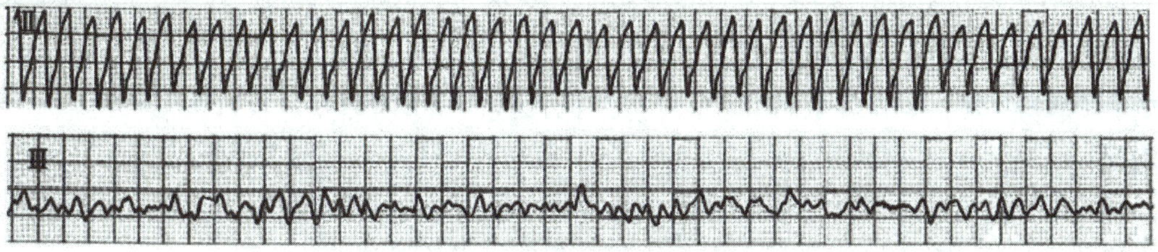

图6-12　心室扑动与心室颤动

（4）诊断与鉴别诊断：根据患者典型的症状和体征，结合心电图检查，容易作出诊断。

（5）治疗：心室扑动与颤动发生时，应立即按照心脏停搏与心脏性猝死处理进行抢救，如立即胸外按压，通畅呼吸道，尽快非同步直流电复律，开放静脉通道，应用肾上腺素、胺碘酮、利多卡因等药物治疗。

（二）冲动传导异常的心律失常

心脏传导阻滞是指心脏传导系统中，冲动的传导速度减慢或完全受阻。若阻滞发生在窦房结与心房之间，称之为窦房传导阻滞。若发生在心房与心室之间，则称为房室传导阻滞。若阻滞位于心房内部，则称为房内阻滞。若位于心室内部，则称为室内阻滞。临床上以房室传导阻滞多见，本节只介绍房室传导阻滞。

房室传导阻滞，亦称房室阻滞，指的是当房室交界区脱离了其生理不应期之后，心房的冲动传导出现延迟或完全无法传导至心室的情况。房室阻滞可能发生在房室结、希氏束及束支等不同部位。

1. 病因和发病机制　正常人或运动员可发生文氏房室阻滞（二度Ⅰ型房室阻滞），与迷走神经张力增高有关，常发生于夜间。心脏病变，如急性心肌梗死、冠状动脉痉挛、病毒性心肌炎、心内膜炎等亦可导致房室阻滞。

2. 临床表现　一度房室传导阻滞的患者通常不会出现任何症状。二度房室传导阻滞可能导致心搏脱漏，患者可能会感到心悸，但有时也可能无明显症状。三度房室阻滞的症状取决于心室率的快慢与伴随病变，症状包括疲倦、乏力、头晕、晕厥、心绞痛、心力衰竭。

3. 心电图表现　按照传导阻滞的严重程度，将其分为三度。

（1）一度房室传导阻滞：PR间期超过0.20秒，QRS波群形态与时限多正常。

（2）二度房室传导阻滞：一部分P波后无QRS波群，分为Ⅰ型和Ⅱ型。

1）Ⅰ型阻滞又称文氏阻滞，表现为P-R间期进行性延长，直至P波不能下传，出现QRS波群脱落（图6-13）。

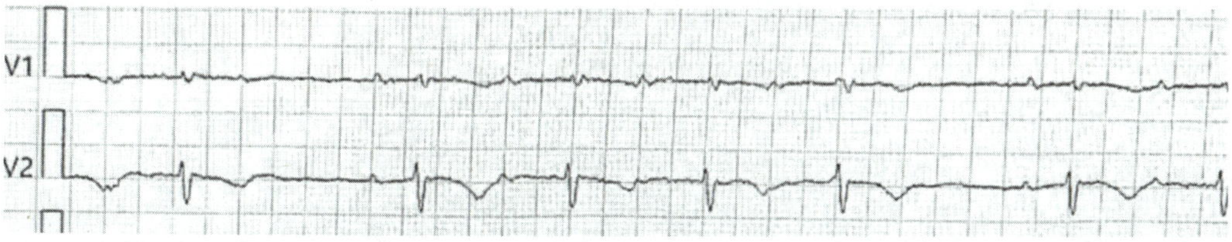

图6-13　二度Ⅰ型房室传导阻滞

2）Ⅱ型阻滞表现为P-R间期恒定，或在正常范围或延长；P波后QRS波群出现周期性脱落，之后形成的长间歇多为正常R-R间期的2倍。

（3）三度房室传导阻滞：又称完全性传导阻滞，表现为所有的P波与QRS波群无固定关系，房室分离，心室率慢而匀齐，常为30~40次/分。

4. 诊断与鉴别诊断 根据患者典型的症状和体征，结合心电图检查，容易作出诊断。

5. 治疗 应针对不同的病因进行治疗。对于一度房室阻滞和二度Ⅰ型房室阻滞，若心室率未显著减慢，则无须特别治疗。对于二度Ⅱ型和三度房室阻滞，若心室率显著缓慢，伴有明显症状或血流动力学障碍，甚至阿-斯（Adams-Stokes）综合征发作者，应给予起搏治疗。

▶知识拓展

房颤患者使用华法林时监测国际标准化比值（INR）值

一、监测频率

（1）初始用药时：一般在开始服用华法林后的2~3天监测1次INR值，直到INR值达到治疗目标范围并稳定。这个阶段可能需要频繁监测，有时甚至需要每天检测。

（2）稳定后：当INR值稳定在目标范围内后，可逐渐延长监测间隔时间，如每周1次、每2周1次、每月1次等，但具体监测间隔应根据患者的具体情况由医生决定。对于一些特殊患者，如老年人、合并多种疾病、肝肾功能不全等，可能需要更频繁地监测。

二、采血时间

一般要求在每天相对固定的时间采血检测INR值，最好在服药前或服药后至少2小时后采血，以减少饮食和药物对检测结果的影响。

三、注意事项

（1）准确记录服药情况：包括服药时间、剂量等，以便医生分析INR值变化的原因。

（2）告知医生其他用药情况：患者在服用华法林期间，如果同时使用其他药物（如抗生素、非甾体抗炎药等）、食用某些食物（如富含维生素K的食物）或有其他可能影响华法林作用的情况（如疾病状态改变、饮酒等），应及时告知医生，因为这些因素可能会影响INR值。

（3）观察出血症状：在服用华法林期间，患者应注意观察自己是否有出血症状，如鼻出血、牙龈出血、皮肤瘀斑、黑便、血尿等。如果出现出血症状或其他不适，应立即就医，并告知医生正在服用华法林及最近的INR值监测情况。

（4）遵循医嘱调整剂量：如果INR值不在目标范围内，医生会根据具体情况调整华法林的剂量。患者应严格按照医生的建议调整用药，不要自行增减剂量。

第五节　深静脉血栓形成

案例导入

【案例】

患者，男性，65 岁。因右下肢肿胀、疼痛 1 周入院。患者既往有高血压病史 10 年，长期口服降压药物控制血压。1 周前，患者乘坐长途飞机后出现右下肢肿胀、疼痛，活动后加重，休息后可稍缓解。查体：右下肢明显肿胀，皮温稍高，足背动脉搏动可触及。辅助检查：下肢血管超声提示右下肢深静脉血栓形成。

【问题】

1. 目前考虑该患者是什么疾病？
2. 该病的治疗原则是什么？

案例中患者 1 周前乘坐长途飞机后出现右下肢肿胀、疼痛，活动后加重，休息后可稍缓解。既往有高血压病史 10 年。查体：右下肢明显肿胀，皮温稍高，足背动脉搏动可触及。辅助检查：下肢血管超声提示右下肢深静脉血栓形成。诊断为右下肢深静脉血栓。本节主要通过学习深静脉血栓形成的病因、病理、临床表现和治疗要点，解决案例中患者深静脉血栓形成的病因与治疗的分析。

一、概述

深静脉血栓形成（DVT）是指血液在深静脉腔内不正常凝结，阻塞静脉腔，导致静脉回流障碍，多发生于下肢。

二、病因

深静脉血栓形成的三大因素，即静脉壁损伤、血流缓慢和血液高凝状态。

1. 静脉壁损伤　常见的有化学性损伤、机械性损伤和感染性损伤。损伤可造成内皮脱落及内膜下层胶原裸露，或静脉内皮及其功能损害，引起多种生物活性物质释放，启动内源性凝血系统，同时静脉壁电荷改变，导致血小板聚集、黏附，形成血栓。

2. 血流缓慢　造成血流缓慢的外因有久病卧床，术中、术后及肢体制动状态、久坐不动等。血液流速减慢后，其中的有形成分容易沉积下来，为血栓形成创造了条件。

3. 血液高凝状态　妊娠、产后或术后、创伤、长期服用避孕药、肿瘤组织裂解产物等。

三、临床表现

（一）按照血栓形成的发病部位

1. 上肢深静脉血栓形成 局限于腋静脉，通常表现为前臂和手部的肿胀与胀痛。若病变发生在腋-锁骨下静脉，整个上肢肿胀，同时伴有病侧肩部、锁骨上及前胸壁的浅静脉扩张。当上肢下垂时，肿胀和胀痛感会加剧，而将上肢抬高则可缓解这些症状。

2. 上、下腔静脉血栓形成 上腔静脉血栓的形成通常与纵隔器官或肺部的恶性肿瘤有关。除了上肢静脉回流受阻的临床表现外，患者还可能出现面部和颈部肿胀、球结膜充血及水肿、眼睑肿胀等症状。颈部、前胸壁和肩部浅静脉扩张，病变范围广泛并向对侧延伸，胸壁的扩张静脉血流方向向下。常伴有头痛、头部胀痛及其他神经系统症状，以及原发疾病的相应表现。下腔静脉血栓形成，多由下肢深静脉血栓向上蔓延所致。其临床特征为双下肢深静脉回流障碍，躯干的浅静脉扩张，血流方向向上。

3. 下肢深静脉血栓形成 最为常见。

（二）根据血栓形成的部位

1. 中央型 即髂-股静脉血栓形成。其特点是起病急骤，全下肢显著肿胀。患者会感到病侧髂窝、股三角区疼痛并伴有压痛，浅静脉扩张，且病肢的皮温及体温均升高。通常左侧的发病率高于右侧。

2. 周围型 包括股静脉或小腿深静脉血栓形成。局限于股静脉的血栓形成，其主要特征是大腿肿痛，由于髂-股静脉通畅，因此下肢肿胀通常并不严重。局限在小腿部的深静脉血栓形成，其临床特点为：突然出现小腿剧痛，患者无法用患足平踏地面，行走时症状加剧；小腿肿胀且有深压痛，进行踝关节过度背伸试验可导致小腿剧痛（Homans 征阳性）。

3. 混合型 即全下肢深静脉血栓形成。主要临床表现为全下肢显著肿胀和剧烈疼痛，股三角区、腘窝、小腿肌层均可能出现压痛。患者常伴有体温升高和脉率增快（股白肿）。若病情持续恶化，肢体将极度肿胀，压迫下肢动脉并引起动脉痉挛，导致下肢动脉血供受阻，表现为足背动脉和胫后动脉搏动消失，进而小腿和足背往往出现水疱，皮肤温度明显降低并呈青紫色（股青肿），如不及时处理，可发生静脉性坏疽。

四、辅助检查与诊断

一侧肢体突然发生的肿胀，伴有胀痛、浅静脉扩张，都应怀疑下肢深静脉血栓形成。根据不同部位深静脉血栓形成的临床表现，一般不难作出临床诊断。下列检查有助于疾病诊断和了解病变的范围。

1. 彩色多普勒超声检查（TCD） 是深静脉血栓形成诊断的首选方法，可显示静脉腔内强回声、静脉不能压缩，或无血流等血栓形成的征象。适用于对患者的筛选和监测。

2. 下肢静脉顺行造影 准确率高，可以有效判断有无血栓，血栓部位、范围、形成时间和侧支循环情况。

五、治疗

1. 抗凝治疗　是深静脉血栓形成的基本治疗，可预防血栓形成、防止血栓蔓延，以利静脉管腔再通。但是单纯依赖抗凝治疗并不能有效清除血栓，降低血栓后综合征（PIS）的发生率。抗凝药物包括普通肝素、低分子量肝素（分子量<6000Da）、维生素 K 拮抗剂及直接口服抗凝药物，后者又分为直接凝血酶抑制剂和 Xa 因子抑制剂。治疗通常以低分子肝素皮下注射开始，待达到低凝状态后转为口服维生素 K 拮抗剂（如华法林）；或者直接使用直接口服抗凝药物。治疗方案应根据患者的病情和病程进行个性化定制，并且抗凝治疗的持续时间至少应为 3 个月。

2. 抗血小板治疗　如阿司匹林、右旋糖酐等，能扩充血容量、降低血黏度，防止血小板聚集，常作为辅助治疗。

3. 溶栓治疗　可有效消除血栓、解除静脉梗阻。静脉滴注链激酶、尿激酶、组织型纤溶酶原激活剂等，能激活血浆中的纤溶酶原成为纤溶酶，溶解血栓。

4. 手术取栓　是消除血栓的有效治疗方法，可迅速解除静脉梗阻。常用 Fogarty 导管经股静脉取出髂静脉血栓。

▶知识拓展

肺栓塞

深静脉血栓如脱落进入肺动脉，可引起肺栓塞。大块肺栓塞可以致死，小的局限性肺栓塞的临床表现常缺乏特异性。典型临床表现有呼吸困难、胸痛、咯血、低血压和低氧血症 等，严重者发病急骤，可迅速进入晕厥状态，出现寒战、出汗、苍白或发绀，血压明显下降等。肺动脉 CTA 检查可以明确诊断。对已有肺栓塞病史、血栓头端延伸至下腔静脉、取栓或置管操作可能造成血栓脱落者，应考虑放置下腔静脉滤器，防止肺栓塞的发生。

第六节　心脏停搏

案例导入

【案例】

患者，男性，65 岁。在晨练时突然倒地。路人发现后，立即呼叫了急救中心。几分钟后，急救人员赶到现场。快速评估患者情况。查体：患者面色苍白，颈动脉搏动消失，胸廓无起伏，瞳孔散大。

【问题】

1. 请分析患者目前初步诊断。
2. 请分析对患者应做哪些紧急处理措施。

案例中患者晨练时突然倒地。查体：患者面色苍白，颈动脉搏动消失，胸廓无起伏，瞳孔散大。诊断为心脏停搏。本节主要通过学习心脏停搏的病因、临床表现和心脑肺复苏操作步骤，解决案例中患者心脏停搏的临床表现与心脑肺复苏。

一、概述

心脏停搏（CA）是指心脏射血功能突然终止，造成全身血液循环中断、呼吸停止和意识丧失。导致心脏停搏的病因包括心源性及非心源性因素两类。

心脏停搏的临床表现包括意识突然丧失；大动脉搏动消失；呼吸停止或呈叹息样呼吸；瞳孔散大并固定；面色苍白或发绀；心电图可显示心脏停搏、心室颤动或心电机械分离。一旦确定心脏停搏，应立即进行心肺复苏。

心肺脑复苏（CPCR）是针对心脏停搏患者所采取的一系列急救措施，旨在恢复患者的自主循环、呼吸和脑功能。其过程可概括为 3 个阶段：基本生命支持、高级生命支持和复苏后治疗。

二、处置

（一）基本生命支持

基本生命支持指的是在呼吸和循环停止时，于事故现场立即执行的急救措施。在最初的复苏阶段，最佳时机是在受伤后的 4~6 分钟。通常情况下，这些操作是在现场徒手完成的，目的是迅速而有效地恢复生命器官的血液流动和氧气供应。这一阶段的关键操作步骤是 C→A→B：C 代表循环（circulation），即建立有效的人工循环；A 代表气道（airway），即确保呼吸道畅通；B 代表呼吸（breathing），即进行有效的人工呼吸。主要的急救方法包括现场进行胸外心脏按压和口对口（或口对鼻）人工呼吸。

1. 建立有效的人工循环

（1）检查意识及反应：发现患者倒地，确认现场安全。判断患者意识，轻拍患者双肩，在耳旁呼唤，观察患者有无意识及反应。

（2）呼救：如果患者没有意识及反应，立即拨打当地的急救电话，并寻求周围人的帮助。

（3）检查呼吸、脉搏：检查大动脉搏动，成人及儿童通常触摸颈动脉，婴儿则触摸肱动脉；同时将耳朵凑近患者口鼻，同时眼睛观察患者胸部，看是否有起伏运动。检查应在 10 秒之内完成。判断已无呼吸或仅有异常呼吸，且不能明确地触及大动脉搏动时，应立即开始心肺复苏（CPR）。

（4）调整体位：使患者仰卧于硬地面或木板上，双臂应放置于身体两侧，并解开其衣领及腰带。若需改变患者体位，务必保证头部、颈部与躯干在同一水平面上同步移动，以防止任何扭曲现象发生。

（5）胸外心脏按压：进行胸外心脏按压时，患者应仰卧平躺于硬质平面，而救援者则应跪于其一侧。若胸外按压在床上进行，应在患者背部垫以硬板。以胸骨中、下 1/3 交界处为按压点。将一手掌根部置于按压点，另一手掌根部覆于前者之上，手指向上方翘起，手臂伸直，以自身重力通过双臂和双手掌，垂直向胸骨加压。按压时应尽量使胸骨下陷以达到有效压迫心脏。每次按压后让胸廓完全回弹，放松时双手不要离开胸壁，按压和放松的时间大致相等。按压频率区间为100~120次/分，成人按压胸骨的幅度至少为5cm，但不超过6cm（图6-14）。儿童和婴儿的按压幅度至少为胸部前后径的1/3（儿童约5cm，婴儿约4cm）。

2. 确保呼吸道通畅　若患者出现呼吸停止或异常呼吸情况，首先应让患者采取仰卧位，随后进行30次心脏按压，接着立即开通气道。确保呼吸道畅通是复苏成功的关键步骤。在没有颈部创伤的情况下，推荐使用仰头抬颌法来开放气道。具体操作为救援者用一只手按压患者前额，使头部后仰，同时用另一只手的示指和中指抬起患者的下颌，确保下颌尖与耳垂的连线与地面垂直，以此来保持气道通畅。此外，必须清除患者口中的异物和呕吐物，如果患者佩戴有松动的义齿，应将其取下。

3. 进行有效的人工呼吸　气管内插管是建立人工通气的最好方法，但现场人工呼吸以口对口人工呼吸法最常用。首先要确保气道通畅，救援者保持患者压额抬颌，并用左手拇指和示指握闭患者鼻孔，然后救援者吸一口气，对准患者口部缓慢吹气。每次吹气后将口移开，同时松开捏紧鼻孔的拇指、示指，依靠患者胸廓的弹性回缩完成被动呼气。每次吹气应持续1秒以上，确保呼吸时有胸廓起伏。无论是单人还是双人进行心肺复苏时，按压和通气的比例为30∶2，交替进行。与成人心脏停搏不同，儿童和婴儿心脏停搏多由各种意外（特别是窒息）导致，因此施救更重视人工通气的重要性，对于儿童与婴儿心肺复苏时，若有2名以上救援者在场，推荐的按压和通气比例应为15∶2（图6-15）。

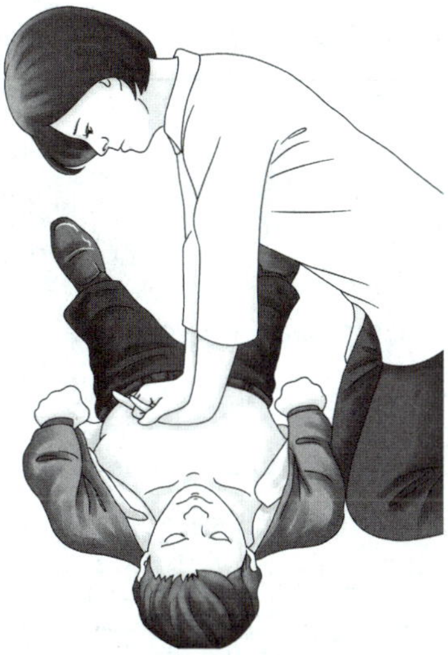

图6-14　胸外心脏按压

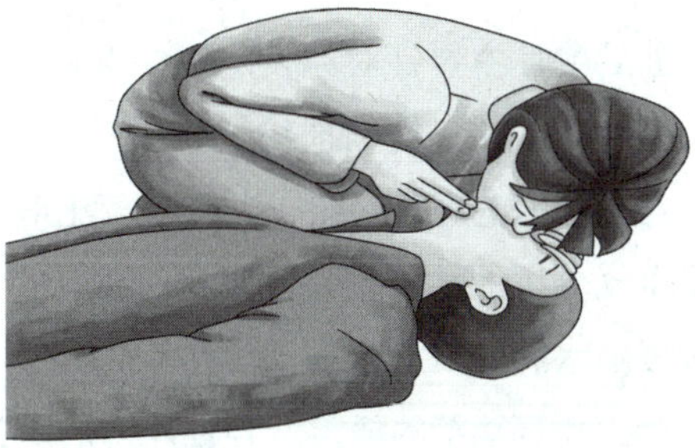

图6-15　口对口人工呼吸

完成5个周期的急救措施后，需对患者进行重新评估，评估过程不得超过10秒。复苏成功标志：大动脉搏动出现；自主呼吸恢复；测量血压；瞳孔缩小、对光反射存在；发绀减轻。如无循环征象重新开始心肺复苏。终止复苏指征：心肺复苏30分钟以上，患者仍未表现出自主的大动脉搏动和呼吸。

（二）高级生命支持

高级生命支持是在基本生命支持的基础上，应用辅助设备、特殊技术等建立更为有效的通气和血运循环。主要措施包括气管插管建立通气、除颤转复心律成为血流动力学稳定的心律、建立静脉通路并应用必要的药物维持已恢复的循环。为了确保治疗的有效性和安全性，必须持续监测心电图、血压、脉搏、血氧饱和度及呼气末二氧化碳分压等关键生命体征，必要时还需要进行有创血流动力学监测。

1. 药物复苏 使用各种药物可以防治心律失常，并增强心肌的收缩力，调整各种酸碱失衡，补充体液和电解质。

(1) 肾上腺素：是心肺复苏的首选药物。可用于电击无效的室颤及无脉室速、心脏停搏或无脉性电生理活动。

(2) 阿托品：适应于心脏停搏，以及心动过缓和房室阻滞患者。

(3) 利多卡因：适应于室性心律失常，包括室性期前收缩、室性心动过速和心室颤动患者。

(4) 碳酸氢钠：是纠正急性代谢性酸中毒的主要药物。对于心脏停搏时间较长的患者，在胸外心脏按压、除颤、气管插管、机械通气和血管收缩药物治疗无效时，可考虑使用碳酸氢钠。

2. 电除颤 以直流电除颤法使用较为广泛。首次除颤能量一般为双相波120~200J，单相波360J。电除颤可反复进行，一般不超过4次，能量选取要高于上次。电极片放置位置：胸骨电极片置于患者右锁骨下方，心尖电极片放在与左乳头齐平的左胸下外侧部。其他位置还有左、右外侧旁线处的下胸壁，或者心尖电极片放在标准位置，其他电极片放在左、右背部上方。若植入了置入性装置（如起搏器），应避免将电极片直接放在置入装置上。

3. 简易人工呼吸器 简易人工呼吸器操作简便，可利用加压面罩直接给氧，使患者得到充分氧气供应，改善组织缺氧状态。操作步骤：①开放气道，清除呼吸道分泌物，松解患者衣领和裤带。②连接面罩与呼吸囊，将呼吸囊与输氧管连接，调节氧气流量5~10L/min。③操作者站于患者头侧，使患者头后仰，托起下颌，将面罩罩住患者口鼻，按紧不漏气。两手捏住呼吸囊中间部分，两拇指相对朝内，4指并拢或略分开，两手用力均匀挤压呼吸囊，待呼吸囊重新膨起后开始下一次挤压，应尽量在患者吸气时挤压呼吸囊。挤压频率为8~10次/分。

（三）复苏后治疗

复苏后治疗主要针对原发病或并发症的处理。重点是保持呼吸和循环功能的良好和稳定，防治多器官功能障碍和缺氧性脑损伤。

1. 维持良好的呼吸功能 当患者自主呼吸未恢复，存在通气或氧合功能障碍，应实施机械通气，并根据血气分析的结果调整呼吸机以维持良好的呼吸评估指标。维持良好的通气功能可以降低颅内压力，减缓脑水肿的发展。

2. 保证循环功能的稳定 心脏停搏后常出现血流动力学不稳定，导致低血压、低心排出量。循环功能稳定是保证复苏效果的关键。复苏后期要严密监测循环功能。监测项目包括动脉压、中心静脉压及尿量、肺毛细血管楔压和心指数等。

3. 防治肾衰竭 如果心脏停搏时间较长或复苏后持续低血压，则易发生急性肾衰竭。处理原则包括维持血液循环稳定，保证肾脏灌注，尽量避免使用肾毒性药物，纠正酸碱失衡、电解质紊乱及营养支持等。

4. 脑复苏 脑复苏是心肺复苏最后成功的关键，应重视对复苏后神经功能的连续监测和评价，积极保护神经功能。在缺氧状态下，脑血流的自主调节功能丧失，脑血流的维持主要依赖脑灌注压，任何导致颅内压升高或体循环平均动脉压降低的因素均可减低脑灌注压，从而进一步减少脑血流。对于昏迷患者，应保持正常的或略高的平均动脉压，并降低颅内压，以确保脑部获得充足的灌注。主要措施如下。

(1) 脱水：使用渗透性利尿药并配合降温措施，可以有效减轻脑组织的水肿状况和降低颅内压，从而促进大脑功能的恢复。

（2）降温：低温疗法是维护神经系统与心脏功能的关键治疗手段。对于复苏后的昏迷患者，建议将体温降低至 32~36℃，并至少维持 24 小时。

（3）防治抽搐：通过应用冬眠药物，可以有效控制由缺氧性脑损伤引起的四肢抽搐现象，并有效缓解降温过程中出现的寒战反应。

（4）高压氧治疗：通过提升血液中的氧含量及其在组织中的弥散能力，进而提高脑组织的氧分压，有效改善脑部的缺氧状况，并有助于降低颅内压力。改善脑缺氧，降低颅内压。

（5）促进早期脑血流灌注：抗凝治疗以疏通微循环，用钙通道阻滞药解除脑血管痉挛。

▶知识拓展

2024 心肺复苏指南更新内容

1. 胸外按压技术

（1）按压深度：成年患者建议按压深度至少为 6cm，但不超过 60 岁患者的胸廓前后径的 1/3。

（2）按压频率：建议按压频率为每分钟 100~120 次。

（3）按压与呼吸的比例：成人心肺复苏中，建议按压与呼吸的比例为 30∶2。

2. 人工呼吸

（1）通气方法：建议使用口对口或口对鼻通气，如有可能，优先选择口对口通气。

（2）通气频率：与按压频率相匹配，为每分钟 10~12 次。

（3）通气时长：每次通气时长约 1 秒，确保通气充分后立即进行胸外按压。

3. 自动体外除颤器（AED）使用

（1）自动体外除颤器准备：尽早准备并使用自动体外除颤器，无须等待专业人员到来。

（2）自动体外除颤器操作：遵循自动体外除颤器屏幕上的指示进行操作，即使有其他人在场，也应尽快开始操作。

（3）继续心肺复苏：在自动体外除颤器分析心律和给予电击期间，继续进行胸外按压和人工呼吸。

4. 高级心血管生命支持

（1）早期心脏除颤 ECC：尽早开始体外 ECC。

（2）药物使用：根据患者情况和当地指南，合理使用抢救药物，如肾上腺素、利多卡因等。

（3）气道管理：优先考虑快速而有效的气道管理，如高级气道设备。

5. 团队协作

（1）明确角色：每个团队成员应明确自己的角色和职责。

（2）沟通：确保团队成员之间有效沟通，使用明确的手势和术语。

（3）轮换：在长时间心肺复苏中，确保按压者轮换，以保持按压质量和力度。

考试知识点总结

本章小结

协和云课堂…… 拓展练习及参考答案

（李　丹　刘英华）

第七章　消化系统疾病

教学课件

学习目标

素质目标

树立知识迁移的学习意识，培养主动查询消化系统疾病最新指南的意识，深化对消化系统疾病的认识和理解。

知识目标

（1）掌握：消化系统疾病的定义、病因和发病机制，以及疾病的临床表现、并发症，诊断与鉴别诊断。

（2）熟悉：消化系统疾病的治疗及预后。

（3）了解：消化系统疾病的辅助检查，包括胃镜及组织病理学。

能力目标

（1）具有对患者消化系统疾病的诊治能力。

（2）具有分析腹痛症状的诊断及鉴别诊断能力。

·核心知识拆解·

消化系统具有对食物的摄取、消化、吸收和排泄等重要生理功能，是维持机体营养代谢和能量平衡的核心系统。当消化系统发生疾病时，不仅直接影响营养物质的消化吸收，还可能引起水电解质紊乱、营养不良等全身性并发症，严重时危及患者生命。

本章将重点阐述临床常见的消化系统疾病，包括消化性溃疡、胃炎等。这些疾病发病率高，且对患者的生活质量和预后有一定影响，早期诊断和规范治疗尤为重要。

第一节　消化性溃疡

微课：消化性溃疡

案例导入

【案例】

患者，男性，40 岁。间断性上腹痛 7 年，呕吐 3 天。患者 7 年前开始反复上腹痛，进餐后缓解，曾于医院就诊。医院开具“庆大霉素及法莫替丁”药物治疗，自服药物后症状明显缓解。但秋末冬初时节，上述症状反复发作，患者未去医院进行正规治疗。近 3 天，患者自述上腹部胀痛、嗳气、反酸、呕吐。查体：一般状况良好，上腹部压痛（+），无反跳痛。无双下肢水肿。

上消化道造影检查：十二指肠有小龛影。初步诊断：十二指肠溃疡。

【问题】

1. 分析患者腹痛病因与机制。
2. 分析一下该患者为何呕吐。

案例中患者上腹痛、呕吐为其症状。辅助检查示：上腹部压痛（+），十二指肠有小龛影。秋末冬初季节反复发作，进餐后缓解，初步诊断为十二指肠溃疡。本节主要通过学习消化性溃疡的病因病机、临床表现、诊断与鉴别诊断、并发症及治疗，解决案例中患者腹痛的病因与机制的分析。

一、概述

消化性溃疡（PU）指胃、十二指肠黏膜发生的炎性缺损，与胃液中胃蛋白酶的消化作用及胃酸的影响密切相关。病变穿透黏膜肌层或达更深层次。此外，消化性溃疡也可发生在食管与胃的连接处（食管-胃吻合口）及胃与空肠的连接处（即胃-空肠吻合口）或其附近区域，甚至可能在含有胃黏膜的梅克尔（Meckel）憩室等部位发生。分为胃溃疡（GU）和十二指肠溃疡（DU），与十二指肠溃疡不同的是，胃溃疡多发生在胃角附近及胃窦小弯侧，进餐后发生上腹痛。

二、流行病学

消化性溃疡是一种在全球范围内广泛存在的常见病，患者中男性比例高于女性，且本病可发生在任何年龄段；不同年龄时期患病率存在差异，据统计，约有 10% 的人患过本病。此外，十二指肠溃疡发病率高于胃溃疡。十二指肠溃疡多见于青壮年，胃溃疡多见于中老年。

案例中患者 40 岁，为青壮年男性，属于十二指肠溃疡的好发人群。

三、病因和发病机制分析

消化性溃疡的病因和发病机制涉及多方面因素，简单概述，发病主要源于两个层面：一是损伤因素，二是胃黏膜的防御修复能力不足。

1. 胃酸与胃蛋白酶 胃蛋白酶是消化性溃疡发病的重要因素，它的活性在很大程度上取决于胃液的酸碱度（pH）。当胃液的pH维持在2~3时，胃蛋白酶原就容易被激活；而如果pH超过4，胃蛋白酶则会失去活性。因此，通过抑制胃酸的分泌，可以同时降低胃蛋白酶的活性水平。

消化性溃疡发生机制是相关致病因素导致胃酸和胃蛋白酶对胃黏膜的侵袭作用与胃黏膜屏障自身的防御能力之间失去了平衡。无论是侵袭作用增强还是防御能力减弱，都可能引发消化性溃疡。

2. 幽门螺杆菌（Hp） 幽门螺杆菌感染同样也是消化性溃疡的重要致病因素之一。十二指肠溃疡患者的幽门螺杆菌感染率可高达90%以上，胃溃疡的幽门螺杆菌感染率为60%~90%。因此，根除幽门螺杆菌对消化性溃疡的愈合及预防复发有显著的作用。

3. 药物 长时间地使用阿司匹林、布洛芬、吲哚美辛等非甾体抗炎药易发生消化性溃疡。糖皮质激素、氯吡格雷、双膦酸盐、西罗莫司等药物与消化性溃疡发生也有一定关系。

4. 黏膜防御与修复异常 胃黏膜的防御和修复功能对于保持其完整性，以及促进溃疡愈合来说至关重要。在临床实践中，胃黏膜活检是一种常见的操作，尽快进行此项操作能够引起医源性局灶溃疡，但是这些溃疡通常可以在不使用药物治疗的情况下迅速自我修复、自愈，这充分体现了胃黏膜强大的自我防御与修复能力。然而，当防御功能受损或修复能力下降时，就会对溃疡的发生和发展产生重要影响。

5. 遗传易感性 部分消化性溃疡患者家族史较为明显，显示出来遗传易感性。

6. 其他 长期大量饮酒、频繁吸烟及应激等因素，常常能够诱发消化性溃疡。胃石症患者由于体内胃石常常摩擦胃黏膜，长时间地机械摩擦刺激会引发胃溃疡；而放疗则可能会引发胃或十二指肠溃疡。此外，消化性溃疡还可能与其他疾病并发，如克罗恩病、胃泌素瘤、肝硬化、休克、急性心肌梗死、慢性阻塞性肺疾病、脑卒中及全身性严重感染等。其他感染性疾病，结核分枝杆菌、单纯疱疹病毒、巨细胞病毒等感染，也可能会影响到胃或十二指肠，从而引发溃疡。

案例中的患者腹痛达7年之久，且未长期服药，考虑患者可能幽门螺杆菌感染，可进行幽门螺杆菌检测以便后续对因治疗。

四、病理

不同原因导致的消化性溃疡，其好发病部位也有着差异。胃溃疡常见于胃角附近及胃窦小弯侧（图7-1），非甾体抗炎药引起的胃溃疡常见于胃大弯和胃窦，活动期溃疡通常是单个存在，但也会见多个存在，形状往往是圆形或卵圆形。大部分活动期溃疡直径小于10mm，边缘较为整齐，周围的黏膜经常伴有充血水肿，表面覆盖着白苔或黄苔，主要是渗出物所形成，活动期溃疡底部主要是由肉芽组织组成。较深的溃疡可能侵犯到胃或十二指肠的肌层，甚至浆膜层，一旦触及血管，就会引发大出血，侵及浆膜层则可能导致穿孔。溃疡愈合后会留下瘢痕。十二指肠溃疡的形态往往和胃溃疡形态类似，常常发生在十二指肠球部，特使是在紧邻幽门的前壁或后壁，反复发生十二指肠溃疡可能会导致十二指肠球部变形，并且瘢痕收缩也会引发狭窄或假性憩室等问题（图7-2）。

图 7-1
彩图

图 7-2
彩图

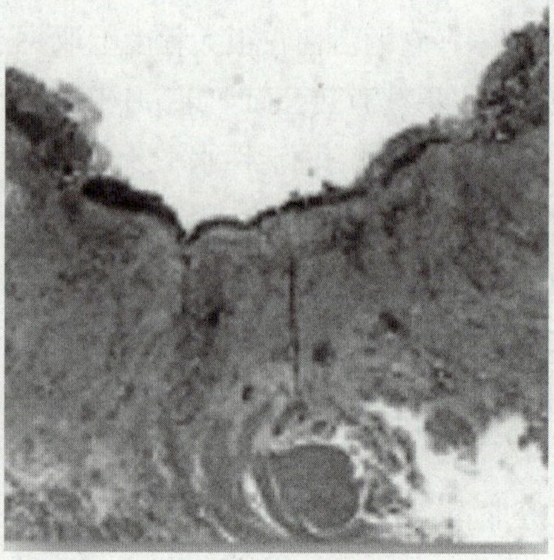

图 7-1　胃溃疡（HE 染色，×100）

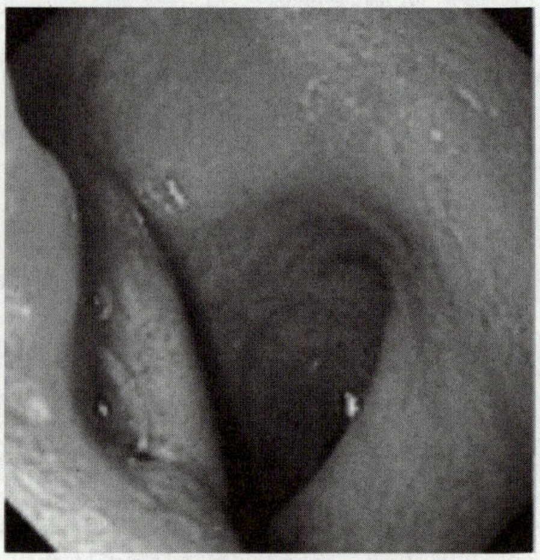

图 7-2　消化性溃疡内镜下表现

五、临床表现

（一）症状

消化性溃疡典型症状为上腹部疼痛，疼痛的性质可能是灼痛、隐痛、胀痛、剧痛、钝痛或是饥饿样不适，具体疼痛部位和性质往往与溃疡的位置、大小和数量相关。疼痛的特点主要包括以下几种。①慢性过程，可能持续十余年或更久；②反复或周期性发作，每次持续数周或数月，且具有季节性，常在季节交替时发作，如秋冬和冬春之交；③部分患者的节律性上腹痛与进餐有关，餐后疼痛常常是胃溃疡的表现，饥饿痛或夜间疼痛、进食后缓解则多见于十二指肠溃疡；④腹痛通常能被抑酸或抗酸药物有效缓解。一部分患者通常只有上腹部胀满、厌食、上腹部不适、反酸、嗳气等消化不良症状。还有少数患者为无症状性溃疡，其不会出现腹痛或消化不良症状，而是以消化道出血、穿孔等并发症为首发症状，这类患者可见于所有年龄段，但是以长时间服用非甾体抗炎药的患者和老年人更为常见。

案例中患者上腹痛，性质：胀痛，特点：慢性过程（7 年余）；反复发作且有季节性，进餐后缓解。

（二）体征

发作时剑突下，上中腹部或右上腹部压痛阳性，症状缓解后查体阴性。

案例中患者上腹部压痛（+），符合消化性溃疡发作时上腹部的局限性压痛表现。

（三）特殊溃疡

1. 复合溃疡　指的是胃和十二指肠同时存在活动性溃疡，男性多见，发生幽门变形、狭窄、梗阻的概率较高。

2. 幽门管溃疡　疼痛在餐后迅速出现，容易并发幽门梗阻、出血和穿孔等。

3. 十二指肠球后溃疡　指的是通常发生在十二指肠降段、水平段的溃疡类型，通常在十二指肠降段的初始部分及其乳头附近，溃疡经常发生在后内侧壁，疼痛呈放射状放射到右上腹和背部。

4. 巨大溃疡　指直径大小超过 2cm 的溃疡，患者往往有非甾体抗炎药服用史或为老年患者。十二指肠球部的后壁是巨大十二指肠球部溃疡的频发之地，这种溃疡容易演变为穿透性溃疡，并在其周边引发炎症包块，疼痛可剧烈且持久，甚至会放射至背部，老年患者也可能没有典型症状，症状较为轻微或无症状。值得注意的是，巨大胃溃疡并非全为恶性。

5. 老年人溃疡及儿童期溃疡　老年患者的溃疡症状往往缺乏典型性，通常情况下，症状较为轻微或无症状。疼痛也缺乏固定规律，体重下降和贫血为常见表现。鉴于非甾体抗炎药在老年人群众中的广泛应用，老年人溃疡病例呈现增多的趋势。至于儿童期溃疡，多见于学龄儿童，腹痛常集中在肚脐周围，往往伴有恶心或呕吐的症状，这可能与幽门及十二指肠的水肿和痉挛密切相关。

6. 难治性溃疡　通过正规的抗溃疡治疗后，溃疡依旧没有愈合。原因包括病因未彻底根除，如幽门螺杆菌感染存在，患者长时间服用非甾体抗炎药等致溃疡药物；穿透性溃疡；特殊病因，如胃泌素瘤、克罗恩病等；抗溃疡药物的吸收或效力受一些疾病或药物影响；一些疾病误诊，如胃或十二指肠恶性肿瘤；吸烟、酗酒及精神应激等负面诱因持续存在。

（四）并发症

1. 出血　消化性溃疡是上消化道出血里最常见的病因。在国内，它大约占据了非静脉曲张性破裂出血原因的 50%~70%，其中十二指肠溃疡的发病率又高于胃溃疡。一旦消化性溃疡侵袭到周边或深层的血管组织，便会引发程度不一的出血状况。症状较轻的患者，可能仅表现为大便隐血试验阳性、排出黑便；而患者症状严重时，则可能出现大出血，症状包括呕血或排出暗红色血便。

2. 穿孔　当溃疡病灶穿透胃、十二指肠壁时，便引发穿孔。据统计，当前有 1/3~1/2 的穿孔病例与非甾体抗炎药的服用有关，且这一情况在老年患者中更为普遍，部分患者在穿孔前无症状。穿透、穿孔在临床往往会导致以下 3 种后果。

（1）当病灶溃破渗透至腹腔，会引发弥漫性腹膜炎，症状表现为突发性剧烈腹部疼痛，痛感不仅持续，还逐渐加剧，起初局限于上腹，随后迅速扩散到整个腹部。此外，患者的体征有腹壁板样僵直，伴有明显的压痛和反跳痛，肝浊音界消失，更有部分患者出现休克状态。

（2）若溃疡穿透并影响到周边的实质性脏器，如肝、胰腺、脾等（即穿透性溃疡），患者往往有慢性病史，腹痛会发生规律改变，变为顽固或持续。特别是当累及至胰腺时，腹痛会放射至背部，同时血液淀粉酶含量会升高。

（3）十二指肠溃疡能穿透胆总管，形成胆瘘；胃溃疡则可穿透十二指肠或横结肠，引起肠瘘发生。

3. 幽门梗阻　根据梗阻程度，包括不全梗阻和完全梗阻。临床症状表现为上腹胀痛，餐后痛感加剧，呕吐后腹痛可以得到些许缓解，呕吐物多为宿食；剧烈呕吐还可引发脱水症状，导致低氯、低钾性碱中毒；体重减轻、营养不良。体检时，可观察到胃蠕动波，并且能够闻及振水音等。此类梗阻多由十二指肠溃疡或幽门管溃疡反复发作所致，由幽门平滑肌痉挛和炎性水肿引发的暂时性梗阻，可通过药物治疗、溃疡愈合得到缓解。然而，如果因严重瘢痕形成或者与周围组织粘连、恶变导致的胃流出道狭窄或变形，则会呈现持续性或进展性梗阻。

4. 癌变　反复发作、病程迁延不愈的胃溃疡患者，癌变的风险显著提升，而十二指肠溃疡通常不会发生癌变。胃镜与活检的联合运用，为鉴别诊断溃疡的良恶性提供了有力的支持。

六、辅助检查

1. 上消化道内镜检查及活检 上消化道内镜检查，是消化性溃疡诊断的优选手段和“金标准”。通过这一检查，可以①明确病变有无，判断其位置及分期；②区分溃疡的良恶性质；③评估治疗效果的优劣；④对伴有出血症状的患者实施止血治疗；⑤对存在狭窄梗阻情况的患者，采取扩张或安装支架的治疗方案；⑥利用超声内镜检查，深入评估胃或十二指肠壁情况、溃疡的深度、病变与周围器官的关系及淋巴结的数量和大小等。对于胃溃疡通常需在溃疡边缘取活检，至于活检的具体数量，目前医学界尚未形成统一标准，但一般而言，从溃疡周边四个部位的活检，均能满足诊断需要。有些胃溃疡在胃镜观察下难以明确其良恶性，有时需进行多次活检和病理检查，甚至借助超声内镜评估或实施穿刺活检来进一步判断。

针对久治不愈的胃溃疡患者，为排除恶性病变的可能性，应进行多点活检，并且在接受正规治疗8周后，复查胃镜，必要时再次活检和病理检查，直到溃疡完全愈合。

2. 上消化道钡剂造影 随着消化内镜技术的广泛推广与不断进步，上消化道钡剂造影使用率已显著减少，然而，钡剂（包括其他对比剂）造影仍具备其特殊意义，主要适用于以下情形。①评估胃部活动状态；②针对胃镜检测存在禁忌的患者；③对于拒绝接受上消化道内镜检查者和在不具备胃镜检测条件的情况下。气钡双重造影技术能清晰地展现胃肠道黏膜的形态特征，溃疡的钡剂造影直接征象包括龛影、黏膜聚集，而间接征象为胃大弯侧痉挛性切迹、狭窄、十二指肠球部激惹及球部畸形等。钡剂造影总体效果逊于内镜检查，且无法通过活检进行病理诊断。

3. CT 检查 CT 检查在诊断穿透性溃疡或穿孔方面具有显著优势，能够清晰发现穿孔周边组织的炎症、包块及积液情况，且在显示游离气体方面，其效果甚至超越了立位 X 线胸片。此外，CT 检查对于鉴别幽门梗阻也具有重要意义。在患者口服对比剂后，CT 检查可能显示出胃壁中段、穿孔周围组织渗出、增厚等改变。

4. 实验室检查

（1）幽门螺杆菌检测：对于有过消化性溃疡病史的患者，不管是溃疡处于活动期还是瘢痕期，都应进行幽门螺杆菌检测。

（2）其他检查：血常规检查和粪便隐血试验有助于判断溃疡是否存在活动性出血。

七、诊断与鉴别诊断

（一）诊断

疑诊消化性溃疡的重要病史主要包括病程迁延，节律性上腹部疼痛，周期性发作，并且有非甾体抗炎药服药史等。通过上消化道内镜检查，可以明确这一诊断。不能接受内镜检查者，可通过上消化道钡剂造影诊断，若发现龛影，亦可诊断溃疡，但难以区分其良恶性。

（二）鉴别诊断

1. 其他引起慢性上腹痛的疾病 消化性溃疡诊断确立，但仍需注意，部分患者在溃疡愈合后仍可能持续存在症状或症状未见缓解，此时，需细致排查是否诱因未除，是否存在慢性肝、胆、胰疾病，或是否伴有功能性消化不良及其他腹部疾病与消化性溃疡并存等情况。

2. 胃癌 在利用上消化道内镜诊断时，若发现胃溃疡，需警惕其与恶性溃疡的区别，典型的胃癌溃疡往往呈现多不规则形态，其大小常超过2cm，边缘不规则，底部凹凸不平、覆污秽状苔。

3. 胃泌素瘤 胃泌素瘤是一种胃、肠、胰神经内分泌肿瘤。胃泌素由胃及上段小肠黏膜的G细胞分泌，促进胃酸分泌、细胞生长胃肠运动胃泌素主要由胃及上段小肠黏膜的G细胞分泌，它在促进胃酸分泌、细胞增殖及胃肠运动等方面扮演着重要角色。

胃泌素瘤的特点包括多发性溃疡、溃疡位置不典型、易引发溃疡并发症、对抗溃疡常规药物治疗效果不佳，可伴随腹泻、胃酸分泌亢进、血胃泌素水平上升等特征。

胃泌素瘤往往体积不大，大约80%的病例会出现在胃泌素瘤三角区内，这一区域是胆囊与胆总管汇合点、十二指肠第二部分与第三部分交界处、胰腺颈部与体部交界处共同围成，而较为罕见的发病部位则涵盖了肝、胃、心脏、淋巴结、卵巢及骨骼等。值得注意的是，超过半数的胃泌素瘤为恶性，部分患者在确诊时已经出现了癌细胞转移。在临床上，一旦怀疑患者患有胃泌素瘤时，应检测血胃泌素含量；同时，借助增强CT、MRI或PET-CT等先进影像技术手段，可以更加有效地发现肿瘤的存在。质子泵抑制药（PPI）能够有效减少胃酸分泌，缓解相关症状，手术切除病灶应为首选方案。

八、治疗

消化性溃疡治疗目标为根除病因，控制症状，促进溃疡愈合，预防病情反复，并规避各类并发症的发生。

（一）药物治疗

自20世纪70年代起，消化性溃疡药物治疗手段经历了3个里程碑式的进展：H_2受体拮抗剂（H_2RA）、质子泵抑制药应用和根除幽门螺杆菌，这些进步极大地提升了溃疡愈合率，大幅降低了并发症发生，同时也显著减少了外科手术的需求。

1. 抑制胃酸分泌

（1）H_2受体拮抗剂：H_2受体拮抗剂是治疗消化性溃疡的重要药物之一，治疗效果显著，服用便捷，价格适中，长时间服用药物副作用较轻微。常用的治疗药物主要包括法莫替丁、尼扎替丁、雷尼替丁。表7-1所列H_2受体拮抗剂在治疗胃溃疡和十二指肠溃疡时，6周愈合率分别高达80%～95%和90%～95%。

（2）质子泵抑制药：质子泵抑制药是治疗消化性溃疡的首选药物。药物进入血液后，会抵达胃黏膜壁细胞的酸分泌小管中，在酸性条件下转化为活性结构，与质子泵紧密结合，从而抑制该酶活性，减少胃酸的分泌。

表7-1 常用H_2受体拮抗剂

通用药名	规格/mg	治疗剂量/mg	维持剂量/mg
法莫替丁	20	20，每日2次	20，每晚1次
尼扎替丁	150	150，每日2次	150，每晚1次

续表

通用药名	规格/mg	治疗剂量/mg	维持剂量/mg
雷尼替丁	150	150，每日 2 次	150，每晚 1 次

质子泵抑制药可在 2~3 天内控制溃疡症状，对一些难治性溃疡的疗效优于 H_2 受体拮抗剂，治疗典型的胃和十二指肠溃疡 4 周的愈合率分别为 80%~96%和 90%~100%。值得注意的是，治疗胃溃疡时，需排除溃疡型胃癌的可能，因质子泵抑制药治疗可减轻其症状，掩盖病情。

常用的质子泵抑制药列于表 7-2。质子泵抑制药具有酸依赖性，在酸性胃液中不够稳定，因此口服时需保持药物外裹的保护膜的完整性。当小肠 pH 达到或超过 6 时，质子泵抑制药的肠衣保护膜会被溶解释放，药物被释放并吸收进入血液。

表 7-2　常用质子泵抑制药

通用药名	规格/mg	治疗剂量/mg	维持剂量/mg
奥美拉唑	10，20	20，每日 1 次	20，每日 1 次
兰索拉唑	30	30，每日 1 次	30，每日 1 次
泮托拉唑	20	40，每日 1 次	20，每日 1 次
雷贝拉唑	10	20，每日 1 次	10，每日 1 次
艾司奥美拉唑	20，40	40，每日 1 次	20，每日 1 次
艾普拉唑	10	10，每日 1 次	10，每日 1 次

（3）钾离子竞争性酸阻滞剂（P-CAB）：P-CAB 与钾离子竞争壁细胞上 H^+-K^+-ATP 酶，抑制酸分泌。与质子泵抑制药不同，P-CAB 在酸环境中是稳定的，不需要酸环境激活，起作用更快，用药个体差异小和不良反应少。治疗胃溃疡、十二指肠溃疡的愈合率，预防长期非甾体抗炎药及低剂量阿司匹林诱导的溃疡疗效与质子泵抑制药相似。

2. 根除幽门螺杆菌　消化性溃疡不论是否活动，幽门螺杆菌阳性患者都应该进行幽门螺杆菌根除治疗。根除幽门螺杆菌可以明显减少溃疡的复发率。

3. 保护胃黏膜

（1）铋剂：铋剂类药物的分子量较大，在酸性环境下为胶体状，与溃疡基底面的蛋白结合，形成蛋白-铋复合物覆盖在溃疡表面，组织胃酸和胃蛋白酶对黏膜的侵蚀。市场上，因为质子泵抑制药的性价比高且被患者广泛使用，铋剂已再单独作为消化性溃疡的药物进行治疗。然而，铋剂类药物已被推荐为根除幽门螺杆菌的四联药物疗法的重要组成药物之一。在服用该药物后，患者往往会发现自己舌苔和粪便呈现黑色。铋的主要排泄器官为肾脏，因此，对于肾功能不良的患者而言，应避免使用含铋的药物。

（2）弱碱性抗酸剂：该药剂种类繁多，主要有硫糖铝、磷酸铝、氢氧化铝凝胶、铝碳酸镁等。这些药物能够中和胃酸，能够快速有效的短暂缓解疼痛，但他们对于溃疡的根治效果有限，因此已不再视为治疗消化性溃疡的主要或唯一药物。

4. 药物治疗方案及疗程　为促使溃疡愈合，采用抑酸药物的疗程大多设定为 4~8 周不等，针对十二指肠溃疡，通常建议采用质子泵抑制药，其疗程约为 4 周；而对于胃溃疡，则推荐 6~8 周的疗程。P-CAB 药物疗程，目前相关证据尚需进一步累积，可参照质子泵抑制药的疗程来设定。根除幽门螺杆菌所需的在4~8周的抑酸疗程内，可以同时进行为期1~2周的幽门螺杆菌根除治疗，该治疗时段亦可安排在抑酸疗程结束之后。

5. 维持治疗　胃溃疡愈合后，多数患者能够终止药物治疗。然而，针对溃疡频繁复发的患者，在消除常见诱因的基础上，还需要进一步探究是否存在其他潜在病因，并给予维持治疗，即长期按照维持剂量服用H_2受体拮抗剂或质子泵抑制药（表7-1、表7-2），治疗周期需依据个体情况灵活调整，短则3~6个月，长可达1~2年，甚至根据具体病情，可适当延长用药时长。

（二）患者宣教

消化性溃疡的宣教包括嘱患者合理安排休息时间，以舒缓精神紧张；调整饮食习惯，远离烟酒，并减少饮用浓烈茶水和咖啡等饮品。停止服用不必要的非甾体抗炎药及其他可能刺激胃部或导致恶心呕吐的药物，如确实需要服用非甾体抗炎药和其他药物，建议与食物同服或餐后服用，或遵医嘱增加服用保护胃黏膜的药物。

（三）内镜治疗及外科手术

1. 内镜治疗　对于消化性溃疡出血，内镜下的治疗方法多样，包括在溃疡表面喷洒蛋白胶、在出血部位注射1∶10 000肾上腺素、使用钳夹给出血点止血和热凝固术等，有时会根据情况联合两种或以上的内镜治疗手段。结合持续静脉滴注质子泵抑制药，对消化性溃疡的活动性出血止血成功率高达95%以上。溃疡出血病灶的内镜下特征和治疗策略见表7-3。

表7-3　消化性溃疡出血的内镜特点与治疗策略

内镜特点	再出血率/%	治疗策略
活动性动脉出血	90	质子泵抑制药联合内镜下治疗，确有必要时血管介入或手术治疗
裸露血管	50	质子泵抑制药联合内镜下治疗
血凝块	25~30	质子泵抑制药，确有必要时内镜下治疗
溃疡不伴血迹	<5	质子泵抑制药

针对消化性溃疡合并幽门变形或狭窄引发的梗阻问题，内镜下气囊扩张术治疗是首选的治疗方案，并可根据需要多次进行扩张，以解除梗阻。

2. 外科治疗　随着质子泵抑制药的广泛应用及内镜治疗技术的持续发展，多数消化性溃疡及其伴发症状已无须依赖外科手术的介入。然而，在下列情况时，手术治疗仍需纳入考量：①并发消化道大出血，经药物、内镜及血管介入治疗手段均未能有效止血时；②面对急性穿孔或慢性穿透性溃疡的紧急情况；③瘢痕性幽门梗阻在内镜治疗下未能改善的情况；④胃溃疡存在癌变可能时。外科手术不仅限于切除溃疡病灶，而是通过手术永久地降低胃酸和胃蛋白酶分泌的能力。

手术治疗的并发症包括十二指肠残端破裂、胃肠吻合口破裂或瘘、术后胃出血、术后梗阻、胆汁反流性胃炎、倾倒综合征、缺铁性贫血及吻合口溃疡等。

九、预后

有效的药物治疗能够促使消化性溃疡愈合率高达95%以上，青壮年患者消化性溃疡死亡率几乎为零，而老年患者则多因严重并发症致死，特别是大出血与急性穿孔，其病死率低于1%。

▶**知识拓展**

“中国肝胆外科之父”吴孟超

吴孟超——中国科学院院士、著名肝胆外科专家、中国肝脏外科的开拓者和创始人之一，曾获国家最高科学技术奖，被誉为“中国肝胆外科之父”，于2012年当选“感动中国”2011年度人物。 感动中国人物颁奖词曾这样评价他：“60年前，他搭建了第一张手术台，到今天也没有离开。手中一把刀，游刃肝胆，依然精准，心中一团火，守着誓言，从未熄灭。他是不知疲倦的老马，要把患者一个一个驮过河。”

吴孟超曾经说过：“我最大的幸福就是倒在手术台上。”作为一个外科医生，吴孟超从未有过动摇。曾经，尽管年过九旬，他仍然坚持每周至少完成3台手术，每当手术结束后，他常常疲惫不堪地倚靠在椅子上，汗水浸透了他的衣裳，可他脸上的笑容却是那么的满足和幸福，他从未停止过每日的工作。除了对于医学事业无穷无尽的热爱，他还将手术台当作报效祖国的平台。吴孟超总是出现在各种抢险救灾的场所，出现在任何一个国家需要的地方，只要国家有需要，他就会冲锋陷阵，竭尽所能，为国家贡献出自己的一份力量。

他在《朗读者》中读到：“当你帮助别人的时候，请记得医药是有时而穷的，惟有不竭的爱能照亮一个受苦的灵魂。”对于每一个从事医药卫生事业的人来说，皆应如此。

第二节　胃　炎

微课：胃炎

案例导入

【案例】

患者，女性，53岁。反复上腹胀痛不适3年。患者于三年前因饮食不当出现上腹部胀痛，伴恶心，无呕吐、腹泻，当地医院给予中成药（具体不详）口服治疗，服药后症状可缓解。此后每因饮食不当出现反复上腹部隐痛、胀满，伴有嗳气，反酸，胃热感。患病以来，一般状况良好。既往体健，无烟酒嗜好，无其他病史。查体：剑突下偏左轻压痛，无反跳痛；幽门螺杆菌检测：胃镜活检标本快速尿素酶和常规病检均提示阳性。胃镜示：胃窦黏膜充血，色泽红白相间，以红为主，可见散在出血点和少量糜烂面。

初步诊断：慢性浅表性胃炎。

【问题】

请分析该患者腹部胀痛病因与机制。

案例中发作性上腹胀痛不适3年，伴恶心、嗳气，偶有胃灼烧、反酸。查体：剑突下偏左轻压痛；幽门螺杆菌（+）。胃镜示：胃窦黏膜充血，色泽红白相间，以红为主，可见散在出血点和少量糜烂面。诊断为慢性浅表性胃炎。本节主要通过学习胃炎的病因、机制、临床表现、并发症及治疗，解决案例中患者胀痛的病因与机制的分析。

一、概述

胃炎（gastritis）是胃黏膜对胃内各种刺激因素的炎症反应，在显微镜下观察，其表现为组织学炎症。无胃黏膜活检病理检查者，无法确定胃炎诊断。部分胃炎的炎症细胞浸润程度轻微乃至不存在，而主要表现为上皮和微血管的异常改变，则称为胃病。

二、分类

胃炎分为常见的急性胃炎、慢性胃炎，以及较为罕见的特殊类型胃炎。本任务主要学习急性胃炎和慢性胃炎。

（1）急性胃炎：指由多种病因所引起的胃黏膜急性炎症。组织学检察中常常能够观察到中性粒细胞浸润。它涵盖了急性糜烂出血性胃炎、急性幽门螺杆菌胃炎及非幽门螺杆菌所致其他急性感染性胃炎。

（2）慢性胃炎：指由多种病因长期作用导致的慢性胃黏膜炎症病变，在临床中较为常见。慢性胃炎的患病率往往随着年龄增长而逐渐升高，尤以中年及以上人群更为普遍。可以分为慢性浅表性胃炎，也称慢性非萎缩性胃炎、慢性萎缩性胃炎和特殊类型胃炎。近年，WHO 新颁布了《国际疾病分类第十一次修订本》（ICD-11）中，慢性胃炎又基本上按照病因被分为自身免疫性胃炎、幽门螺杆菌相关性胃炎等十大类。

（3）特殊类型：胃炎主要包括腐蚀性胃炎、克罗恩病、感染性胃炎、淋巴细胞性胃炎、嗜酸细胞性胃炎。

三、病因和发病机制分析

（一）急性胃炎

1. 应激 如重度创伤、手术、精神紧张、败血症等，均可能导致胃黏膜微循环障碍、缺氧，黏液分泌下降，局部前列腺素合成不足，屏障功能损坏；同时，这些应激因素还会促使胃酸分泌量增加，大量氢离子逆离散（反渗），对血管及黏膜造成损害，最终可能引发糜烂、出血乃至溃疡等问题。

2. 药物 非甾体抗炎药较常见，特别是阿司匹林等非特异性环氧合酶（COX）抑制剂。肠溶型的非甾体抗炎药虽能在一定程度上减轻对胃黏膜的直接伤害，但是经由小肠吸收进入血液循环后，会抑制黏膜细胞的 COX-1，从而可能引起急性胃炎发生。

抗肿瘤化疗制剂在抑制肿瘤生长的同时，往往会对胃肠道黏膜产生细胞毒作用，引发较大程度的黏膜损伤，并且合并细菌和病毒感染的风险显著提升。另外，服用铁剂或氯化钾等药物，同样有可能造成胃黏膜糜烂。

3. 乙醇 乙醇具有的亲脂性和溶脂性能，能够诱发致胃黏膜糜烂及黏膜出血表现，而炎症细胞的广泛浸润现象往往并不显著。

4. 创伤和物理因素 大剂量放射线的照射等，均可成为导致胃黏膜糜烂乃至溃疡形成的诱因。

（二）慢性胃炎

1. 幽门螺杆菌感染 幽门螺杆菌经由口腔进入胃部后，部分幽门螺杆菌会被胃酸杀灭，而另一部分则能够附着在胃窦部的黏液层上，依靠其鞭毛穿过黏液层，最终在黏液层与胃窦黏膜上皮细胞表面定居，通常不会侵入胃腺和固有层之中。这一特性不仅使幽门螺杆菌避免受到胃酸的杀菌作用，还使其难以被机体的免疫系统有效清除。幽门螺杆菌所生成的尿素酶具有分解尿素的能力，产生的氨能够中和反渗入黏液内的胃酸，从而形成一个有利于幽门螺杆菌定居与繁殖的局部微生态环境，使感染慢性化。同时，幽门螺杆菌借助其产生的氨及空泡毒素对细胞造成损伤；促进上皮细胞释放炎症介质；菌体细胞壁 Lewis X、Lewis Y 抗原能够引起自身免疫反应的发生；多种机制可以促使炎症反应迁延或加剧。胃黏膜炎症的转归，是幽门螺杆菌毒株及毒力强弱、宿主个体差异和胃内微生态环境等多重因素交织影响的结果。

2. 碱性十二指肠液胃反流 不同原因引发的胃肠道动力异常、肝胆道疾病及远端消化道梗阻等多种情况，均可导致长期碱性十二指肠液反流，进而引发胃黏膜慢性炎症。

3. 药物和毒物 服用非甾体抗炎（如阿司匹林等）乃至具有选择性的 COX-2 抑制剂，往往是引发反应性胃病的常见病因。许多毒素同样可能对胃黏膜造成损伤，乙醇尤为常见。一旦乙醇被快速摄入后，通过内镜检查，常能观察到黏膜下出血，而活检结果则往往不伴随显著的黏膜炎症。值得注意的是，乙醇与非甾体抗炎药若联合作用，对胃黏膜的损伤将更为严重。

4. 自身免疫 胃体腺壁细胞不仅能够分泌盐酸，还能分泌一种被称为内因子的黏蛋白。这种内因子能够与食物中的维生素 B_{12}，又称外因子结合形成复合物，从而保护其免受酶消化和分解；到达回肠后，维生素 B_{12} 方可被吸收。一旦体内出现针对壁细胞或内因子的自身抗体时，便会引起自身免疫性的炎症反应，从而致使壁细胞总数锐减、泌酸腺萎缩、胃酸分泌降低；内因子减少会引发维生素 B_{12} 吸收障碍，进而引发巨幼红细胞性贫血，这种疾病称为恶性贫血，在北欧地区发病率较高，以往在我国相对少见，但近年发现其并非罕见。

5. 年龄和其他因素 如同其他器官的衰老，老年人的胃黏膜同样会发生退行性改变；加之幽门螺杆菌感染率较高，导致胃黏膜修复再生功能下降，炎症慢性化，最终引起胃腺体萎缩和化生的发生。

本案例幽门螺杆菌感染为主要病因，后续可对因治疗。

四、胃镜及组织学病理

通过胃镜检查，可以看见慢性浅表性胃炎的黏膜出现充血水肿或黏膜皱襞肿胀增粗的情况；而慢性萎缩性胃炎的黏膜出现颜色变淡，皱襞变细变平坦，黏液减少，黏膜变薄，有时还能看见黏膜下血管纹理（图 7-3）。

不同致病因素引起的胃黏膜损伤和修复的过程中所发生的慢性胃炎组织学变化如图 7-4 所示。

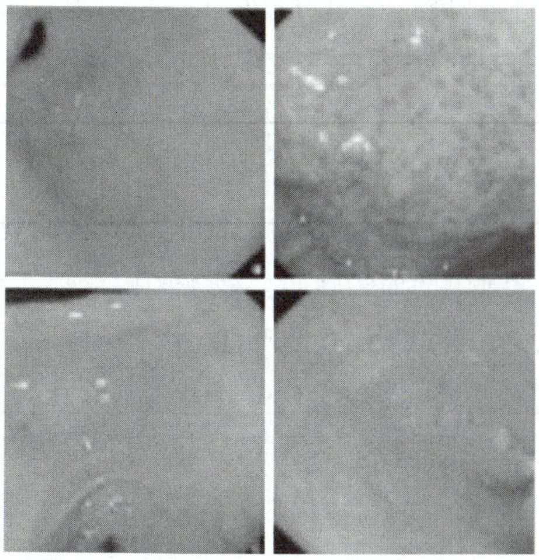

图 7-3 慢性胃炎内镜下表现

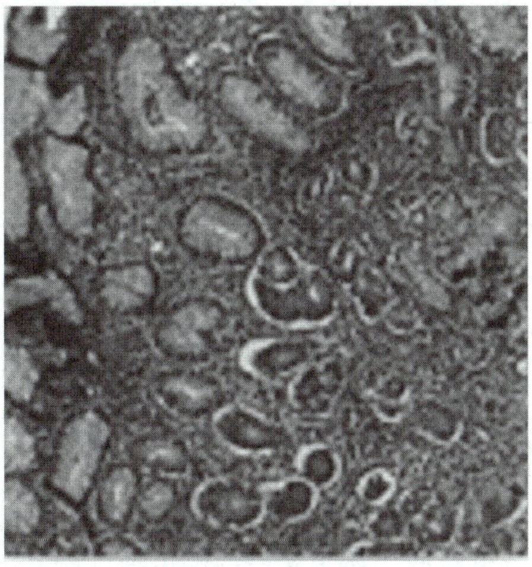

图 7-4 慢性胃炎（HE 染色，×100）

图 7-3 彩图

图 7-4 彩图

本案例胃镜示黏膜胃窦黏膜充血，红白相间，为浅表性胃炎表现。

1. 炎症 主要表现为以淋巴细胞、浆细胞为主的慢性炎症细胞浸润，根据浸润的深度可以分为轻、中、重度。因为幽门螺杆菌感染一般为簇状分布，胃窦黏膜炎症也有多病灶分布的特点，通常伴随淋巴滤泡。活动性炎症的特征是中性粒细胞的出现。它们存在于固有膜、小凹上皮和腺管上皮之间，严重情况下可出现小凹脓肿。

2. 萎缩 当病变蔓延至腺体深部时，腺体会被破坏、数量锐减，固有层发生纤维化。通过是否伴随化生表现，而分为非化生性萎缩及化生性萎缩。以胃角为中心，波及胃窦及胃体的多灶萎缩发展为胃癌的风险上升。

3. 化生 长期的慢性炎症会引起胃黏膜表层上皮和腺体被杯状细胞和幽门腺细胞所替代。这种情况的分布范围越广或程度越重，患胃癌的风险就越高。胃腺化生分为两种类型。

（1）肠上皮化生：即肠化，是以杯状细胞为主要特征的肠腺取代胃固有腺体。判断肠化的危害大小，必要时也可参考肠化分型。

（2）假幽门腺化生：泌酸腺的颈黏液细胞增生，形成幽门腺样腺体，其在组织学上往往难以与真正的幽门腺区分开来，需要根据活检部位来做出判断。

4. 异型增生 也称为不典型增生，是细胞在再生过程中的过度增生和分化缺失，增生的上皮细胞拥挤、分层现象，核增大失去极性，有丝分裂象增多等。上皮内瘤变为 WHO 国际癌症研究机构推荐的术语，目前将低级别上皮内瘤变几乎等同于低级别异型增生，将高级别上皮内瘤变包括重度异型增生和原位癌。

5. 胃癌前状态 慢性炎症逐渐发展成胃癌的进程中，胃癌前状态涵盖了萎缩、肠化和异型增生等病变。临床将其归类为胃癌前状态（即胃癌前疾病），伴有或不伴有肠化的慢性萎缩性胃炎、胃溃疡和残胃及 Ménétrier 病等）和癌前病变（即异型增生）两部分。

五、临床表现

1. 急性胃炎 常常会出现上腹部疼痛、胀满、恶心、呕吐及食欲缺乏等情况；病情严重时，还会出现呕血、黑便、脱水、酸中毒甚至休克等症状；由非甾体抗炎药（如阿司匹林等）引起的病例大多数没有明显症状，只在胃镜检查时才被发现，少数有症状的患者主要表现为上腹部轻微不适或隐痛。

2. 慢性胃炎 多数患者症状不明显，即便有症状，也大多为非特异性。通常表现为中上腹不适、饱胀、钝痛、烧灼痛等，还会出现食欲缺乏、嗳气、泛酸、恶心等消化系统症状。症状的轻重程度与胃镜检查和病理组织学的结果往往不成比例。体征大多不明显，有时上腹部会有轻微压痛感。对于自身免疫性胃炎合并恶性贫血的患者，常会感觉全身虚弱无力，可出现明显的厌食、体重下降和贫血等症状，甚或四肢远端或双下肢对称性麻木、步态不稳等神经系统症状，而一般消化道症状相对较少。非甾体抗炎药引起的病例，多数患者症状不明显，或者只是上腹部轻微不适或隐痛。对于危重病出现应激消化性溃疡者，他们的症状往往被原发疾病掩盖，可引发上消化道出血，患者可能会突然呕血和/或排出黑便，作为首发症状出现。

案例中患者上腹部不适，饱胀、偶有烧灼感、嗳气、反酸。

六、诊断与鉴别诊断

（一）急性胃炎

1. 诊断 具有上述急性胃炎临床症状，或者同时具备相关病因与诱因因素的患者，我们应该考虑其可能患有急性胃炎。但是要明确诊断，则需要通过胃镜来发现胃黏膜的糜烂及出血病灶，在必要时，还需要进行组织病理学检查以进一步确认。由于胃黏膜修复能力很强，因此，一旦临床提示本病时，应尽早行胃镜检查以便及时确诊。

2. 鉴别诊断

（1）急性胰腺炎：腹痛常涉及整个上腹部，可向腰背部放射，弯腰抱膝或前倾位可减轻，重症患者还可出现低血压和休克，血淀粉酶、脂肪酶、腹部B超及上腹部CT可鉴别。

（2）急性阑尾炎：早期阑尾炎腹痛位于脐周，但基本不伴有呕吐症状，转移至右下腹痛可鉴别。

（3）急性胆囊炎：右上腹阵发性绞痛，多合并有胆囊结石，查体有墨非征阳性，腹部B超可鉴别。

（4）急性心肌梗死：下壁心肌梗死可表现为，腹痛等胃肠道症状，心肌坏死特异性标记物增高，以及心电图提示心肌缺血坏死改变可鉴别。

（二）慢性胃炎

1. 诊断 胃镜及组织病理学检查是慢性胃炎诊断的关键，仅仅依靠临床表现不能确诊。病因诊断除通过了解病史外，还可进行下列实验室检测。

（1）幽门螺杆菌检测

1）非侵入性方法：常用^{13}C-或^{14}C-尿素呼气试验，该检查不依赖内镜，患者依从性好，准确性较高，为幽门螺杆菌检测的重要方法之一，目前被广泛用于各医院。但此方法仍然存在一定的缺陷，其结果的判定受到抗生素、铋剂、抑酸药物的干扰。采用单克隆抗体酶联免疫分析检测粪便中的幽门螺杆菌抗原，方法简单、方便，敏感性和准确性堪比^{13}C-或^{14}C-尿素呼气试验，但目前临床应用普及率远不如呼气试验。

2）侵入性方法：主要包括快速尿素酶试验、胃黏膜组织切片染色镜检及细菌培养等。采集胃黏膜进行细菌培养，一般不用于临床常规诊断，多用于科研。

（2）血清测定：血清抗壁细胞抗体、内因子抗体、胃蛋白酶原Ⅰ和Ⅱ及其比值、胃泌素-17及维生素 B_{12} 水平测定，有助于诊断自身免疫性胃炎；怀疑胃神经内分泌肿瘤时，则需查胃泌素-34或全胃泌素。

2. 鉴别诊断

（1）胃癌：慢性胃炎之症状如食欲缺乏、上腹不适、贫血等少数胃窦胃炎的X线征与胃癌颇相似。胃镜检查及活检有助于鉴别。

（2）消化性溃疡：均有上腹痛疼痛，隐痛，但消化性溃疡以上腹部规律性、周期性疼痛为主，而慢性胃炎为疼痛无规律性且伴有消化不良等。鉴别依靠X线钡剂透视及胃镜检查。

（3）慢性胆道疾病：如慢性胆囊炎、胆石症常有慢性右上腹、腹胀、嗳气等消化不良的相关症状，易误诊为慢性胃炎。但该病胃肠检查无异常发现，胆囊造影及B超异常可确诊。

七、治疗

（一）急性胃炎

治疗原发病及创伤，纠正功能紊乱。常用的抑制胃酸分泌药物有：质子泵抑制药、P-CAB或 H_2 受体拮抗剂，胃黏膜保护剂可促进胃黏膜修复和止血。

（二）慢性胃炎

多数成人胃黏膜均有轻度非萎缩性胃炎，也就是我们通常所说的浅表性胃炎，倘若幽门螺杆菌检测为阴性，同时胃黏膜没有糜烂且患者未表现出明显症状，可不予药物治疗。当慢性胃炎波及到黏膜的全层，或是呈现出活动性的态势，出现如肠上皮化生、假幽门腺化生、萎缩及异型增生等上皮内瘤变时，则需考虑进行短期或长期的间歇性治疗。

1. 对因治疗

（1）幽门螺杆菌相关胃炎：若单独使用表7-5所列药物，往往难以有效根除幽门螺杆菌。这些抗生素在酸性环境下难以充分发挥其抗菌作用，需联合质子泵抑制药，有效抑制胃酸后，才能使其发挥作用。目前倡导的联合方案为含有铋剂的四联方案，即1种质子泵抑制药+2种抗生素和1种铋剂，疗程10~14天。由于各地抗生素耐药情况不同，抗生素及疗程的选择应视当地耐药情况而定。

（2）十二指肠-胃反流：可用保护胃黏膜、改善胃肠动力等药物。

（3）胃黏膜营养因子缺乏：补充复合维生素，恶性贫血者需终身注射维生素 B_{12}。

2. 对症治疗　可用药物适度抑制或中和胃酸，促动力剂或消化酶制剂可缓解胃动力不足或消化酶不足引起的腹胀等症状，黏膜保护剂可缓解腹痛与反酸等症状。

表 7-5　具有杀灭和抑制幽门螺杆菌作用的药物

抗生素	克拉霉素、阿莫西林、甲硝唑、替硝唑、喹诺酮类抗生素、呋喃唑酮、四环素等
质子泵抑制药	艾司奥美拉唑、奥美拉唑、兰索拉唑、泮托拉唑、雷贝拉唑、艾普拉唑等
铋剂	枸橼酸铋钾、果胶铋等

3. 癌前情况处理　应在彻底根除幽门螺杆菌的基础上，适当补充复合维生素、含硒药物及中药等。对于无法通过药物逆转的局灶高级别上皮内瘤变（含重度异型增生和原位癌），可通过胃镜实施黏膜下剥离术，并根据病情发展情况进行定期随访。

4. 患者教育　幽门螺杆菌主要在家庭内传播，避免导致母婴传播的不良习惯喂食，提倡分餐制度，以降低幽门螺杆菌感染风险。饮食需多样化，避免偏食，重视全面营养的摄入；不吃霉变食品；尽量减少熏制、腌制及硝酸盐、亚硝酸盐含量高的食物摄入，多吃新鲜食材；远离粗糙、重口、辛辣饮食及长期大量饮酒；戒烟；维持良好的心理状态，确保充足睡眠。

八、预后

1. 急性胃炎　大多数患者的胃黏膜糜烂和出血可自行愈合及止血；少数患者黏膜糜烂可能进一步恶化，发展为溃疡，增加并发症，但通常对药物治疗反应良好。

2. 慢性胃炎　慢性非萎缩性胃炎预后良好；肠化通常难以逆转；部分患者的胃黏膜萎缩情况可以得到改善，甚至逆转；轻度的异型增生有逆转的可能，但重度者易转变为癌。对有胃癌家族史、饮食单一、常食熏制或腌制食品的患者，需警惕化生、萎缩及异型增生向胃癌转化的风险。

▶知识拓展

消化病学奠基人——张孝骞

张孝骞（1897 年 12 月—1987 年 8 月），男，字慎斋，内科专家、医学教育家、中国消化病学的奠基人，中国科学院学部委员，中国医学科学院原副院长。张孝骞将毕生奉献于临床医学、医学科研与教育的璀璨星辰，他深耕人体血容量、胃分泌功能、消化性溃疡、腹腔结核、阿米巴痢疾及溃疡性结肠炎等领域，以卓越的洞察力和不懈的探索精神，照亮了医学的广袤天地。在医学教育的殿堂里，他独树一帜，培育出一代又一代的医学栋梁，以独到的教育理念，引领后辈前行。

自 1921 年 7 月起，张孝骞便以医者仁心，开启了长达 65 载的临床生涯，直至 1986 年 7 月。这漫长的岁月里，他不仅积累了极为丰富的临床经验，在临床诊断中显示出极为高超的技术，拯救了无数的重危患者。他特别善于正确诊断疑难患者，纠正误诊。他对待每一位患者，无论是市井百姓，还是显赫权贵，皆一视同仁，用实际行动诠释了“全心全意，医者仁心”的崇高精神。

他深谙书卷之智，常将闲暇时光沉浸于图书馆的浩瀚书海，跟踪医学的发展前沿，同时，他更强调临床实践。他谆谆告诫学生：“临床之基，在于细致入微地观察每一位患者。”

第三节 急性阑尾炎

微课：急性阑尾炎

案例导入

【案例】

患者，女性，26岁。转移性右下腹疼痛伴呕吐12小时。入院前12小时患者无明显诱因出现上腹部阵发性疼痛伴恶心呕吐，呕吐物为胃内容物。卧位可缓解疼痛。4小时前疼痛转移至右下腹，疼痛加剧。平素身体健康。

查体：右下腹腹肌紧张，麦氏点有压痛、反跳痛，体温38℃。实验室检查：白细胞计数14.73×10^9/L，中性粒细胞百分比90.30%，红细胞计数5.40×10^9/L，血红蛋白135g/L。多普勒超声示：右下腹阑尾区可见一盲管样结构，大小约26mm×10mm，边界尚清楚，条形，周围未见明显渗出。CT示：平扫见右下腹阑尾内粪石，阑尾增粗，管壁毛糙，周围脂肪间隙内见条索样、小片絮状稍高密度影。初步诊断：急性化脓性阑尾炎。

【问题】

1. 请分析该患者腹痛原因。
2. 请分析该患者应如何治疗。

案例中患者发作初始为上腹部阵发性疼痛，8小时后发生转移性右下腹疼痛，伴呕吐。查体示：右下腹肌紧张、麦氏点压痛、反跳痛，体温38℃。初步诊断为急性化阑尾炎。患者血常规示：白细胞计数及中性粒细胞百分比上升。多普勒超声示：右下腹阑尾区可见一盲管样结构，大小约26mm×10mm，提示阑尾增粗。CT示：阑尾内粪石，阑尾管壁毛糙，阑尾周围可能有炎性渗出。最终诊断为急性化脓性阑尾炎。本节主要通过学习急性阑尾炎的病因、临床表现、诊断及治疗，解决案例中患者腹痛的病因分析。

一、概述

急性阑尾炎是最多见的急腹症。1886年，菲茨（Fitz）首先提出本病的最佳治疗手段是阑尾切除术。目前，随着影像学科的发展，以及外科操作技术、麻醉、抗生素的应用及护理等方面的进步，绝大多数患者能够早期确诊、及时治疗，可获得良好的治疗效果。

二、病因和发病机制分析

阑尾的解剖结构为一细长盲管，腔内富含微生物，肠壁内有丰富的淋巴组织，因此容易发生感染。目前，公认的急性阑尾炎发生机制是由以下因素综合造成。

1. 阑尾管腔阻塞 阑尾管腔阻塞是最常见的导致急性阑尾炎的病因。常见阑尾管腔阻塞的原因有①淋巴滤泡增生：约占60%，多见于年轻人；②肠石阻塞：约占35%；③异物、狭窄、食物残渣、蛔虫、肿瘤等：约占5%，较少见。由于阑尾形态蜷曲，管腔细，开口狭小，因此易发生阻塞。生理状态下，阑尾黏膜持续分泌黏液，但阑尾管腔阻塞后，阑尾黏膜分泌的黏液堆积，导致腔内压力上升，血运发生障碍，发生阑尾炎且可使原有炎症加剧。

2. 细菌入侵 阑尾管腔阻塞后，细菌大量繁殖，阑尾黏膜上皮被损伤形成溃疡，细菌穿透溃疡处的黏膜，侵入阑尾的肌层中，随着阑尾壁间质压力的不断攀升，动脉血流受到严重阻碍，阑尾陷入缺血状态，最终引发梗死与坏疽。在这些致病菌中，肠道内的革兰阴性杆菌及厌氧菌占据主导地位。

3. 其他 阑尾先天性异常（图7-5），如阑尾过长、过度扭曲、管腔狭窄细小及血供不良等，均可成为急性炎症的诱因。胃肠道功能失调会激起内脏神经的反射作用，进而引发肠管壁肌肉与血管的痉挛，导致黏膜受损，使细菌入侵，引发急性炎症。

案例中的患者血常规示：白细胞计数及中性粒细胞百分比上升。多普勒超声示：右下腹阑尾区可见一盲管样结构，大小约26mm×10mm，提示阑尾增粗。CT示：阑尾内粪石，阑尾管壁毛糙，阑尾周围可能有炎性渗出。推测病因为细菌入侵引起的阑尾炎。

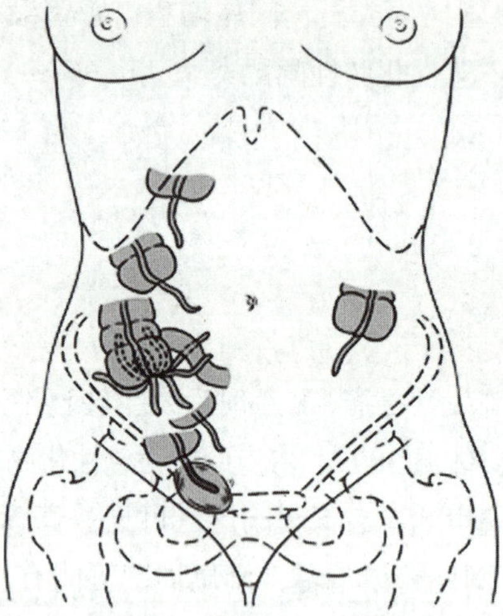

图7-5 阑尾位置变异

三、分类

1. 急性单纯性阑尾炎 属于轻型阑尾炎的范畴，或是其病变的早期阶段。此时，病变大多局限于阑尾的黏膜及其下层。阑尾呈轻度肿胀，浆膜充血无光泽，表面覆盖有少量的纤维素性渗出物质。镜下可见阑尾的各层组织出现水肿，并有中性粒细胞浸润，黏膜表面还可见到小溃疡及出血点。其临床症状与体征均较轻。

2. 急性化脓性阑尾炎 又称急性蜂窝织炎性阑尾炎，这一类型往往是由单纯性阑尾炎发展而来。阑尾肿胀加重，浆膜重度充血，表面被大量的纤维素性（脓性）渗出物所覆盖。镜下可见阑尾黏膜的溃疡面积扩大且深入至肌层和浆膜层，管壁各层形成了小脓肿，腔内亦有脓液积聚。阑尾周围的腹腔内出现稀薄脓液，导致局限性腹膜炎的发生。此时，其临床症状与体征均较为严重。

3. 坏疽性及穿孔性阑尾炎 属于重型阑尾炎，阑尾管壁发生全部或部分坏死，颜色转为暗紫色甚至黑色。阑尾腔内脓液积聚，压力升高，导致阑尾壁的血液循环受阻。穿孔常见于阑尾根部及尖端，若穿孔未被包裹，感染扩散，可诱发急性弥漫性腹膜炎。

4. 阑尾周围脓肿　急性阑尾炎各阶段如进程进展较慢，大网膜可移至右下腹部，将阑尾包裹并形成粘连，形成炎性肿块或阑尾周围脓肿。

急性阑尾炎转归分以下几种情况。①炎症得到控制：部分单纯性阑尾炎在得到药物干预后，炎症能够得到控制，但大部分会转化为慢性阑尾炎，容易复发。②炎症局限化：化脓性、坏疽性或已穿孔的阑尾炎，由于被大网膜包裹粘连，使炎症局限，形成阑尾周围脓肿，需用大量抗生素或中药治疗，疗程较长。③炎症扩散：阑尾炎症重且发展迅速，若未能及时行手术切除，又未能被大网膜包裹，导致炎症扩散，最终可能演变为弥漫性腹膜炎、化脓性门静脉炎及感染性休克等严重病症。

四、诊断与鉴别诊断

（一）诊断

1. 症状

（1）腹痛：典型的急性阑尾炎腹痛起始于上腹，随后向脐部转移，历经6~8小时，最终疼痛会转移并固定于右下腹部。此转移过程所需时长与病情发展的速度及阑尾的具体位置密切相关。70%~80%的患者会出现典型的转移性右下腹痛。部分病例发病开始即出现右下腹痛，不同类型的阑尾炎，其腹部疼痛的特征也各不相同：单纯性阑尾炎往往仅表现为轻微的隐痛；急性化脓性阑尾炎是阵发性胀痛和剧痛；而坏疽性阑尾炎则表现为持续的剧烈腹痛；穿孔性阑尾炎，因阑尾穿孔导致阑尾腔压力骤减，腹痛可暂时减轻，但出现腹膜炎后，腹痛又会持续加剧。

急性阑尾炎的发病部位不同，腹痛的位置也会产生差异，如盲肠后位的急性阑尾炎会导致右侧腰部疼痛（图7-6），盆位急性阑尾炎则导致耻骨上方区域疼痛，肝下区的急性阑尾炎会引发右上腹疼痛，极少数左下腹部急性阑尾炎的患者会感到左下腹疼痛。

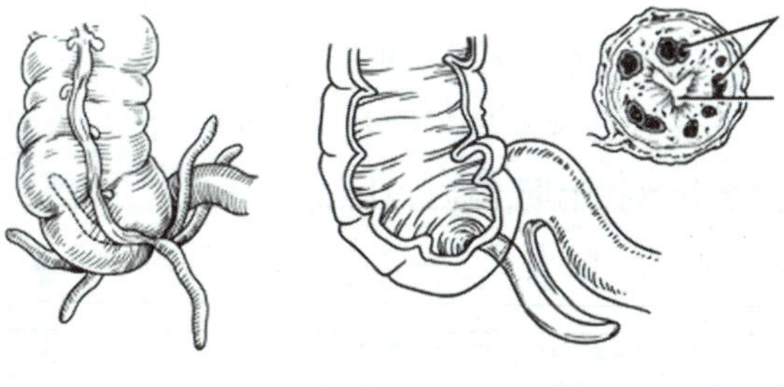

（a）　　　　（b）

图7-6　盲肠后位阑尾炎

（a）盲肠与阑尾；（b）阑尾组织学特征。

（2）胃肠道症状：发病初期可能伴随厌食，或恶心、呕吐的症状，但通常症状较轻。部分病例还可能出现腹泻。盆腔位急性阑尾炎，炎症会刺激直肠和膀胱，导致排便频繁、排便不尽感。当出现有弥漫性腹膜炎时，还可能引发麻痹性肠梗阻，表现为腹胀及排气、排便次数减少。

（3）全身症状：初期表现为发力、疲倦。炎症加剧时，患者可出现中毒症状，表现为心率加快，体温升高，达38℃左右。若发生阑尾穿孔，体温可升至39℃或40℃。当发生门静脉炎时，患者会出现寒战、高热及黄疸等症状。当阑尾化脓、坏疽、穿孔引发腹腔广泛感染时，导致弥漫性腹膜炎，患者会同时出现血容量下降及败血症的临床表现，严重时还会累及其他脏器的正常功能。

任务中患者腹痛发作于上腹，逐渐转移到右下腹，具备急性阑尾炎的症状诊断。

2. 体征

(1) 右下腹压痛：急性阑尾炎最为典型的关键体征。压痛点通常位于麦氏点（图 7-7），压痛点位置保持恒定，不因阑尾位置变动而改变。发病初期，腹痛尚未转移至右下腹，右下腹便可出现固定的压痛感。压痛的程度往往与病情的轻重成正比，但需注意老年人对压痛的反应相对较弱。当炎症加重时，压痛的范围亦随之扩大。阑尾穿孔时，疼痛和压痛的范围会蔓延至整个腹部，但阑尾所在部位的压痛依然最为显著。采用叩诊法进行检查，其准确性更高。亦可建议患者采取左侧躺卧姿势，进行体格检查，效果会更加显著。

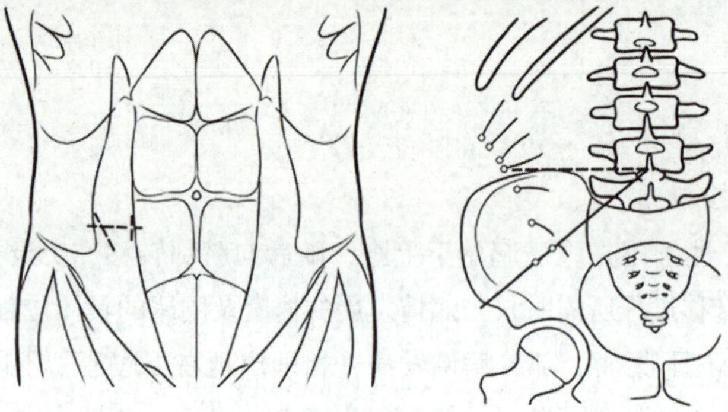

(a)　　　　　　(b)

图 7-7　麦氏点

(a) 腹部结构示意；(b) 肚脐与右髂前上棘连线中外 1/3 处。

(2) 腹膜刺激征象：反跳痛（Blumberg 征），肌紧张，肠鸣音减弱甚至消失等，是壁腹膜在炎症刺激下出现的防御性表现，提示阑尾炎症加剧，可能出现化脓、坏疽或穿孔等病理状态。腹膜炎范围扩大，则提示腹腔局部有渗出或阑尾穿孔。然而，在小儿、老人、孕妇、肥胖者或体质虚弱者，以及盲肠后位阑尾炎的情况下，腹膜刺激征象可能并不明显。

(3) 右下腹肿块：如查体发现右下腹饱满，扪及一压痛性肿块，其边界不清且位置固定，应考虑阑尾周围脓肿的可能。

(4) 可辅助诊断的其他体征：结肠充气试验，患者取仰卧位，医生以右手轻按左下腹部，随后左手推挤邻近结肠区域，促使结肠内气体流向盲肠及阑尾区域，引起患者右下腹产生疼痛为阳性（图 7-8）。腰大肌试验：①患者取左侧卧位，右大腿后伸，若右下腹出现疼痛为阳性。这表明阑尾可能位于腰大肌前方、盲肠后方或是腹膜后方（图 7-9）。②患者取仰卧位，将右髋及右大腿屈曲，并被动向内旋转，若右下腹疼痛者为阳性，提示阑尾靠近闭孔内肌。当阑尾发生穿孔，直肠前壁出现广泛压痛。阑尾周围脓肿，有时可触及伴有疼痛的肿块。

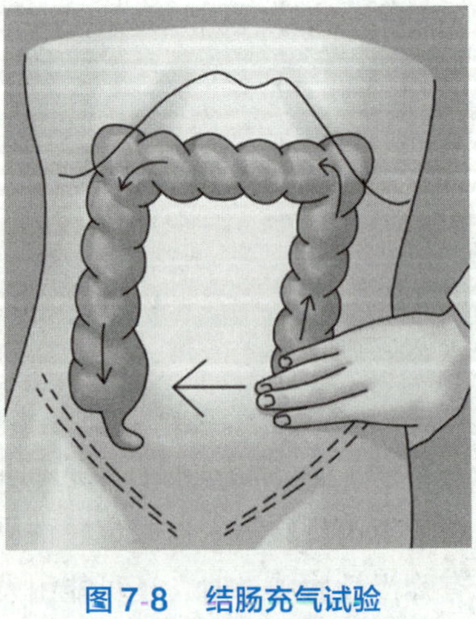

图 7-8　结肠充气试验

案例查体示：麦氏点压痛、反跳痛、腹肌紧张。具备急性阑尾炎体征。

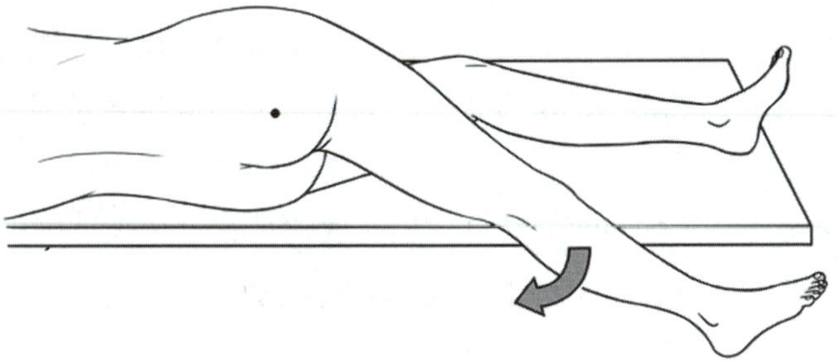

图 7-9 腰大肌试验

3. 实验室检查 大多数急性阑尾炎患者的白细胞计数及中性粒细胞百分比均升高。白细胞计数可升高至（10~20）$\times 10^9$/L，并可出现核左移现象。但部分患者的白细胞计数可未见明显升高，多见于单纯性阑尾炎或老年患者。尿液检查一般阴性，若尿液中出现少量红细胞，则意味着炎性阑尾与输尿管或膀胱相邻。若出现明显的血尿，则提示可能存在泌尿系统的原发性病变。对于处于生育期且有停经史的女性患者，还需检查血清 β-hCG，以排除妇产科相关的可能性。血清淀粉酶与脂肪酶的测定能够有效排除急性胰腺炎的可能性。

4. 影像学检查

（1）腹部 X 线平片：可见盲肠呈现扩张状态并存在气液平面，偶尔可见钙化的肠石和异物影像。

（2）超声：可发现肿大的阑尾或脓肿。

（3）CT：灵敏度优于超声，尤其有助于阑尾周围脓肿的诊断。

5. 腹腔镜检查 可以直观观察阑尾情况，并且有效区分与阑尾炎有相似症状的其他脏器疾病，对明确诊断具有至关重要的意义。确诊后，可行腹腔镜阑尾切除术。对于难以通过常规手段鉴别的急性阑尾炎病例，腹腔镜检查展现出了显著的优越性。

（二）鉴别诊断

众多急腹症的临床表现与急性阑尾炎高度相似，并且 20% 的急性阑尾炎表现不典型，因此需要认真鉴别。在诊断急性阑尾炎时，既要防止病情的延误，也要规避误诊的风险。特别是当阑尾穿孔伴发弥漫性腹膜炎时，鉴别诊断的难度会大幅增加。有时需在腹腔镜探查或剖腹探查术中才能鉴别清楚。

1. 胃、十二指肠溃疡穿孔 穿孔溢出的胃内容物可沿升结肠旁沟流至右下腹部，容易误判为急性阑尾炎所导致的转移性腹部疼痛。患者往往有溃疡病史，症状表现为突发的剧烈腹痛。除了右下腹部会出现压痛外，上腹部依然有疼痛和压痛，腹膜刺激征较明显。胸腹部 X 线检查或 CT 发现膈下游离气体，则有助于鉴别诊断。

2. 右侧输尿管结石 右下腹突发阵发性剧烈绞痛，向会阴部及外生殖器区域放射。右下腹无明显压痛。尿液检测中会发现大量的红细胞。通过超声或 X 线检查，可在输尿管走行部位观察到结石的回声或阴影。

3. 妇产科疾病 需特别注意育龄期妇女。异位妊娠破裂，会引发下腹部疼痛，并伴随急性失血症状及腹腔内出血的体征；患者有停经史及阴道不规则出血史，在进行检查时，会出现宫颈举痛、附件肿块、阴道后穹隆穿刺可抽出不凝血等。卵巢滤泡或黄体囊肿破裂的临床表现与异位妊娠相似，但病情较轻，多在排卵期或月经中期之后发生。当患有急性输卵管炎或急性盆腔炎时，下腹疼痛还可伴有腰部疼痛，腹部的压痛点位置较低，进行直肠指诊时，盆腔存在对称性压痛。伴随着体温升高与白细胞数量增多，患者常出现脓性阴道分泌物，通过阴道后肾穹隆部穿刺可抽取到脓液，涂片检查细菌阳性。卵巢囊肿蒂扭转时，患者出现剧烈的腹部疼痛，在腹部或盆腔检查过程中，可扪及肿块，压痛阳性。超声检查有助于诊断和鉴别诊断。

4. 急性肠系膜淋巴结炎 在儿童中较为常见。患儿通常具有上呼吸道感染的病史，其腹部压痛点多位于内侧区域，压痛范围相对不固定且较为广泛，还可能随着体位的变化而有所移动。通过超声或CT 检查，发现腹腔淋巴结肿大，有助于鉴别诊断。

5. 急性胃肠炎 恶心、呕吐和腹泻等消化道症状较重，无右下腹固定压痛和腹膜刺激体征。胆道系统感染类疾病，虽易与高位急性阑尾炎产生混淆，但其会突发剧烈绞痛，并伴随高热，严重时还会出现黄疸，且患者有反复发作的右上腹部疼痛病史。右侧肺炎或胸膜炎时，可引发右下腹部的反射性疼痛，并伴随有呼吸系统的症状与体征。此外，回盲部肿瘤、克罗恩病、Meckel 憩室炎或穿孔、小儿肠套叠等多种疾病，在临床上也均需要进行细致的鉴别。

上述各类疾病有其特点，临床上，若患者持续右下腹部疼痛，且其他诊断均无法排除急性阑尾炎的可能性，则需密切关注病情获及时安排手术探查。

五、治疗

（一）手术治疗

绝大多数急性阑尾炎病例，一旦确诊无误，便应尽早实施阑尾切除手术。早期手术，指在阑尾炎症尚处于管腔阻塞或仅有充血水肿时即进行切除，此时手术较简易，术后并发症的风险也较低。若阑尾化脓、坏疽甚至穿孔后再行手术，不仅手术难度会大幅增加，术后并发症的发生率也会显著上升。术前合理使用抗生素，对于预防术后感染具有积极意义。

1. 开腹阑尾切除术的技术要点

（1）麻醉：可选用硬膜外麻醉、静脉复合麻醉，亦可采用局部浸润麻醉。

（2）切口选择：常规情境下，宜采用右下腹麦氏切口或横切口，如诊断不明确或腹膜炎较广泛，应采用右下腹经腹直肌探查切口，以便术中进一步探查和清除脓液。同时，切口部位需妥善防护，以防污染。

（3）寻找阑尾：部分患者的阑尾就在切口下，容易显露。沿结肠带向盲肠会集点追踪，即能找到阑尾。若未找到阑尾，则需考虑为盲肠后位阑尾，此时，以手指轻探盲肠后方，或剪开盲肠外侧腹膜，将盲肠向内翻即可显露盲肠后方的阑尾。

（4）处理阑尾系膜：用阑尾钳钳夹阑尾系膜，不可直接钳夹阑尾，提起阑尾，暴露系膜。若系膜轻薄，可用血管钳贴阑尾根部戳孔带线一次集束结扎阑尾系膜，包括阑尾血管在内，再剪断系膜；如阑尾系膜肥厚或较宽，一般应分次钳夹、切断结扎或缝扎系膜。阑尾系膜结扎要确实。

（5）处理阑尾根部：在距离盲肠 0.5cm 处使用丝线或肠线结扎阑尾，再于结扎线远侧 0.5cm 处切断阑尾，用碘伏涂擦处理残端。于盲肠壁上缝合包将阑尾残端埋入。荷包缝合要点，距阑尾根部结扎线 1cm 左右，不要将阑尾系膜缝入在内，针距 2~3mm，缝在结肠带上。荷包缝合不宜过大，防止肠壁内翻过多，形成无效腔。也可做“8”字缝合，将阑尾残端埋入同时结扎。最后，在无张力下将系膜绑扎在盲肠端缝线下覆盖加固。近年来也有主张阑尾根部单纯结扎，不做荷包埋入缝合。

2. 腹腔镜阑尾切除术的技术要点（图 7-10）

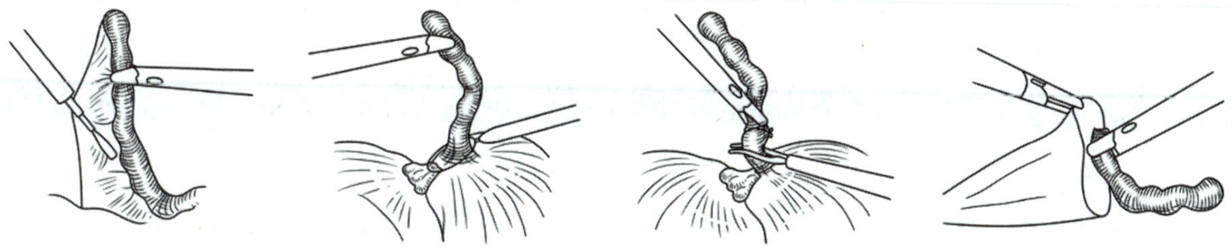

(a) (b) (c) (d)

图 7-10 腹腔镜阑尾切除术示意图

(a) 分离阑尾系膜；(b) 阑尾根部结扎；(c) 切断阑尾；(d) 取出阑尾。

(1) 麻醉：采用静脉复合麻醉。

(2) 体位与穿刺点：自脐上导入腹腔镜后，左右两侧分别选取穿刺点导入器械。气腹压力维持在 12mmHg 左右，采取头低足高、左侧倾斜位，便于显露阑尾。

(3) 探查腹腔并寻找阑尾：常规探查腹腔，按照肝、胆、胃、十二指肠、结肠、脾、膈肌、小肠、阑尾、腹股沟内环区顺序探查，女性还需要探查子宫及附件。寻找阑尾时，可以沿着结肠带进行搜索。当术中发现阑尾正常时，应着重探查寻找引起腹痛的其他原因。

(4) 处理阑尾系膜：腹腔镜下处理阑尾系膜有多种方法，具体方法应根据自身情况选择。一般来说，可以选择以下几种方式：于阑尾根部紧贴阑尾系膜处打孔，用丝线或血管夹结扎或钳夹阑尾系膜根部后切断；用超声刀直接切断阑尾系膜及阑尾动脉，分离至阑尾根部；运用直线切割缝合器切断阑尾系膜；运用双极电凝于阑尾尖部紧贴阑尾分离阑尾系膜。

(5) 处理阑尾根部：处理好阑尾系膜后，将阑尾提起，于阑尾根部使用血管夹夹闭阑尾，距血管夹上 1cm 再上夹，于二者之间切断阑尾，用电凝灼烧阑尾残端的黏膜，无须包埋残端。也可以选择使用可吸收线荷包缝合或“8”字缝合包埋残端，但对技术要求较高。此外，还可以使用丝线套扎阑尾根部处理阑尾根部，或者使用直线切割缝合器切断闭合阑尾根部。

（二）非手术治疗

仅适用于单纯性阑尾炎、急性阑尾炎早期阶段，保守治疗可恢复正常，或患者不接受手术治疗，全身情况差、客观条件不允许，或伴存其他严重器质性疾病而有手术禁忌证者。非手术治疗主要包括抗生素和补液治疗。抗生素的适应证需覆盖肠道需氧和厌氧菌群。

第四节　肝硬化

案例导入

【案例】

患者，男性，48 岁，工人。间歇性乏力、纳差 2 年，呕血、黑便 2 天，昏睡不醒 1 天入院。2 天共呕出咖啡渣样液体约 1500ml，排出柏油样便约 500g。乙型病毒性肝炎病史 10 年。查体：体温 39℃，脉搏 110 次/分，呼吸 15 次/分，血压 78/50mmHg。精神萎靡，面色苍白，颈部可见蜘蛛痣，四肢湿冷，腹壁静脉曲张，未触及肝脏，脾肋下 4cm，移动性浊音（+）。

【问题】

1. 请分析该患者最可能的诊断是什么。
2. 请分析诊断依据是什么。

案例中患者出现呕血、黑便、昏睡不醒等症状；出现面色苍白、蜘蛛痣、腹壁静脉曲张、移动性浊音等体格检查异常，均为肝硬化的相关症状。本节主要通过学习消化系统疾病肝硬化的病因与发病机制、临床表现与并发症、辅助检查、诊断与鉴别诊断以及该疾病的治疗，解决案例中的疾病诊断与诊断依据的问题。

肝硬化（liver cirrhosis）是由一种或多种病因长期或反复作用形成的弥漫性肝损害。病理特征为肝细胞弥漫性变性坏死，继而出现纤维组织增生和肝细胞结节状再生，这三种改变反复交错进行，结果肝小叶结构和血液循环途径逐渐被改建，使肝变形、变硬而导致肝硬化。肝硬化早期，由于肝脏代偿功能较强可无明显症状，后期则以肝功能损害和门脉高压为主要表现，并有多系统受累，晚期常出现上消化道出血、肝性脑病等严重并发症。

一、病因和发病机制分析

1. 病因　肝硬化的病因多种多样，在国内以病毒性肝炎为主，在欧美国家则以慢性酒精中毒为主。

（1）病毒性肝炎：其中乙型、丙型和丁型肝炎病毒感染，占 60%~80%，乙型和丙型病毒性肝炎或丁型病毒性肝炎的重叠感染可加速发展至肝硬化。甲型和戊型病毒性肝炎不会发展为肝硬化。

（2）慢性酒精中毒：长期大量饮酒，酒精及其代谢产物乙醛等的毒性作用可引起酒精性肝硬化。在我国约占 15%，近年来有上升趋势。

（3）非酒精性脂肪性肝炎：随着世界范围肥胖的流行，非酒精性脂肪性肝炎的发病率日益升高。近期国外研究表明，约 20%的非酒精性脂肪性肝炎可能会发展为肝硬化。

（4）胆汁淤积：持续性肝内胆汁淤积或肝外的胆管阻塞可以引起原发性的或继发性的胆汁性肝硬化。

（5）肝静脉回流受阻：慢性充血性心力衰竭、缩窄性心包炎、肝小静脉闭塞症等原因可引起肝淤血缺氧从而导致肝硬化。

（6）遗传代谢性疾病：当代谢障碍导致某些物质沉积在肝脏，比如肝豆状核变性（铜沉积）、血色病（铁沉积）等。

（7）工业毒物或药物：长期接触四氯化碳、磷、砷等工业毒物或者长期服用双醋酚汀、异烟肼、甲氨蝶呤（MTX）等药物有可能会引起肝硬化。

（8）自身免疫性肝炎：也可演变为肝硬化。

（9）血吸虫病：血吸虫虫卵沉积于汇管区，可引起肝纤维化，从而导致窦前性门静脉高压。

（10）隐源性肝硬化：病因不明者占5%~10%。

2. 发病机制 肝硬化病理演变过程如下：首先，肝细胞出现广泛变性、坏死、肝小叶纤维支架塌陷。然后，残存的肝细胞再生，形成不规则的再生结节。随后，肝脏逐渐出现纤维化，形成纤维间隔。最后，纤维间隔包绕着再生结节或者重新将残留肝小叶分割，成为假小叶，形成肝硬化的典型改变。上述病理改变所致的肝血液循环紊乱是形成门静脉高压的病理基础。

案例中的患者乙肝病史10年，近两年逐渐出现症状，所以病因为病毒性肝炎（乙型肝炎病毒感染）。

二、临床表现

肝硬化通常起病隐匿，病程进展缓慢，可隐伏数年至10年以上，但因病因不同和个体差异，其临床表现差异甚大。目前，临床上一般将其分为肝功能代偿期和肝功能失代偿期，两者之间分界不明显。早期可无症状或症状轻微，当出现腹水或并发症时，说明其进入了失代偿期。

1. 肝功能代偿期 症状较轻且无特异性。可出现乏力、食欲缺乏、腹胀不适等症状，患者营养状态一般，体格检查时可触及肿大的肝脏，质地偏硬。肝功能检查正常或仅轻度异常，常在体检或手术中被偶然发现。

2. 肝功能失代偿期 临床表现明显，可发生多种并发症。

（1）肝功能减退

1）全身症状：早期会出现乏力症状，程度不一，还可出现低热和体重下降，体重下降往往同病情进展成正比。

2）消化道症状：最常见的消化道症状是食欲缺乏，除此之外还可出现恶心、呕吐。腹胀也会出现，与胃肠胀气、腹水等原因有关。因其对脂肪和蛋白质耐受差也易发生腹泻。部分患者还会出现腹痛，多表现为肝区隐痛。

3）出血倾向：可出现牙龈、鼻腔出血、皮肤紫癜、女性的月经过多，其主要原因是肝脏合成凝血因子减少及脾功能亢进。

4）与内分泌紊乱有关的症状：男性患者可出现性功能减退、乳房发育；女性患者则会出现闭经、不孕等；可见蜘蛛痣和毛细血管扩张、肝掌；肝硬化患者糖尿病发病率增加；严重肝功能减退易出现低血糖。

（2）门静脉高压

1）脾大：脾脏一般呈现轻或中度增大，部分可重度增大达脐下，当上消化道大出血时，脾脏可暂时缩小；晚期脾功能亢进还可引起血白细胞、血小板和红细胞的数量减少。

2）侧支循环的形成和开放：食管静脉丛形成肝门静脉系与上腔静脉系间的吻合，此静脉曲张时可引起上消化道出血；直肠静脉丛形成肝门静脉系与下腔静脉系间吻合，此静脉曲张时可引起便血；脐周静脉网形成肝门静脉系与上、下腔静脉系间的吻合，此静脉曲张时可引起脐周静脉异常曲张。

3）腹水：是肝硬化失代偿期最突出的临床表现（图 7-11），大量腹水使腹部膨隆，状如蛙腹，甚至还有脐疝和胸腔积液。

图 7-11
彩图

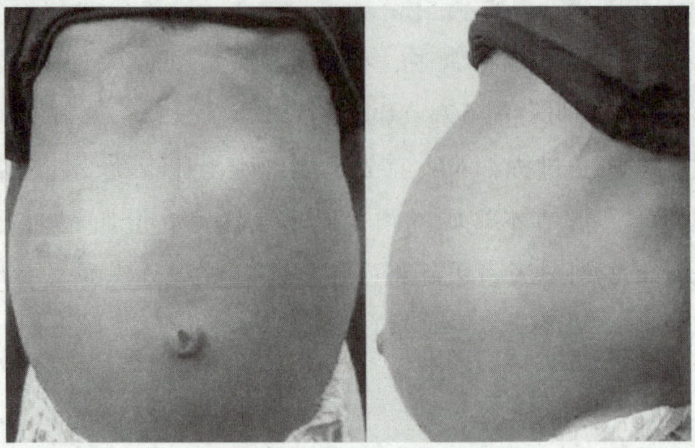

图 7-11　肝腹水

（3）肝脏的触诊：早期肝脏肿大可被触及，触之质硬、边缘钝；后期肝脏缩小，肋下常触及不到。除此之外，腹部触诊时半数患者可触及肿大的脾脏。

三、并发症

1. 食管–胃底静脉曲张破裂出血　食管–胃底静脉曲张破裂引起的上消化道出血是肝硬化最常见的并发症（图 7-12），其临床表现多为突然发生的呕血和/或黑便，如出血量大，会引起出血性休克，可诱发肝性脑病。可在其血压稳定、出血暂停时进行内镜检查以确诊。

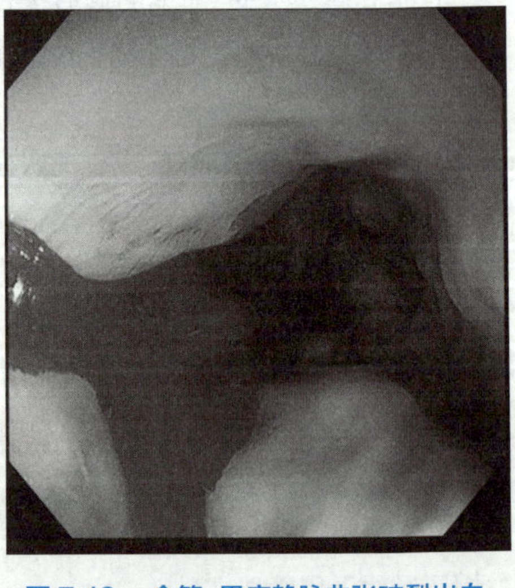

图 7-12　食管–胃底静脉曲张破裂出血

2. 肝性脑病　肝性脑病是肝硬化最严重的并发症，同时也是最常见的死亡原因，主要临床表现为性格失常、意识障碍和昏迷。

3. 感染　肝硬化患者由于免疫功能减退，常并发感染，是肝硬化常见的一种严重的并发症。常见的感染有肺炎、胆囊胆管炎、泌尿系统感染及自发性细菌性腹膜炎，其中以自发性细菌性腹膜炎最常见也最重要。

4. 肝肾综合征　肝肾综合征是指发生在严重肝病基础上的肾衰竭，但肾脏本身并无器质性损害，故又称为功能性肾衰竭。主要见于伴有腹水的晚期肝硬化或急性肝功能衰竭的患者。诊断肝肾综合征时应与血容量不足引起的肾前性氮质血症、尿路梗阻、各种原因所致的器质性急、慢性肾衰竭进行鉴别。

5. 肝肺综合征　肝肺综合征是发生在严重肝病时由于门体分流和血管活性物质增加所引起的低氧血症，其临床主要表现为严重肝病、肺内血管扩张、低氧血症等。

6. 电解质和酸碱平衡失调　肝硬化患者以低钾、低钠、低氯血症为主，另外也会出现呼吸性碱中毒、代谢性碱中毒、呼吸性碱中毒合并代谢性碱中毒等。

7. 原发性肝细胞癌　肝硬化特别是病毒性肝炎肝硬化发生原发性肝细胞癌的危险性明显升高。其典型临床表现为肝区疼痛、肝大、血性腹水和无法解释的发热。血清甲胎蛋白升高和B超提示肝占位性病变时高度怀疑本病，CT可确诊，必要时行肝动脉造影检查。

8. 门静脉血栓形成　若血栓形成缓慢，可无明显的临床症状。若门静脉急性完全阻塞，可出现明显的症状，如剧烈腹痛、腹胀、便血、休克，还可见脾脏迅速增大，腹水迅速增多。

案例中患者出现呕血、黑便2天，2天共呕出咖啡渣样液体约1500ml，排出柏油样便约500g，为食管-胃底静脉曲张破裂出血的临床表现；昏睡不醒1天为肝性脑病的临床表现，均为典型的肝硬化并发症。

四、辅助检查

1. 血常规　肝硬化代偿期血常规一般正常，失代偿期可出现程度不等的贫血；出现感染时可有白细胞计数升高；出现脾功能亢进时白细胞、红细胞和血小板计数减少。

2. 尿常规　肝硬化代偿期尿常规一般正常。发展至肝硬化失代偿期时尿常规检查可出现白蛋白、管型和血尿。

3. 便常规　消化道大量出血时出现肉眼可见的黑便。门静脉高压性胃病引起慢性出血时，粪隐血试验阳性。

4. 肝功能检查　肝硬化代偿期时，肝功能检查项目大多正常或仅有轻度微酶学异常；肝硬化失代偿期时肝功能多出现异常。转氨酶一般表现为轻至中度升高，其中以谷丙转氨酶升高较明显，但当肝细胞坏死时谷草转氨酶升高较谷丙转氨酶更加明显；γ-谷氨酰转肽酶和碱性磷酸酶也会出现轻至中度升高；血清白蛋白下降、球蛋白升高，从而导致白蛋白与球蛋白比例倒置；凝血酶原时间出现不同程度延长，且不能通过注射维生素K纠正；还会出现总胆红素升高、以结合胆红素升高为主的结合胆红素与非结合胆红素均升高。

5. 血清免疫学检查　乙型、丙型和丁型病毒性肝炎的血清标志物可明确肝硬化的病因。甲胎蛋白的指标可提示是否合并有原发性肝细胞癌。

6. 影像学检查　B超、X线钡剂造影及CT和MRI检查有助于肝硬化的诊断，可以显示早期肝大，晚期肝左、右叶比例失调，肝表面凹凸不平，脾大、腹水。B超亦可显示门静脉高压者门静脉主干内径>13mm，脾静脉内径>10mm。上消化道X线钡剂检查可显示食管静脉曲张的特征性虫蚀样或蚯蚓状充盈缺损；胃底静脉曲张时的菊花样充盈缺损。

7. 肝穿刺活组织检查　肝穿刺活组织检查具有确诊价值，在超声引导下可提高其检出阳性率。尤其适用于代偿性肝硬化的早期诊断或疑难病例诊断有困难者。

8. 腹腔镜检查　腹腔镜检查可直接观察肝、脾等腹腔脏器和组织，并在直视下取活检，对诊断有困难者有价值。

9. 腹水检查　对于新近出现腹水者或原有腹水迅速增加原因未不明者应做腹腔穿刺检查腹水。肝硬化患者腹水一般为漏出液；并发腹膜炎时腹水可为漏出夜或介于两者之间；并发结核性腹膜炎时，以淋巴细胞为主；出现血性腹水时，高度怀疑肝脏癌变，应对腹水进行细胞学检查。

五、诊断与鉴别诊断

1. 诊断 肝硬化代偿期无特异性，诊断困难，可对慢性肝炎、长期大量饮酒者长期密切随访。

肝硬化失代偿期诊断并不困难，可主要依据有以下各点：有明确的肝硬化病史。出现肝功能减退和门静脉高压的临床表现。辅助检查中肝功能试验血清白蛋白下降、胆红素升高、凝血酶原时间延长等指标异常。B 超、CT 和 MRI 提示肝硬化，以及内镜发现食管胃底静脉曲张。当然肝活检见假小叶形成是诊断本病的金标准。

2. 鉴别诊断 注意与可引起的肝脾肿大的疾病，可引起腹水的相关疾病进行鉴别诊断。

六、治疗

本病目前无特效治疗，治疗原则为代偿期无临床表现是无须治疗或针对病因进行相应处理，从而阻断病情的发展；对肝硬化失代偿期患者需加强治疗，保护肝组织、防治并发症；发展至终末期则只能依赖于肝移植。

1. 一般治疗

（1）休息：代偿期患者应适当减少活动、保证充足休息；失代偿期时需卧床休息，减少对肝脏负担。

（2）饮食：以高热量、高蛋白和纤维素丰富且易消化的食物为原则。盐和水的摄入比例视病情调整。

2. 抗纤维化治疗 抗纤维化治疗目前尚无有肯定作用的药物。可通过治疗原发病，从一定程度上防止肝纤维化发展。病毒性肝炎肝硬化患者可给予抗病毒治疗避免其病毒复制活跃。

3. 腹水治疗 腹水治疗对肝硬化失代偿期治疗非常重要，不仅可以减轻现有症状，并且可以防止自发性腹膜炎等并发症的发生与发展。限制钠、水的摄入和应用利尿药为治疗腹水的一线措施，80%患者需要使用利尿药，常用利尿药有螺内酯和呋塞米。大量腹水放液、腹水浓缩静脉回流术、静脉输注血浆或白蛋白提高血浆渗透压、颈静脉肝内门体分流术及外科治疗等方法为二线治疗措施。

4. 肝移植 肝移植是晚期肝硬化尤其是肝肾综合征的最佳治疗方法。以上内科检查治疗可改善预后，但不能根本改变预后，所以一旦进入失代偿期，应及时考虑肝移植。

5. 并发症治疗

（1）上消化道出血：应采取急救措施，其原则为紧急止血和预防在此出血。采取有效止血措施（双气囊三腔管压迫止血），以及预防肝性脑病。还可以定期通过内镜对曲张静脉注射硬化剂。

（2）感染：对于出现自发性腹膜炎者，应积极加强支持治疗和广谱抗菌药物的应用。抗生素的应用原则是早期、足量和联合应用。

（3）肝性脑病：肝硬化患者出现意识障碍、行为失常和昏迷时，应及时采取相应诊疗措施。

（4）肝肾综合征：在积极改善肝功能前提下，可采取以下措施迅速控制上消化道出血、感染等诱发因素；纠正水、电解质紊乱和酸碱平衡失衡；浓缩腹水回输等，提高血容量，并加用利尿药；避免强烈利尿、利用损害肾功能的药物；使用血管活性药物改善肾血流量，提高肾小球滤过率。

6. 肝肺综合征 本病症给氧只能短暂改善症状但不能改变自然病程。肝移植是唯一治疗选择。

第五节　胃食管反流病

案例导入

【案例】

患者，女性，50 岁。近 3 个月以来出现反复发作胸骨后烧灼感或疼痛，还伴有反流、反酸症状。发作时间无明显规律，心电图检查出现 ST-T 非特异性改变。给予患者兰索拉唑 20mg，每日两次治疗，14 天后症状明显缓解。

【问题】

1. 请分析该病例考虑的诊断。
2. 请分析患者首选的检查方法。

案例中患者出现反复发作胸骨后烧灼样不适或疼痛，伴反食、反酸，均为胃食管反流病的相关症状。加之给予患者兰索拉唑（20mg，每日两次）治疗后 14 天症状明显缓解，以及心电图 ST-T 非特异性改变，进一步明确胃食管反流病的诊断。

一、概述

胃食管反流病（GERD）是指胃十二指肠内容物包括胃酸、胆盐、胃蛋白酶等，逆行经过贲门，反流入食管甚至咽喉引起一系列症状，可引起反流性食管炎（RE）。有相当一部分胃食管反流病患者在内镜下无黏膜损伤的反流病表现，这类食管反流病又称为非糜烂性反流病（NERD）。

二、病因

（一）食管抗反流防御机制减弱

1. 抗反流屏障　是指人体胃与食管交接处的结构，位于人体膈肌水平。包括食管下括约肌（LES）、膈肌脚、食管裂孔、膈食管韧带、食管与胃底间锐角（His 角）等，上述各部位共同作用形成一套完整的阀门系统，其作用是阻止胃内容物的反流。其中任意一个结构和功能上的缺陷均可造成胃食管反流，其中最主要的抗击反流的机制是 LES 的功能状态（图 7-13）。

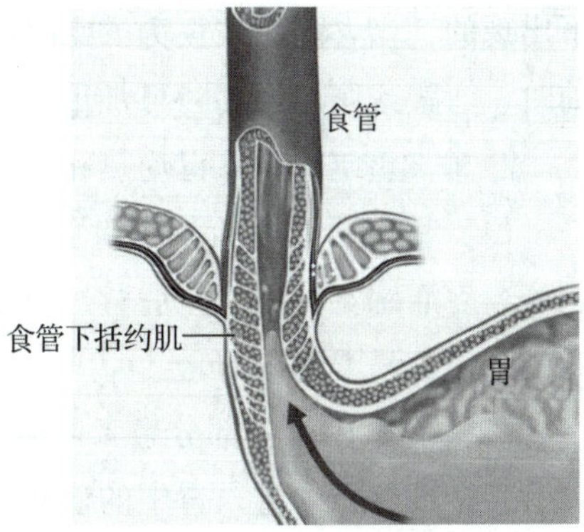

图 7-13　胃食管反流

LES 是由平滑肌组成，位于食管末端 3～4cm 长。正常人静息状态下 LES 的压力为 10～30mmHg，可以有效防止胃内容物反流入食管。一些因素可使 LES 压降低，如某些激素

（胰升糖素、血管活性肠肽等）、某些食物（高脂肪、巧克力等）、某些药物（钙通道阻滞药、地西泮等）。腹内压增高（如妊娠、负重劳动等）及胃内压增高（如胃扩张、胃排空延迟等）均可引起 LES 压相对降低而导致胃食管反流。

2. 食管清除作用 正常情况下，出现的胃食管反流物，大多数通过容量清除，即食管自发和继发性蠕动性收缩将食管内容物排入胃中。剩余的少数反流物则由唾液缓慢中和。食管的清除作用降低，无法正常清除食管内反流物，反流物沿食管进入口腔，从而导致胃食管反流发生。

3. 食管黏膜屏障 反流物进入食管后，食管上皮表面的黏膜、不移动水层及 HCO_3^-、复层鳞状上皮等构成的上皮屏障，还有黏膜下丰富的血供构成的后上皮屏障，发挥其抗反流物对食管黏膜损伤作用。可以造成食管黏膜屏障作用下降的因素有长期吸烟、饮酒及抑郁状态，将使食管黏膜功能受损，不能抵御反流物的损伤，进而发生胃食管反流。

（二）反流物对食管黏膜的攻击作用

在食管抗反流防御机制减弱的基础上，反流物对食管黏膜的攻击作用增强也是造成胃食管反流病的另一病因，其对食管黏膜的损伤程度与反流物的质与量相关，同时也与反流物和食管黏膜的接触时间、接触部位相关。所有反流物中胃酸和胃蛋白酶是损害食管黏膜最主要成分。近年来发现，非结合胆盐和胰酶是参与损害食管黏膜的另两大攻击因子。

三、病理

胃食管反流病主要的病理类型包括非糜烂性反流病、反流性食管炎、巴雷特食管（Barrett 食管）。

四、临床表现

（一）食管症状

1. 典型症状 胃灼热和反流是本病最常见的症状，并且具有明显特征性，因此被称为典型症状。胃灼热是指一种位于胸骨后的不适感或烧灼痛，此感觉通常由食管下段由下向上蔓延，是本病最常见的症状之一。反流是指胃内容物向咽部或口腔方向流动的感觉，此症状通常是在无恶心及用力地情况下出现的，当含酸味或仅为酸水时称为反酸。以上两种症状经常出现在进食后、躺下后不久、俯身向前时、弯腰或腹压增高时可加重。

2. 非典型症状 除胃灼热和反流之外的食管症状。

（1）胸痛：由反流物刺激食管引起的，表现为一种沉闷、沉重的不适感，严重时可表现为剧烈刺痛。疼痛感觉可放射至后背、肩部、颈部、耳后，严重时甚至可以弥漫至整个胸腔，与心绞痛发作时的胸痛容易混淆。

（2）吞咽困难：部分患者可能是由于食管痉挛或功能紊乱，呈现出吞咽食物后感觉食物停滞在食管某个部位，未进入胃中的症状，即为吞咽困难，该症状通常呈间歇性发生，在进食固体或液体食物时均可发生。

（二）食管外症状

由反流物刺激或损伤食管以外的组织或器官可引起如咽喉炎、慢性咳嗽和哮喘等症状，即为食管外症状。严重者还可发生吸入性肺炎。近年来研究发现，一些患者诉咽部不适，有异物感、棉团感或堵塞感，但无真正吞咽困难，称为癔球症，也与胃食管反流病有关。

（三）并发症

1. 上消化道出血 可因食管黏膜受损导致上消化道出血，临床产生呕血和/或黑便的症状，以及因失血而造成的不同程度的缺铁性贫血。

2. 食管狭窄 食管炎反复发作可导致纤维组织增生，从而导致纤维瘢痕形成，食管出现狭窄。

3. Barrett 食管 Barrett 食管是食管下段的复层鳞状上皮被单层柱状上皮替代的一种病理现象，在内镜下表现为食管正常部位的均匀粉红带灰白的食管黏膜被橘红色的胃黏膜取代，其分布可呈现为环形、舌形或岛状（图 7-14）。是胃食管反流病的常见并发症之一。其中具有肠化生的 Barrett 食管属于食管腺癌的癌前病变，其腺癌发生率较高。

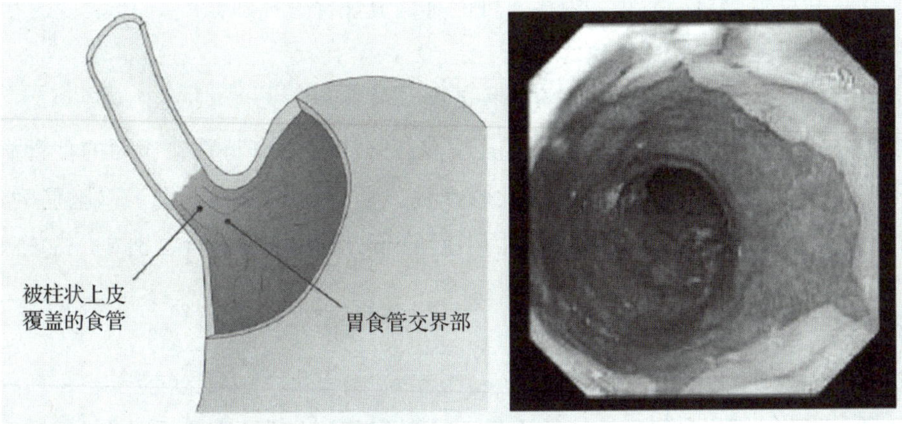

图 7-14 彩图

图 7-14　Barrett 食管

案例中的患者半年来反复发作胃灼热、反酸，以及胸骨后疼痛等胃食管反流病的典型症状和非典型症状。

五、辅助检查

1. 内镜检查 内镜检查是诊断胃食管反流病最准确的方法，也是诊断胃食管反流病的首选检查。在胃镜可以直观地观察到食管黏膜的病变范围及病变程度，以及是否出现 Barrett 食管，从而能判断胃食管反流病的严重程度及有无并发症。内镜下还可以进行活组织检查，从而与其他原因引起的食管炎进行鉴别。

2. 食管 X 线钡剂检查 该检查对诊断胃食管反流病的敏感度不高，对于不愿意接受或无法耐受内镜者可试行该检查。该检查可发现是否伴有食管裂孔疝或是否出现食管狭窄等并发症。

3. 24 小时食管 pH 监测 是评估病理性反流的标准性检查，属于诊断胃食管反流病的重要检查方法之一。该检查是应用便携式 pH 记录仪，在患者生理状态下对其进行 24 小时食管 pH 连续监测。

常用的观察指标有：24 小时内 pH、pH<4 的次数，持续 5 分钟以上反流次数及最长反流时间等指标。但要注意检查前 3 天应停用抑酸药和促胃肠动力的药物，否则容易出现假阴性结果。

4. 食管滴酸试验 食管滴酸实验的原理是通过鼻饲管向食管内注入盐酸，诱发患者的典型症状，如果在滴酸过程中，患者出现反酸、胃灼热、胸痛等症状则判定为阳性，用于胃食管反流病的辅助诊断。

5. 食管测压 可测定 LES 的长度和部位、LES 压、LES 松弛压、食管体部压力及食管上括约肌压力等。LES 静息压为主要测量内容，正常静息压介于 10~30mmHg，如 LES<6mmHg 时容易引起反流。

案例中的患者可进行上述检查以明确诊断，其中首选的检查方法是内镜检查，内镜检查也是诊断反流性食管炎最准确的方法，还可以结合活检与其他食管病变进行鉴别。

六、诊断与鉴别诊断

1. 诊断 胃食管反流病的诊断基于如下标准。

（1）完整而准确的病史是胃食管反流病诊断的基础。

（2）有胃灼热和反流等典型症状。内镜下可能有反流性食管炎。

（3）胃镜下可见反流性食管炎表现。

（4）具有食管过度酸反流的客观实验室检查证据。

2. 鉴别诊断 虽然胃食管反流病的症状有其特点，临床上仍应与其他病因的食管病变（如真菌性食管炎、药物性食管炎、食管癌等）及消化性溃疡、胆道疾病等相鉴别。以胸痛为主要表现者，应与心绞痛、心肌梗死等心源性胸痛及其他原因引起的非心源性胸痛进行鉴别。

七、治疗

1. 一般治疗 对于轻度胃食管反流病的治疗，一般治疗方法还是比较适用的，通过平时调理及改变生活方式与饮食习惯。

（1）为减少卧位及夜间反流导致的症状加重，可以将床头抬高 15~20cm。

（2）应避免睡前 2 小时进食，白天进食后也不宜立即卧床休息。

（3）应注意减少或避免肥胖、便秘、束腹腰带等造成的负压增高的因素出现。

（4）应避免进食高脂肪、巧克力、咖啡等容易导致 LES 压降低的食物，还应戒烟及禁酒。

（5）应避免或减少应用硝酸甘油制剂等导致降低 LES 压的药物和引起胃排空延迟的药物。

（6）一些合并支气管哮喘的胃食管反流病患者，应尽量避免使用茶碱类药物及多巴胺受体激动药。

2. 药物治疗

（1）促胃肠动力药：要包括多潘立酮、莫沙必利等药物，这类药物的作用机制是可以增加 LES 压力、改善食管蠕动功能、促进胃排空，达到减少胃内容物食管反流并且减少其与食管黏膜接触的时间，从而达到治疗胃食管反流病的目的。

（2）抑酸药

1）H_2 受体拮抗剂（H_2RA）：主要包括西咪替丁、雷尼替丁等药物。H_2 受体拮抗剂能减少 24 小时胃酸分泌 50%~70%，可缓解胃食管反流、反流、胃灼热的症状，但不能有效抑制进食刺激引起的胃酸分泌，因此适用于轻、中症患者。

2）质子泵抑制药：包括奥美拉唑、兰索拉唑、艾司奥美拉唑等药物。这类药物抑酸作用强，因此对疗效优于 H_2 受体拮抗剂，特别适用于症状重、有严重食管炎患者。

3. 维持治疗　因为胃食管反流病具有慢性复发倾向，所以为减少其症状的复发，以及防止因食管炎反复复发引起的并发症的发生，需给予维持治疗。

（1）对于停药后很快复发且症状持续者：往往需要长程维持治疗。

（2）有食管溃疡、食管狭窄、Barrett 食管等胃食管反流病并发症者：需要进行长程维持治疗。H_2 受体拮抗剂和质子泵抑制药均可用于胃食管反流病的维持治疗，其中质子泵抑制药效果最好。维持治疗的剂量因人而异，以调整至患者无症状的最低剂量为宜。

4. 抗反流手术治疗　是指不同术式的胃底折叠术，主要采用微创的腹腔镜技术操作，也可经腹经胸手术。其目的是阻止胃内容物反流入食管。但相较药物治疗而言，术后有一定的并发症。

5. 并发症的治疗

（1）食管狭窄：绝大多数食管狭窄可行内镜下食管扩张术，仅极少数严重瘢痕需进行手术切除。为防止术后狭窄复发，可给予长程质子泵抑制药维持治疗。

（2）Barrett 食管：必须使用质子泵抑制药治疗及长程维持治疗。对于 Barrett 食管患者应加强随访，如果早期识别到异型增生，发现重度异型增生或发现早期食管癌，应及时进行手术切除。

第六节　胆石症

案例导入

【案例】

患者，女性，48 岁。主诉晚餐后 20 分钟左右突然出现右上腹阵发性剧烈疼痛，随后又出现右肩背部的放射痛，伴有恶心、呕吐及腹胀的症状。查体：体温 38.8℃，脉搏 110 次/分，血压 120/83mmHg。对其进行体格检查出现右上腹部压痛、反跳痛以及肌紧张。墨菲（Murphy）征检查阳性。实验室检查：白细胞计数 10.8×10^9/L，中性粒细胞百分比 79%。

【问题】

1. 请分析初步诊断为什么疾病。
2. 请分析患者首选的检查方法是什么。

案例中患者出现右上腹阵发性剧烈疼痛，向右肩背部放射，伴有腹胀、恶心和呕吐症状；出现右上腹部有压痛、反跳痛、肌紧张等体格检查异常，均为胆石症的相关症状和体征。

一、概述

胆石症指发生在胆囊和胆管内的结石，是常见病和多发病。我国胆石症约占胆道疾病的 60%，女性多于男性。本节主要通过学习消化系统疾病胆石症的分类以及各类胆石症的病因、临床表现、辅助检查、诊断和治疗，解决案例中的辅助检查与诊断的问题。

二、分类

（一）根据胆结石所在的部位分类

1. 胆囊结石 此类结石多为胆固醇和混合性胆结石。结石位于胆囊内，通常不引起黄疸，也不易引起绞痛症状。

2. 肝内、外胆管结石 此类结石多为胆红素性结石，在我国不同区域、不同人群发病率略不同，肝内胆管结石占所有胆石症的1/5左右。由于肝内外胆管结石常呈泥沙状，容易向下流动，因此多数患者会同时伴有胆总管结石。

（二）根据胆结石病因分类

1. 感染性结石 多呈现为多发性的、多面性、棕褐色的胆色素结石。

2. 代谢性结石 通常呈现为有黄白色，其表面呈现为桑葚样的胆固醇结石。

3. 潴留性结石 主要表现为形状呈卵圆形、颜色为棕黄色、质地脆软的色素结石。

4. 混合性结石 同时具有上述感染性和代谢性结石两种外观的结石。

（三）根据胆结石的化学成分分类

1. 胆固醇结石 结石的主要成分为胆固醇，多呈椭圆形（单发者）或多面型（多发者），表面平滑或稍呈结节状，黄色或黄白色，质轻软，剖面呈放射状线纹，X线平片上不显影。此种结石多在胆囊内，常为单个，体积较大，直径可达数厘米。

2. 胆色素结石 结石成分以胆色素钙为主，可含少量胆固醇。多为泥沙样，质软而脆，有的如泥团，有的如沙砾，为棕黑或棕红色，大小不等。因含钙少，X线平片上多不显影。沙砾状者大小为1~10mm，常为多个，多在肝内、外胆管中。

3. 混合性结石 由胆固醇、胆红素和钙盐等2种以上成分间隔而成。外形不一，为多面形颗粒，表面光滑，边缘钝圆，呈深绿或棕色，切面呈树干年轮样环层状。因含钙质较多，在X线平片上有时显影。多在胆囊内，也可见于较大的胆管中，大小、数目不等，常为多个。以胆红素为主的混合性结石在我国最常见，约占全部胆石症的90%以上。

（四）根据胆结石含钙量分类

根据含钙量，通常分为不透X线结石和透X线结石两类，前者又称为阳性结石，后者又称为阴性结石。

1. 阳性结石 结石的主要成分为胆固醇，多呈椭圆形（单发者）或多面形（多发者），表面平滑或稍呈结节状，黄色或黄白色，质轻软，剖面呈放射状线纹，X线平片上显影。此种结石多在胆囊内，常为单个，体积较大，直径可达数厘米。

2. 阴性结石 结石成分以胆色素钙为主，可含少量胆固醇。多为泥沙样，质软而脆，有的如泥团，有的如沙砾，为棕黑或棕红色，大小不等。因含钙少，X线平片上多不显影。沙砾状者大小为

1~10mm，常为多个，多在肝内、外胆管中。

三、胆囊结石

胆囊结石主要为胆固醇结石，也可以是混合性结石和黑色胆色素结石。主要见于成人，女性多于男性，40 岁后发病率随年龄增长而增高。

（一）病因

正常情况下胆固醇与胆盐之比为 1∶20 左右，当其比低于 1∶13 时，胆固醇便沉淀析出，经聚合形成较大结石。引起此改变的因素很多，主要有以下几个方面。

1. 饮食因素 可能与高糖、高胆固醇、高脂肪饮食习惯有关。

孕晚期、老年人，血内胆固醇明显增高，故多次妊娠者与老年人多患此病；肝功能受损者，胆汁分泌减少也易形成结石；先天性溶血患者，长期大量红细胞破坏，可产生胆红素性结石。

2. 性别因素 对于女性患者而言，雌激素、妊娠状态、肥胖状态都是引起胆囊结石的原因。

3. 胆系感染 细菌感染除引起胆囊炎外，其菌落、脱落上皮细胞等可成为结石的核心，胆囊寄生虫也是引起胆囊结石的原因之一。

4. 其他 医源性因素，如胃切除、胃肠吻合术后、回肠末端疾病都可导致胆囊结石的发生。胆汁瘀滞、维生素 A 缺乏等也是结石形成的原因之一。

（二）临床表现

大多数的胆囊结石患者可体现为静止性胆囊结石，即终身无症状，仅在体检、手术和/或尸体解剖时被偶然发现。少数胆囊结石患者为有症状型胆囊结石，表现出典型的临床表现如下。

1. 胆绞痛典型发作 该症状多发生在饱餐、进食油腻食物后，或睡眠时体位改变，可出现胆囊收缩或胆结石位置移动，并恰好嵌顿于胆囊的壶腹部或颈部，使胆囊排空胆汁受阻、胆囊内压力升高，从而发生绞痛。胆绞痛的疼痛部位位于右上腹部或上腹部，呈阵发性或持续疼痛阵发性加剧，还可出现肩胛部和背部而放射痛，同时可伴有恶心、呕吐症状。

2. 上腹隐痛 部分患者在进食过多或进食油腻食物后、工作紧张或休息不好后，会出现右上腹或上腹隐痛不适、饱胀不适，还可伴嗳气、呃逆等，常被误认为胃病。

3. 胆囊积液 胆囊结石长期嵌顿阻塞胆囊管时，胆囊黏膜吸收胆汁中的胆色素，并分泌黏性物质，而致胆囊呈现无色透明的积液，称之为“白胆汁”。

4. 其他

（1）小结石随胆汁进入并停留于胆总管内形成胆总管结石。

（2）胆囊内结石进入胆总管，通过奥狄（Oddi）括约肌出现嵌顿或堵塞时，可导致胰腺炎，称之为胆源性胰腺炎。

（3）因结石的压迫可引起胆囊慢性穿孔，导致胆囊十二指肠瘘或胆囊结肠瘘，大的结石通过瘘管进入肠道偶尔还可引起肠梗阻，称之为胆石性肠梗阻。

（4）胆囊结石和炎症对胆囊的长期刺激，可诱发胆囊癌变。

（三）诊断

1. 有急性发作史的胆囊结石 具有典型的胆绞痛发作史，是诊断该疾病的重要依据。

2. 无急性发作史者 诊断主要依靠B超进行辅助检查，作为首选检查，准确率几乎可达100%。B超检查阳性结果显示为胆囊内光团及其后方声影，可随体位改变而移动。

（四）治疗

1. 手术治疗 针对症状典型的胆囊结石或出现并发症的胆囊结石，进行胆囊切除术为首选，首选术式为腹腔镜胆囊切除术，治疗效果良好。由于同时存在继发性胆管结石的可能，因此出现以下指征时在术中需要探查胆总管。

（1）绝对探查指征：在胆总管内扪及结石；手术时发现有胆管炎和黄疸的表现；术中胆管造影显示有胆管结石，胆总管扩张。

（2）相对探查指征：既往有黄疸史；胆囊内的结石为小结石；胆囊呈慢性萎缩性改变；有反复发作的胰腺炎史。

2. 非手术治疗 无症状的胆囊结石可暂时不进行手术治疗，通过调节饮食、消炎利胆等方式进行治疗。

（1）口服药物溶石疗法：可服用鹅去氧胆酸或熊去氧胆酸进行溶石。

（2）灌注溶石疗法：可将溶石药物通过穿刺直接注入胆囊，能够取得较好的疗效。

（3）体外震波碎石。

（4）经皮胆囊镜超声波碎石：在超声波引导下做经皮胆囊穿刺，在胆囊镜直视下通过超声波将结石粉碎，并将粉碎的结石吸出。

（5）经皮经肝胆道镜胆囊取石：先在超声波引导下做经皮经肝胆囊穿刺置管引流术，利用引流管扩张肝内胆管形成窦道，通过此窦道行胆囊胆道镜检查，并在胆囊镜下将胆囊结石取出。

案例中患者右上腹阵发性剧烈疼痛，向右肩背部放射，伴有腹胀、恶心和呕吐症状，符合胆囊结石胆绞痛的临床表现。右上腹部有压痛、反跳痛、肌紧张，符合胆囊结石阳性体征。根据以上临床表现，不难做出诊断，也可进一步行B超检查明确诊断。

四、肝内胆管结石

肝内胆管结石又称为肝胆管结石，其原发于肝内胆管，多为胆色素性结石，是我国常见且难治的胆道疾病。

（一）病因与病理

1. 病因 病因复杂，主要与肝内胆道感染、胆汁淤积、胆道寄生虫、胆管的解剖结构变异及营养不良等因素有关。

2. 病理 肝内胆管结石引起肝内胆管炎症，反复炎症导致狭窄，狭窄部位以上的胆管扩张、呈囊状。结石长时间堵塞肝段、肝叶胆管，使该区域细胞坏死、纤维增生、肝组织萎缩。

（二）临床表现

1. 疼痛　部分患者可长期无任何症状或仅偶尔出现上腹部和胸背部的胀痛不适，轻症者可仅表现为肝区隐痛不适。当肝内胆管结石所致慢性梗阻，胆汁引流不畅，胆管周围炎症时，疼痛并不剧烈，但大多具有持续性，特别在夜间加重，导致患者不能入睡。肝内胆管结石引起急性梗阻时，可引起腹部剧烈疼痛，疼痛多为剧烈胀痛，放射部位因结石位置而不同。右肝内胆管结石常引起右肩部和背部放射痛。左肝内胆管结石常引起剑突下部和下胸部放射痛。

2. 其他　肝内胆管结石可表现为急性胆管炎。肝内胆管结石同时伴有胆总管结石，因此可出现反复发作的结石梗阻和急性胆管炎综合征，表现为 Charcot 三联征或雷诺（Reynolds）五联征。体格检查可触及肿大且不对称的肝脏；肝区可出现压痛及叩击痛；当其他并发症出现时则会出现相应体征。

（三）诊断

肝内胆管结石的确诊除需要参考病史和临床表现外，主要依靠影像学检查，B 超、CT、磁共振胰胆管成像等均对该病的诊断具有重要诊断价值，并且还能够准确定位病变位置，指导进一步的治疗。

（四）治疗

肝内胆管结石主要采用手术治疗。治疗原则为尽可能取净结石，解除胆道狭窄及梗阻，恢复和建立通畅的胆汁引流，防止结石复发。手术方式包括①胆管切开取石是最基本的方法；②如果结石比较局限的存在于肝段或肝叶，在确定其他部位无结石且功能正常时，可考虑做肝段、肝叶切除术。无论选择何种手术方式，以尽量减少残留结石为宜，对术后残留的结石，可通过纤维胆管镜取出残留结石或激光等方式将结石碎裂后取出。

五、肝外胆管结石

肝外胆管结石分为原发在胆管内形成的原发性结石和由胆囊排入胆管的继发性结石。原发性结石多表现为胆色素结石或混合性结石；继发性结石多表现为胆固醇结石。

其病理改变主要有急性胆管炎、慢性胆管炎、全身感染、肝损害和胆源性胰腺炎。

（一）临床表现

一般情况下肝外胆管结石无症状，当结石继发胆管炎时症状较明显。

1. 症状　表现为典型的夏科三联征（Charcot triad）（图 7-15）。

（1）腹痛：主要表现为剑突下或右上腹出现的阵发性绞痛，或持续性疼痛阵发性加剧，可出现右肩背部的放射痛，常伴有恶心、呕吐症状。

（2）寒战高热：大约 2/3 患者会出现寒战高热，热型体现为弛张热，体温可达 39~40℃。

（3）黄疸：该黄疸为梗阻性黄疸，其轻重取决于胆管梗阻的程度、部位，以及是否合并感染等因素。当胆管出现部分梗阻时黄疸较轻，有尿色变深、粪色变浅的变化；胆管完全性梗阻时黄疸加重，黄疸颜色加深、皮肤可出现瘙痒粪便可呈现陶土样大便。

图 7-15
彩图

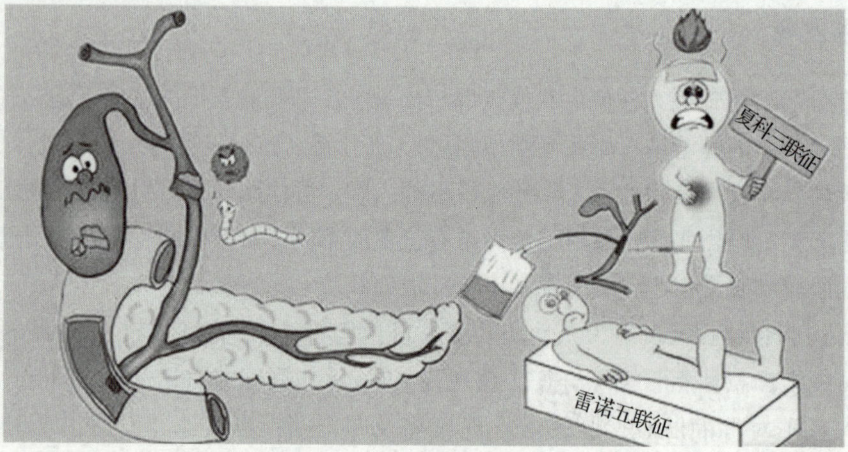

图 7-15　Charcot 三联征

2. 体征　腹部体检可触及肿大的胆囊，有触痛。可出现剑突下和右上腹的深压痛。还会出现不同程度的压痛、肌紧张和反跳痛等腹膜刺激征。肝区可出现叩击痛。

（二）辅助检查

1. 实验室检查　胆结石合并胆管炎时，可出现白细胞计数增加及中性粒细胞计数增加；血清总胆红素与结合胆红素均可升高；尿液检查时可见尿胆红素升高、尿胆原降低甚至消失；粪便检查时，粪便中的尿胆原减少。

2. 影像学检查　影像学是肝外胆管结石主要的检查方法，其中首选 B 超检查，可发现胆管内结石和胆管扩张影像，能够确定结石的大小和位置；CT 可客观显示结石的部位、梗阻的部位、胆管有无扩张及有无肝脓肿；内镜逆行胰胆管造影、磁共振胰胆管成像均可提示结石的部位、数量、大小、胆管有无解剖变异等信息。

（三）诊断

肝外胆管结石的诊断主要依据典型的 Charcot 三联征的临床表现，影像学检查和实验室检查结果。主要注意与肾绞痛、肠绞痛等进行鉴别诊断。

（四）治疗

1. 手术治疗　主要以手术治疗为主，其原则为取尽结石、解除梗阻、胆汁引流通畅。手术方法包括胆总管切开取石术、T 管引流术，这两种术式适用于胆管上下通畅的单纯胆总管结石；胆肠吻合术、Oddi 括约肌成形术和内镜治疗也可用于肝外胆管结石的治疗。

2. 非手术治疗　对于有呕吐、明显腹胀症状的患者可禁饮食并放置胃管；注意纠正水、电解质紊乱和酸碱平衡失调；针对疼痛剧烈难忍的患者使用有效抗生素和利胆药物解痉止痛；也可同时应用简单有效的非手术引流。待症状控制后可行择期手术。

第七节 急性胆囊炎

案例导入

【案例】

患者，女性，40 岁。右上腹痛 3 天，伴恶心、呕吐，今晨起疼痛阵发性加剧，伴有畏寒、发热症状。查体：体温 38.5℃，巩膜无黄染，右上腹压痛，Murphy 征阳性。

【问题】

1. 该患者初步诊断为什么疾病？
2. 患者首选的检查方法是什么？

案例中患者出现右上腹痛 3 天，伴有恶心、呕吐症状；后又出现畏寒、发热，以及疼痛阵发性加重。体格检查右上腹部有压痛，体温 38.5℃，均为急性胆囊炎的相关症状和体征。

一、概述

急性胆囊炎是胆囊管梗阻、细菌感染、化学刺激等原因引起的胆囊急性炎症病变。急性胆囊炎的分类包括结石性胆囊炎和非结石性胆囊炎两类，其中约 95%以上患者伴有胆囊结石，称为结石性胆囊炎；另外 5%的患者不伴有胆囊结石，称为非结石性胆囊炎。随着国人饮食习惯的改变及高龄化，城市人的胆囊结石发病率明显升高。本节主要通过学习消化系统疾病急性胆囊炎的病因、临床表现、辅助检查、诊断和治疗，解决案例中的辅助检查与诊断的问题。

二、病因

1. 梗阻 90%以上的急性梗阻是由胆结石的嵌顿所导致的，除此之外，蛔虫、梨形鞭毛虫等寄生虫也可以导致梗阻。

2. 细菌感染 常见的致病菌为大肠埃希菌、产气杆菌、铜绿假单胞菌等，大多从胆道逆行而来。随着老龄化的进展，老年患者胆总管末端及保持管口弹性的肌肉变得松弛，容易发生逆行性感染，血液黏稠度增加可致胆囊动脉缺血，缺血的胆囊又容易继发感染。

3. 化学刺激 高浓度胆汁酸盐等化学刺激可刺激胆囊黏膜，从而引起急性炎症。

三、病理

1. 单纯性胆囊炎 属于炎症早期，可吸收痊愈。可见胆囊壁充血，水肿，上皮脱落，白细胞浸润，胆囊与周围并无粘连，解剖关系明确，易于手术操作。

2. 化脓性胆囊炎 胆囊明显肿大、充血水肿、肥厚，表面可附有纤维性脓性分泌物，炎症已波及胆囊各层，大量中性粒细胞浸润，有片状出血灶，黏膜发生溃疡，胆囊腔内充满脓液。此时胆囊与周围粘连严重，解剖关系不清，手术难度大，出血也多。

3. 坏疽性胆囊炎 胆囊肿大明显，导致血运障碍，胆囊壁出现散在出血、灶性坏死、小脓肿或全层坏死，呈坏疽性改变。

4. 胆囊穿孔 其发病率在10%左右，在坏疽性胆囊炎的基础上，胆囊底部或颈部出现穿孔，穿孔后形成弥漫性腹膜炎、膈下感染、内或外胆瘘、肝脓肿等，被大网膜及周围脏器包裹，形成胆囊周围脓肿。此时应进行胆囊造瘘术。

四、临床表现

1. 典型症状

（1）腹痛：急性胆囊炎的疼痛主要表现为突发的右上腹阵发性绞痛，该疼痛经常发生在饱餐后、进食高脂肪食物后，或在夜间发作。疼痛还可伴有右肩背、肩胛部和背部的放射痛。如病变发展，疼痛可转化为持续性伴阵发性加剧。几乎每个急性胆囊炎患者都有疼痛症状，如患者没有出现疼痛症状可基本排除本病。

（2）发热、寒战：发病初期由于炎症和化学性刺激的影响，患者常有发热，此时的发热多表现为轻度发热，且通常无畏寒。当出现化脓性胆囊炎、坏疽性胆囊炎或胆囊穿孔等并发症时，会出现明显寒战、高热。

（3）黄疸：约有20%的患者可出现轻度黄疸，多由于胆囊炎症、胆囊肿大等原因造成。若黄疸持续性加重，表示有胆总管结石并梗阻的可能。

2. 体征 右上腹可有压痛、反跳痛及肌紧张，Murphy征阳性（图7-16）。有些患者可扪及肿大的胆囊，同时可伴有胆囊触痛。如大网膜粘连包裹胆囊，触诊时可触及边界不清、固定的压痛性包块；如胆囊出现坏死、穿孔，可出现弥漫性腹膜炎表现。

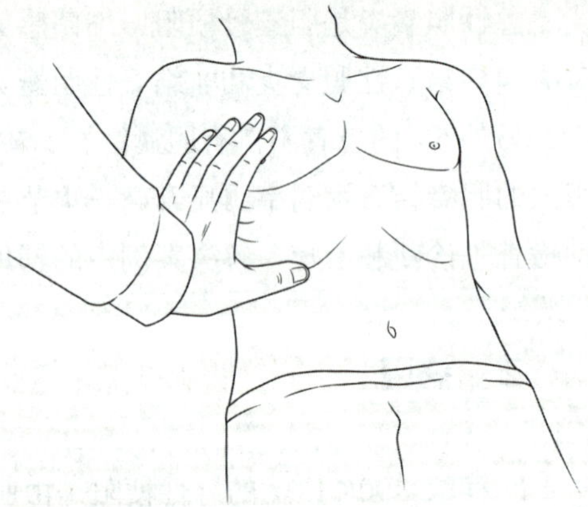

图7-16　Murphy征检查

案例中的患者上腹部疼痛，后疼痛阵发性加剧，符合该病疼痛的典型临床表现。查体：体温38.5，并有畏寒，符合该病发热的临床表现。右上腹有压痛，Murphy征阳性，符合该病阳性体征。

五、辅助检查

1. 实验室检查 血常规检查约有85%的患者有轻度白细胞计数升高，可提示炎症的存在及其严重程度；血生化检查显示血清转氨酶升高，碱性磷酸酶（AKP）升高较常见，50%左右患者有血清胆红素升高，30%患者有血清淀粉酶升高。

2. 影像学检查 B超检查显示胆囊壁增厚甚至出现“双边”征，以及胆囊增大，伴有结石时还可见胆囊内结石光团，其对急性胆囊炎的诊断准确率为65%～90%。CT和MRI对诊断胆囊肿大、胆囊壁增厚、胆管梗阻及胆囊周围积液等具有一定帮助，尤其对胆囊是否穿孔和是否存在囊壁内脓肿价值很大。

3. ^{99m}Tc-EHIDA 检查 由于胆囊管梗阻发生的急性胆囊炎，该检查胆囊不显影，其敏感度几乎可达100%；相反，若该检查胆囊显影，95%患者可排除急性胆囊炎。

案例中的患者首选的检查为B超检查，可显示胆囊增大及胆囊壁增厚，诊断准确率较高。也可行实验室血常规及血生化检查。

六、诊断与鉴别诊断

根据典型的临床表现，结合实验室检查和影像学检查，可进行诊断。但仍需要与消化性溃疡、急性胰腺炎、高位阑尾炎、肝囊肿、右叶肺炎等疾病进行鉴别诊断。

七、治疗

1. 一般治疗 一般治疗的目的是维持生命体征。嘱患者卧床休息，给予患者易消化的流质饮食，忌油腻食物，严重者还应禁食、胃肠减压，静脉补充营养、水及电解质。

2. 解痉止痛治疗 该治疗的目的是接触Oddi括约肌痉挛和疼痛，常用的药物包括阿托品肌内注射、硝酸甘油舌下含服、维生素肌内注射；还可用哌替啶镇痛，不宜用吗啡。

3. 抗菌感染治疗 该治疗目的是抗感染、杀灭病原体、避免感染扩散。可用的药物包括氨苄西林、环丙沙星、甲硝唑；还可用氨基糖苷类或头孢菌素类抗生素。最好根据细菌培养及药敏试验结果选择抗生素。

4. 利胆消炎治疗 该治疗目的在于消炎利胆。口服药物包括利胆片、去氧胆酸等，发作缓解后方可应用。

5. 外科治疗 最常用的外科手术为胆囊切除术，目的是根治疾病。尤其是发生坏死、化脓、穿孔、嵌顿结石者，应及时外科手术治疗。除胆囊切除术外，根据具体病情还可行急性胆囊造瘘术或腹腔镜下胆囊切除术。

考试知识点总结　　**本章小结**

协和云课堂……　拓展练习及参考答案

（贾紫珮　阮慧杰）

教学课件

第八章　泌尿系统疾病

学习目标

素质目标

（1）通过学习泌尿系统疾病，培养学生对患者的同理心和人文关怀意识，理解泌尿系统疾病对患者生活质量的影响。引导学生关注慢性肾脏病患者的长期管理需求，如饮食调整、用药依从性等。

（2）强调泌尿系结石和前列腺增生的预防保健，倡导健康生活方式，如多饮水、合理膳食等，增强学生的社会责任感和健康宣教能力。

知识目标

（1）掌握：泌尿系统常见疾病的病因、病理、临床表现及诊疗原则，如尿路感染的致病菌、肾小球肾炎的免疫机制、肾病综合征的“三高一低”表现、泌尿系结石的临床表现及前列腺增生的治疗方案。

（2）了解：泌尿系统疾病相关实验室检查的应用。

（3）熟悉：各类泌尿系统疾病的药物治疗及手术指征。

能力目标

（1）能够通过病史采集、体格检查和辅助检查可以鉴别泌尿系统疾病，如区分肾小球肾炎与肾病综合征、判断结石梗阻程度等。

（2）具备制定个体化治疗方案的能力，如尿路感染的抗生素选择、前列腺增生症的药物与手术决策。

（3）能对患者进行健康指导，如结石患者的饮水建议、肾病患者的低盐低蛋白饮食教育，提升临床思维和实践技能。

· 核心知识拆解 ·

泌尿系统由肾脏、输尿管、膀胱和尿道组成，承担着维持机体水电解质平衡、酸碱平衡、排泄代谢废物、调节血压及促进红细胞生成等重要生理功能。肾脏作为泌尿系统的核心器官，不仅是机体重要的排泄器官，更是重要的内分泌器官。当泌尿系统发生疾病时，不仅影响尿液的生成和排泄，还可导致水电解质紊乱、酸碱平衡失调、高血压、贫血等全身性并发症，严重者可发展为慢性肾衰竭，需要肾脏替代治疗。

掌握泌尿系统疾病的精准诊断和个体化治疗策略，不仅需要扎实的理论基础，更需要敏锐的临床思维和丰富的实践经验。培养科学的临床推理能力，为日后在复杂临床情境中做出正确诊疗决策奠定基础。

第一节　尿路感染

微课：尿路感染

案例导入

【案例】

患者，女性，38 岁，平素健康。患者 3 天前无明显诱因出现尿频、尿急、尿痛，伴腰部不适，症状逐渐加重，伴有发热，体温最高达 38.5℃。自服“退烧药”后体温有所下降，但尿路症状无明显缓解。查体：体温 38.2℃。急性病容，神志清楚，精神稍差。双侧肋脊角无压痛，双肾区叩击痛阳性。膀胱区轻度压痛，无反跳痛。尿道口：无异常分泌物。实验室检查：白细胞计数 $12.5\times10^9/L$，中性粒细胞百分比 0.78。尿常规：尿蛋白（+），白细胞（+++），红细胞（++）。B 超：双肾大小正常，皮质回声均匀；双侧输尿管未见明显扩张；膀胱壁轻度增厚。

【问题】

1. 该患者的诊断及诊断依据是什么？
2. 为了进一步明确诊断需要做哪些检查？
3. 治疗该疾病的治疗原则是什么？预防措施有哪些？

案例中患者尿频、尿急、尿痛，伴腰部不适。症状逐渐加重，伴有发热。查体：体温 38.2℃。急性病容，神志清楚，精神稍差。双侧肋脊角无压痛，双肾区叩击痛阳性。这些临床表现和症状提示患者有尿路感染的可能。本节主要通过学习尿路感染的病因、发病机制、临床表现、实验室检查及影像学检查、诊断和鉴别诊断、治疗及预防，解决案例中患者的诊断及诊断依据、进一步检查、治疗原则及预防措施。

一、概述

尿路感染（UTI）是指病原体在尿路中生长、繁殖而引起的感染性疾病。尿路包括肾脏、输尿管、膀胱和尿道。病原体可包括细菌、真菌、支原体、衣原体、病毒等，但以细菌感染最为常见。尿路感染可分为上尿路感染和下尿路感染，上尿路感染主要包括肾盂肾炎，下尿路感染主要包括膀胱炎和尿道炎。尿路感染是最常见的细菌感染性疾病之一，尤其在女性中更为常见。据统计，50%女性一生中至少有过一次症状性尿路感染，每年有 2%～10%的女性至少患一次尿路感染，其中 20%～30%的患者尿路感染反复发作。女性尿路感染发病率明显高于男性。

二、病因和发病机制分析

尿路感染的病因涉及多个方面，主要包括病原体感染、机体防御机制等因素。

1. 病原体感染 尿路感染最常见的病原体是细菌，其中以革兰阴性杆菌为主，尤其是大肠埃希菌，占非复杂尿路感染的75%。还有其他如变形杆菌、克雷伯菌、肠球菌、葡萄球菌等。

2. 感染途径

（1）上行感染：是最常见的感染途径，病原菌从尿道口上行至膀胱，甚至输尿管、肾盂，引起感染。约占尿路感染的95%。病原菌通常经由尿道进入膀胱，然后通过输尿管到达肾脏。

（2）血行感染：较少见，约占尿路感染的2%。病原菌通过血液循环到达肾脏和尿路其他部位引起感染。这种情况多发生在严重尿路梗阻或机体免疫力极度低下时。

（3）直接感染：病原菌直接侵入泌尿系统，如通过肾脏邻近器官的炎性瘘管或感染性异物。

（4）淋巴道感染：盆腔和下腹部器官感染时，细菌可从淋巴道进入泌尿系统。

3. 机体防御机制 正常情况下，人体有多种防御机制来防止尿路感染。①排尿的冲刷作用：排尿可以帮助清除进入尿道的细菌。②尿道和膀胱黏膜的抗菌能力：这些部位的黏膜能分泌抗菌物质。③尿液的抗菌特性：尿液中的高浓度尿素、高渗透压和低 pH 等不利于细菌生长。④前列腺分泌物中的抗菌成分：男性前列腺分泌的物质具有抗菌作用。⑤免疫反应：感染时，白细胞会进入膀胱上皮组织和尿液中，帮助清除细菌。⑥输尿管膀胱连接处的活瓣功能：防止尿液和细菌反流到输尿管。

4. 易感因素 某些情况下，机体的防御机制受损，会增加尿路感染的风险。

（1）尿路梗阻：如结石、前列腺增生等，导致尿液滞留，细菌容易生长。

（2）膀胱输尿管反流：膀胱内压力升高时，尿液可能反流到输尿管甚至肾盂。

（3）肾发育不良：如多囊肾、马蹄肾等，影响尿液引流。

（4）机体免疫力下降：如糖尿病、艾滋病、器官移植、长期使用激素等。

尿路感染是病原体和宿主相互作用的结果。当病原体数量足够多且毒力强，同时宿主的防御机制受损时，细菌开始在尿路中定植并繁殖，引发感染。

三、临床表现

案例中患者无明显诱因出现尿频、尿急、尿痛，伴腰部不适。症状逐渐加重，伴有发热，体温最高达38.5℃，这些是尿路感染的常见临床表现。

尿路感染的临床表现因感染的部位、病原体的类型和宿主的反应不同而有所差异。以下是一些常见的临床表现。

1. 膀胱炎 占尿路感染的60%以上，分为急性单纯性膀胱炎和反复发作性膀胱炎。主要表现为膀胱刺激征，包括尿频、尿急、尿痛。膀胱区可能有胀痛或不适感，部分患者出现排尿困难。通常无全身感染症状。致病菌多为大肠埃希菌。

2. 尿道炎 排尿时有烧灼感。尿道口可能有炎性分泌物。通常无全身症状。

3. 急性肾盂肾炎 急性肾盂肾炎全身症状包括发热、寒战、头痛、全身酸痛、恶心、呕吐等，体温在38.0℃以上。局部症状包括尿频、尿急、尿痛、排尿困难等，部分患者局部症状不明显。

4. 慢性肾盂肾炎　临床表现复杂，全身及泌尿系统局部表现可不典型。可能出现低热、间歇性尿频、排尿不适、腰部酸痛等。肾小管功能受损表现，如夜尿增多、低比重尿等。急性发作时症状类似急性肾盂肾炎。

5. 无症状细菌尿　患者有真性细菌尿，但无尿路感染的症状。致病菌多为大肠埃希菌。尿常规可无明显异常，但尿培养有真性菌尿。

6. 复杂性尿路感染　发生在伴有泌尿系统结构、功能异常或免疫低下的患者。临床表现多样，从轻度的泌尿系统症状到膀胱炎、肾盂肾炎，严重者可导致菌血症、败血症。

尿路感染的临床表现可能因个体差异而有所不同，且部分患者可能无明显症状。

7. 体征　通常与感染的部位和严重程度有关。以下是一些常见的尿路感染体征。

（1）膀胱炎：膀胱区可能有轻度压痛。一般没有肾区叩击痛。尿液可能呈现浑浊或带有异味。

（2）尿道炎：尿道口可能有炎症或分泌物。尿道刺激症状，如尿痛。

（3）急性肾盂肾炎：肾区叩击痛，尤其是在肋脊角区域。膀胱区可能有压痛。

（4）慢性肾盂肾炎：肾区叩击痛可能不如急性期明显。可能出现肾小管功能损害的体征，如夜尿增多、低比重尿。

（5）复杂性尿路感染：在伴有泌尿系统结构/功能异常或免疫功能低下的患者中，体征更加多样化。可能包括上述急性或慢性肾盂肾炎的体征，以及与基础疾病相关的特定体征。

需要注意的是，尿路感染的体征可能因个体差异而有所不同，且部分患者可能无明显体征。因此，在诊断时应结合患者的具体情况和实验室检查结果进行综合判断。

四、辅助检查

实验室检查和影像学检查有助于尿路感染的明确诊断、评估病情严重程度、指导治疗和监测病情变化。在具体临床实践中，应根据患者的具体情况选择适当的检查方法。以下是一些常用的检查方法。

（一）实验室检查

1. 尿常规检查　包括尿颜色、尿比重、尿蛋白、尿糖、尿酮体、尿胆红素等。

2. 尿沉渣镜检　可见白细胞、红细胞、管型等。

3. 细菌学检查　中段尿细菌培养，菌落计数≥10^5/ml 为阳性。清洁中段尿沉渣涂片，高倍镜下平均每视野可见 1 个以上细菌，提示尿路感染。

4. 亚硝酸盐还原试验　大肠埃希菌等革兰阴性细菌可使尿内硝酸盐还原为亚硝酸盐，阳性率较高。

5. 白细胞酯酶试验　检测尿中是否存在中性粒细胞。

6. 血液检查　血常规：急性肾盂肾炎时血白细胞计数常升高，中性粒细胞计数增多，核左移。红细胞沉降率可增快。

7. 肾功能检查　慢性肾盂肾炎肾功能受损时，血肌酐升高，肾小球滤过率下降。

（二）影像学检查

1. 超声检查　无创、简单，可显示肾脏大小、形态、皮质回声，有无积水、结石、囊肿等。

2. 静脉尿路造影（IVP） 可评价肾结构和功能改变，有无引起尿路异常如先天性畸形等。

3. 逆行肾盂造影 适用于其他方法不能确定结石的部位或结石以下尿路系统病情不明需要鉴别诊断时。

4. CT 检查 能发现 X 线平片、排泄性尿路造影和超声检查不能显示的结石。

5. 磁共振水成像（MRH） 不能直接显示尿路结石，但可用于确定肾功能，评价治疗前后肾功能情况。

6. 放射性核素肾脏显像 不能直接显示泌尿系结石，主要用于确定肾功能。

案例中患者血常规：白细胞计数 12.5×10^9/L，中性粒细胞比例 0.78，提示有感染。尿常规：尿蛋白（+），白细胞（+++），红细胞（++）。B 超：双肾大小正常，皮质回声均匀；双侧输尿管未见明显扩张；膀胱壁轻度增厚。为了进一步明确诊断可以行尿培养和药敏试验、CT 等检查。

五、诊断与鉴别诊断

（一）诊断

有尿路感染的症状和体征，如尿路刺激征（尿频、尿痛、尿急），触诊时在下腹部耻骨上方可以触及压痛，腰部疼痛或叩击痛等，体温升高，尿细菌培养菌落数均 $\geq10^5$/ml，即可诊断尿路感染。如尿培养的菌落数不能达到上述指标，但可满足下列指标一项时，也可帮助诊断：硝酸盐还原试验和/或白细胞酯酶阳性；白细胞尿（脓尿）；未离心新鲜尿液革兰染色发现病原体，且一次尿培养菌落数均 $\geq10^5$/ml。

对于留置导尿管的患者出现典型的尿路感染症状、体征，且无其他原因可以解释，尿标本细菌培养菌落计数 $>10^5$/ml 时，应考虑导管相关性尿路感染的诊断。

（二）鉴别诊断

非典型尿路感染要与下列疾病鉴别。

1. 尿道综合征 常见于女性，患者有尿频、尿急、尿痛及排尿不适等尿路刺激症状，但多次检查尿细菌培养阴性。部分可能由于逼尿肌与膀胱括约肌功能不协调、妇科或肛周疾病、神经焦虑等引起，也可能是衣原体等非细菌感染造成。

2. 肾结核 尿频、尿急、尿痛等的膀胱刺激症状更为明显，抗结核治疗有效，尿沉渣可找到抗酸杆菌，尿培养结核分枝杆菌阳性，而普通细菌培养为阴性。静脉尿路造影可发现肾实质虫蚀样缺损等表现。部分患者伴有肾外结核，抗结核治疗有效，可进行鉴别。但要注意肾结核常可能与尿路感染并存，尿路感染经抗生素治疗后，仍残留有尿路感染症状或尿沉渣异常者，应高度注意肾结核的可能性。

3. 慢性肾小球肾炎 后者多为双侧肾脏受累，且肾小球功能受损较肾小管功能受损突出，并有蛋白尿、血尿和水肿等较为明确的病史；而前者常有尿路刺激征，细菌学检查阳性，影像学检查可表现为双肾不对称性缩小。

根据案例中出现尿频、尿急、尿痛，发热、伴腰部不适等症状。查体：体温 38.2℃。急性病容，双侧肋脊角无压痛，双肾区叩击痛阳性。膀胱区轻度压痛，无反跳痛。尿道口：无异常分泌物。血常规：白细胞计数 $12.5\times10^9/L$，中性粒细胞比例 0.78。尿常规：尿蛋白（+），白细胞（+++），红细胞（++）。B 超：双肾大小正常，皮质回声均匀；双侧输尿管未见明显扩张；膀胱壁轻度增厚，初步诊断为急性肾盂肾炎。

六、治疗

尿路感染的治疗主要包括抗生素治疗和对症支持治疗。治疗原则是根据病原体的种类和患者的具体情况选择合适的抗生素，同时缓解症状，预防并发症。

1. 抗生素治疗 用药原则：根据尿路感染的位置，是否存在复杂尿感的因素选择抗生素的种类、剂量及疗程，选用病原体敏感的抗生素。无病原学结果前，一般首选对革兰阴性杆菌有效的抗生素，尤其是初次发生尿路感染。治疗 3 天症状无改善，应按药敏结果调整用药。应选择在尿和肾内浓度高，但肾毒性小、副作用少的抗生素。单一抗生素治疗失败、严重感染、混合感染、耐药菌株出现时应联合用药。

（1）下尿路感染：一般选用短疗程（一般 3 天）的抗生素治疗。常用药物包括磺胺甲噁唑、呋喃妥因、磷霉素、阿莫西林、头孢菌素类、喹诺酮类等。

（2）上尿路感染：通常需要较长的治疗周期（一般 10~14 天），药物选择包括喹诺酮类，如氧氟沙星、环丙沙星、左氧氟沙星等；半合成青霉素类，如阿莫西林等；头孢菌素类，如头孢呋辛等。

（3）复杂性尿路感染：根据药敏结果选择抗生素，必要时联合用药。

（4）反复发作或慢性感染：可能需要长程低剂量抗生素治疗。

2. 对症支持治疗

（1）多饮水：增加尿量，促进细菌和毒素排出。

（2）缓解症状：如膀胱区热敷、热水坐浴等。

（3）碱化尿液：口服碳酸氢钠片，减轻尿路刺激症状。

（4）保持良好休息：有助于身体恢复。

3. 预防措施

（1）保持个人卫生：特别是女性，注意会阴部清洁。性生活后及时排尿。

（2）避免长时间憋尿：及时排尿，避免尿液在膀胱内滞留。

（3）增加液体摄入：促进尿液稀释，减少细菌在尿路中的定植。

（4）避免使用尿路器械：如需要，应严格无菌操作。

4. 监测与随访 治疗期间应监测症状变化和实验室检查结果。治疗结束后，根据情况复查尿常规和尿细菌培养。

尿路感染的治疗需要根据患者的具体情况和医生的指导进行。在治疗过程中，患者应遵循医嘱，按时、按量服用抗生素，并注意观察药物的副作用。

案例中的患者应给予抗生素治疗，因其为上尿路感染，应口服抗生素 10~14 天，同时注意休息、多喝水，注意个人卫生，治疗结束后应复查尿常规和尿培养。

第二节　肾小球肾炎

微课：肾小球肾炎

案例导入

【案例】

患者，男性，49 岁。1 个月前开始出现眼睑水肿，当时未予重视。随后水肿逐渐加重，波及双下肢，伴有乏力、食欲不振。患者无发热、咳嗽、咳痰等症状，无腹痛、腹泻等消化道症状。近一周来，患者尿量进一步减少，尿色加深，但无尿频、尿急、尿痛，遂来我院就诊。患者既往体健，无高血压、糖尿病、心脏病等病史。无药物过敏史，无手术外伤史。无烟酒等不良嗜好，生活规律。查体：体温 36.8℃，脉搏 80 次/分，呼吸 18 次/分，血压 140/90mmHg。神志清楚，全身皮肤黏膜无黄染，浅表淋巴结未触及肿大。眼睑及双下肢轻度水肿。心肺检查无异常，腹部柔软，无压痛、反跳痛，肝脾肋下未触及。神经系统检查无异常。实验室检查：尿蛋白（++），红细胞（+++），白细胞（-），尿比重 1.020；血红蛋白 120g/L，白细胞计数 6.0×10^9/L，血小板计数 200×10^9/L；血清肌酐 120μmol/L，尿素氮 8.5mmol/L，总蛋白 60g/L，白蛋白 30g/L，胆固醇 7.0mmol/L。

【问题】

1. 请分析该患者的诊断及诊断依据是什么。
2. 请分析为了进一步明确诊断需要做哪些检查。
3. 请分析治疗该疾病的治疗原则是什么，预防措施有哪些。

案例中患者于 1 个月前无明显诱因出现眼睑水肿，伴有尿量减少，尿色加深，无尿频、尿急、尿痛。近一周来水肿加重，波及双下肢，并出现乏力、食欲缺乏。查体：眼睑及双下肢轻度水肿。心肺检查无异常，这些临床表现和症状提示患者有肾小球肾炎的可能。本节主要通过学习肾小球肾炎的定义、分类、发病机制、临床表现、实验室检查及影像学检查、诊断和鉴别诊断、治疗及预防，解决案例中患者的诊断及诊断依据、进一步检查、治疗原则及预防措施。

一、概述

肾小球肾炎（glomerulonephritis）是一组以肾小球炎症为主要病理特征的肾脏疾病，可由多种原因导致，包括感染、免疫反应、遗传因素等，这可能导致肾小球损伤和功能障碍。肾小球是肾脏的过滤单位，负责过滤血液中的废物和多余水分。肾小球肾炎是导致慢性肾脏病和终末期肾病的主要原因之一。

任何年龄的人都可能患肾小球肾炎，但某些类型更常见于特定年龄段。例如，微小病变型肾小球肾炎在儿童和青少年中更为常见。膜性肾病在不同种族和地区之间的发病率存在差异。局灶节段性肾小球肾炎有遗传倾向，家族中可能有成员患有类似的肾脏疾病。

二、分类

肾小球肾炎分类较为复杂，可以根据病因、病理和临床表现等多种方式进行分类。以下是根据病因和病理改变的几种常见分类。

1. 根据病因分类

（1）原发性肾小球肾炎：病因不明确，不是由其他疾病引起的肾小球炎症。包括微小病变型肾小球肾炎；局灶节段性肾小球硬化；膜性肾病；系膜增生性肾小球肾炎；弥漫性增生性肾小球肾炎（如急性肾炎综合征）；快速进行性肾小球肾炎（如急进性肾小球肾炎）。

（2）继发性肾小球肾炎：由其他明确的基础疾病引起的肾小球炎症。包括系统性红斑狼疮肾炎；病毒感染后肾炎（如乙型肝炎病毒相关性肾炎）；糖尿病肾病；高血压肾小球硬化症；药物和毒素引起的肾小球肾炎。

2. 根据病理改变分类

（1）微小病变型肾小球肾炎：光镜下肾小球基本正常，电镜下可见肾小球脏层上皮细胞足突融合。

（2）膜性肾病：免疫复合物沉积在肾小球基底膜上皮侧，导致基底膜增厚。

（3）系膜增生性肾小球肾炎：系膜细胞和系膜基质增生。

（4）局灶节段性肾小球硬化：肾小球部分区域（局灶）和部分毛细血管袢（节段）发生硬化。

（5）弥漫性增生性肾小球肾炎：肾小球弥漫性细胞增生和炎症细胞浸润。

（6）硬化性肾小球肾炎：肾小球硬化，伴有肾小球结构和功能的丧失。

（7）新月体性肾小球肾炎：肾小球囊壁层上皮细胞增生形成新月体。

3. 根据临床分型分类

（1）急性肾小球肾炎：多见于链球菌感染后，表现为急性肾炎综合征，病程自限，多数预后良好。

（2）急进性肾小球肾炎：急进性肾小球肾炎则病情进展迅速，早期出现少尿或无尿，肾功能恶化，需及时治疗。

（3）慢性肾小球肾炎：慢性肾小球肾炎病程长，病情进展缓慢，可有一段无症状期，但最终可能导致肾功能不全。

（4）无症状性血尿和/或蛋白尿，又称隐匿性肾小球肾炎。

（5）肾病综合征。

肾小球炎的具体分类需要通过肾脏穿刺活检来确定，不同的病理类型可能需要不同的治疗方案，且预后方面可能有所不同。因此，了解肾小球肾炎的分类对于诊断和治疗具有重要意义。

三、病因和发病机制分析

肾小球肾炎的病因和发病机制复杂多样，主要是由于免疫因素作用，其机制复杂，涉及多种免疫细胞和免疫分子。以下是一些常见的免疫机制，它们在肾小球肾炎的发生和发展中起着关键作用。

1. 自身免疫反应 自身免疫性疾病如系统性红斑狼疮（SLE）中，免疫系统错误地攻击自身的组织，产生抗核抗体、抗 DNA 抗体等，这些抗体可以沉积在肾小球，引发炎症。抗肾小球基底膜抗体直接攻击肾小球基底膜，导致损伤。

2. 免疫复合物的沉积 免疫复合物是由抗体和抗原结合形成的，它们可以沉积在肾小球毛细血管壁上，激活补体系统，引起炎症反应。

3. 补体系统的激活 经典途径是免疫复合物通过经典途径激活补体系统，产生 C3a、C5a 等过敏毒素，吸引中性粒细胞和单核细胞，导致炎症和损伤。在没有免疫复合物的情况下，补体系统也可以通过旁路途径被激活，直接导致肾小球损伤。

4. 细胞免疫 辅助性 T 细胞（Th 细胞）可以通过释放细胞因子（如 IFN-γ、IL-2）调节免疫反应，促进炎症。T 细胞还可以直接与肾小球细胞相互作用，导致细胞损伤。巨噬细胞和中性粒细胞的浸润，可以释放蛋白酶、自由基和炎症介质，直接损伤肾小球细胞。

5. 抗体依赖性细胞介导的细胞毒作用 抗体结合到肾小球细胞上，通过 Fc 受体与自然杀伤细胞（NK 细胞）结合，激活 NK 细胞释放细胞毒素，导致细胞损伤。

6. 炎症介质的释放 炎症介质如肿瘤坏死因子（TNF）、白细胞介素（IL）、前列腺素等，可以增加血管通透性，吸引免疫细胞，加剧炎症反应。

在临床工作中，除了免疫因素外，某些细菌、病毒、寄生虫感染可能引发肾小球肾炎；某些药物和化学物质可能引起肾小球损伤。某些类型的肾小球肾炎有遗传倾向。糖尿病、高尿酸血症等代谢性疾病也可能导致肾小球损伤。

案例中患者既往体健，无高血压、糖尿病、心脏病等病史。无药物过敏史，无手术外伤史。无烟酒等不良嗜好，生活规律，可能是免疫因素导致。

四、临床表现

1. 急性肾小球肾炎综合征

（1）血尿：通常是首发症状，表现为尿液中的红细胞增多，尿液颜色加深。

（2）蛋白尿：轻至中度蛋白尿，但通常不如肾病综合征严重。

（3）水肿：由于水钠潴留，可出现眼睑、下肢等部位的水肿。

（4）高血压：部分患者会出现血压升高。

（5）肾功能损害：可能出现一过性的肾功能减退，表现为血清肌酐升高。

（6）尿量减少：部分患者可能出现尿量减少。

2. 急进性肾炎综合征 起病急，病情重，进展迅速，肾功能损害呈进行性加重，可在发病数周或数个月内发展成肾衰竭，常伴有水肿、血尿、血压升高等。

（1）临床表现：血尿、蛋白尿、水肿、高血压。

（2）肾功能迅速恶化：在几周到几个月内肾功能急剧下降，表现为血清肌酐迅速升高。

（3）新月体形成：肾活检可见新月体形成，这是急进性肾小球肾炎的典型病理特征。

（4）其他：可能包括全身症状如疲劳、乏力、食欲减退等。

3. 慢性肾小球肾炎综合征

（1）蛋白尿：轻至中度蛋白尿。

（2）血尿：尿液中的红细胞增多。

（3）高血压：常见于长期高血压患者。

（4）肾功能逐渐减退：表现为血清肌酐和尿素氮逐渐升高，最终可能发展为慢性肾衰竭。

（5）其他症状：可能包括夜尿增多、贫血、骨矿物质代谢异常等。

4. 隐匿型肾小球肾炎综合征　临床表现为无症状蛋白尿和/或血尿，尿蛋白一般不超过1g/d，无水肿、高血压及肾功能损害。

不同类型的肾小球肾炎可能有重叠的临床表现，确诊通常需要依赖肾活检病理检查。治疗应根据临床分型、病理类型，以及患者的具体情况来制定。

五、辅助检查

肾小球肾炎的实验室检查和影像学检查对于诊断和评估病情具有重要意义。

1. 实验室检查

（1）尿液检查：尿常规提示红细胞升高，30%为肉眼血尿；尿蛋白定量有轻度、中度蛋白尿。

（2）血液检查：血常规如果感染，白细胞计数升高，中性粒细胞百分比升高；肾功能提示肾脏功能受损；电解质检查出现异常。

（3）免疫学检查：抗核抗体，补体水平升高。

（4）其他检查：血红蛋白可以评估贫血程度；血脂可以评估血脂水平。

2. 影像学检查

（1）超声检查：显示肾脏大小、形态和内部结构。有助于评估肾脏病变。

（2）CT 检查：可以显示肾脏的大小、轮廓、钙化或结石，及其周围组织的影像，有助于鉴别诊断。

（3）MRI 检查：对软组织的分辨力较高，可以评估肾脏的结构和功能。可以显示肾脏的型号强度改变、肾实质的异常等。

（4）肾活检：取得肾脏组织样本，进行病理学检查，是确诊肾小球肾炎的“金标准”。这些检查的综合应用有助于明确肾小球肾炎的诊断，评估病情严重程度，指导治疗方案的选择。

案例的实验室检查：尿蛋白（++），红细胞（+++），白细胞（-），尿比重1.020。血红蛋白120g/L，白细胞计数6.0×10^9/L，血小板计数200×10^9/L。血清肌120μmol/L，尿素氮8.5mmol/L，总蛋白60g/L，白蛋白30g/L，胆固醇7.0mmol/L，符合肾小球肾炎的实验室检查，为了进一步明确诊断应该行免疫学检查、B超、肾活检等。

六、诊断与鉴别诊断

1. 诊断　通过查体，询问患者的血尿、蛋白尿、水肿、高血压等症状。还需结合以下辅助检查。①实验室检查：尿常规、尿蛋白定量、血常规、肾功能检查、电解质检查、免疫学检查等出现异常。②影像学检查：B超检查、CT或MRI检查。③肾活检。

2. 鉴别诊断

（1）肾结石：可引起血尿和疼痛，但无肾炎的其他表现。B超可以发现结石存在。

（2）肾盂肾炎：通常有发热、腰痛、尿频、尿急、尿痛等症状，尿培养阳性。

（3）泌尿系统肿瘤：如肾细胞癌，可引起血尿，但通常无肾炎的其他表现。

（4）其他疾病：系统性红斑狼疮可引起狼疮性肾炎，需要与其他原因引起的肾小球肾炎鉴别；糖尿病肾病主要表现为蛋白尿和肾功能损害，一般有较长的糖尿病病史；高血压肾损害，长期高血压可导致肾脏损害，需与原发性肾小球肾炎鉴别；乙型肝炎病毒相关性肾炎，乙肝病毒感染可引起肾小球肾炎，需与其他原因引起的肾炎鉴别；人类免疫缺陷病毒（HIV）相关性肾病，HIV感染可引起肾脏病变，表现为蛋白尿和肾功能损害；某些药物（如非甾体抗炎药、抗生素）和毒素（如重金属）可引起肾小球肾炎样的表现，需通过病史和实验室检查鉴别。

案例中患者无明显诱因出现眼睑水肿，伴有尿量减少，尿色加深，无尿频、尿急、尿痛。近一周来水肿加重，波及双下肢，并出现乏力、食欲缺乏。查体：眼睑及双下肢轻度水肿。心肺检查无异常，初步诊断为肾小球肾炎。尿常规：尿蛋白（++），红细胞（+++），白细胞（-），尿比重1.020。血常规：血红蛋白120g/L，白细胞计数6.0×10^9/L，血小板计数200×10^9/L。血生化：血清肌120μmol/L，尿素氮8.5mmol/L，总蛋白60g/L，白蛋白30g/L，胆固醇7.0mmol/L，初步诊断为肾小球肾炎。

七、治疗

肾小球肾炎的治疗取决于其类型、严重程度、病因和患者的整体健康状况。肾小球肾炎的治疗原则是针对病因和症状进行治疗。急性肾小球肾炎为自限性疾病，以休息及对症治疗为主。急进性肾小球肾炎需早期诊断和治疗，包括免疫抑制治疗和血浆置换等。慢性肾小球肾炎的治疗目标是防止或延缓肾功能进行性恶化，改善或缓解临床症状，降低尿蛋白。治疗方法包括药物治疗、生活方式调整、肾脏替代治疗等。

1. 药物治疗

（1）糖皮质激素：如泼尼松、泼尼松龙，用于治疗多种类型的肾小球肾炎，尤其是轻微病变型肾小球肾炎、局灶节段性肾小球硬化、膜性肾病等。

（2）免疫抑制剂：环磷酰胺、环孢素、他克莫司、吗替麦考酚酯等，常与糖皮质激素联合使用。用于治疗激素抵抗或依赖的肾小球肾炎。

（3）抗凝治疗：如阿司匹林等，用于预防血栓形成。

（4）利尿药：用于控制水肿和高血压。

（5）降压药物：用于控制高血压。ACEI（如依那普利、赖诺普利等）和ARB（如氯沙坦、厄贝沙坦等）：不仅用于控制血压，还能减少蛋白尿，保护肾功能。

2. 生活方式调整

（1）饮食调整：低盐、低蛋白饮食，根据肾功能调整蛋白质摄入量。

（2）适量运动：根据患者健康状况选择合适的运动方式。

（3）戒烟限酒：减少对肾脏的负担。

3. 肾脏替代治疗

（1）透析：对于终末期肾衰竭患者，透析是一种有效的替代治疗方法。

（2）肾移植：在合适的情况下，肾移植是长期治疗的选择。

4. 其他治疗

（1）血浆置换：用于清除循环中的免疫复合物。

（2）生物治疗：如针对特定类型的肾小球肾炎的生物制剂治疗。

在治疗肾小球肾炎时，根据患者的具体情况进行个体化治疗，并在治疗过程中监测患者的病情变化和药物疗效。应遵循医嘱，定期复查，积极配合治疗。

案例中的患者可以初步诊断为肾小球肾炎，为了进一步诊断和治疗，应该行肾活检明确病理诊断，随后根据病理诊断结果及实验室检查、患者症状给予相应的治疗。

肾小球肾炎是一组以血尿、蛋白尿、水肿和高血压为主要临床表现的肾小球疾病。根据病程和临床表现，可分为急性肾小球肾炎、急进性肾小球肾炎、慢性肾小球肾炎等类型。

▶知识拓展

肾穿刺活检术

肾穿刺活检术是一种检查技术，它是用一根活检针通过皮肤穿刺到肾皮质，穿刺出部分肾皮质并对取出的肾脏组织进行化验。肾穿刺活检术主要是为了明确肾脏病变的性质，主要如下。

1. 肾小球肾炎　因为肾小球肾炎有不同类型，通过临床表现并不能进一步区分，通过肾穿刺活检术可以明确肾小球肾炎的具体类型，从而进行针对性的治疗，以得到更好的疗效。

2. 肾脏良、恶性肿瘤　这是因为临床上通过影像难以区分肾脏肿瘤的良、恶性，通过肾穿刺活检术可以区分肿瘤的良、恶性，从而可以进一步确定治疗方案。

第三节　肾病综合征

微课：肾病综合征

案例导入

【案例】

患者，女性，32岁。3个月前开始出现双下肢水肿，同时发现尿中泡沫增多，当时未予重视。随后水肿逐渐加重，波及颜面部，伴有乏力、食欲不振。患者无发热、咳嗽、咳痰等症状，无腹痛、腹泻等消化道症状。1周前，患者感乏力症状加重，遂来我院就诊。患者既往体健，无高血压、糖尿病、心脏病等病史。无药物过敏史，无手术外伤史。无烟酒等不良嗜好，生活规律。家族中无类似病史，无遗传性疾病史。体格检查：体温36.5℃，脉搏90次/分，呼吸20次/分，血压120/80mmHg。神志清楚，全身皮肤黏膜无黄染，浅表淋巴结未触及肿大。颜面部及双下肢重度水肿。心肺检查无异常，腹部柔软，无压痛、反跳痛，肝脾肋下未触及。神经系统检查无异常。尿常规：尿蛋白（+++），红细胞（-），白细胞（-），尿比重1.005。血常规：血红蛋白110g/L，白细胞计数5.5×10^9/L，血小板计数180×10^9/L。血生化：血清肌酐80μmol/L，尿素氮5.0mmol/L，总蛋白50g/L，白蛋白20g/L，胆固醇9.0mmol/L，甘油三酯2.5mmol/L。

【问题】

1. 请分析该患者的诊断及诊断依据是什么。

2. 请分析为了进一步明确诊断需要做哪些检查。

3. 请分析治疗该疾病的治疗原则是什么，预防措施有哪些。

案例中患者于3个月前无明显诱因出现双下肢水肿，伴有尿中泡沫增多，无尿频、尿急、尿痛。1周前水肿加重，波及颜面部，并出现乏力、食欲缺乏。查体：颜面部及双下肢重度水肿。心肺检查无异常，腹部柔软，无压痛、反跳痛，肝脾肋下未触及。这些临床表现和症状提示患者有肾病综合征的可能。本节主要通过学习肾病综合征的定义、病因、发病机制、病理改变、临床表现、实验室检查及影像学检查、诊断和鉴别诊断、治疗及预防，解决案例中患者的诊断及诊断依据、进一步检查、治疗原则及预防措施。

一、概述

肾病综合征（NS）是一种以大量蛋白尿、低蛋白血症、水肿和高脂血症为特征的肾脏疾病综合征。它不是一种单一的疾病，而是由多种不同的肾小球疾病引起的。

肾病综合征在全球范围内均有发生，但不同地区和人群中的发病率有所差异。据估计，全球的年发病率为（2~7）/10万人。在我国，肾病综合征是终末期肾病的主要原因之一，其中原发性肾病综合征占比较大。儿童和成人均可发病，但儿童以微小病变型肾病为主，而成人则以膜性肾病和系膜毛细血管性肾小球肾炎较为常见。由于肾病综合征的病因多样，包括原发性、继发性和遗传性等，因此其流行病学特征也受到这些因素的影响。例如，继发性肾病综合征的发病率可能与相关基础疾病（如糖尿病、系统性红斑狼疮等）的发病率有关。肾病综合征的流行病学数据可能会随着地区、时间和社会经济条件的变化而变化。

案例中患者出现双下肢水肿，伴有尿中泡沫增多，尿常规提示尿蛋白（+++），符合肾病综合征的临床表现。

二、病因和发病机制分析

肾病综合征的病因及发病机制较为复杂，涉及多种病理生理过程，包括免疫介导的炎症反应、肾小球滤过膜的损伤、电荷屏障和分子屏障的破坏、肾小球内高压等。同时还有遗传因素、感染、药物或其他有毒物质等。

1. 免疫介导的损伤 这是肾病综合征最常见的病因。免疫系统异常激活，导致炎症反应和抗体产生，这些抗体与循环中的抗原结合形成免疫复合物，沉积在肾小球基底膜上，激活补体系统，引起炎症反应，损伤肾小球滤过膜，从而导致蛋白尿。

2. 遗传因素 某些类型的肾病综合征，如芬兰型遗传性肾病综合征（属于脂性肾病），是由遗传的基因突变引起的。这些基因突变影响肾小球足细胞的结构和功能，导致蛋白尿。

3. 感染 某些病毒（如乙型肝炎病毒、HIV）或细菌感染可能导致肾病综合征。感染可能直接损伤肾小球或通过免疫反应间接引起损伤。

4. 药物或其他有毒物质　某些药物（如非甾体抗炎药、青霉胺）或重金属（如汞、镉）等有毒物质可能导致肾小球损伤，从而引起肾病综合征。

5. 代谢性疾病　如糖尿病、高血压等疾病，可导致肾小球毛细血管壁损伤，增加其通透性，引起蛋白尿。

6. 疾病引起的全身性炎症反应　如系统性红斑狼疮、淀粉样变性等，累及肾脏，导致肾病综合征。某些血液系统肿瘤（如多发性骨髓瘤）或实体肿瘤可能产生异常蛋白质，损伤肾小球滤过膜，引起肾病综合征。其他如肾小球微小血管病变、肾小球足细胞病等，这些病变可能导致肾小球滤过膜的损伤，从而引起肾病综合征。

案例中患者既往体健，无高血压、糖尿病、心脏病等病史。无药物过敏史，无手术外伤史。无烟酒等不良嗜好，生活规律。家族中无类似病史，无遗传性疾病史，提示病因可能为免疫因素。

三、病理改变

1. 微小病变型肾病（MCD）　光镜下肾小球基本正常，但电镜下可见足突融合。这是儿童肾病综合征最常见的原因。

2. 膜性肾病（MN）　特点是肾小球基底膜上皮侧可见免疫复合物沉积，基底膜弥漫增厚。

3. 局灶节段性肾小球硬化（FSGS）　肾小球部分区域（局灶）和部分毛细血管袢（节段）发生硬化。

4. 系膜增生性肾小球肾炎（MSPGN）　以系膜细胞和系膜基质弥漫增生为特点。

5. 系膜毛细血管性肾小球肾炎（MPGN）　特点是肾小球基底膜增厚，系膜细胞和系膜基质增生。

这些病理改变可由多种原因引起，包括免疫因素、遗传因素、药物和毒素等，确诊需要通过肾穿刺活检进行病理检查。

案例中患者并未进行肾穿刺活检术，不能确定其病理改变，可进一步检查时行肾活检。

四、临床表现

肾病综合征的临床表现和体征主要包括以下几个方面。

1. 大量蛋白尿　这是肾病综合征最突出的临床表现之一。由于肾小球滤过膜的损伤，导致大量蛋白质从尿液中丢失。

2. 低蛋白血症　由于大量蛋白质从尿液中丢失，导致血浆中蛋白质水平降低，主要表现为血清白蛋白降低。

3. 水肿　低蛋白血症导致血浆胶体渗透压降低，水分从血管内渗入组织间隙，引起水肿。水肿首先出现在身体低垂部位，如踝部，逐渐蔓延至全身，严重时可出现腹水等。

4. 高脂血症　由于低蛋白血症刺激肝脏合成脂蛋白增加，以及脂蛋白分解减少，导致血浆中胆固醇和甘油三酯水平升高。

5. 高血压　部分患者可能出现血压升高，这与肾小球滤过功能受损、水钠潴留等因素有关。

6. 其他症状 根据肾病综合征的基础病因和病情严重程度，患者可能出现乏力、恶心、呕吐、食欲减退等症状。

7. 体征 肾病综合征的阳性体征可能因病因、病情严重程度和个体差异而有所不同。在查体时，应全面评估患者的症状和体征。

（1）心脏体征：由于水钠潴留和高血压，可能导致心脏扩大、心率加快等心脏体征。

（2）肝脏肿大：由于脂蛋白合成增加，部分患者可能出现肝脏肿大。

（3）脂质沉积：在严重高脂血症的患者中，可能出现黄色瘤（皮肤下的脂质沉积）。

（4）肾脏肿大：在某些类型的肾病综合征中，如膜性肾病，可能出现肾脏肿大。

（5）血栓形成：由于肾病综合征患者存在高凝状态，可能发生血栓栓塞并发症，如深静脉血栓形成，表现为受累部位的红肿、疼痛等。

（6）其他：根据肾病综合征的病因和并发症，还可能发现其他相关的阳性体征，如系统性红斑狼疮的皮疹、关节痛等。

案例中患者于3个月前无明显诱因出现双下肢水肿，伴有尿中泡沫增多，无尿频、尿急、尿痛。1周前水肿加重，波及颜面部，并出现乏力、食欲缺乏。查体：颜面部及双下肢重度水肿，跟上述临床表现和体征符合。

五、辅助检查

1. 实验室检查

（1）尿液检查：24小时尿蛋白定量检查通常超过3.5g，是肾病综合征的主要诊断依据之一；尿沉渣可能包含各种管型，如红细胞管型，有时可见脂尿；尿常规可能显示轻度蛋白尿到重度蛋白尿。

（2）血液检查：血清白蛋白通常低于30g/L，是肾病综合征的必备诊断条件之一；总胆固醇、甘油三酯、游离胆固醇、胆固醇酯化及磷脂等可能增高；血肌酐、尿素氮等，用于评估肾脏功能；可能存在电解质紊乱，如低钠、低钾等。

（3）免疫学检查：在某些类型的肾病综合征中，如免疫球蛋白A（IgA）肾病，可能伴有血IgA水平增高；在某些继发性肾病综合征中，如系统性红斑狼疮肾炎，可能伴有补体水平的变化。

2. 影像学检查

（1）超声检查：用于评估肾脏大小、结构和可能的病变。

（2）胸部X线：用于评估是否存在胸腔积液。

（3）肾活检：通过肾活检可以确定肾病综合征的病理类型，对于诊断和鉴别诊断具有重要意义。

3. 其他检查

（1）心电图：用于评估心脏功能和是否存在心脏并发症。

（2）凝血功能检查：由于肾病综合征患者存在高凝状态，应定期检查凝血功能，如凝血酶原时间（PT）、活化部分凝血活酶时间（APTT）等。

实验室检查的具体项目应根据患者的具体情况和临床表现进行选择，以帮助诊断和鉴别诊断，并指导治疗。

案例中，患者尿常规：尿蛋白（+++），红细胞（-），白细胞（-），尿比重1.005。血常规：血红蛋白110g/L，白细胞计数5.5×10^9/L，血小板计数180×10^9/L。血生化：血清肌酐80μmol/L，尿素氮 5.0mmol/L，总蛋白 50g/L，白蛋白 20g/L，胆固醇 9.0mmol/L，甘油三酯 2.5mmol/L。为了进一步明确诊断应该做 24 小时尿蛋白定量检查、肾活检、B 超等检查。

六、诊断与鉴别诊断

1. 诊断 肾病综合征诊断主要基于临床表现和实验室检查结果，诊断标准如下。

（1）大量蛋白尿：24 小时尿蛋白定量检查超过 3.5g。

（2）低蛋白血症：血清白蛋白浓度低于 30g/L。

（3）水肿：常见于下肢、眼睑等部位。

（4）高脂血症：血浆胆固醇和甘油三酯水平升高。

其中，前两项为诊断的必备条件。

2. 鉴别诊断 肾病综合征需要与其他可能导致类似症状的疾病相鉴别，具体如下。

（1）系统性红斑狼疮肾炎：多见于育龄期女性，常伴有发热、皮疹、关节痛等多系统受损表现，血清抗核抗体、抗双链 DNA 抗体（抗 dsDNA 抗体）、抗 SM 抗体阳性，补体 C3 下降。

（2）糖尿病肾病：好发于中老年，一般有 10 年以上的糖尿病病史。早期尿常规提示尿微量白蛋白排出增加，随着病情的发展成大量蛋白尿；糖尿病病史和特征性的眼底病变有助于鉴别诊断。

（3）乙型肝炎病毒相关性肾炎：多见于儿童及青少年，在临床上主要表现为蛋白尿或肾病综合征，膜性肾病是其常见的病理类型，其次为系膜毛细血管性肾小球肾炎等。诊断主要依据血清乙型肝炎病毒抗原阳性；有肾小球肾炎临床表现；并除外其他继发性肾小球肾炎；肾活检提示有乙型肝炎病毒抗原。

（4）过敏性紫癜肾炎：好发于青少年，有典型的皮肤紫癜，可伴关节痛、腹痛及黑便，多在皮疹出现后 1~4 周出现血尿和/或蛋白尿，典型皮疹有助于鉴别诊断。

（5）肾淀粉样变性：好发于中老年，肾脏是全身多器官受累的一部分。原发性淀粉样变性主要累及心、肾、消化道（包括舌）、皮肤和神经；慢性化脓性感染、结核、恶性肿瘤等疾病可以出现继发性淀粉样变性，主要累及肾脏、肝和脾等器官。肾脏受累时表现为体积增大，常呈肾病综合征的表现。肾活检组织可以看见刚果红染色淀粉样物质呈砖红色，偏光显微镜下呈绿色双折光特征。

（6）骨髓瘤性肾病：好发于中老年，男性多见，一般表现为多发性骨髓瘤，如骨痛、血清单株球蛋白增高、蛋白电泳 M 带及尿本周蛋白阳性，骨髓象一般表现为浆细胞异常增生（占有核细胞的 15%以上），并伴有质的改变。当多发性骨髓瘤累及肾小球时，可出现肾病综合征的表现。

在诊断和鉴别诊断过程中，肾活检是重要的手段，可以帮助确定肾病综合征的病理类型，从而指导治疗和判断预后。

案例中患者出现无明显诱因出现双下肢水肿，伴有尿中泡沫增多，无尿频、尿急、尿痛。1 周前水肿加重，波及颜面部，并出现乏力、食欲缺乏。查体：颜面部及双下肢重度水肿。尿常规：尿蛋白（+++），红细胞（-），白细胞（-），尿比重 1.005。血清肌酐 80μmol/L，尿素氮 5.0mmol/L，总蛋白 50g/L，白蛋白 20g/L，胆固醇 9.0mmol/L，甘油三酯 2.5mmol/L，符合肾病综合征的诊断。

七、治疗

肾病综合征的治疗应根据其病因、病理类型和临床表现进行个体化治疗。治疗原则如下。

1. 一般治疗

（1）休息：严重水肿或有并发症时宜卧床休息。

（2）饮食：选择易消化、清淡、优质蛋白饮食。肾功能正常者蛋白质摄入量为0.8~1.0g/(kg·d)，热量不少于126~147kJ/(kg·d)，控制水钠摄入，注意微量元素及维生素补充。

2. 对症治疗

（1）利尿消肿：使用利尿药，如噻嗪类、袢利尿药等，需注意防止电解质及酸碱平衡紊乱。

（2）提高血浆胶体渗透压：对于低蛋白血症、有效循环血容量不足、利尿效果不佳者，可使用血浆和白蛋白。

（3）减少尿蛋白：使用ACEI/ARB类药物，降低肾小球内压力，减少尿蛋白，延缓肾脏病进展。

（4）降血脂治疗：使用他汀类药物，如阿托伐他汀、氟伐他汀等，治疗高脂血症。

3. 病因治疗

（1）糖皮质激素：如泼尼松，通过抗炎及免疫抑制作用，影响肾小球基底膜通透性，发挥利尿、减少尿蛋白作用。

（2）免疫抑制剂：如环磷酰胺、环孢素等，用于激素依赖型或激素抵抗型肾病综合征。

4. 并发症防治

（1）蛋白质及脂肪代谢紊乱：调整饮食中蛋白和脂肪的量与结构，使用药物如ACEI/ARB类药物、他汀类药物等。

（2）高凝状态和血栓、栓塞并发症：使用肝素钠或低分子肝素、抗血小板药物等治疗。

（3）急性肾损伤：针对诱因对症支持治疗，必要时行透析治疗。

5. 替代治疗 透析及肾移植：对于进展至终末期肾衰竭的患者，透析和肾移植是可选的治疗方法。

案例中的患者根据以上讲述，是一例肾病综合征患者，应该给予糖皮质激素、免疫抑制剂、利尿药，同时要注意休息，控制水钠摄入，给予优质蛋白质饮食。

微课：肾及输尿管结石

第四节 肾及输尿管结石

案例导入

【案例】

患者，男性，45岁。2小时前在工作时突然出现右侧腰部剧烈疼痛，疼痛难以忍受，呈阵发性加剧，放射至右侧腹股沟区。患者随即出现恶心、呕吐，呕吐物为胃内容物。疼痛发作时伴有尿频、尿急，但无尿痛。患者疼痛持续不缓解，遂来我院急诊就诊。患者既往体健，无高血压、糖尿病、心脏病等病史。无手术外伤史，无药物过敏史。有吸烟史，每日约10支，无饮酒习惯。工作环境中粉尘较多。家族中无类似病史，无遗传性疾病史。查体：体温37.2℃，脉搏100次/分，呼吸22次/分，血压130/90mmHg。神志清楚，痛苦面容，全身皮肤黏膜无黄染，浅表淋巴结未触及肿大。右侧腰部肌肉紧张，压痛明显，无反跳痛。心肺检查无异常，腹部柔软，无压痛、反跳痛，肝脾肋下未触及。神经系统检查无异常。尿常规：红细胞（+++），白细胞（-），尿比重 1.020。腹部 X 线平片：右侧输尿管走行区可见高密度影，直径约 0.6cm。

【问题】

1. 请分析该患者的诊断及诊断依据是什么。
2. 请分析为了进一步明确诊断需要做哪些检查。
3. 请分析治疗该疾病的治疗原则是什么，预防措施有哪些。

案例中患者于 2 小时前无明显诱因突发右侧腰部剧烈疼痛，疼痛放射至右侧腹股沟区，伴有恶心、呕吐。疼痛发作时伴有尿频、尿急，但无尿痛。查体的临床表现和症状提示患者有尿路结石的可能。本节主要通过学习肾及输尿管结石的定义、病因、发病机制、结石的分类、临床表现、实验室检查及影像学检查、诊断和鉴别诊断、治疗及预防，解决案例中患者的诊断及诊断依据、进一步检查、治疗原则及预防措施。

一、概述

肾及输尿管结石（UC，也称为尿路结石或泌尿系结石）是一种常见的泌尿系统疾病，其定义为在肾脏和输尿管中形成的固体结晶物质。这些结晶物质通常由尿液中的矿物质和有机物质组成，可以由多种因素导致形成固体结晶堵塞在肾脏和输尿管里面。

肾及输尿管结石是全球范围内普遍存在的健康问题，发病率和类型可能因地区、气候、饮食习惯等因素而有所不同。根据统计数据，全球范围内的发病率为 10%~12%，而发病率最高的地区包括北美、中东、印度和东南亚。肾及输尿管结石男性的发病率高于女性，为女性的 2~3 倍。此外，发病率随着年龄的增长而增加，尤其是在 40~70 岁。肾及输尿管结石的发病率还与遗传、饮食、生活方式、环境因素及某些疾病（如糖尿病、肥胖、高钙血症等）有关。

案例中患者于 2 小时前无明显诱因突发右侧腰部剧烈疼痛，疼痛放射至右侧腹股沟区，腹部 X 线平片：右侧输尿管走行区可见高密度影，直径约 0.6cm，提示输尿管有结石存在的可能。

二、分类

肾及输尿管结石的种类及成分多种多样，其成分和类型受多种因素影响，包括遗传、饮食、生活方式、药物使用、代谢异常和某些疾病等。主要包括以下几种。

1. 草酸钙结石 最常见的肾结石类型，通常呈棕褐色，质地坚硬，不易碎。

2. 磷酸钙结石 与尿路感染和梗阻有关，常呈灰白色、黄色或棕色，表面粗糙，多呈鹿角形。

3. 尿酸结石 与尿酸代谢异常有关，质硬，光滑，多呈颗粒状，颜色为黄色或红棕色。纯尿酸结石在 X 线平片上不易显示。

4. 胱氨酸结石 这是一种罕见的家族性遗传性疾病所致的结石，质坚，光滑，呈蜡样，颜色为淡黄至黄棕色。X 线平片也不易显示胱氨酸结石。

5. 磷酸镁铵结石 与尿路感染和梗阻有关，呈灰白色，表面粗糙，多呈鹿角形。

6. 磷酸铵镁结石 也称为鸟粪石，通常与尿路感染有关，颜色为灰白色，表面粗糙。

7. 尿酸铵结石 与尿路感染有关，呈黄色或棕色，表面粗糙。

8. 感染性结石 由细菌感染引起的结石，常与磷酸钙、磷酸镁铵等成分有关。

9. 基质结石 由肾小管上皮细胞分泌的基质成分形成的结石。

三、病因和发病机制分析

（一）病因

肾及输尿管结石的病因复杂多样，主要包括以下几个方面。

1. 尿液中某些物质的浓度升高

（1）钙：过多摄入含钙食物或某些疾病（如甲状旁腺功能亢进症）导致血液中钙水平升高，进而增加尿液中钙的浓度。

（2）草酸：过多摄入含草酸食物（如菠菜、坚果）或某些疾病（如肾结石）导致尿液中草酸浓度升高。

（3）尿酸：尿酸代谢异常，如痛风或某些药物使用，导致尿液中尿酸浓度升高。

2. 尿液中某些物质的溶解度降低 磷酸钙在酸性尿液中溶解度降低，易形成结石。尿酸在酸性尿液中溶解度降低，易形成结石。胱氨酸在碱性尿液中溶解度降低，易形成结石。

3. 尿量减少及脱水 导致尿液浓缩，增加结石形成的风险。

4. 尿路梗阻 如良性前列腺增生、尿道狭窄等，导致尿液滞留，增加结石形成的风险。

5. 尿路感染 细菌感染可导致结石形成，尤其是磷酸钙和磷酸镁铵结石。

6. 代谢性疾病 如糖尿病、高钙血症、高尿酸血症等，可导致尿液成分改变，增加结石形成的风险。

7. 药物使用 某些药物，如噻嗪类利尿药、抗结核病药物、维生素 D 及其衍生物等，可增加结石形成的风险。

8. 遗传因素 某些遗传性疾病，如胱氨酸尿症，与结石形成有关。

9. 生活方式 饮食中高盐、高动物蛋白摄入，以及缺乏足够的水分摄入，都是结石形成的危险因素。

（二）发病机制

肾及输尿管结石的发病机制涉及多个环节，主要包括以下几个方面。

1. 尿液成分的改变 钙和草酸的浓度增加：过多的钙摄入或草酸代谢异常，导致尿液中钙和草酸浓度升高，超出其溶解度，形成结石。

2. 尿酸的浓度增加 尿酸代谢异常或摄入过多高嘌呤食物，导致尿酸排泄增加，形成尿酸结石。尿液 pH 的变化：尿液 pH 的改变会影响某些矿物质的溶解度，如酸性尿液中磷酸钙和尿酸的溶解度降低，易形成结石。尿量减少：脱水或尿路梗阻导致尿液浓缩，增加某些矿物质的浓度，超出其溶解度，形成结石。

3. 尿路感染 细菌感染可产生代谢产物，促进某些矿物质的沉积，形成感染性结石。

4. 尿液中结晶核的形成 某些物质（如钙、草酸、尿酸等）在尿液中形成微小的结晶核，这些结晶核作为起始点，吸引更多的矿物质沉积，逐渐形成结石。

5. 尿液流动减少 尿路梗阻或尿液流动减慢，使结晶有更多机会在尿液中聚集，形成结石。

6. 遗传和代谢因素 某些遗传性疾病（如胱氨酸尿症）和代谢异常（如高钙血症、高尿酸血症等）可导致尿液成分的改变，增加结石形成的风险。

7. 药物使用 某些药物（如噻嗪类利尿药、抗结核药物等）可能影响尿液成分，增加结石形成的风险。

四、临床表现

肾及输尿管结石的临床表现因结石的位置、大小、活动性和是否伴有感染等因素而有所不同。临床表现主要包括以下几个方面。

1. 疼痛 肾绞痛是最常见的症状，表现为剧烈、阵发性的腰部或上腹部疼痛，可放射至同侧腹股沟、睾丸或阴唇。钝痛在结石静止或体积较大时，可能表现为腰部或上腹部的钝痛。

2. 血尿 多数患者出现镜下血尿，部分患者可出现肉眼血尿。血尿的多少与结石对尿路黏膜的损伤程度有关。

3. 恶心和呕吐 结石引起的尿路梗阻可导致恶心和呕吐，常与肾绞痛伴发。

4. 膀胱刺激征 结石伴感染或位于输尿管膀胱壁段时，可出现尿频、尿急、尿痛等症状。

5. 发热和寒战 严重感染时，可伴有发热和寒战。

6. 腰部肿块 结石梗阻导致的肾积水严重时，可在腰部触及肿块。

7. 排尿困难 结石位于输尿管下端或膀胱时，可能导致排尿困难。

8. 其他 包括食欲减退、消化不良等消化系统症状。

9. 体征 肾及输尿管结石的体征主要如下。①肾区叩痛，在结石引起的肾区可出现叩痛。②肾区或输尿管走行区的压痛：在肾区或输尿管走行区可出现明显的压痛。③腰部肿块：严重肾积水时，可在腰部触及肿块。④血尿：部分患者可能出现肉眼血尿或镜下血尿。

案例中患者于2小时前无明显诱因突发右侧腰部剧烈疼痛，疼痛放射至右侧腹股沟区，伴有恶心、呕吐。疼痛发作时伴有尿频、尿急，但无尿痛。查体：体温37.2℃，脉搏100次/分，呼吸22次/分，血压130/90mmHg。神志清楚，痛苦面容，右侧腰部肌肉紧张，压痛明显，无反跳痛。这些症状和体征与输尿管结石的临床表现相符。

五、辅助检查

1. 实验室检查

（1）尿液检查：尿常规提示尿中是否有红细胞、白细胞、蛋白质等异常。尿沉渣镜检可以观察尿沉渣中的细胞、管型、结晶等；若怀疑感染性结石，需进行尿细菌培养。

（2）血液检查：血常规检查是否有感染或炎症反应，肾功能检查评估肾脏功能，电解质检查了解电解质平衡。

（3）结石成分分析：通过红外光谱等方法分析结石成分，有助于制订治疗和预防策略。

2. 影像学检查

（1）超声检查：是首选，无创检查，可显示结石、肾脏结构、肾结石梗阻引起的肾实质萎缩等。

（2）X 线检查：尿路 X 线平片能发现 90%以上的 X 线阳性结石，但部分结石在 X 线上不显影。

（3）静脉尿路造影：评价结石所致的肾结构和功能改变，有无引起结石的尿路异常。

（4）CT 检查：发现 X 线平片和超声无法显示的小结石或 X 线阴性结石，评估肾积水、肾实质萎缩等。

（5）MRI 检查：显示结石不如 CT 清晰，但能评估肾脏和输尿管的解剖结构。

（6）逆行肾盂造影：有创检查，通常在其他方法无法确定结石位置时使用。

这些检查的综合应用有助于明确肾及输尿管结石的诊断，评估病情严重程度，指导治疗方案的选择。

案例中实验室检查提示尿常规：红细胞（+++），白细胞（-），尿比重 1.020。腹部 X 线平片：右侧输尿管走行区可见高密度影，直径约 0.6cm，提示有结石，为了进一步明确诊断可以行 B 超、CT 等检查。

六、诊断与鉴别诊断

1. 诊断 肾及输尿管结石的诊断通常依赖于临床表现和影像学检查。通过询问病史，患者是否有跟活动有关的疼痛，尤其是有无肾绞痛，详细询问疼痛的性质，有无血尿、排尿困难等症状。同时要询问患者既往有无泌尿系梗阻、泌尿系感染、泌尿系畸形等病史。体格检查是重点关注肾区、输尿管走行区的压痛和叩痛。

结合实验室检查如尿液分析寻找到血尿、脓尿等异常。尿钙、尿草酸、尿酸等特定成分的检测。影像学检查如前部分所述。

2. 鉴别诊断

（1）肾囊肿：可能与肾结石混淆，但无疼痛和血尿。通过 B 超可以鉴别。

（2）肾肿瘤：可以出现疼痛、血尿等，与肾结石临床表现相似，但肾肿瘤，尤其是肾癌，会出现无痛性血尿，一般发病为中老年患者，可以通过 B 超、CT、MRI 进行鉴别。

（3）肾结核：可能出现类似肾结石的症状，但常伴有其他结核症状。尿中可以培养出结核分枝杆菌，抗结核治疗有效。

（4）尿道炎：可引起尿频、尿急等症状，但无肾区疼痛。通过 B 超可以鉴别。

综合病史、体格检查、实验室和影像学检查结果，可以对肾及输尿管结石做出准确的诊断，并与其他类似症状的疾病进行鉴别。

案例中患者有右侧腰部剧烈疼痛，疼痛放射至右侧腹股沟区，伴有恶心、呕吐。疼痛发作时伴有尿频、尿急，但无尿痛。实验室检查，尿常规：红细胞（+++），白细胞（-），尿比重 1.020。腹部 X 线平片：右侧输尿管走行区可见高密度影，直径约 0.6cm，提示有结石，以上症状、体征及实验室检查可以初步诊断此患者为右侧输尿管结石。

七、治疗

肾及输尿管结石的治疗取决于结石的大小、位置、数量、患者的一般健康状况及是否有并发症等因素。治疗方法主要如下。

1. 保守治疗　患者一般状况良好，能够耐受保守治疗过程。①结石较小：通常指直径小于 0.6cm 的结石，特别是输尿管下段结石。②无明显症状：结石没有引起明显的疼痛、血尿或其他症状。③无尿路梗阻：结石没有引起尿路梗阻，不影响尿液正常排出。④无感染：结石周围无感染迹象。如活动量增加、体位改变等结石有自然排出可能，患者选择保守治疗，不愿意接受手术或其他侵入性治疗。⑤其他特殊情况：如妊娠、高龄、有严重并发症等不适宜手术治疗的情况。可以考虑保守治疗，具体方法如下。

（1）多饮水：增加尿量有助于较小结石的排出。

（2）药物治疗：某些药物，如 α 受体阻断药、镇痛药、抗生素等，可帮助缓解症状或促进结石排出。增加运动量，如跳绳，便于结石自动排除。

在保守治疗期间，患者通常需要多饮水，保持良好的生活方式，并定期复查，监测结石情况。如果结石增大或症状加重，可能需要考虑其他治疗方式。

2. 体外冲击波碎石术　体外冲击波碎石术（ESWL）是一种非侵入性的治疗肾及输尿管结石的方法。其适应证和禁忌证如下。

（1）适应证

1）肾结石：适用于直径小于 2cm 的肾结石。

2）输尿管结石：适用于上段输尿管结石，尤其是靠近肾盂的结石。

3）患者状况：一般状况良好，能够耐受治疗过程。

4）多次发作：对于反复发作的肾结石患者，体外冲击波碎石术是一个有效的治疗选择。

5）其他治疗失败：对于其他治疗方法（如药物治疗、内镜手术等）失败的患者。

（2）禁忌证

1）结石导致远端尿路梗阻：如输尿管狭窄、膀胱出口梗阻等。

2）妊娠：妊娠期女性不适合接受体外冲击波碎石术治疗。

3）出血性疾病：如血友病、严重凝血功能障碍等。

4）严重心脑血管疾病：如严重的心脏病、高血压等。

5）主动脉或肾动脉瘤：存在这些疾病时，体外冲击波碎石术可能增加出血风险。

3. 内镜手术　主要包括以下 3 种方式。①经皮肾镜取石术（PCNL）：通过皮肤上的小切口，使用肾镜进入肾脏，取出或破碎结石。②输尿管软镜碎石术（FURL）：通过尿道进入输尿管，破碎结石。③输尿管硬镜碎石术（URL）：通过尿道进入输尿管，破碎结石。

肾及输尿管结石的内镜手术是一种常用的治疗手段，其适应证和禁忌证如下。

（1）适应证

1）结石较大：直径大于 0.6cm 的结石，特别是输尿管下段结石。

2）体外冲击波碎石术失败：经过体外冲击波碎石术治疗后结石未排出或复发。

3）尿路梗阻：结石导致尿路梗阻，需要解除梗阻。

4）感染性结石：伴有感染的结石，需要同时治疗感染。

5）多发结石：多个结石需要同时处理。

6）患者一般状况良好：患者身体状况允许进行手术。

7）其他治疗无效：其他治疗方法无效或不适合的患者。

（2）禁忌证

1）严重的心肺疾病：如严重的心脏病、高血压等。

2）出血性疾病：如血友病、严重凝血功能障碍等。

3）未控制的泌尿系感染：感染可能导致手术并发症。

4）尿路狭窄或畸形：如输尿管狭窄、膀胱出口梗阻等。

5）妊娠：妊娠期女性一般不建议进行内镜手术。

6）患者一般状况差：如严重贫血、营养不良等。

7）肾衰竭：严重的肾衰竭可能不适合手术。

8）其他严重并发症：如恶性肿瘤、严重的代谢性疾病等。

4. 开放手术 对于较大、位置特殊或伴有并发症的结石，可能需要开放手术治疗。

5. 预防性治疗 针对结石形成的危险因素进行干预，如调整饮食、药物治疗等。

治疗过程中，医生会根据患者的具体情况选择最合适的治疗方案。治疗后，患者应定期复查，监测结石情况，并根据需要调整治疗方案。

案例中根据患者症状、体征及实验室检查可以初步诊断此患者为右侧输尿管结石。腹部 X 线平片：右侧输尿管走行区可见高密度影，直径约 0.6cm，提示有结石，可暂行保守治疗，后面根据情况选择体外冲击波碎石或者内镜取石。

▶知识拓展

体外冲击波碎石术

体外冲击波碎石术是通过体外碎石机产生冲击波，由机器聚焦后对准结石，经过多次释放能量而击碎体内的结石，使之随尿液排除体外。自 20 世纪 80 年代初第一台体外碎石机问世以来，国外体外碎石治疗已达数百万例，已成为治疗尿石症的常规首选方法。

1982 年 7 月，北京大学第一医院泌尿外科郭应禄院士与中国科学院声学研究所汪德昭教授共同研究体外冲击波碎石术，当年末即完成了体外破碎肾结石标本的实验，制成可供实验用的冲击波聚焦碎石装置。1983 年初将实验结果总结发表。其后，二人又完成了体外冲击波碎石术碎石对肾组织的影响和大动物碎石实验，为临床应用奠定了基础。1984 年，北京大学泌尿外科研究所与中国科学院声学研究所研制出我国第一台碎石机样机，体外冲击波碎石术应用于肾结石的治疗也在当年取得成功。1987 年 3 月，郭应禄院士等首先提出采用俯卧位体外冲击波碎石术治疗输尿管中、下段结石及膀胱结石并获成功。经过大量临床病例的实践，不仅扩大了体外冲击波碎石术的适应证，也大大提高了碎石疗效。

我国累积了近 20 年体外冲击破碎石的治疗经验。该技术结石定位系统准确无误，治疗能量释放恰当合理，既保证碎石效果，又能达到最大程度的人体保护，具有安全可靠、无痛苦、碎石效果卓著和碎石效果立竿见影的优点。

冲击波发生(液电)的基本原理是通过高电压、大电流、瞬间放电，在放电通道上形成一个高能量密度的高温、高压等离子区，将电能迅速转换为热能，光能、力能和声能，放电过程中放电通道急剧膨胀，在水介质中形成压力脉冲，也就是冲击波。除液电冲击波源外，尚有电磁波源、压电晶体波源等冲击波源。

第五节 良性前列腺增生症

微课：良性前列腺增生症

案例导入

【案例】

患者，男性，70 岁。半年来逐渐出现尿频、尿急，夜尿次数增多，起初未予重视。随后症状逐渐加重，出现排尿困难，尿流细弱，尿不尽感。近一周来，患者排尿等待时间明显延长，尿线变细，尿后滴沥。无尿痛、血尿等症状。遂来我院就诊。患者既往体健，无高血压、糖尿病、心脏病等病史。无手术外伤史，无药物过敏史。无吸烟、饮酒等不良嗜好，生活规律。查体：体温 36.8℃，脉搏 78 次/分，呼吸 18 次/分，血压 135/85mmHg。神志清楚，全身皮肤黏膜无黄染，浅表淋巴结未触及肿大。心肺检查无异常，腹部柔软，无压痛、反跳痛，肝脾肋下未触及。直肠指诊：前列腺体积增大，质地中等，表面光滑，无结节，中央沟变浅。尿常规：尿蛋白（-），红细胞（-），白细胞（-），尿比重 1.015。

【问题】

1. 请分析该患者的诊断及诊断依据是什么。
2. 请分析为了进一步明确诊断需要做哪些检查。
3. 请分析治疗该疾病的治疗原则是什么，预防措施有哪些。

案例中患者近半年来无明显诱因出现尿频、尿急，夜尿次数增多，每晚 4~5 次，伴有排尿困难，尿流细弱，尿不尽感。近一周来症状加重，排尿等待时间延长，尿线变细，尿后滴沥。直肠指诊：前列腺体积增大，质地中等，表面光滑，无结节，中央沟变浅。这些临床表现和症状提示患者有前列腺增生症的可能。本节主要通过学习良性前列腺增生症的定义、解剖生理、病因、发病机制、临床表现、实验室检查及影像学检查、诊断和鉴别诊断、治疗及预防，解决案例中患者的诊断及诊断依据、进一步检查、治疗原则及预防措施。

一、概述

良性前列腺增生症（BPH）是一种非癌性的前列腺疾病，主要表现为前列腺组织的良性增生。随着年龄的增长，良性前列腺增生症的发病率逐渐增加。据统计，大约 50%的 50 岁以上男性有良性前列腺增生症的症状，而 80 岁以上男性中，这一比例达到 90%以上。良性前列腺增生症主要影响老年男性，随着年龄的增长，其发病率和症状的严重程度也随之增加。不同种族的良性前列腺增生症发病率可能存在差异。例如，亚洲男性的良性前列腺增生症发病率可能低于西方男性。此外，有家族史的男性可能更容易患良性前列腺增生症。另如肥胖、高血压、糖尿病等疾病可能增加良性前列腺增生症的风险。

二、前列腺解剖生理

前列腺是男性生殖系统中的一个重要器官，位于膀胱下方，环绕尿道起始部。它由腺体组织和肌肉组织构成，具有多种生理功能。前列腺位于盆腔内，环绕尿道起始部，前方为耻骨联合，后方为直肠。

正常前列腺大小如一个胡桃，形状似栗子。其结构分为①腺体部分，由多个小腺泡组成，分泌前列腺液；②肌肉部分，围绕尿道，参与排尿和射精过程。前列腺的生理功能①分泌前列腺液，前列腺分泌的液体是精液的主要组成部分之一，含有多种营养成分，有助于精子的存活和活动；②调节排尿，前列腺的肌肉组织可以控制尿道的开放和关闭，参与排尿和射精过程；③参与射精，前列腺的肌肉收缩有助于精液的排出；④内分泌功能，前列腺可以分泌某些激素，如前列腺素，参与身体的生理过程。

前列腺具有年龄相关性：随着年龄的增长，前列腺体积可能增大，这是正常生理现象，但可能引起下尿路症状。前列腺还具有激素影响：雄性激素，特别是二氢睾酮（DHT），对前列腺的生长和功能有重要影响。

三、病因和发病机制分析

良性前列腺增生症的病因和发病机制尚不完全清楚，但目前认为与多种因素有关。

1. 年龄 随着年龄的增长，良性前列腺增生症的发病率显著增加。这可能与体内激素水平的变化有关。

2. 性激素水平 雄激素，尤其是二氢睾酮，被认为是促进前列腺增生的关键因素。在老年男性中，雌激素水平可能升高，与雄激素协同作用，促进前列腺增生。

3. 遗传因素 有家族史的男性可能更容易患良性前列腺增生症。

4. 前列腺局部刺激 如慢性尿路感染、炎症等，可能刺激前列腺组织增生。

良性前列腺增生症的发病是一个复杂的过程，涉及多种生物学因素的相互作用。①前列腺组织中某些细胞对雄激素敏感，在雄激素的作用下发生增殖。②在良性前列腺增生症患者中，前列腺细胞的凋亡可能减少，导致细胞过度增殖。③激素受体表达变化，良性前列腺增生症患者的前列腺组织中，激素受体的表达和敏感性可能发生变化。④局部生长因子和细胞因子的作用，这些生物活性物质可能参与前列腺的增生过程。⑤血管生成，前列腺增生伴随着血管生成增加，为增生的组织提供营养。⑥炎症反应，慢性炎症可能刺激前列腺组织的增生。

案例中患者为老年男性，是良性前列腺增生症的病因之一。

四、临床表现与并发症

（一）临床表现

1. 下尿路症状 尿频，尤其是在夜间；排尿困难，尿流变慢，需要用力排尿；排尿迟缓、断续、尿流细而无力、射程短、终末滴沥、排尿时间延长。当梗阻加重达一定程度时，残余尿逐渐增加，继而发生慢性尿潴留及充溢性尿失禁。尿不尽感，排尿后仍有尿意；尿线变细，可能是由于尿道受压；尿潴留，在某些情况下，可能发生急性尿潴留；血尿，可能由前列腺充血或表面血管破裂引起；排尿疼痛，可能由尿道狭窄或尿道炎引起。

2. 直肠指诊 前列腺增大，可触及增大的前列腺，表面光滑，质韧、有弹性。正常情况下，前列腺中央有一沟，称为中央沟。在良性前列腺增生症患者中，中央沟可能变浅或消失。部分患者可能出现前列腺硬结，这可能是前列腺癌的体征，需要进一步检查。

案例中患者近半年来无明显诱因出现尿频、尿急，夜尿次数增多，每晚 4~5 次，伴有排尿困难，尿流细弱，尿不尽感。近一周症状加重，排尿等待时间延长，尿线变细，尿后滴沥。直肠指诊：前列腺体积增大，质地中等，表面光滑，无结节，中央沟变浅，符合良性前列腺增生症的临床表现。

（二）并发症

1. 反复尿路感染 由于尿路梗阻，细菌容易在尿路中繁殖。

2. 膀胱结石 由于尿液在膀胱中滞留，可能形成结石。

3. 急性尿潴留 由于尿道完全堵塞，无法排尿。

4. 尿失禁 尤其是压力性尿失禁。

这些症状和并发症的程度因人而异，取决于前列腺的大小、位置，以及是否合并其他疾病。在诊断和治疗良性前列腺增生症时，医生要根据患者的具体情况进行评估。

五、辅助检查

良性前列腺增生症的实验室检查和影像学检查对于诊断和评估病情具有重要意义。

1. 实验室检查

（1）前列腺特异性抗原（PSA）：前列腺特异性抗原是一种前列腺分泌的蛋白质，其水平可用于评估前列腺健康状况。正常情况下，前列腺特异性抗原水平较低，但在良性前列腺增生症患者中，前列腺特异性抗原水平可能升高。

（2）尿液检查：尿常规检查红细胞、白细胞、蛋白质等；尿沉渣镜检观察尿沉渣中的细胞、管型、结晶等；若怀疑尿路感染，需进行尿细菌培养，可能会培养出细菌。

（3）血液检查：血常规检查是否有感染或炎症反应，肾功能检查评估肾脏功能，电解质检查了解电解质平衡。

2. 影像学检查

（1）超声检查：显示前列腺体积大小、形态和内部结构，有助于评估前列腺增生程度和有无其他病变（如前列腺癌）。

（2）CT 检查：显示前列腺及其周围组织的结构，有助于评估前列腺增生程度和有无其他病变。

（3）MRI 检查：提供前列腺及其周围组织的详细图像，有助于诊断和评估前列腺增生程度和有无其他病变。

（4）膀胱镜检查：直接观察膀胱和前列腺的内部情况，有助于诊断和评估膀胱和前列腺的病变。

这些检查的综合应用有助于明确良性前列腺增生症的诊断，评估病情严重程度，指导治疗方案的选择。

案例中患者只进行了尿常规检查，为了进一步明确诊断应行B超、CT等检查。

六、诊断与鉴别诊断

1. 诊断

（1）病史和症状：询问患者的排尿困难、尿频、夜尿增多等症状。

（2）体格检查：直肠指检是最重要的体格检查方法，可以触及增大的前列腺。

（3）实验室检查：前列腺特异性抗原检查有助于排除前列腺癌；尿液检查包括尿常规和尿沉渣镜检；血液检查包括血常规、肾功能检查等；尿流率检查可评估排尿功能。

（4）影像学检查：超声检查显示前列腺体积和内部结构，CT或MRI检查提供更详细的影像学信息。

根据以上内容可以对前列腺增生症进行诊断，但在临床中有一些疾病会出现相似的临床表现，需进行鉴别。

2. 鉴别诊断

（1）前列腺癌：会出现排尿困难、血尿等相似的临床表现，可以通过前列腺特异性抗原检查和直肠指检，以及必要时进行的穿刺活检进行鉴别。

（2）前列腺炎：患者可能出现发热、疼痛等症状，前列腺液检查有助于鉴别。

（3）神经源性膀胱：由神经系统疾病引起的膀胱功能障碍，可通过神经系统检查和尿动力学检查进行鉴别。

（4）膀胱颈纤维化：可能导致类似良性前列腺增生症的症状，但前列腺体积通常不大，通过影像学检查和尿动力学检查进行鉴别。

（5）膀胱肿瘤：会出现血尿，通过膀胱镜检查和影像学检查进行鉴别。

（6）尿道狭窄：可能导致排尿困难，通过尿道探查或尿道镜检查进行鉴别。

在诊断和鉴别诊断良性前列腺增生症时，医生会综合考虑患者的病史、症状、体格检查、实验室检查和影像学检查结果，以确定最合适的治疗方案。

案例中患者近半年来无明显诱因出现尿频、尿急，夜尿次数增多，每晚4~5次，伴有排尿困难，尿流细弱，尿不尽感。近一周来症状加重，排尿等待时间延长，尿线变细，尿后滴沥。直肠指诊：前列腺体积增大，质地中等，表面光滑，无结节，中央沟变浅，根据以上临床表现及直肠指检，可初步诊断为良性前列腺增生症。

七、治疗

良性前列腺增生症的治疗取决于患者的症状、前列腺的大小、患者的整体健康状况及患者的偏好。治疗方法包括观察等待、药物治疗、手术治疗和其他治疗方法。

1. 观察等待 对于症状轻微或无症状的患者，可以先观察，定期复查。

2. 药物治疗

（1）α受体阻断药：如特拉唑嗪、阿夫唑嗪，降低膀胱颈部和前列腺平滑肌的张力，改善排尿。

（2）5α-还原酶抑制剂：如非那雄胺，通过减少体内睾酮转变为双氢睾酮，从而使前列腺体积缩小。

（3）植物类药物：如锯棕榈提取物，具有温和的抗炎和利尿作用。

3. 手术治疗 当药物治疗效果不佳或出现并发症时，可能需要考虑手术治疗。以下是手术治疗良性前列腺增生症的适应证、禁忌证和具体方式。

（1）适应证

1）严重的下尿路症状：包括尿频、尿急、夜尿增多、排尿困难等症状严重影响了生活质量。

2）反复尿路感染：由于前列腺增生导致的尿路梗阻，反复出现尿路感染。

3）膀胱结石或肾积水：前列腺增生引起的尿路梗阻可能导致膀胱结石或肾积水。

4）肾功能不全：尿路梗阻导致肾功能受损。

5）药物治疗无效：经过至少6个月的药物治疗，症状没有明显改善。

6）反复血尿：前列腺增生可能导致尿路出血。

7）急性尿潴留：突然无法排尿，需要导尿治疗。

8）前列腺体积较大：通常前列腺体积较大（如超过80ml）时，药物治疗效果可能不佳。

（2）禁忌证

1）严重心肺功能障碍：无法耐受手术麻醉和手术创伤。

2）凝血功能障碍：手术风险增加，可能导致术中或术后出血不止。

3）严重的全身感染：手术风险高，应先控制感染。

4）晚期癌症或其他严重疾病：患者的预期寿命有限，手术可能不会带来明显的益处。

5）尿道狭窄：如果存在尿道狭窄，可能需要先解决尿道狭窄问题才能进行前列腺手术。

6）前列腺癌：手术前需排除前列腺癌的可能，因为治疗原则不同。

（3）手术治疗的方式

1）经尿道前列腺切除术（TURP）：最常用的手术方法，通过尿道进入，切除部分前列腺组织。

2）开放性手术：如耻骨上前列腺切除术，适用于较大的前列腺或复杂的情况。

3）其他手术方法：如激光前列腺切除术、微波热疗等。

4. 其他治疗方法

（1）经尿道球囊扩张术：通过尿道进入，扩张尿道口。可用于不耐受手术，但有尿道狭窄的患者。

（2）前列腺尿道支架：通过尿道放置支架，保持尿道通畅。

（3）经直肠高强度聚焦超声（HIFU）：通过直肠对前列腺进行聚焦超声治疗。

5. 预防和注意事项

（1）健康生活方式：保持健康的饮食和适量运动。

（2）适量饮水：保持充足的水分摄入，有助于预防结石形成。

（3）定期体检：特别是50岁以上男性，应定期进行前列腺检查。

案例中的患者初步诊断为良性前列腺增生症，根据其年龄、症状，再进行B超、心肺功能等检查后，可以给予手术治疗。

—• 考试知识点总结 •—

—• 本章小结 •—

—• 协和云课堂······ 拓展练习及参考答案 •—

（王菊宁　王玉芳）

第九章　血液系统疾病

教学课件

学习目标

素质目标

（1）通过对血液系统常见疾病的学习，掌握在日常生活中对贫血的一级预防及在健康体检中发现常见血液系统疾病的隐患。

（2）通过学习急性白血病知识，做好诊断后的二级预防，给予患者正确的健康指导。

（3）对高危人群的健康教育及合理化建议。

知识目标

（1）掌握：贫血的分类，造血系统构造，不同造血组织的造血功能；缺铁性贫血、巨幼细胞贫血、急性白血病、过敏性紫癜的定义。

（2）熟悉：缺铁性贫血、巨幼细胞贫血、过敏性紫癜的诊断及治疗；急性白血病的诊断。

能力目标

（1）具有对贫血、白血病、过敏性紫癜等疾病的诊断与治疗能力。

（2）具有临床医学的整体概念，要注意局部与整体、血液系统与其他系统疾病的关系。

· 核心知识拆解 ·

血液系统由造血器官和血液组成。造血器官指生成血细胞的组织，包括骨髓、胸腺、淋巴结、肝脏、脾脏及胎儿期间的造血组织；血液由血细胞和血浆构成，血细胞由红细胞、白细胞、血小板组成。临床工作中血液系统主要研究血细胞、造血器官、止血、血栓性疾病等的病因和发生机制、临床表现、诊断及治疗预防，同时也研究输血医学。本部分主要讲述常见贫血性疾病、白血病、紫癜性疾病。

第一节 概 述

一、造血系统构造

各种血细胞均来源于造血干细胞。造血干细胞是指多能干细胞，具有不断自我更新和多相分化能力的起源细胞，是血细胞和免疫细胞的起源细胞，在人体内可进化发育成为红细胞、淋巴细胞、粒细胞、单核细胞等。

（一）造血组织和造血功能

人体在生长发育过程中分为胚胎期、胎儿期及出生后3个阶段，不同的阶段对着相应造血期：中胚叶造血期、肝脾造血期及骨髓造血期。

1. 卵黄囊是胚胎时期最早出现的造血场所。卵黄囊逐渐退化后，由肝、脾代替卵黄囊出现造血功能，在胎儿第4~5个月后肝脏、脾脏造血功能达到最高峰，继而逐渐减退，随之骨髓、胸腺及淋巴结开始出现造血功能，并在出生后仍保持造血功能。青春期后胸腺逐渐萎缩，淋巴结生成淋巴细胞及浆细胞。出生后主要造血器官是骨髓，并维持终身造血。

2. 出生后、5岁以前全部骨髓腔充满可以造血的红骨髓，随着年龄增长，四肢管状骨骨髓腔内的红骨髓逐渐被黄骨髓替代，黄骨髓中含有大量脂肪细胞；18~20岁以后骨髓造血主要集中在脊柱和扁状骨。

（二）血细胞生成与造血调节

骨髓造血干细胞的两个特点是自我更新与多向分化。

造血微环境是指造血器官除造血细胞以外的其他成分，包括骨髓基质细胞、细胞因子和细胞外基质，是造血细胞赖以生存的场所。基质细胞指骨髓中的成纤维细胞、巨噬细胞、脂肪细胞、网状细胞和内皮细胞。造血微环境还包括微血管和末梢神经及由基质细胞产生的细胞因子。

调控造血功能的体液因子，根据作用不同为两类。①促进造血的正调控因子，如促红细胞生成素、粒系集落刺激因子、粒-单系集落刺激因子、血小板生成素等；②抑制造血的负调控因子，如干扰素、前列腺素E和乳酸铁蛋白等。二者相互制约，维持体内造血功能恒定。

二、血液系统疾病分类

血液系统疾病指累及血液及造血组织、器官的疾病。可分类如下。

1. 红细胞疾病 如贫血、红细胞增多症。

2. 粒细胞疾病 如粒细胞减少或缺乏症等。

3. 淋巴细胞和浆细胞疾病 如淋巴瘤、白血病、多发性骨髓瘤等。

4. 造血干细胞疾病 如急性髓系白血病、骨髓增生异常综合征、再生障碍性贫血等。

5. 脾功能亢进症　主要表现为脾肿大。

6. 出血性及血栓性疾病　如紫癜、凝血障碍性疾病，弥漫性血管内凝血和血栓性疾病等。

7. 单核细胞和巨噬细胞疾病　如炎症性组织细胞增多症。

第二节　贫血概述

微课：贫血

案例导入

【案例】

患者，女性，26 岁。平素月经量多，近 1 月来无明显诱因出现乏力、易疲倦，家属发现患者颜面苍白，活动后偶有心悸不适。查体：脉搏 90 次/分，血压 110/70mmHg。睑结膜苍白，皮肤黏膜略苍白。心率 90 次/分，律齐、心音正常。腹部未见异常。辅助检查：白细胞计数 3.5×10^9/L、血红蛋白 62g/L、血小板 103×10^9/L、平均红细胞体积 76fl。骨髓穿刺活检提示：显微镜下可见骨髓象增生活跃或明显活跃，以红系增生为主。

【问题】

1. 请分析该患者诊断为何种疾病?
2. 请分析告知患者造成该疾病的主要病因是什么?

一、定义

贫血是指人体外周血管中血红蛋白减少，低于正常值下限，不能足够的运输氧至组织而产生的一系列症状。临床上以血红蛋白浓度来代替人体外周血红细胞容量，在我国海平面及沿海地区，成年男性血红蛋白<120g/L，非妊娠成年女性血红蛋白<110g/L，妊娠期女性血红蛋白<100g/L 即符合贫血诊断。需要注意的是，在妊娠、心力衰竭时，血容量增加、血液稀释或脱水、失血时血液被浓缩，会影响血红蛋白含量的准确性，贫血容易被漏诊或误诊。

结合案例中的血常规检查患者血红蛋白<110g/L，故符合贫血诊断。

二、分类

临床上根据贫血发生和发展的速度分为急性贫血、慢性贫血；按外周血中红细胞形态学分为大细胞性贫血、正常细胞性贫血、小细胞低色素性贫血；按外周血中血红蛋白浓度分为轻度、中度、重度、极重度贫血。见表 9-1、表 9-2。

表 9-1　按红细胞形态学的贫血分类

类型	MCV	MCHC	常见疾病
大细胞性贫血	>100fl	32%~35%	巨幼细胞贫血、伴网织红细胞大量增生的溶血性贫血等
正常细胞性贫血	80~100fl	32%~35%	再生障碍性贫血、急性失血性贫血、溶血性贫血等
小细胞低色素性贫血	<80fl	<32%	缺铁性贫血等

注：MCV，平均红细胞体积；MCHC，平均红细胞血红蛋白浓度。

表 9-2　贫血的严重度划分标准

血红蛋白浓度	<30g/L	30~59g/L	60~90g/L	>90g/L
贫血严重程度	极重度	重度	中度	轻度

结合案例中的患者血红蛋白 62g/L，结合表 9-1 和表 9-2 贫血严重程度划分为中度小细胞低色素性贫血。

三、病因和发病机制分析

1. 红细胞生成减少性贫血　影响红细胞生成的因素分别是造血细胞、造血原料、造血调节。

（1）造血细胞：包括造血干细胞、髓系巨细胞、不同时期红系细胞。

（2）造血调节：包括细胞调节和因子调节。

（3）造血原料：指造血细胞生成过程中必需的物质。主要包括蛋白质、脂类、维生素、微量元素等。

这 3 个因素中的任何一种发生数量和/或质量的变化都可能导致红细胞生、合成减少，进而导致贫血发生。

2. 红细胞破坏过多性贫血　外周血中红细胞因破坏过多而出现的贫血即溶血性贫血。溶血是外周血中红细胞遭到破坏，寿命缩短的过程。当外周血中溶血速度超过骨髓正常情况下 6~8 倍的正常造血的代偿能力，即导致溶血性贫血。

3. 失血性贫血　根据外周血失血速度分为急性和慢性。

第三节　缺铁性贫血

案例导入

【案例】

患者，男性，50 岁。平素不规律饮食，近半年来反复出现上腹部胀痛，逐渐出现颜面苍白，未重视。1 月来出现大便次数增加、大便呈柏油样。查体：脉搏 112 次/分，血压 100/70mmHg。睑结膜苍白，皮肤黏膜略苍白。心率 112 次/分，律齐、心音正常；腹部未见异常。血常规：白细胞计数 4×10^9/L、血红蛋白 52g/L、血小板 123×10^9/L。大便常规：隐血阳性；血清铁蛋白 10μg/L。

骨髓穿刺活检提示：骨髓象增生活跃或明显活跃，以红系增生为主。

【问题】

1. 请分析患者目前可能的诊断。
2. 请分析还需要哪些检查。

缺铁性贫血（IDA）是指各种原因导致体内贮存铁消耗殆尽，随之导致红细胞内铁缺乏，最终引起的贫血，通常表现为铁缺乏引起的小细胞低色素性贫血。缺铁性贫血是我国主要的贫血类型。

一、铁吸收

铁是人体必需微量元素之一，在体内分布广泛，其在体内以两种形式存在，即功能状铁和贮存铁。功能状铁包含血红蛋白铁、肌红蛋白铁、乳铁蛋白、转铁蛋白铁、酶和辅因子结合的铁；贮存铁（男性1g、女性300~400mg），主要为铁蛋白和含铁血黄素。成年男性体内铁含量为50~55mg/kg、女性铁含量为35~40mg/kg。正常成人每天需要从食物中摄取铁1.0~1.5mg，妊娠期和哺乳期妇女2~4mg/d。铁吸收主要在十二指肠和空肠上段。人体排铁每天不超过1mg，主要通过粪便排除。

二、病因和发病机制分析

（一）病因

1. 铁消耗增加而摄入不足 主要为婴幼儿、儿童、青少年、妊娠期及哺乳期妇女，因代谢增加和或快速生长发育而铁消耗增加。女性月经过多，若因含铁量高肉蛋类食物摄入不足，易造成缺铁性贫血。

2. 铁吸收障碍 由于胃酸分泌不足或各种原因导致食物进入空肠过快，铁在十二指肠吸收减少，从而导致铁吸收障碍。多见于胃大部切除术后、消化不良、慢性腹泻、慢性肠炎、炎症性肠炎等疾病。

3. 铁丢失过多 因长期慢性失血导致的缺铁性贫血，常见于消化性溃疡、痔疮、消化道肿瘤、月经过多、长期咯血等患者。

（二）发病机制

1. 铁缺乏或贮存不足对代谢的影响 当机体内贮存铁缺乏或贮存不足不能满足功能状态铁需求时，血清中铁的代谢指标发生改变。

2. 铁缺乏对造血系统的影响 红细胞内铁缺乏，血红素合成障碍，血红蛋白合成减少、导致红细胞中胞质减少、体积变小，继而发生小细胞低色素性贫血。

3. 铁缺乏对组织代谢的影响 当组织中铁缺乏，导致细胞中含铁酶及铁依赖酶的活性变低，进一步影响人体的精神行为、体力、免疫功能及生长发育和智力，并导致胚胎期外胚层组织营养障碍。

三、临床表现

1. 原发疾病的临床症状 常见原发疾病为消化道肿瘤、消化性溃疡、痔疮，这些疾病可导致黑便、血便或腹部不适，肺恶性肿瘤慢性咳血、消化道肿瘤致慢性失血，女性月经过多等。

2. 贫血表现 多见乏力、容易困倦、头晕、眼花、心悸、气短、消化功能减退等。查体可见：颜面苍白、睑结膜苍白、甲床苍白、心率增快等，个别患者可见双下肢水肿。

3. 组织铁缺乏表现 精神行为方面可出现烦躁易怒、注意力不集中、异食癖等；体力下降；生长发育期儿童出现发育迟缓、智力低下；舌苔异常、口腔炎及舌炎、舌乳头萎缩及味觉减退、口角皲裂；毛发萎黄、易脱落；皮肤干燥；指（趾）甲脆薄易裂，重度缺铁者出现勺状甲。

四、辅助检查

1. 血细胞分析 可见红细胞呈小细胞低色素性贫血。血细胞分析一般提示平均红细胞体积<80%、平均红细胞血红蛋白量（MCH）<27pg、平均红细胞血红蛋白浓度<32%。血液涂片显微镜下可见红细胞体积小、中央淡染区扩大，网织红细胞计数多正常或轻度增高。

2. 骨髓涂片 显微镜下可见骨髓象增生活跃或明显活跃，以红系增生为主。

3. 血清铁代谢 血清铁低于8.95μmol/L，总铁结合力>64.44μmol/L，血清铁蛋白<12μg/L。

案例中患者骨髓涂片提示“骨髓象增生活跃或明显活跃、以红系增生为主”，符合缺血性贫血诊断，故结合细胞形态学、骨髓涂片等检查诊断为中度缺铁性贫血。

五、诊断

结合患者血细胞分析提示小细胞低色素性贫血，血清铁蛋白<12μg/L，骨髓涂片骨髓象增生活跃或明显活跃，以红系增生为主。可诊断为缺铁性贫血。

六、治疗

缺铁性贫血的治疗应遵循根治原发疾病、积极补足贮存铁的原则。

1. 原发疾病治疗 积极治疗原发疾病。

2. 铁剂补充治疗 铁剂包括无机铁和有机铁两类治疗性铁剂。有机铁包括葡萄糖酸亚铁、富马酸亚铁、多糖铁复合物、右旋糖酐铁等；无机铁以硫酸亚铁为代表。

治疗上首选口服铁剂。临床上常选用硫酸亚铁每次0.3g、3次/日；右旋糖苷铁每次50mg，2~3次/日。一般建议餐后服用胃肠道反应小且易耐受。

用药时应提醒患者注意，乳制品、茶类、谷类会影响铁剂的吸收；鱼及肉类、维生素C可帮助铁剂的吸收。

七、预防

缺铁性贫血预防重点应在婴幼儿、学龄期及青春发育期儿童和女性的营养保健方面。

第四节 巨幼细胞贫血

案例导入

【案例】

患者，男性，15 岁。学生，长期住校生活学习，少食肉蛋。3 月来逐渐出现活动后乏力、颜面苍白。查体：脉搏 120 次/分，血压 90/60mmHg。睑结膜苍白，皮肤粘膜略苍白。心率 120 次/分，律齐、心音正常；腹部未见异常。血常规：白细胞计数 3×10^9/L、血红蛋白 80g/L、血小板 98×10^9/L，平均红细胞体积（MCV）130fl。大便常规：阴性。血清铁蛋白 10μg/L。骨髓穿刺活检提示：骨髓象巨幼红细胞、粒细胞及巨核细胞；维生素 B_{12} 82ng/ml。

【问题】

1. 请分析患者目前可能的诊断。
2. 请分析还需要完善哪些检查。

一、概述

巨幼细胞贫血（megaloblastic onemia）是由于红细胞在生成过程中叶酸或维生素 B_{12} 缺乏，或对核苷酸代谢有影响的药物导致细胞核脱氧核糖核酸合成障碍所导致的贫血。巨幼细胞贫血特点是大细胞性贫血。骨髓穿刺及细胞学涂片提示巨幼红细胞、粒细胞、巨核细胞。

二、病因

常见原因如下。①叶酸和或维生素 B_{12} 摄入不足；②营养吸收障碍：消化系统疾病、药物干扰（如抗肿瘤药物）；③某些代谢异常性疾病；④消耗增加：哺乳期、妊娠期；⑤合成利用障碍：嘌呤、嘧啶等自身合成异常等。

三、临床表现

1. 血液系统表现 临床上常起病缓慢，多于体检时发现。常见症状有颜面苍白、体力下降、头晕、心悸等贫血症状。

2. 消化系统表现 查体可见舌体乳头萎缩，舌面可出现“牛肉舌”，可有舌痛。

3. 神经系统表现和精神症状 少数可出现远端肢体对称性麻木、深感觉异常；共济失调和/或步态不稳；味觉、嗅觉异常；可有锥体束征阳性，肌张力增加、腱反射亢进。

四、辅助检查

1. 血细胞分析 可见红细胞呈大细胞性贫血。网织红细胞计数可正常或轻度增高。

2. 骨髓涂片 可见骨髓象增生活跃或明显活跃。骨髓涂片可见红系增生明显、可出现巨幼细胞改变（巨幼变）。骨髓铁染色常增多。

3. 血清维生素 B_{12} 测定 血清维生素 B_{12}<100ng/ml。

五、诊断

有维生素 B_{12} 缺乏的病因及临床表现；血细胞分析可见红细胞血呈大细胞性贫血；骨髓涂片可见红系增生明显、可出现巨幼细胞改变，无其他病态造血表现；血清维生素 B_{12} 测定水平降低。

六、治疗

1. 原发病的治疗 应积极治疗原发病。

2. 补充缺乏的营养物质 叶酸缺乏者，给予口服叶酸，每次 5~10mg、3 次/日，坚持用药至贫血表现消失；维生素 B_{12} 缺乏者，肌注维生素 B_{12}，每次 500μg、每周 2 次。

七、预防

合理膳食结构，增加新鲜蔬菜，纠正不良生活习惯、如偏食等。对高危人群管理要干预措施，比如婴幼儿及时添加合适辅食。

▶知识拓展

维生素 B_{12} 与诺贝尔奖

美国科学家乔治·惠普尔（George Whipple）、乔治·迈诺特（George Minot）及其助手威廉·墨菲（William Murphy）在研究治疗恶性贫血的方法时发现了一个关键性的线索，他们观察到患者每日食用半磅生的或轻微煮过的牛肝能够显著减轻患者的贫血症状。这一发现为当时无药可医的患者带来了希望，并开启了治疗该疾病的新纪元。惠普尔、迈诺特和墨菲因这项革命性的贡献于 1934 年共同获得了诺贝尔生理学或医学奖。

在 1948 年科学研究取得了进一步突破。美国和英国的研究团队几乎同时从肝脏浓缩物中分离出一种红色晶体，确定其为治疗恶性贫血的关键物质——维生素 B_{12}。这一发现不仅解释了牛肝疗法的有效性，也为后续的治疗手段奠定了基础。

到了 1964 年，英国科学家多萝西·霍奇金（Dorothy Hodgkin）通过 X 线晶体学技术成功地确定了维生素 B_{12} 的复杂化学结构。她因此成功荣获诺贝尔化学奖，她的工作对于理解维生素

B_{12} 的作用机制及开发合成形式的维生素补充剂至关重要。

这些里程碑式的发现彻底改变了对恶性贫血的认识与治疗方法，同时也展示了科学探索如何逐步揭开疾病的神秘面纱，为人类健康带来深远的影响。1964 年，英国科学家霍奇金因确定维生素 B_{12} 的化学结构而获得诺贝尔化学奖。

第五节　白血病

微课：白血病

案例导入

【案例】

患者，男性，20 岁。因“发热，间断牙龈出血、双下肢出血点 1 月”就诊。患者 1 月来无诱因出现发热、最高体温波动于 38.5℃左右，在当地口服退热药及头孢菌素类药物无效，并逐渐出现牙龈出血、双下肢点状出血点。查体：体温 38.8℃，热面容，前胸部、背部、双下肢可见数个出血点及瘀斑。全身浅表淋巴结未触及肿大。双肺呼吸音粗，未闻及干湿鸣音；肝脾肋下未触及。血常规：白细胞计数 35×10^9/L、血红蛋白 80g/L、血小板 20×10^9/L。外周血涂片：大量原始细胞。

【问题】

1. 请分析该患者初步诊断考虑是什么。
2. 请分析诊断依据是什么。

案例中患者青年男性，1 月来无诱因出现发热、最高体温波动于 38.5℃左右。查体：体温 38.8℃，热面容，前胸部、背部、双下肢可见数个出血点及瘀斑；全身浅表淋巴结未触及肿大，结合症状、查体及辅助检查符合白血病诊断。本节主要通过学习白血病的病因和发病机制、临床表现和并发症、辅助检查、诊断与鉴别诊断及治疗，解决案例中的疾病诊断与诊断依据的问题。

一、概述

白血病是造血干细胞恶性的异常克隆性疾病，是白血病细胞自主更新及增殖失控，以及分化障碍和凋亡受阻，并且停滞在细胞增殖发育的不同阶段。在骨髓及造血组织中存在白血病细胞异常增生累积，导致正常造血组织受抑制并浸润到其他器官及组织。

临床上根据白血病细胞的分化程度及自然病程，常将白血病分为急性白血病和慢性白血病两类。急性白血病（AL）的白血病细胞停滞在早阶段，常为原始细胞、早幼红细胞，病情发展较快，自然病程多为数月。慢性白血病（CL）的白血病细胞停滞在较晚的阶段，常为较成熟幼稚巨核细胞、成熟细胞，病情发展较为缓慢，自然病程多为数年。根据受累的细胞系列可将急性白血病分为急性淋巴细胞白血病（ALL）和急性髓系白血病（AML）。慢性白血病可分为慢性髓系白血病（CML）、慢性淋巴细胞白血病（CLL），以及罕见的白血病如毛细胞白血病（HCL）、幼淋巴细胞白血病（PLL）等。

二、发病情况

根据资料显示我国白血病发病率为（3~4）/10 万人。在恶性肿瘤所致的死亡率中，白血病排在第 6 位（男）和第 7 位（女）；在 18~35 岁人群及儿童中排在第 1 位。

在我国 AL：CL 约为 5.5：1，AML 发病率最高位 1.62/10 万人，其次为 ALL 发病率为 0.69/10 万人，第三位为 CML 发病率为 0.39/10 万人。总体上男女性发病比率为 1.81：1，成人发病以 AML 最多、儿童以 ALL 最多见，随年龄增长 CML 发病率逐步升高。亚洲地区白血病发病率基本相近，整体低于欧洲及美洲地区，尤其是 CLL 不足白血病总发病率的 5%，而在欧美国家则占 25%~30%。

三、病因和发病机制分析

目前白血病的具体病因不明，多考虑与以下因素有关。

1. 生物因素 主要为病毒感染、免疫功能异常。

2. 物理因素 X 线、γ 射线等导致电离辐射。

3. 化学因素 长期接触苯及含苯的有机溶剂。

4. 遗传因素 单卵双生子中如果一个患白血病，另一个发病率约 20%，比双卵双生子者高出 12 倍。

5. 其他血液系统疾病 骨髓增生异常综合征、淋巴瘤、多发性骨髓瘤等疾病可能发展为白血病。

四、急性白血病

急性白血病常见表现为贫血、出血、感染、浸润。

（一）分类

急性白血病的目前临床并行使用法-美-英（FAB）分型和 WHO 分型。FAB 分型是基于对患者骨髓涂片细胞形态学和组织化学染色的观察与计数，是最基本的诊断学依据。WHO 分型是整合了白血病细胞形态学、免疫学、细胞遗传学和分子生物学特征的新分型系统，可为患者治疗方案的选择及预后判断提供帮助。

1. FAB 分型

（1）急性髓系白血病的 FAB 分型

M_0（急性髓细胞白血病微分化型）：骨髓原始细胞>30%，无嗜天青颗粒及奥氏（Auer）小体，核仁明显，光镜下髓过氧化物酶（MPO）及苏丹黑 B 阳性细胞<3%；在电镜下，MPO 阳性；CD33 或 CD13 等髓系抗原可呈阳性，淋系抗原通常为阴性。血小板抗原阴性。

M_1（急性粒细胞白血病未分化型）：原粒细胞（Ⅰ型+Ⅱ型，原粒细胞质中无颗粒为Ⅰ型，出现少数颗粒为Ⅱ型）占骨髓非红系有核细胞（NEC，指不包括浆细胞、淋巴细胞、组织嗜碱性粒细胞、巨噬细胞及所有红系有核细胞的骨髓有核细胞计数）的 90% 以上，其中至少 3% 以上细胞为 MPO 阳性。

M_2（急性粒细胞白血病部分分化型）：原粒细胞占骨髓 NEC 的 30%～89%，其他粒细胞≥10%，单核细胞<20%。

M_3（急性早幼粒细胞白血病，APL）：骨髓中以颗粒增多的早幼粒细胞为主，此类细胞在 NEC 中≥30%。

M_4（急性粒-单核细胞白血病，AMMoL）：骨髓中原始细胞占 NEC 的 30% 以上，各阶段粒细胞≥20%，各阶段单核细胞≥20%。

M_4Eo（急性粒-单核细胞白血病）：除上述 M_4 型各特点外，嗜酸性粒细胞在 NEC 中≥5%。

M_5（急性单核细胞白血病，AMoL）：骨髓 NEC 中原单核、幼单核细胞≥30%，且原单核、幼单核及单核细胞≥80%。如果原单核细胞≥80% 为 M_5a，<80% 为 M_5b。

M_6（红白血病，EL）：骨髓中幼红细胞≥50%，NEC 中原始细胞（Ⅰ型+Ⅱ型）≥30%。

M_7（急性巨核细胞白血病，AMeL）：骨髓中原始巨核细胞≥30%。血小板抗原阳性，血小板过氧化酶阳性。

（2）急性淋巴细胞白血病分为 3 型。

L_1：原始和幼淋巴细胞以小细胞（直径≤12μm）为主。

L_2：原始和幼淋巴细胞以大细胞（直径>12μm）为主。

L_3（Burkitt 型）：原始和幼淋巴细胞以大细胞为主，大小较一致，细胞内有明显空泡，胞浆嗜碱性，染色深。

2. WHO 分型 WHO 髓系和淋巴肿瘤分类法（2016）将患者临床特点与细胞形态学（M）、免疫学（I）、细胞遗传学（C）和分子生物学（M）结合起来，形成 MICM 分型。在 FAB 分型基础上增设了有特定细胞遗传学和基因异常的急性髓系白血病、伴多系增生异常的急性髓系白血病和治疗相关的急性髓系白血病等 3 组白血病亚型。WHO 对淋巴细胞白血病的分类采纳了 REAL 分类建议，更加强调遗传学异常的意义。ALL-L_3 可直接诊断为 Burkitt 淋巴瘤/白血病。

（二）临床表现

急性白血病起病急缓不一。起病急者突发高热、似“感冒”，可伴有严重出血。起病缓慢者可表现为颜面苍白、皮肤紫癜，月经量增多、出血不止。

1. 正常骨髓造血功能受抑制表现

（1）贫血：病程较短者可无贫血出现，病程较长者可出现重度贫血。

（2）发热：多数患者早期主要表现为发热，可低热或高热，可伴有畏寒。发热时可合并继发感染可能；感染以肺部感染、口腔炎、牙龈炎、咽峡炎最为常见；严重者可为菌血症。

（3）出血：出血多为早期表现，发生率约 40%，常见症状为皮肤瘀点瘀斑、鼻衄、牙龈出血、月经量增加等多见。眼底出血可致视力障碍。

2. 白血病细胞增殖浸润的表现

（1）淋巴结和肝脾大：急性淋巴细胞白血病多见淋巴结肿大；肝脾多为轻中度肿大。

（2）骨骼和关节变化：胸骨下段、全身关节、骨骼疼痛。若出现骨髓坏死，则出现骨骼剧痛。

（3）眼部：一部分急性髓系白血病可伴粒细胞肉瘤，多累及骨膜，尤以眼眶最常见，严重者导致眼球突出、失明。

（4）口腔和皮肤：可有牙龈增生、肿胀；皮肤可能出现紫蓝色结节。

（5）中枢神经系统：是白血病最常见的髓外浸润部位。

（6）睾丸：多表现为单侧睾丸无痛性肿大。

白血病细胞可浸润全身组织器官，心、肺、消化道系统、泌尿生殖系统均可受累。

（三）实验室检查

1. 血常规 多表现为白细胞计数增多，若超过 100×10^9/L 以上称高白细胞性白血病；若白细胞计数正常或减少，低者可<1.0×10^9/L，称为白细胞不增多性白血病。白细胞过高或过低均提示治疗疗效不佳。

2. 骨髓涂片细胞学检查 是诊断急性白血病的最主要依据。FAB 分型原始细胞≥骨髓有核细胞的 30%定义为急性白血病的诊断标准，WHO 分型将其定义为骨髓有核细胞≥20%。

3. 免疫学检查 根据免疫组化白血病细胞表达的系列相关抗原，确定来源。造血干/祖细胞表达 CD34，其他常用的免疫分型标志物见表 9-3。

表 9-3 白血病细胞表达免疫分型标志物

白血病细胞类型	造血干/祖细胞	B 系细胞	T 系细胞	髓系细胞	单核细胞	巨核细胞	红系细胞
细胞相关抗原	CD34、HLA-DR、TdT、CD45	CyCD79a、Cy-CD22、CD10、CD19、CD20	CD2、CD3、CD5、CD7	MPO、CD13、CD33、CD15、CD117	CD14	CD41、CD42、CD61	抗血型糖蛋白 A

4. 细胞遗传学和分子生物学检查 白血病常伴有特异的细胞遗传学和分子生物学改变，见表 9-4。

表 9-4 急性白血病常见染色体和基因改变

染色体改变	基因改变	白血病类型
t（8；21）（q22；q22）	*AML1-ETO*	AML-M_2
t（15；17） t（11；17）（q23；q21）	*PML-RARα* *PLZF-RARα*	AML-M_3
inv（16）（p13；q22）	*CBFβ-MYH11*	AML-M_4E_0
t（16；16）（p13；q22）		
t（11q23）	*MLL*	AML-M_4/M_5
t（8；14）（q24；q32）	*MYC-IgH*	ALL-L_3
t（1；19）（q23；p13）	*E2A-PBX1*	ALL-L_1
t（12；21）（q13；q22）	*TEL-AML1*	ALL-L_1，ALL-L_2
t（9；22）（q34；q11）	*BCR-ABL*	ALL-L_1，ALL-L_2

（四）诊断与鉴别诊断

1. 诊断 根据临床表现、血常规和骨髓涂片检查特点，可诊断白血病。因为白血病细胞 MICM 分型特征不同，治疗方案和预后亦不同，对新诊断白血病患者尽可能获得最全面的 MICM 分型信息，以指导治疗及评估预后。

2. 鉴别诊断

(1) 骨髓增生异常综合征：骨髓涂片检查可见外周血中有原始和幼稚细胞，全血细胞减少和染色体异常，骨髓中原始细胞小于20%。

(2) 某些感染引起的白细胞异常：如感染性单细胞增多症，血常规中有异形淋巴细胞，但形态与原始细胞不同，血清学检查可见嗜异性抗体效价升高，病程短可自愈。

(3) 巨幼细胞贫血：巨幼细胞贫血，血清维生素 B_{12}、叶酸等检查可助诊断，补充造血原料后治疗有效。

(4) 急性粒细胞缺乏症：粒细胞缺乏症患者骨髓穿刺涂片中可见原始、早幼粒细胞增多，血小板正常，无 Auer 小体及异常染色体，短时间可治愈。

(五) 治疗

根据白血病患者的 MICM 分型结果及临床特点，进行预后危险分层，按照患者及家属意见、经济能力，进行个体化治疗，提高患者治疗依从性。急性白血病的治疗主要为一般治疗、化学治疗、造血干细胞移植治疗。

1. 一般治疗

(1) 高白细胞血症的处理：血常规提示白细胞计数 $>100\times10^9/L$ 时，可采用血细胞分离机单采去除增高白细胞（急性早幼粒细胞白血病一般不推荐），并给予水化、化疗。

(2) 防治感染：感染为白血病主要并发症及死亡原因，应积极治疗及预防感染，减少患者死亡率。

(3) 成分输血：基于吸氧、血红蛋白应保持在80g/L以上。

(4) 防治尿酸性肾病：预防高尿酸导致的肾损害。

2. 化学治疗 白血病患者化疗的目的是使白血病达到完全缓解（CR）、延长生存期。完全缓解指白血病的症状和体征消失，外周血无原始细胞，无髓外白血病。骨髓三系造血恢复，原始细胞 $<5\%$，外周血中性粒细胞 $>1.0\times10^9/L$，血小板 $\geq100\times10^9/L$。

白血病患者确诊后首先遵照早期、足量、联合、个体化原则进行诱导化疗，尽早达到完全缓解，进而进入缓解后治疗或选择造血干细胞移植。

(1) 急性淋巴细胞白血病的治疗：分为诱导缓解治疗和缓解后治疗。诱导缓解治疗基本方案为 VP 方案，由长春新碱（VCR）和泼尼松组成。缓解后治疗，分巩固强化治疗和维持治疗两个阶段。

(2) 急性髓系白血病的治疗

1) 急性早幼粒细胞白血病（APL）的治疗：PML-RARa 融合基因是全反式维 A 酸（ATRA）和砷剂（如三氧化二砷）治疗的分子基础。ATRA 作用于 RARa 靶基因，促使早幼粒白血病细胞分化成熟，常用剂量为 $20mg/(m^2\cdot d)$ 口服。目前多采用 ATRA 加蒽环类药物的方案，完全缓解率为70%~95%，同时降低"维 A 酸综合征"的发生率和死亡率。

2) 急性髓系白血病（非 APL）的治疗：诱导缓解治疗多采用标准剂量的阿糖胞苷即 AT-C 剂量为 $100\sim200mg/(m^2\cdot d)\times7$ 天联合以下药物。①DA 方案：柔红霉素（DNR）$45\sim90mg/(m^2\cdot d)$ 静脉注射，第1~3天。还可用米托蒽醌（NVT）$8\sim12mg/(m^2\cdot d)$ 替代 DNR，但是骨髓抑制时间较长。②IA 方案：用去甲氧柔红霉素（IDA）$12mg/(m^2\cdot d)$ 代替 DNR 可取得较高的缓解率。③HA

方案：高三尖杉碱（HHT）2.0~2.5mg/(m^2·d）静脉注射，第1~7天。缓解后治疗目的是尽量消灭残存的白血病细胞，减少复发，延长生存期，达到治愈。

3. 造血干细胞移植 造血干细胞移植是目前根治急性白血病的唯一手段。对难治、复发白血病可能是唯一的挽救性治疗措施。造血干细胞移植应选在第1次完全缓解期内进行，移植成功后5年无病存活率约50%。

（六）预后

急性白血病若不经特殊治疗，平均生存期仅3~6个月，短者甚至在诊断数天后即死亡。化疗的进展和造血干细胞移植的应用使不少患者获得病情缓解以得到长期生存。

第六节 过敏性紫癜

案例导入

【案例】

患者，男性，25岁。因“双下肢出血点3天”就诊。查体：体温36.8℃，双下肢可见散在出血点及瘀斑，以胫前为明显，踝关节肿胀。血常规：白细胞计数5.5×10^9/L、血红蛋白130g/L、血小板计数120×10^9/L；外周血涂片：中性分叶核粒细胞68%、淋巴细胞30%、单核细胞2%，未见原始及幼稚细胞。

【问题】

请分析目前该患者最可能的诊断是什么。

一、概述

过敏性紫癜（allergic purpura）亦称Henoch-Schönlein综合征，是临床中常见的血管变态反应性疾病之一，因机体对变应原产生变态反应，从而导致毛细血管或小血管脆性和通透性增加，导致血液外渗，皮肤黏膜、器官出现紫癜；同时可伴发血管神经性水肿、荨麻疹等过敏表现。

青少年多发本病，男性多于女性，春秋季节易发生本病。

二、病因和发病机制分析

（一）感染

1. 细菌 主要为β溶血性链球菌导致的上呼吸道感染最为常见。

2. 病毒 麻疹病情、水痘-带状疱疹病毒等感染多见。

3. 其他 蛔虫等寄生虫感染多见。

（二）食物

主要是动物蛋白导致的变态反应所致，常见易导致变态反应的动物蛋白有鱼、虾、蟹、蛋、牛奶、鸡蛋等。

（三）药物

1. 抗生素类　头孢菌素类、青霉素、磺胺类等抗生素。

2. 解热镇痛药　如非甾体抗炎药等。

3. 其他药物　如阿托品、异烟肼及噻嗪类利尿药等。

（四）其他

如花粉、粉尘、生物疫苗、蚊虫叮咬及寒冷刺激等。

（五）发病机制

具体发病机制不详，可能与个体免疫异常有关。因各种理化刺激因子作用于易感人群的淋巴细胞，导致T淋巴细胞免疫功能紊乱、B细胞异常克隆活化，从而分泌大量IgA、IgE和TNF-α、IL-6等炎症刺激因子，形成免疫复合物，诱发异常免疫应答，导致系统性血管炎、造成组织器官损伤。

三、临床表现

多数患者发病前2周有上呼吸道感染症状等临床表现，继而出现典型临床表现。

1. 单纯型过敏性紫癜（紫癜型）　临床上最常见，主要表现为皮肤紫癜，以下肢及臀部多见，局限于四肢。紫癜多为对称性、反复出现，有皮肤水肿、荨麻疹。紫癜大小不等、初呈深红色，按之不褪色，可融合成大片，数日内逐渐褪色，7~14天逐渐消退。

2. 腹型过敏性紫癜　患者因消化道及腹腔血管受累，除皮肤紫癜外，患者可伴有腹痛、恶心、呕吐、腹泻及消化道出血等症状。

3. 关节型过敏性紫癜　除皮肤紫癜外，可出现关节疼痛、肿胀、功能受限等临床表现。

4. 肾型过敏性紫癜　除皮肤紫癜外，病变累及肾小球毛细血管袢，有血尿、蛋白尿及管型尿，偶见高血压及急性肾功能损害等表现。

5. 混合型过敏性紫癜　皮肤紫癜合并上述2种以上临床表现。

6. 其他　病变可累及的部位有眼部、脑及脑膜血管，并出现相应临床表现。

四、辅助检查

1. 血、尿、粪常规检查

（1）血常规检查：白细胞计数正常或轻度升高，中性粒细胞、嗜酸性粒细胞计数可增高。

（2）尿、粪常规检查：可有不同程度血尿、蛋白尿、管型尿；腹型紫癜者粪便潜血阳性。

2. 凝血功能检查　凝血因子检查出血时间可延长。

3. 血清学检查 对于肾型及合并肾型患者，可出现肾功能受损。

五、诊断与鉴别诊断

1. 诊断

（1）多数患者发病前2周左右有上呼吸道感染等病史。

（2）典型4肢皮肤紫癜、尤以下肢为主，可伴腹痛、关节肿痛及血尿。

（3）出血时间可能延长。

（4）排除其他疾病所致的血管炎及紫癜。

2. 鉴别诊断 需与以下疾病鉴别：遗传性毛细血管扩张症、单纯性紫癜、原发免疫性血小板减少症、风湿性关节炎、肾小球肾炎、系统性红斑狼疮、外科急腹症等。

六、治疗与预防

1. 消除致病因素 积极预防感染，根除局部病灶，养成良好卫生习惯，避免使用导致过敏食物及药物。

2. 一般治疗

（1）急性期卧床休息，合理膳食结构。

（2）抗组胺药物使用：如盐酸异丙嗪、氯苯那敏等。

（3）改善血管通透性的药物：如维生素C、芦丁等。

3. 糖皮质激素的应用 主要用于严重的关节肿痛、急进性肾小球肾炎、肾病综合征等。

4. 对症治疗 腹痛可予阿托品或山莨菪碱口服或皮下注射缓解症状；关节痛可酌情用镇痛药；频繁呕吐者可用止吐药；消化道出血者可进行对症治疗。

5. 其他 上述治疗效果不满意者或反复发作者，可考虑使用：免疫抑制剂、抗凝治疗等治疗；中医药治疗以凉血、解毒、活血化瘀为主。

七、病程及预后

本病病程一般在2周左右，绝大多数预后良好，少数肾型患者预后较差，可转为慢性肾炎或肾病综合征。

考试知识点总结

本章小结

协和云课堂…… 拓展练习及参考答案

（史胜奇）

教学课件

第十章　内分泌系统疾病

学习目标

素质目标

树立知识迁移的学习意识，具有主动了解内分泌系统疾病最新指南的意识，深化对内分泌系统疾病的认识和理解。

知识目标

（1）掌握：甲状腺功能亢进症、糖尿病、痛风、骨质疏松症的定义、诊断标准。

（2）了解：甲状腺药物治疗常见药物及不良反应；常见降糖药用法用量及不良反应；痛风的常见诱因、常见药物及不良反应；骨质疏松症治疗常用药及不良反应。

（3）熟悉：糖尿病、痛风、骨质疏松症患者的易患因素。

能力目标

（1）通过对甲状腺功能亢进症的学习具备初步识别常见甲状腺毒症的病因分类，并合理指导患者诊治。

（2）通过对糖尿病学习，熟悉糖尿病的分类；具备对糖尿病高危人群进行健康教育及一级预防的能力，对已诊断的糖尿病患者有指导临床用药的能力，同时具备对糖尿病急慢性并发症有识别和指导的能力。

（3）通过学习痛风相关知识，具备有对痛风高危人群的健康指导教育，识别痛风药物的不良反应，指导患者合理用药和停药标准。

（4）通过对骨质疏松症学习具备对骨质疏松症高危人群的健康指导并进行一级预防，指导患者合理用药，对已出现骨质疏松症进行二级预防指导，提高生活质量。

·核心知识拆解·

内分泌系统由内分泌组织、内分泌腺和内分泌细胞组成。内分泌组织主要分布在心血管、胃肠、肾脏、脂肪组织、脑（下丘脑）；内分泌腺包括垂体、甲状腺、甲状旁腺、肾上腺、性腺等。激素是一种由内分泌腺体或分散的内分泌细胞分泌的高效活性物质，经过特定的运输到达靶组织和器官，以极低的浓度维持着器官、组织和细胞间相互作用，维持生命活动的正常。

第一节　概　　述

一、激素的作用方式和分类

（一）激素的作用方式

1. 内分泌　激素通过血液转运到达作用的组织或器官，此过程为激素经典的作用方式。

2. 旁分泌　在激素产生组织或细胞的局部发挥作用。

3. 胞分泌　细胞内分泌的激素作用于细胞自身。

4. 神经分泌　神经细胞分泌的化学物质经过合成、储存，必要时进入血液循环或局部组织中，以调节靶组织或细胞的功能。常见的如视上核和下丘脑室旁核合成精氨酸加压素，经下丘脑-垂体神经束移行至垂体后叶。

（二）分类

激素按化学结构不同分为4类。

1. 肽类激素　由多肽组成，如胰岛素、甲状旁腺激素、促甲状腺激素等。

2. 氨基酸类激素　包括甲状腺素（T_4）和小部分三碘甲状腺原氨酸（T_3）。

3. 胺类激素　如肾上腺素、去甲肾上腺素、多巴胺等。

4. 类固醇激素　来源于胆固醇，如性激素、肾上腺皮质激素。

二、内分泌系统的调节

（一）激素的调节

1. 激素的反馈调节　下丘脑-腺垂体-靶器官：下丘脑释放的激素或抑制激素通过门静脉系统进入腺垂体，可调节腺垂体功能，继而腺垂体分泌的激素进一步调节靶器官，从而组成下丘脑-腺垂体-靶器官的调节功能。

2. 下丘脑-神经垂体系统　视上核及下丘脑室旁核分泌的血管升压素（AVP）和催产素，经神经轴突进入神经垂体储存并向血液中释放，调节靶器官或靶组织的功能。

（二）激素的反馈调节机制

激素的主要调节机制包括负反馈调节和正反馈调节。

负反馈调节最经典的即下丘脑-腺垂体-甲状腺轴，下丘脑分泌的促甲状腺素释放激素刺激垂体分泌促甲状腺激素，促甲状腺激素可以促进甲状腺分泌甲状腺激素，甲状腺激素升高后抑制下丘脑分泌促甲状腺激素释放激素的分泌和释放，并抑制垂体释放促甲状腺激素的分泌和释放，从而降低甲状腺激素的水平。正反馈调节与负反馈调节恰恰相反。正、负反馈调节广泛存在于体内，维持机体正常生长发育、衰老等自然过程。

第二节　甲状腺毒症

案例导入

【案例】

患者，女性，30岁。以“怕热、多汗、情绪激动2月”就诊。患者2个月前无明显诱因出现怕热、多汗，烦躁易怒、情绪激动，体重减轻约8kg，伴有心悸，无胸闷、气短，无阵发性呼吸困难，无口渴、多饮等。2月来患者出现大便次数增多，每天5~6次，黄色稀便，精神可，夜休差，食欲亢进、小便正常。查体：体温36.8℃，脉搏110次/分，呼吸20次/分，血压110/70mmHg。发育正常，消瘦貌，神志清，全身皮肤潮湿，双眼球突出、双侧甲状腺Ⅱ度肿大、质韧，未闻及血管杂音。心肺腹未见明显异常。

【问题】

1. 请分析该患者目前诊断可能是什么疾病？
2. 请分析应尽一步完善哪些检查？

一、概述

甲状腺毒症（thyrotoxicosis）是指体内甲状腺激素分泌过多，引起的一系列临床症状和体征的状况。根据甲状腺的功能状态，甲状腺毒症可为甲状腺功能亢进症、非甲状腺功能亢进症（表10-1）。甲状腺功能亢进症（hyperthyroidism，简称甲亢）是指甲状腺本身产生过多的甲状腺激素释放入血而引起的甲状腺毒症。非甲状腺功能亢进症包括破坏性甲状腺毒症（destructive thyrotoxicosis）和外源性甲状腺毒症。破坏性甲状腺毒症指甲状腺滤泡被炎症破坏，甲状腺细胞滤泡内储存的大量甲状腺激素迅速进入血液循环引起的甲状腺毒症；常见的炎症包括亚急性甲状腺炎、无痛性甲状腺炎、产后甲状腺炎等。我国甲亢的患病率为0.8%，其中弥漫性毒性甲状腺肿（Graves病）占我国甲亢的80%以上。本任务重点讲解弥漫性毒性甲状腺肿（Graves病，以下简称GD）。

表10-1　甲状腺毒症的常见表现

甲状腺功能亢进症	非甲状腺功能亢进症
1. 弥漫性毒性甲状腺肿（Graves病）	1. 亚急性甲状腺炎
2. 多结节性毒性甲状腺肿	2. 无痛性甲状腺炎
3. 甲状腺自主高功能腺瘤	3. 桥本甲状腺炎
4. 碘致甲状腺功能亢进症（碘甲亢）	4. 产后甲状腺炎（PPT）
5. 桥本甲状腺炎	5. 外源甲状腺激素
6. 新生儿甲状腺功能亢进症	6. 异位甲状腺激素产生（卵巢甲状腺肿）
7. 垂体促甲状腺激素腺瘤	

二、病因和发病机制分析

甲亢的病因可分为甲状腺源性和非甲状腺源性两类，核心发病机制与甲状腺激素（T_3/T_4）合成或分泌失控相关。

甲亢以 Graves 病最为常见，由促甲状腺激素受体抗体（TRAb）激活促甲状腺激素（TSH）受体，引发自身免疫性甲状腺激素过度分泌，并受遗传（如 *HLA-DR3* 基因）及环境因素（感染、碘过量）共同驱动；其次为毒性结节性甲状腺肿，包括单发或多发结节，其机制与促甲状腺激素受体或 G 蛋白基因突变导致结节自主性激素分泌相关，核素扫描可见“热结节”。

非甲状腺性甲亢涵盖垂体促甲状腺激素瘤异常刺激、人绒毛膜促性腺激素（hCG）与促甲状腺激素受体交叉反应（如妊娠甲亢）、外源性激素摄入或转移性甲状腺癌分泌等。此外，碘过量（Jod-Basedow 效应）可诱发潜在甲状腺疾病患者发生甲亢。病因鉴别需结合免疫学、影像学（超声/核素扫描）及基因检测，精准区分对制订个体化治疗方案（药物、手术或放射性碘）至关重要。

三、临床表现

1. 代谢亢进与交感神经兴奋表现 甲亢患者因甲状腺激素（T_3、T_4）分泌过多，导致全身代谢率显著增高。典型症状如下。

（1）高代谢综合征：怕热多汗、皮肤潮湿、低热（体温常低于 38℃），食欲亢进但体重进行性下降，易疲劳、肌肉无力。

（2）神经精神症状：情绪不稳、易激惹、焦虑、失眠，双手细微震颤，注意力不集中，严重者可出现躁狂或抑郁状态。

（3）消化系统异常：肠蠕动加快导致腹泻、排便次数增多，部分患者伴肝酶升高。

2. 甲状腺肿大与眼部病变 甲状腺特征性改变，多数患者表现为弥漫性、对称性甲状腺肿大，质地柔软，触诊可扪及震颤，听诊闻及血管杂音（猫喘样颤动）。

眼征分为以下两类。

（1）单纯性突眼（非浸润性）：因交感神经兴奋引起眼睑挛缩，表现为眼球突出（突眼度 < 18mm）、睑裂增宽、瞬目减少，通常无症状。

（2）浸润性突眼（Graves 眼病）：与自身免疫相关，出现眼球运动障碍、复视、结膜充血水肿，严重者可致视力下降或失明。

3. 心血管系统损害及危象风险

（1）心血管表现：心率增快（静息心率 > 100 次/分）、脉压差增大，常见房性心律失常（如房颤），老年患者可为首发症状。长期未控制者可发展为甲亢性心脏病，表现为心力衰竭。

（2）甲状腺危象：为甲亢最严重并发症，多由感染、手术等应激诱发。表现为高热（>39℃）、心动过速（>140 次/分）、恶心呕吐、大汗淋漓，伴意识障碍（谵妄、昏迷）及多器官衰竭，死亡率为 20%~50%。

四、辅助检查

1. 实验室检查

（1）促甲状腺激素：血清促甲状腺激素浓度是甲状腺变化中最灵敏的指标。

（2）血清总甲状腺素（TT_4）：是血清中最稳定、重复性好，诊断甲亢的主要指标之一。

（3）血清总三碘甲状腺原氨酸（TT_3）：绝大多数患者甲状腺毒症时 TT_4 和 TT_3 同时升高；TT_3 升高可先于 TT_4。

（4）促甲状腺激素受体抗体和甲状腺刺激性抗体：未经过治疗的 Graves 患者 TRAb 阳性率达 98%，促甲状腺激素受体刺激性抗体（TSAb）阳性率可以达到 85%~100%。

2. 甲状腺超声及 CT、MRI 检查 在甲状腺超声检查中甲亢患者甲状腺血流信号丰富、成片状分布，可与甲状腺炎引起的甲状腺毒症相鉴别。CT、MRI 检查可助鉴别诊断。

五、诊断与鉴别诊断

1. 甲亢诊断

（1）高代谢症候群和体征。

（2）甲状腺肿大。

（3）血清甲状腺激素水平增高、TSH 水平降低。

2. Graves 病诊断

（1）甲亢诊断成立。

（2）甲状腺弥漫性肿大。

（3）眼球突出或其他浸润性眼病。

（4）胫前黏液性水肿。

（5）TRAb、甲状腺过氧化物酶自身抗体（TPOAb）阳性。

其中第 1 条和第 2 条为必须条件，其他三条为辅助条件。

3. 鉴别诊断

（1）甲状腺毒症其他原因鉴别：主要与亚急性甲状腺炎的鉴别。亚急性甲状腺炎常见于上呼吸道病毒感染后 1~3 周出现颈前疼痛，可伴有低热，高代谢症候群；查体甲状腺触痛阳性。

（2）甲亢病因鉴别：结节性毒性甲状腺肿、甲状腺自主高功能腺瘤等相鉴别。

六、治疗

目前主要的三种治疗方法：抗甲状腺药物治疗（ATD）、放射性碘（^{131}I）治疗、手术治疗。抗甲状腺药物治疗主要目的是抑制甲状腺激素合成，放射性碘和手术治疗是破坏性减少甲状腺组织、减少甲状腺素的合成和释放。

（一）抗甲状腺药物治疗

常用药物分两类为硫脲类和咪唑类。硫脲类包括丙硫氧嘧啶（PTU）、甲硫氧嘧啶（MMI）。咪唑类常用药物为甲巯咪唑、卡比马唑。甲亢经过抗甲状腺药物规律治疗治愈率约为40%，规律治疗周期需1.5~2.0年，临床上用药治疗时间往往超过2年以上。

1. 适应证

（1）病情较轻、伴有轻中度甲状腺肿。

（2）妊娠期、高龄或不宜手术治疗者。

（3）手术前和^{131}I治疗前手术准备。

（4）手术后复发不能进行^{131}I治疗者。

2. 药物选择 抗甲状腺药物治疗甲亢，症状控制常需4~8周时间进行治疗，治疗期间每4~6周复查甲状腺功能一次；当甲状腺激素水平恢复正常后需减量。

（1）丙硫氧嘧啶：优选用于妊娠期1~3月女性和甲状腺危象患者。治疗期甲硫氧嘧啶一般选择每次50~150mg，2~3次/日口服；维持期选择每次50~100mg，2~3次/日。

（2）甲巯咪唑：治疗期10~30mg/d，1次/日；维持期每次5~10mg，1次/日。

甲亢治疗缓解：指停药1年，血清TSH和甲状腺素水平正常。抗甲状腺药物治疗停药指标：甲状腺功能恢复正常和TRAb阴性。

抗甲状腺药物治疗复发：50%~75%在停药3个月内复发；常见的复发因素：男性、吸烟、甲状腺明显肿大、TRAb持续高滴度、甲状腺血流丰富等。

3. 常见不良反应

（1）粒细胞缺乏症：发生率约0.7%。中性粒细胞计数$<1.5\times10^9$/L禁用抗甲状腺药物治疗；除关注血常规中白细胞计数，同时应关注患者的发热、咽痛等症状。

（2）皮疹：发生率约5%。轻度皮疹给予抗过敏治疗，或调整为另一种抗甲状腺药物治疗；严重皮疹需停抗甲状腺药物治疗。

（3）肝损害：丙硫氧嘧啶引起肝损害发生率约2.7%，主要是肝细胞损害、转氨酶升高，主要发生于高龄和大剂量患者；甲硫氧嘧啶引起肝损害发生率约0.4%，主要是胆汁淤积、胆红素水平升高。

（4）血管炎：随着用药时间延长，发生率增高。

（5）致胎儿皮肤发育不良等畸形发生率为2%~4%。

（二）放射性碘治疗

^{131}I治疗目的是破坏甲状腺组织，减少甲状腺素释放。作用机制是^{131}I被甲状腺摄取后释放出β射线，破坏甲状腺组织细胞；β射线在甲状腺细胞内的射程为2mm，不会累及毗邻组织。

1. 适应证

（1）甲状腺肿大Ⅱ度及以上。

（2）对抗甲状腺药物过敏。

（3）抗甲状腺药物治疗或者手术治疗后复发。

（4）甲亢合并心脏病。

（5）甲亢伴中性粒细胞减少、血小板减少或全血细胞减少。

（6）甲亢合并肝、肾等脏器功能损害。

（7）拒绝手术治疗或者有手术禁忌证。

（8）浸润性突眼。对轻度和稳定期的中、重度甲亢突眼可单用^{131}I治疗，对活动期患者，可以加用糖皮质激素。妊娠和哺乳期禁止 ^{131}I 治疗。

2. 剂量确定 治疗剂量为 2.59~4.44MBq/g 甲状腺组织，^{131}I 治疗前抗甲状腺药物治疗需停药 1 周。

3. 治疗效果 ^{131}I 治疗甲亢的治愈率在 85%以上；^{131}I 治疗后甲状腺功能减退的每年发生率 5%、10 年达到 40%~70%。^{131}I 治疗后 2~4 周甲亢症状减轻、甲状腺组织缩小，6~12 周甲状腺功能逐渐恢复正常。^{131}I 治疗后每 4 周复查一次甲功，若发现甲状腺功能减退可给予终身服用甲状腺素替代治疗。

4. 并发症 主要为放射性甲状腺、诱发甲状腺危象、加重甲亢突眼，发生率与治疗经验有关。

（三）手术治疗

1. 适应证

（1）甲状腺显著肿大（>80g），伴有压迫感。

（2）中-重度甲亢，口服药物无效，或停药后复发，或不能坚持服药者。

（3）胸骨后甲状腺肿。

（4）甲状腺癌或者怀疑甲状腺癌。

（5）抗甲状腺药物治疗无效或过敏的妊娠期 4~6 个月患者。

2. 禁忌证

（1）合并心功能衰竭、肝衰、肾功能衰竭、呼吸系统疾病不能耐受手术者。

（2）妊娠 12 周前和 28 周后者。

（四）甲状腺危象的诊治

甲状腺危象是甲状腺毒症急性加重的综合征，主要原因是大量甲状腺激素释放进入血循环，常见诱因有感染、手术、创伤、精神刺激等。常见临床表现有高热或超高热、大汗、心动过速（>140 次/分），烦躁不安、澹妄、恶心、呕吐等；严重患者可出现心衰、休克、意识障碍等，临床死亡率约 20%。

治疗包括以下方面。

（1）控制诱因、对症支持治疗。

（2）抗甲状腺药物：丙硫氧嘧啶 500~1000mg 口服或者鼻饲注入，以后每次 250mg，4 小时 1 次。

（3）碘剂：复方碘溶液每次 5 滴、6 小时一次。

（4）β 受体阻断药：普萘洛尔 60~80mg/d，每 4 小时一次；减少甲状腺激素对心脏的刺激作用和抑制外周组织 T_4 向 T_3 转换。

（5）糖皮质激素：氢化可的松 300mg 首次静滴，以后每次 100mg，8 小时一次。

（6）必要时可选择血液透析或血浆置换以降低血浆甲状腺激素浓度。

第三节　糖尿病

微课：糖尿病

案例导入

【案例】

患者，男性，60岁。以“多饮、多食、体重减轻半年”主诉入院。半年来患者无明显诱因出现多饮、多尿，以尿量增多为著，食量增加，乏力，体重减轻约10kg，无明显心悸、大汗，无情绪激动、烦躁易怒，在当地查静脉空腹血糖10mmol/L，餐后2小时血糖15mmol/L。查体：体温36.6℃，脉搏90次/分，呼吸18次/分，血压120/70mmHg。发育正常，肥胖体型，神志清，精神差。甲状腺无肿大。心、肺、腹未见明显异常。

【问题】

1. 请分析该患者目前诊断可能是什么疾病？
2. 请分析应尽一步完善哪些检查？

一、概述

糖尿病是由多种病因引起的以高血糖为特征的慢性代谢性疾病，以胰岛素分泌不足和/或作用缺陷为特点；长期高血糖导致碳水化合物、脂肪、蛋白质代谢紊乱引起多系统损害，导致眼、肾、神经、心脏、血管等组织器官的慢性进行性病变、功能减退及衰竭。不合理停药、应激、感染等可导致急性严重代谢异常，出现糖尿病酮症酸中毒、高血糖高渗综合征等。

根据中华医学会内分泌学会2015年至2017年在全国31个省市进行的流行病学调查，我国18岁及以上人群糖尿病患病率为11.2%，糖尿病患者约1.41亿，位居世界第一位。我国糖尿病患者以2型糖尿病（T2DM）为主，占90%~95%，1型糖尿病（T1DM）和其他类型糖尿病少见，男性高于女性；经济发达地区发病率高于中等发达地区和不发达地区，城市高于农村；同时未诊断的糖尿病比例较高。

随着国家城镇化建设、人口老龄化、超重和肥胖急剧增加等因素影响，糖尿病患者群会逐步升高。

二、分型

采用WHO（1999）的糖尿病病因学分型体系，根据病因学将糖尿病分为4类：1型糖尿病、2型糖尿病、特殊类型糖尿病、妊娠糖尿病。

1型糖尿病包括免疫介导型和特发型。

特殊类型糖尿病以下包括8种类型。

1. 胰岛B细胞功能单基因缺陷型　*CODY2*、*CODY3*、*CODY1*、*CODY5*等。

2. 胰岛素作用单基因缺陷　A型胰岛素抵抗、矮妖精貌综合征、Rabson-Mendenhall综合征。

3. 胰源性糖尿病 纤维钙化性胰腺病、胰腺炎、创伤/胰腺切除术、胰腺囊肿、囊性纤维化、血色病等。

4. 内分泌疾病 库欣综合征、肢端肥大症、嗜铬细胞瘤、胰高血糖素瘤、甲状腺功能亢进症、生长激素瘤、原发性醛固酮增多症等。

5. 药物或化学品所致糖尿病 糖皮质激素、某些抗肿瘤药、α-干扰素等。

6. 感染 先天性风疹、巨细胞病毒、腺病毒、流行性腮腺炎病毒等。

7. 不常见的免疫介导性糖尿病 僵人综合征、胰岛素自身免疫综合征、胰岛素受体抗体等。

8. 其他与糖尿病相关的遗传综合征 唐氏（Down）综合征、弗里德赖希型（Friedreich）共济失调、强直性肌营养不良、卟啉病、特纳（Turner）综合征等。

三、病因和发病机制分析

糖尿病的病因和发病机制极为复杂，由遗传因素和环境因素共同参与。胰岛素由胰岛B细胞合成分泌，经血液循环到达体内各组织器官的靶细胞，与特异受体结合引起细胞内物质代谢反应，在胰岛素代谢过程中任何一个环节发生异常均可导致糖尿病。

在糖尿病的自然病程包括以下3个过程。①血糖水平正常，但存在自身免疫抗体阳性、胰岛素抵抗、胰岛B细胞功能缺陷，此过程时间较长，可为数年。②糖尿病前期，血糖高于正常、但达不到糖尿病诊断标准；此期出现血糖调节受损，空腹血糖受损（IFG）和/或糖耐量减退（IGT）。③最终发展为糖尿病。

（一）1型糖尿病

1型糖尿病为自身免疫性疾病，是遗传因素和环境因素共同参与的结果。某些病毒感染、化学毒物等外界因素作用于有遗传易感性的个体，激活T淋巴细胞介导的自身免疫反应，继而引起选择性胰岛B细胞破坏和功能衰竭，体内胰岛素分泌绝对不足，最终导致糖尿病。

1. 遗传因素 在同卵双生子中1型糖尿病患病率达30%~40%，提示遗传因素有关。

2. 环境因素 30年来全世界1型糖尿病发病率明显上升，提示环境因素在1型糖尿病发病中期起重要作用。

（1）病毒感染：风疹病毒、腮腺炎病毒、柯萨奇病毒、巨细胞病毒等感染，可导致胰岛B细胞受损，大量破坏胰岛B细胞或使细胞发生变化，胰岛B细胞数量减少。

（2）化学毒物和饮食因素：有些化学毒物如链脲佐菌素等可导致胰岛B细胞迅速破坏。

3. 自身免疫

（1）体液免疫：新诊断的1型糖尿病发患者中约90%存在胰岛细胞抗体（ICA）、胰岛素抗体（IAA）、谷氨酸脱羧酶抗体、蛋白质酪氨酸磷酸酶样蛋白抗体、锌转运体8抗体阳性。

（2）细胞免疫：细胞免疫异常在1型糖尿病发病过程中起重要作用。

（二）2型糖尿病

2型糖尿病是遗传因素、环境因素共同参与导致的多基因遗传性疾病，目前对2型糖尿病的病因和发病机制仍在探索中。

1. 遗传因素与环境因素 同卵双生子中2型糖尿病的患病率约100%，腹型肥胖与胰岛素抵抗和2型糖尿病的发生关系密切。

2. 胰岛素抵抗和B细胞功能缺陷 2型糖尿病发病主要环节是胰岛B细胞功能缺陷导致胰岛素缺乏和靶组织（主要是骨骼肌和肝脏）的胰岛素抵抗。

1）胰岛素抵抗指胰岛素作用的靶器官（肝脏、肌肉和脂肪组织）对胰岛素作用的敏感性降低。

2）胰岛B细胞功能缺陷在糖尿病的发病过程中起主要作用，胰岛B细胞对胰岛素抵抗的失代偿是导致2型糖尿病发病的最后共同机制。

3. 胰岛A细胞功能异常和肠促胰素分泌缺陷。

四、临床表现

典型表现为多尿、多饮、多食、消瘦，即“三多一少”。

1. 多尿 因血糖过高，通过肾小球滤出后未能完全被肾小管再吸收而形成糖尿，导致尿渗透压增加，从而产生渗透性利尿，每日总量可达5L以上。

2. 多饮 由于多尿，水分丢失过多，发生细胞内脱水，刺激口渴中枢。患者口渴思饮，饮水量明显增加。

3. 多食 由于胰岛素相对或绝对不足，肝糖原和肌糖原储存减少，细胞摄入和利用葡萄糖不足，大部分葡萄糖随尿排出体内缺乏能量，患者常感饥饿、多食。

4. 消瘦 机体不能充分利用葡萄糖，使脂肪和蛋白质分解增加，消耗过多，呈负氮平衡，机体逐渐消瘦，体重减轻。

可有皮肤瘙痒、视物模糊等，约50%患者无临床症状，常于健康体检或其他疾病时发现血糖升高。

五、并发症

（一）急性严重代谢紊乱

1. 糖尿病酮症酸中毒 糖尿病酮症酸中毒是最常见的糖尿病急症之一。以高血糖、酮症、酸中毒为主要表现，是胰岛素分泌不足和胰岛素拮抗激素分泌过多共同作用的结果，导致严重代谢紊乱。酮体包括β-羟丁酸、乙酰乙酸、丙酮。

（1）诱因：最常见是感染，以及胰岛素治疗中断或不适当减量、应激、酗酒、应用某些药物等。

（2）病理生理

1）酸中毒：机体产生的有机酸增加，有效循环衰竭、导致肾脏有效血容量不足，继而出现肾脏对酸性代谢产物排出减少导致酸中毒。

2）严重失水：机体代谢产物增加导致渗透性利尿，呼吸加深加快从而呼吸道丢失大量水分，呕吐、厌食等进一步引起水摄入不足；渗透压升高，细胞内水转移至细胞外加重细胞内缺水。

3）电解质紊乱：渗透性利尿、呕吐导致钠、钾、氯、磷酸根等大量排出，厌食、恶心导致电解质摄入减少，从而引起严重电解质紊乱。

4）组织缺氧。

5）循环衰竭与肾功能障碍：严重脱水、有效血循环衰竭、微循环障碍导致低血容量性休克；肾脏有效灌注减少，引起少尿或无尿，严重者引起急性肾衰竭。

6）中枢神经系统损伤：糖尿病酮症酸中毒导致脑细胞损伤或脑水肿。

（3）临床表现：除典型“三多一少”症状外，可有乏力、厌食、恶心呕吐、口干、头痛、嗜睡、呼吸深快，呼出气体中可有烂苹果味。脱水严重者可出现少尿或无尿，皮肤黏膜干燥，血压下降、心率增快，甚者出现意识障碍等。

（4）实验室检查

1）尿常规：尿糖阳性、尿酮体阳性，可伴有或不伴尿蛋白或管型尿。

2）生化检查：血糖升高，一般在16.7~33.3mmol/L，血酮体阳性，血酮体>3mmol/L提示有酸中毒；动脉血气分析提示实际HCO_3^-和标准HCO_3^-降低，CO_2结合力下降，酸中毒失代偿期后血pH值下降。电解质血清钾离子可正常、升高或降低，血钠、血氯降低，尿素氮和肌酐升高。

（5）治疗原则：快速补液恢复有效血容量、纠正失水状态，降低血糖，维持电解质和酸碱平衡，积极控制病因、预防并发症，降低死亡率。

2. 高渗高血糖综合征 高渗高血糖综合征（HHS）是以严重高血糖、高血浆渗透压、脱水为特点，伴或不伴酮症的糖尿病急性代谢紊乱的症候群，伴有不同程度意识障碍。

（1）诱因：常见有急性感染、外伤、手术、脑血管意外、禁食等，不合理使用糖皮质激素、利尿药等药物，水摄入不足、失水，静脉高营养等。

（2）临床表现：起病较为缓慢，早期为多尿、多饮，食欲减退；严重者出现脱水和神经精神症状，最终可能出现昏迷。

（3）实验室检查：血糖≥33.3mmol/L，有效血浆渗透压≥320mOsm/kg可助诊断。

（4）治疗原则同糖尿病酮症酸中毒。

（二）慢性并发症

糖尿病是导致我国终末期肾脏病、成人失明、非创伤性截肢的主要原因。

1. 糖尿病肾病 我国20%~40%的糖尿病患者合并糖尿病肾病，是目前我国慢性肾脏病和终末期肾病的主要原因。糖尿病肾脏病在排除其他慢性肾脏病基础上，可根据持续存在的尿白蛋白/肌酐比值（UACR）升高或/和eGFR下降诊断。

UACR检查在3~6个月内如果3次中有2次阳性，在排除感染等因素后可诊断白蛋白尿。UACR在30~300mg/g为微量白蛋白尿，UACR>300mg/g为大量白蛋白尿。当患者eGFR<60ml/（min·1.73m^2）时提示肾功能下降。UACR升高与肾小球滤过率（eGFR）降低、心血管事件、死亡风险增加密切相关。

治疗应包括生活方式调整，控制高血糖及高血压，调节血脂，优质蛋白饮食在内的营养支持治疗。

2. 糖尿病视网膜病变（DR） 糖尿病视网膜病变增殖期是糖尿病特有的并发症。糖尿病视网膜病变的主要危险因素有糖尿病病程、高血糖及高血压、血脂水平及糖尿病合并妊娠状态。

首诊的2型糖尿病患者应尽快首次眼底检查；1型糖尿病患者在确诊5年内要做全面的眼科检查。怀孕的糖尿病患者应在妊娠前或第一次产检、妊娠后每3个月、分娩前及产后3月内进行眼科检查。

3. 糖尿病神经病变　糖尿病神经病变是糖尿病最常见的慢性并发症。神经病变的发生发展与糖尿病病程、血糖控制情况、肥胖、胰岛素抵抗等相关，病程超过10年的患者更易出现明显的神经病变。

远端对称性多发性神经病变是糖尿病神经病变最常见的类型；2型糖尿病患者在确诊时、1型糖尿病患者在确诊5年后应进行糖尿病神经病变筛查，此后每年筛查一次。

4. 糖尿病下肢动脉病变　糖尿病下肢动脉病变主要病理基础是为动脉粥样硬化，临床主要表现在下肢动脉的狭窄和闭塞，主要累及股深动脉、胫前动脉。

对于50岁以上的糖尿病患者，应进行常规的下肢动脉粥样硬化性病变（LEAD）的筛查；其发病的高危因素包括合并心脑血管疾病、血脂异常、高血压、吸烟、糖尿病病史5年以上等。

糖尿病下肢动脉病变的治疗目的：预防全身动脉粥样硬化疾病的进展，预防心血管事件，预防缺血导致的溃疡和肢端坏疽，预防截肢或降低截肢平面，改善间歇性跛行患者的功能状态。

六、辅助检查

1. 尿常规　静脉血糖超过肾糖阈（约10mmol/L）出现尿糖阳性，是糖尿病筛查的主要依据之一。

2. 血糖　血糖值反应瞬时血糖水平，糖尿病诊断以静脉血浆血糖值作为依据，手指末梢血糖作为监测指标。

3. 糖化血红蛋白（HbA1c）　正常人HbA1c占血红蛋白总量3%~6%；红细胞在血液循环中平均寿命约120天，故HbA1c可反映近8~12周平均血糖水平。

4. 胰岛素释放试验　正常成人基础血浆胰岛素水平为5~20mU/L。口服75g无水葡萄糖粉后血浆胰岛素将在30~60分钟上升至高峰，峰值为基础值的5~10倍，3~4小时恢复至基础水平。

5. C-肽释放试验　方法同胰岛素释放试验。正常人空腹基础值≥400pmol/L，高峰时间同胰岛素释放试验，峰值为基础值5~6倍。

6. 并发症检查　眼底、血管彩超、电解质、酮体、神经系统等。

七、诊断标准及鉴别诊断

1. 诊断　我国采用WHO糖尿病专家委员会（1999）提出的诊断和分类标准。见表10-2。

表10-2　糖尿病的诊断标准

诊断标准	静脉血浆血糖或HBA1c水平
典型糖尿病症状	
加上随机血糖	≥11.1mmol/L
或加上空腹血糖	≥7.0mmol/L
或加上糖耐量2小时血糖	≥11.1mmol/L
或加上HbA1c	≥6.5%
无糖尿病典型症状者，需改日复查确认。	

注：HbA1c为糖化血红蛋白。

随机血糖值指不考虑上次进餐时间，一天中的任意时间血糖；空腹血糖指至少 8 小时没有进食的血糖。

2. 鉴别诊断 诊断糖尿病时应与致尿糖阳性的疾病鉴别，如甲状腺功能亢进症、胃空肠吻合术后等。

1 型糖尿病和 2 型糖尿病的鉴别主要依据临床特点和发病过程，从患者发病年龄、起病急缓，症状轻重、体重、是否合并酮症酸中毒、是否依赖胰岛素维持生命体征，结合患者自身胰岛素功能综合分析判断。

八、治疗

糖尿病治疗的近期目的是控制高血糖及代谢紊乱，消除糖尿病症状，防止急性严重并发症；远期目的是预防和延缓慢性并发症的发生和发展，提高生活质量，维持良好的生长发育、学习、劳动等，降低因糖尿病导致的死亡率。同时应重视糖尿病健康教育、医学营养、劳动和或锻炼，提升人民群众对糖尿病的知晓率，从而提高糖尿病患者治疗率和达标率。

（一）口服药物治疗

1. 口服药物 口服药物包括磺脲类、格列奈类、双胍类、噻唑烷二酮类、α-糖苷酶抑制剂、二肽基肽酶-Ⅳ抑制剂（DPP-Ⅳ抑制剂）、钠-葡萄糖协同转运蛋白 2 抑制剂（SGLT-2 抑制剂）、葡萄糖激酶激活剂等。

（1）磺脲类：是胰岛素促泌剂。主要作用是刺激 B 细胞分泌胰岛素，降糖作用依赖于机体保存的一定数量的有功能的胰岛 B 细胞。常用药物如格列齐特、格列本脲等。适用于新诊断的 2 型糖尿病非肥胖、饮食和运动治疗血糖不理想的患者。主要不良反应有低血糖、体重增加、过敏反应等。

（2）格列奈类：是一类快速起作用的胰岛素促泌剂，主要通过刺激胰岛 B 细胞早时相分泌胰岛素降低餐后血糖。常用药物有瑞格列奈、米格列奈。主要不良反应同磺脲类。

（3）双胍类：双胍类主要通过抑制肝糖原输出，改善外周组织对胰岛素的敏感性、增加对葡萄糖的摄取和利用降低血糖，并可增加纤溶系统活性、降低血小板聚集，延缓和改善糖尿病血管病变。常用药物为二甲双胍。

二甲双胍作为 2 型糖尿病治疗的一线用药，可单用或联合用药；与胰岛素联合可减少 1 型糖尿病患者胰岛素用量和血糖波动。

肾功能不全、肝功能不全、缺氧、高热患者禁用，慢性胃肠病、慢性营养不良患者不宜使用。

不良反应有胃肠道症状，变态反应、长期使用可能导致维生素 B_{12} 缺乏，应定期观察维生素 B_{12} 水平。

（4）噻唑烷二酮类：主要依赖于靶组织对胰岛素的敏感性而降低血糖。国内目前上市的有吡格列酮、罗格列酮。不良反应有体重增加、水肿。

（5）α-糖苷酶抑制剂：抑制以淀粉、糊精、双糖等碳水化合物在小肠上段的吸收，从而降低餐后血糖。代表药物有阿卡波糖。适应证为以食用碳水化合物为主的糖尿病患者。不良反应有腹胀、排气增多、大便形状改变等。

（6）DPP-Ⅳ抑制剂：主要通过抑制二肽基肽酶-Ⅳ而减少胰高血糖素样肽（GLP-1）在体内的失活，使内源性GLP-1水平升高而降糖。国内上市的有西格列汀、利格列汀、沙格列汀、维格列汀、阿格列汀等。

（7）SGLT-2抑制剂：主要依赖于抑制近端肾小管对葡萄糖的重吸收，降低肾糖阈，促进尿糖排出，达到降糖作用。目前国内上市的有达格列净、恩格列净、卡格列净、艾托格列净等。主要不良反应为泌尿生殖系统感染，可能会引起酮症酸中毒。

（8）葡萄糖激酶激活剂：改善B细胞功能、降低胰岛素抵抗，从而改善2型糖尿病患者血糖稳态失调，具有重塑血糖平衡生理调节作用。代表药物有多格列艾汀。使用限制为不用于1型糖尿病、糖尿病酮症酸中毒、高血糖高渗综合征患者。

2. 注射药物治疗 注射剂包括胰岛素和胰高血糖素样肽-1受体激动药（GLP-1RA）。

（1）胰岛素

1）适应证：1型糖尿病；各种严重的糖尿病急症或慢性并发症；手术、妊娠、分娩；新诊断的消瘦糖尿病患者；新诊断的2型糖尿病患者伴明显高血糖、酮症或糖尿病酮症酸中毒；2型糖尿病患者经生活方式干预和口服药物治疗基础上，血糖仍控制不达标患者。

2）分类：按来源和化学结构不同可分为动物胰岛素、人胰岛素、胰岛素类似物；按起作用快慢和持续作用时间分为短效、中效、长效胰岛素、超长效胰岛素和预混胰岛素；胰岛素类似物分为速效、长效、预混胰岛素类似物。

胰岛素不能冷冻保存，应避免温度过高过低及剧烈摇晃等。胰岛素的不良反应有低血糖、轻度水肿，变态反应，不良注射行为可导致皮下脂肪增生或萎缩。

（2）GLP-1RA：GLP-1RA通过激活GLP-1受体以葡萄糖浓度依赖的方式刺激胰岛素分泌和抑制胰岛血糖素分泌，同时增加肌肉和脂肪组织对葡萄糖的摄取，抑制肝糖原生成，并可抑制胃排空、抑制食欲。我国上市的有利拉鲁肽、艾塞那肽、利司那肽、司美格鲁肽、洛塞那肽等。

主要不良反应为轻中度胃肠道反应，如腹泻、恶心、腹胀、呕吐。

九、预防

对于高危人群，如有糖尿病前期病史、年龄≥40岁、超重、肥胖、糖尿病一级亲属、缺乏体力活动者、巨大儿分娩史或巨大儿、多囊卵巢综合征、黑棘皮病者、高血压、长期接受精神病药物者均应进行糖尿病健康教育。同时应对全人群进行糖尿病健康教育，提高糖尿病知识水平。

第四节 痛　风

微课：痛风

案例导入

【案例】

患者，男性，肥胖体型，进食火锅和喝啤酒后出现右侧足趾第一关节处疼痛、不能行走。查体：体温37.6℃，脉搏92次/分，呼吸18次/分，血压120/70mmHg。肥胖体型，神志清，精神差。心肺腹未见明显异常。右侧足趾第一关节处红肿、局部皮温高、触痛阳性。肾功能检查：尿酸 550μmol/L；尿常规：正常。

【问题】

1. 请分析该患者目前诊断可能是什么疾病？
2. 请分析应尽一步完善哪些检查？

一、概述

痛风是嘌呤代谢障碍和/或尿酸排泄减少所引起的以尿酸增高、急性或慢性关节炎、肾损伤、痛风石形成为特征的代谢性疾病。空腹血尿酸男性和绝经后女性尿酸>420μmol/L，绝经前女性>358μmol/L 可诊断为高尿酸血症，高尿酸血症是痛风的前期状态。。

二、病因和发病机制分析

临床上分为原发性和继发性两类。原发性痛风由遗传环境因素共同导致，主要以尿酸排泄障碍为主，或不足20%为尿酸生成增多所致，或二者同时存在。原发性痛风常与肥胖、糖脂代谢紊乱、高血压、动脉粥样硬化、冠心病相关；继发性痛风常由其他引起的尿酸盐生成过量或肾脏清除减少导致。

三、临床表现

痛风患者群主要为男性，男女比例约 15∶1，国内发病率为 1%~3%；男性发病主要为饮酒导致；女性发病原因主要为高嘌呤饮食。

1. 无症状高尿酸血症期 不同程度的高尿酸血症，持续时间可达数年甚至数十年。

2. 急性痛风性关节炎期 以中青年男性常见。首发于跖趾关节，或踝、膝关节。起病急，24 小时内发展至高峰。常有以下特点：①多在午夜或清晨发病，关节剧烈疼痛，数小时内出现红、肿、热、痛和功能障碍；②单侧第一跖趾关节最常见；③多呈自限性、2 周内可自行缓解；④可伴有高尿酸血症，但部分患者血尿酸水平可正常；⑤关节液或痛风石中可见尿酸盐结晶；⑥秋水仙碱可迅速缓解症状；⑦可伴有发热。

3. 痛风间歇期及慢性痛风性关节炎期 痛风石是痛风的主要临床特征，典型部位在耳廓。外观为大小不一、隆起的黄白色赘生物，表面菲薄、破溃后排出白粉色物质。长期关节内痛风石沉积可造成关节功能障碍。

4. 肾脏表现

（1）痛风性肾病：起病隐匿，多表现为尿浓缩功能下降，尿常规异常，晚期出现肾功能不全、高血压、水肿、贫血等。

（2）尿酸性肾结石：可伴有肾绞痛、血尿、肾积水、排尿困难、肾盂肾炎或肾周围炎等。

（3）急性肾衰竭：大量生成的尿酸盐堵塞肾小管和或输尿管脏成患者出现少尿或无尿。

四、辅助检查

1. 血尿酸测定 成年男性血尿酸值为208~416μmol/L，女性为149~358μmol/L，绝经后接近于男性。

2. 关节液或痛风石内容物检查 显微镜下可见尿酸盐结晶。

3. 超声检查 关节超声检查可见双轨征或不均匀低回声与高回声混杂团块影是痛风的特异性表现。

4. X线检查 可见软组织肿胀、软骨缘破坏、关节面不规则，特征性改变为穿凿样、虫蚀样骨质缺损。

五、诊断

1. 临床表现 存在至少一个外周关节肿痛或压痛。

2. 辅助检查

（1）关节液或痛风石中显微镜下可见尿酸盐结晶可作为“金标准”。

（2）尿酸检查。

（3）关节超声或X线检查阳性。

六、治疗

痛风诊治目的为控制高尿酸血症、预防尿酸盐沉积，迅速控制急性痛风性关节炎发作，防止尿酸结石形成和肾功能损害。

（一）非药物治疗

痛风患者诊疗原则：①限酒、禁烟，合理膳食结构；②减少高嘌呤食物摄入；③防止剧烈运动或突然受凉；④减少富含果糖饮料摄入；⑤每日饮水2000ml以上；⑥控制体重；⑦增加新鲜蔬菜摄入；⑧规律饮食和作息；⑨规律运动。

（二）药物治疗

1. 急性痛风性关节炎的治疗 尽早应用非甾体抗炎药、秋水仙碱和糖皮质激素。急性发作期不进行降尿酸治疗，对已服用降尿酸药物者不需停用，以免引起血尿酸波动，导致发作时间延长或再次发作。

（1）非甾体抗炎药：常用药物有吲哚美辛、双氯芬酸、依托考昔等。常见不良反应有胃肠道溃疡及出血，应警惕心血管系统不良反应。活动性消化性溃疡禁用，伴肾功能不全者慎用。

（2）秋水仙碱：小剂量秋水仙碱（1.5mg/d）有效，且不良反应少，在48小时内使用效果更好。

（3）糖皮质激素：用于非甾体消炎药、秋水仙碱治疗无效或禁忌、肾功能不全者。

2. 发作间歇期和慢性期的处理 对急性痛风性关节炎频繁发作（>2次/年），有慢性痛风关节炎或痛风石的患者，进行降尿酸治疗。治疗目标是血尿酸<420μmol/L。对于有痛风石、慢性关节炎、痛风频繁发作者，治疗目标是180μmol/L<尿酸<300μmol/L。

降尿酸药物主要有抑制尿酸生成、促进尿酸排泄药物两类。单一药物疗效不好、血尿酸明显升高、痛风石大量形成时可合用两类降尿酸药物。

(1) 抑制尿酸合成药物

1）别嘌醇：从50~100mg/d开始，最大剂量600mg/d。不良反应包括胃肠道症状、皮疹、药物热、肝酶升高、骨髓抑制等。

2）非布司他：不完全依赖肾脏排泄，可用于轻至中度肾功能不全者。从20~40mg/d开始，最大剂量80mg/d。不良反应为肝功能损害、腹泻。

(2) 促进尿酸排泄药物：抑制尿酸经肾小管重吸收，增加尿酸排泄，降低血尿酸。用于尿酸排泄减少型，有尿酸性结石者不宜使用，用药期间应碱化尿液并保持尿量。

1）苯溴马隆：起始剂量25mg/d，最大剂量100mg/d。不良反应包括胃肠道症状、皮疹、肾痛、粒细胞减少症等。

2）丙磺舒：初始剂量0.5g/d，最大剂量2g/d。对磺胺过敏者禁用。

降尿酸治疗初期预防性使用小剂量秋水仙碱（0.5~1.0mg/d）3~6个月，可减少痛风急性发作。

3. 伴发疾病的治疗　积极治疗高血压、高脂血症、肥胖症、2型糖尿病等疾病。

（三）手术治疗

痛风石、关节损毁等可选择手术摘除痛风石和损毁关节矫形手术治疗。

对于高血压、糖尿病、肥胖、高脂血症及高尿酸血症家族史人群应进行积极健康教育，减少易患因素。对全人群进行高尿酸血症知识普及，提高疾病知晓率。

第五节　骨质疏松

案例导入

【案例】

患者，女性，66岁。2年来无诱因逐渐出现腰背疼痛、身高变矮约4cm，活动时腰背部加重。平素拒绝户外运动及晒太阳。查体：身高160cm，BMI 20.1。心、肺、腹未见异常。腰椎叩痛阳性。实验室检查：血钙、血磷、碱性磷酸酶、甲状旁腺激素、肝功能、肾功能：正常；$1,25(OH)_2D_3$低于正常；双能X线骨密度检查（DXA）：腰椎T值-2。肾功能检查：尿酸550μmol/L；尿常规：正常。

【问题】

1. 请分析该患者目前诊断可能是什么疾病？

2. 请分析应尽一步完善哪些检查？

一、概述

骨质疏松是一种以骨量减少和骨微结构破坏为特征，导致骨脆性增加和易骨折为特征的代谢性骨病。按病因分类可分为原发性和继发性，继发性骨质疏松的发病原因明确，常由内分泌代谢性疾病（甲状腺功能亢进症、甲状旁腺功能亢进症、库欣综合征、性腺功能减退、1 型糖尿病）和全身性疾病所致；原发性骨质疏松分为绝经后骨质疏松和老年性骨质疏松。本节主要介绍原发性骨质疏松。

二、病因和危险因素

骨质代谢处于骨重建与骨吸收动态平衡状态，性发育成熟后以骨重建为主；女性绝经后以骨破坏为主，进一步导致骨质疏松。

（一）影响骨吸收因素

1. 性激素释放减少　不同程度雌激素水平下降导致骨吸收增加，骨量丢失增加，从而导致绝经后骨质疏松。

2. 活性维生素 D 释放减少和甲状旁腺素升高　高龄和肾功能减退导致肠道对钙吸收减少和 1, 25-二羟维生素 D_3 ［1, 25-（OH）$_2$$D_3$］生成减少，不同原因导致的甲状旁腺激素分泌增加，继而骨吸收增加和骨丢失。

3. 细胞因子表达紊乱　骨组织的白细胞介素和肿瘤坏死因子表达增加，导致破骨细胞增强和骨吸收增加。

（二）影响骨形成因素

1. 骨峰值量减低　青春发育期骨量增加最快，30 岁左右达到峰值骨量，此后骨量出现不同原因的逐渐减少。

2. 骨重建功能紊乱　骨重建时出现成骨细胞功能增强与破骨细胞活性降低会导致骨形成减少。

3. 骨质量下降　单位体积内骨质量下降会导致骨脆性和骨折风险增加。

4. 环境与不良生活方式影响　包括高龄、吸烟、缺乏体力活动、制动、长期服用糖皮质激素、日照减少等。

三、临床表现

1. 骨痛和肌无力　不同程度的骨质疏松；骨痛，负重能力下降。

2. 骨折　轻微劳动、弯腰、负重行动或跌倒后出现的不同程度的骨折，此类骨折为脆性骨折或非暴力骨折。

3. 并发症　可伴有胸闷、气短、呼吸困难，肺活量、心输出量减少。

四、诊断与鉴别诊断

（一）诊断

1. 易患因素 绝经后或双卵巢切除后女性、慢性骨痛、脆性骨折病史或家族史，高龄、吸烟、缺乏活动等危险因素。

2. 诊断 双能X线骨密度检查或骨密度测定；原发性骨折的诊断依据年龄、外伤骨折病史、临床表现及影像学检查依据。

（二）鉴别诊断

1. 内分泌性骨质疏松 如甲状旁腺亢进、早绝经、库欣综合征、性腺功能减退、糖尿病等。

2. 血液系统疾病 如多发性骨髓瘤、白血病、淋巴瘤等。

3. 原发性或转移性骨肿瘤 转移性骨肿瘤如肺癌骨转移、前列腺癌骨转移等。

五、治疗

骨质疏松的治疗应遵循综合、早期、个体化治疗。

1. 生活方式改变 合理膳食结构、充足的日照活动、规律适度锻炼、戒烟限酒、限制碳酸饮料及减少使用影响骨代谢的药物。

2. 补充钙剂和维生素D 合理膳食结构、均衡饮食后可补充钙剂，如碳酸钙、葡萄糖酸钙、枸橼酸钙等，使每日元素钙总摄入量在800~1200mg，同时补充维生素D 400~600U/D促进钙吸收。

3. 对症治疗 对合并疼痛者科技与适量非甾体消炎药等治疗。

4. 特殊治疗 如补充雌激素、选择性雄激素调节剂、二膦酸盐、降钙素等治疗。

六、预防

加强健康教育，知道人群均衡膳食结构，规律适度锻炼、增加日光下活动，戒烟限酒，补充充足钙摄入。

—• 考试知识点总结 •—

—• 本章小结 •—

—• 协和云课堂…… 拓展练习及参考答案 •—

（史胜奇）

第十一章　神经系统疾病

教学课件

学习目标

素质目标

（1）通过病例分析训练，能运用所学知识对典型神经系统疾病进行鉴别诊断，区分短暂性脑缺血发作（TIA）与脑梗死、癫痫与假性发作、阿尔茨海默病与血管性痴呆，形成基于证据的诊疗决策能力。

（2）具有医患沟通技巧，掌握用通俗语言向患者及家属解释疾病预后、药物副作用及长期管理策略的方法。

（3）共情能力与职业责任感，树立全周期健康管理意识，为未来参与慢性病综合防治工作奠定基础。

知识目标

（1）掌握：脑血管病的缺血性与出血性分类，高血压、动脉粥样硬化等危险因素与临床表现的关联性，理解 CT/MRI 在急性期诊断中的应用价值及溶栓治疗的时间窗原则。

（2）熟悉：区分原发性与继发性癫痫的病因差异，明确单药治疗优先、药物一致性等用药原则。

（3）了解：阿尔茨海默病的病理机制，熟悉 MMSE、MoCA 等认知评估工具的应用场景，理解胆碱酯酶抑制剂与甘露特钠胶囊的药物作用机制及联合用药策略。

能力目标

能够掌握神经系统常见疾病的临床核心知识，形成对脑血管病、癫痫、阿尔茨海默病的科学认知框架。

案例导入

【案例】

患者，男性，68 岁。患者于一周前突发左侧肢体无力，伴有言语不清，持续约半小时症状自行缓解，未及时就医。今日再次出现相同症状，家属紧急送入我院就诊。高血压病史 10 年，平时服用降压药控制尚可。糖尿病史 5 年，口服降糖药物，血糖控制不稳定。吸烟史 40 年，每日约20支，已戒烟2年。无明显家族遗传病史。查体：血压160/90mmHg，血糖：12.3mmol/L。神志清楚，言语稍含糊，理解力正常。左侧上肢肌力4级，下肢肌力3级，右侧肢体肌力正常。深浅感觉、腱反射及病理征检查未见明显异常。影像学检查：头颅CT，未见明显出血灶。头颅MRI显示，右侧大脑中动脉供血区多发缺血灶，考虑短暂性脑缺血发作（TIA）可能，不排除进一步发展为脑梗死的风险。颈部血管彩色多普勒超声：右侧颈动脉有斑块形成，管腔轻度狭窄。心电图：窦性心律，未见异常。初步诊断：TIA，右侧大脑中动脉区域。

【问题】

1. 请分析TIA是一种什么疾病？
2. 请分析这种疾病都包括哪些疾病，其病因与发病机制？

·核心知识拆解·

脑的血液供应主要依赖颈内动脉系统（前循环）和椎-基底动脉系统（后循环），两者通过Willis环形成侧支循环，共同维持脑组织代谢需求。颈内动脉分支（大脑前动脉、大脑中动脉）主要供应大脑半球前2/3及深部结构（如基底节、内囊），占全脑血流量的70%~85%；椎-基底动脉分支（大脑后动脉等）则供应脑干、小脑、枕叶及颞叶底面。脑组织代谢需求极高（占全身氧耗20%），血流中断5分钟即可导致不可逆神经元损伤。脑血管疾病（如脑梗死、脑出血）多因动脉粥样硬化、栓塞或血管破裂导致局部供血障碍，而Willis环及皮质侧支的代偿能力直接影响病变范围与预后。

大脑浅静脉分为三组，大脑上静脉、大脑中静脉和大脑下静脉，主要引流大脑皮质及邻近髓质的静脉血至硬脑膜静脉窦。

1. 大脑上静脉 分布于大脑半球上外侧面及内侧面上部，汇集大脑皮质大部分血流，向上汇入上矢状窦。

2. 大脑中静脉 分为浅、深两组：浅中静脉走行于外侧裂附近，向深部注入海绵窦或蝶顶窦，并与大脑下静脉吻合；深中静脉（大脑中深静脉）则参与构成大脑内静脉。

3. 大脑下静脉 位于半球底面，收集颞叶、枕叶下部血液，向后引流入横窦或岩上窦。

第一节 脑血管疾病概述

短暂性脑缺血发作，是常见的脑血管疾病之一。本节任务主要脑血病疾病，脑血管疾病都包括哪些疾病，其临床表现有哪些特点，诊断及鉴别诊断，以及怎样预防该病，从而更好地预防和防范疾病的发生和进展，提高患者的生活质量。

一、定义

急性脑血管疾病是脑血管突发性病变导致的急性脑功能障碍，主要包括短暂性脑缺血发作（TIA）和脑卒中。短暂性脑缺血发作是短暂性预警事件，脑卒中为持续性损伤。短暂性脑缺血发作是由局部脑血流短暂中断引起的可逆性神经功能缺损，症状通常在24小时内完全恢复，无影像学可见的脑组织坏死。脑卒中是指急性脑循环障碍导致的局灶性或弥漫性脑功能缺损综合征，症状持续超过24小时，并伴随影像学或病理学证据。

慢性脑血管病指的是各种原因导致的长期脑血流灌注不足，患者会有长期持久的缺血灶表现。因为有长期持久脑部缺血缺氧情况，患者可能出现头晕、头痛、头胀的症状；有的患者可能会有语言功能以及肢体活动功能障碍的症状；严重者可能会导致意识障碍。慢性脑血管疾病应该根据不同的临床症状和病因积极治疗，通常需要长期服用抗血小板药物和他汀类药物。

二、分类

（一）按发病时间分类

1. 急性脑血管疾病

（1）短暂性脑缺血发作：短暂性、可逆性神经功能缺损（24小时内恢复）。

（2）脑卒中：缺血性脑卒中（脑梗死），如脑血栓形成、脑栓塞、腔隙性梗死等；出血性脑卒中，如脑实质出血、蛛网膜下腔出血等。

2. 慢性脑血管疾病　血管性痴呆（VaD）、脑动脉硬化症、慢性脑供血不足。

（二）按病因分类

1. 大动脉粥样硬化型　颈动脉、颅内动脉粥样硬化斑块形成或栓塞。

2. 心源性栓塞型　房颤、心肌梗死、瓣膜病等心脏疾病导致栓子脱落。

3. 小动脉闭塞型（腔隙性梗死）　高血压或糖尿病引起小动脉玻璃样变。

4. 其他明确病因型　血管炎、动脉夹层、凝血功能障碍等。

5. 不明原因型　无法明确病因或多种病因并存。

（三）按解剖结构分类

1. 前循环病变　颈内动脉系统供血区（如大脑中动脉梗死，可导致偏瘫、失语）。

2. 后循环病变　椎-基底动脉系统供血区（如脑干梗死，可导致眩晕、复视、共济失调）。

3. 全脑广泛性病变　如全脑低灌注导致的分水岭梗死。

表 11-1　中国脑血管疾病分类（2015 版）

一、缺血性脑血管病	三、头颈部动脉粥样硬化、狭窄或闭塞（未导致脑梗死）
（一）短暂性脑缺血发作	四、高血压脑病
（二）脑梗死（急性缺血性脑卒中）	五、颅内动脉瘤
（三）脑动脉盗血综合征	六、颅内血管畸形
（四）慢性脑缺血	七、脑血管炎
二、出血性脑血管病	八、其他脑血管疾病
（一）蛛网膜下腔出血	九、颅内静脉系统血栓形成
（二）脑出血	十、无急性局灶性神经功能缺损症状的脑血管病
（三）其他颅内出血	十一、脑卒中后遗症
	十二、血管性认知障碍
	十三、脑卒中后情感障碍

三、症状学

1. 最大特点　脑血管疾病的症状以突发性、短暂性、可逆性及反复性为突出特征。短暂性脑缺血发作典型表现为例，局灶性神经功能缺损（如单瘫、偏瘫、失语等），症状多在 10~15 分钟完全缓解，且无遗留永久性损伤。颈内动脉系统短暂性脑缺血发作常见对侧肢体发作性瘫痪，尤其是上肢和面部受累更明显，若优势半球受累可出现失语。

2. 全脑症状（弥漫、非定位症状）　全脑缺血或弥漫性脑血管病变可导致以下非特异性症状。

（1）意识障碍：血流中断 10~20 秒即可出现意识模糊或昏迷，严重时伴脑电图异常。

（2）头痛：60%~70%患者以头痛为首发症状，呈急性或慢性，强度不等。

（3）认知与精神障碍：慢性脑缺血可表现为记忆力减退、注意力下降、情绪波动（如抑郁）及执行功能受损。

（4）全身性反应：如恶心、呕吐、血压骤升或心率增快，尤其在急性缺血或出血时多见

3. 神经系统定位体征　颈内动脉系统供血区（大脑半球前 2/3）病变的定位体征包括运动障碍、感觉障碍、视觉与语言障碍、高级皮质功能损害。

脑血管疾病的症状学需结合病变血管的解剖特点：颈内动脉系统以局灶性运动、感觉及语言障碍为主，全脑症状反映广泛性缺血或代谢紊乱，而突发性、可逆性发作是其区别于其他神经系统疾病的核心特征。

第二节　短暂性脑缺血发作

一、概述

短暂性脑缺血发作是局灶性脑缺血导致突发短暂的可逆性、神经功能障碍。发作持续数分钟，通常 30 分钟恢复；超过 2 小时者，常遗留轻微神经功能缺损，CT、MRI 检查大多正常，24 小时内恢复。

二、病因和发病机制分析

（一）病因

1. 动脉粥样硬化 这是短暂性脑缺血发作最主要的病因，尤其是颈动脉和椎基底动脉系统的粥样硬化斑块形成。斑块破裂或溃疡可释放微栓子，或直接导致血管狭窄，影响血流。证据显示，颈动脉粥样硬化是短暂性脑缺血发作的主要基础病因，约20%的缺血性卒中与此相关。

2. 心脏疾病 心源性栓子（如房颤患者心脏附壁血栓脱落）是重要病因，可阻塞脑血管引发短暂性脑缺血发作，同时也是脑梗死的危险因素。

3. 血流动力学异常 在动脉严重狭窄基础上，血压波动（如低血压）可能导致侧支循环供血区域的一过性缺血。体位性低血压或心律失常可引发脑灌注不足。

4. 血液成分改变 高凝状态（如红细胞增多症、血小板增多症）、高纤维蛋白原血症、高同型半胱氨酸血症等，均会增加血栓形成风险。

5. 代谢综合征相关因素 高血压、糖尿病、高脂血症是独立危险因素，通过加速动脉粥样硬化和血管内皮损伤参与发病。

6. 其他因素 包括血管痉挛（如蛛网膜下腔出血后）、颈椎病压迫椎动脉、脑外盗血综合征（如锁骨下动脉盗血）等。

（二）发病机制

1. 微栓塞学说 动脉粥样硬化斑块或心脏栓子脱落后形成微栓子，阻塞小动脉导致局部缺血；当栓子溶解或破碎后血流恢复，症状消失。此机制常见于颈内动脉系统短暂性脑缺血发作。

2. 血流动力学机制 在动脉狭窄（≥70%）情况下，血压下降或心输出量减少会导致脑灌注不足，尤其是依赖侧支循环的区域（如分水岭区）易受累。

3. 血液黏度与成分异常 血液黏稠度增高（如高脂血症、脱水）或凝血功能异常（如抗磷脂抗体综合征）可导致血流缓慢或微血栓形成。

4. 血管痉挛 血管内皮损伤或外界刺激（如药物、炎症）可引起脑血管痉挛，导致短暂性狭窄和缺血。

三、临床表现

该病多发于50~70岁，男性较多，发病突然，可迅速出现局限性神经功能缺损，在几分钟内迅速达到高峰，症状一般持续1~5分钟，并在10~15分钟以内完全缓解；不遗留后遗症，可反复发作，每次发作症状相似；常合并高血压、糖尿病、心脏病、高脂血症等。

（一）颈内动脉系统短暂性脑缺血发作

此类型通常持续时间短，发作频率少，易进展为脑梗死。

1. 常见症状 对侧单肢无力、轻偏瘫，可伴对侧面部轻瘫；影像学检查可见大脑中动脉供血区、大脑中动脉-前动脉皮质支分水岭区缺血表现。

2. 特征性症状

（1）眼动脉交叉瘫（病变侧单眼一过性黑矇、对侧偏瘫、感觉障碍）；霍纳（Horner）征交叉瘫（病变侧 Horner 征、对侧偏瘫）

（2）主侧半球受累出现失语症［布罗卡（Broca）失语/韦尼克（Wernicke）失语/传导性失语］。

3. 可能出现的症状

（1）对侧偏身麻木、感觉减退。

（2）对侧同向性偏盲（较少见）。

（二）椎-基底动脉系统短暂性脑缺血发作

此类型持续时间长，发作频率高，较少进展为脑梗死。

1. 常见症状 眩晕、平衡障碍，大多不伴耳鸣，少数伴耳鸣（内听动脉缺血）。

2. 特征性症状

（1）跌倒发作（drop attack）：患者转头、仰头时下肢突然失张力跌倒，无意识丧失，很快自行站起。

（2）短暂性全面性遗忘症（TGA）：发作性短时间记忆丧失（数分～数 10 分钟），患者有自知力，伴时间、地点定向障碍谈话、书写、计算能力正常。

（3）双眼视力障碍。

3. 可能出现的症状

（1）急性发生的吞咽困难、饮水呛咳、构音障碍。

（2）小脑性共济失调。

（3）意识障碍伴、不伴瞳孔缩小。

（4）双侧面，口周麻木，交叉性感觉障碍。

（6）交叉性瘫痪。

四、辅助检查

1. 血常规、生化检查 脑电图（EEG）、CT、MRI 检查大多正常；部分病例（发作时间>20 分钟）MRI；弥散加权（DWI）可显示片状缺血灶；数字减影血管造影（DSA）可见颈内动脉粥样硬化斑块、狭窄等。

2. 经颅多普勒超声（TCD） 可显示血管狭窄、动脉粥样硬化斑；发作频繁可行微栓子监测。

3. CT 检查 单光子发射计算机断层成像（SPECT）可发现局部脑灌流量减少程度、缺血部位；PET 可显示局灶性代谢障碍。

五、诊断与鉴别诊断

（一）诊断

诊断主要依据反复发作病史、典型症状、体征。

TCD、DSA 有助于确定病因、诱因、选择适当治疗方式。

（二）鉴别诊断

1. 可逆性缺血性神经功能缺损（RIND）、小卒中 神经功能缺损症状、体征>24 小时；数天至 3 周完全、近于完全消失

2. 短暂发作性神经疾病 局灶性癫痫；偏瘫型偏头痛；基底型偏头痛；内耳性眩晕（Méniere disease）；晕厥、阿-斯综合征。

严重心律失常可引起晕倒、意识丧失，无局灶性神经功能缺损症状、体征，心电图可明确诊断。室上性、室性心动过速，心房扑动，多源性室性早搏，病态窦房结综合征；低血压、低血糖。

3. 多发性硬化症（MS）、脑膜瘤、胶质瘤、脑脓肿、脑内寄生虫等 偶见类似短暂性脑缺血发作症状，机制不清。

六、治疗

遵循消除病因、减少复发风险、预防脑梗死的发生，并保护脑功能。治疗应遵循个体化的原则，针对不同病因采取相应治疗措施，特别是在短时间内反复发作的病例，应积极干预，防止病情进展为脑梗死。

（一）病因治疗

病因明确者应针对病因治疗并针对性干预，控制相关危险因素，包括严格控制高血压、糖尿病和高脂血症，使用他汀类药物降低低密度脂蛋白胆固醇，并维持血糖水平在正常范围内。对于动脉粥样硬化或心脏病患者，需通过抗血小板治疗减少微栓子风险。同时，应戒烟限酒，保持健康的生活方式，定期进行体育锻炼，并处理如颈椎病等潜在病因，减少血液动力学异常带来的风险。此外，心脏病患者如有房颤等情况，可考虑抗凝治疗以防止心源性栓塞。

（二）药物治疗

药物治疗的主要目的是减少微栓子的形成，防止短暂性脑缺血发作复发，以及降低脑梗死的发生率。常用的治疗包括抗血小板治疗、抗凝治疗、血管扩张药物等。

1. 抗血小板治疗 抗血小板治疗能够减少微栓子的形成，防止短暂性脑缺血发作复发，尤其在脑梗死前的预防中起着至关重要的作用。

（1）阿司匹林：75~150mg/d，晚餐后服。常见不良反应用包括消化不良、恶心、腹痛、腹泻、皮疹、消化性溃疡、胃肠道出血等。

（2）噻氯匹定：125~250mg，每天 1~2 次。常见不良反应包括皮疹、腹泻，偶见严重中性粒细胞减少症。

（3）氯吡格雷：75mg/d，口服给药。通过不可逆结合血小板表面二磷酸腺苷受体，抑制血小板聚集。不良反应包括腹泻、皮疹等，较阿司匹林常见。

（4）小剂量阿司匹林（25mg）加潘生丁缓释（200mg）的复合制剂：每天 2 次。

2. 抗凝治疗 预防心源性栓子引起短暂性脑缺血发作、短暂性脑缺血发作复发、一过性黑矇发展

为卒中。抗凝治疗不作为常规治疗。对伴发房颤、冠心病或经抗血小板治疗，症状仍频繁发作的短暂性脑缺血发作患者，推荐使用抗凝治疗。

（1）低分子量肝素：推荐剂量为4000～5000IU，每日2次，腹壁皮下注射，疗程通常为7～10天。

（2）华法林：初始剂量为6～12mg，每日1次口服，3～5天后调整至2～6mg。通过INR调整剂量，目标INR值为3.0～4.0。禁忌证包括消化性溃疡、严重高血压等。

3. 血管扩张药物

（1）烟酸占替诺600～900mg，静脉滴注。烟酸占替诺是一种血管扩张药物，通过扩张小动脉和微循环血管来改善血液供应。其作用机制不仅有助于改善脑血流，还能减少血小板聚集，降低血栓形成的风险。对于短暂性脑缺血发作患者，尤其是伴有高血压的患者，使用烟酸占替诺可以有效减少血管痉挛，改善脑部血液供应。

（2）低分子右旋糖酐是一种血管扩容药物，常用于改善血容量和稀释血液，从而提高微循环血流。它能够通过增强血管内的血流动力学特性，改善脑部的微循环和血液供应，有助于减轻因缺血而导致的脑功能障碍。低分子右旋糖酐的静脉滴注剂量通常为500ml，静脉滴注扩充血容量，改善微循环。

4. 降纤药物

（1）巴曲酶：作为一种降纤药物，巴曲酶通过裂解纤维蛋白原，降低血液中的纤维蛋白浓度，减少血栓形成的风险，适用于短暂性脑缺血发作患者或存在高纤维蛋白原血症的病例。

（2）安克洛酶：通过酶解纤维蛋白原，帮助降低血栓生成的可能性，对于高纤维蛋白原血症患者的治疗具有一定效果。

（3）蚓激酶：通过分解血栓中的纤维蛋白，改善血液流动，减少血栓对血流的阻塞，常用于短暂性脑缺血发作反复发作和其他出血性疾病患者。

（三）手术治疗

对于一些患者，尤其是具有中重度颈动脉狭窄的患者，手术治疗可显著降低短暂性脑缺血发作的复发风险及卒中的发生概率。

1. 颈动脉内膜切除术 适用于经影像学检查证实的中度至重度（50%～99%）颈动脉狭窄患者，能够显著降低短暂性脑缺血发作复发和卒中风险。

2. 血管成形术、经皮血管内支架置入术 目前对于颈动脉狭窄的疗效尚在评估中，但对于高风险患者，这些技术可能是一个可行的选择。

七、预后

未经治疗或治疗无效的短暂性脑缺血发作患者，其预后情况较差。约1/3的患者会发展为脑梗死，另1/3的患者将继续发生短暂性脑缺血发作，而剩余1/3的患者则可自行缓解。对于治疗得当的患者，通过控制危险因素和药物干预，可以有效减少复发和卒中的发生。

第三节 脑梗死

一、概述

1. 缺血性卒中（ischemic stroke） 又称脑梗死（CI），是指脑血液供应障碍引起缺血、缺氧，导致局限性脑组织缺血性坏死、脑软化。包括脑血栓形成、腔隙性梗死、脑栓塞等，约占全部脑卒中的70%。

2. 分型

（1）牛津郡社区卒中研究（OCSP）分型：完全前循环梗死（IACI）、部分前循环梗死（PACI）、后循环梗死（POCI）、腔隙性梗死（LACI）。

（2）根据起病形式和病程：完全性、进展性等。

（3）根据发病机制：是目前临床常用的分型方法，分为动脉粥样硬化性血栓性脑梗死、脑栓塞、腔隙性梗死、分水岭梗死。

二、分类

（一）依据症状体征演进过程

1. 完全性卒中（complete stroke） 缺血性卒中后神经功能缺失症状体征严重/完全，进展迅速，常于数小时（<6小时）达高峰。

2. 进展性卒中（progressive stroke） 缺血性卒中后神经功能缺失症状轻微，呈渐进性加重，48小时内仍不断进展，直至严重缺损。

3. 可逆性缺血性神经功能缺失（RIND） 缺血性卒中后神经功能缺失症状较轻，但持续存在，可在3周内恢复。

（二）依据临床表现、神经影像学

1. 大面积脑梗死

（1）颈内动脉主干、大脑中动脉主干、皮质支完全性卒中：病灶对侧完全性偏瘫，偏身感觉障碍，向病灶对侧凝视麻痹。

（2）椎-基底动脉主干梗死：意识障碍/四肢瘫、多数脑神经麻痹，进行性加重，明显脑水肿、颅内压增高征象，甚至发生脑疝。

2. 脑分水岭梗死（CWSI） 是相邻血管供血区分界处、边缘带（border zone）缺血，典型为颈内动脉严重狭窄、闭塞伴血压降低，心源性、动脉源性栓塞，卒中样发病、症状较轻、恢复较快。

3. 出血性脑梗死（hemorrhagic infarct） 脑梗死灶动脉坏死使血液漏出、继发出血，常见于大面积脑梗死后。

4. 多发性脑梗死（multiple infarct） 2个及以上不同供血系统脑血管闭塞引起的梗死反复发生脑梗死所致。

三、临床表现

脑梗死的常见症状包括突发面瘫或口角歪斜、单侧肢体无力或麻木、言语不清或理解障碍、视力模糊或视野缺损，以及剧烈头痛或头晕等。这些症状通常突然出现，严重时可能伴随意识障碍，需立即就医，典型症状表现包括以下内容。

（一）面部及肢体异常

1. 面瘫或口角歪斜 患者可能出现一侧脸部肌肉下垂，微笑时嘴角不对称，或无法正常闭眼、鼓腮。

2. 单侧肢体无力或麻木 表现为手臂或腿突然无力、持物不稳、走路拖步，甚至跌倒。例如，拿筷子、写字困难，或行走时向一侧偏斜。

（二）语言及沟通障碍

1. 表达困难 说话含糊不清、词不达意，或完全无法说话（失语）。

2. 理解障碍 无法听懂他人语言，或答非所问。

（三）视觉问题

突发视力下降或视野缺损：单眼或双眼突然视物模糊，或视野中出现“黑影遮挡”，甚至短暂失明。

（四）平衡与协调能力下降

走路不稳、身体摇晃，或出现“醉酒步态”；可能伴随眩晕、恶心、呕吐，剧烈头痛或头晕。

（五）意识障碍

部分患者（尤其是脑干或小脑梗死）会出现突发剧烈头痛，与普通头痛不同，可能伴随喷射性呕吐或意识模糊。

四、辅助检查

（一）神经影像学检查

1. CT检查 病后24小时逐渐显示低密度梗死灶，病后2~15天示均匀片状、楔形低密度灶；大面积脑梗死伴脑水肿、占位效应；出血性梗死呈混杂密度；病后2~3周“模糊效应”示CT难以分辨病灶；梗死吸收期，水肿消失、吞噬细胞浸润。

2. MRI检查 清晰显示早期缺血性梗死，梗死后数小时，T_1WI呈低信号、T_2WI呈高信号病灶，

出血性梗死混杂 T_1WI 呈高信号，钆增强敏感；DWI 发病 2 小时内可显示病变。

3. DSA 发现血管狭窄、闭塞部位；显示动脉炎、烟雾（Moyamoya）病、动脉瘤、动静脉畸形。

4. SPECT/PET 发现局部脑血流、闭塞部位；可识别缺血半暗带、指导溶栓治疗、预后判断。

（二）腰穿检查

不能做 CT 检查、临床难以区别脑梗死或脑出血者；脑压、脑脊液（CSF）常规正常。TCD 评估颅内，外动脉狭窄、闭塞、血管痉挛或侧支循环建立的程度，溶栓监测超声心动图检查发现心脏附壁血栓、心房粘液瘤、二尖瓣脱垂。

五、诊断与鉴别诊断

（一）诊断

中年以上高血压及动脉硬化患者突然发病；一至数日出现脑局灶性损害症状体征；可归因于某颅内动脉闭塞综合征；CT 或 MRI 检查发现梗死灶可以确诊；有明显感染或炎症性疾病史的年轻患者需考虑动脉炎的可能。

（二）鉴别诊断

1. 脑出血 多为 60 岁以下，活动中发生，数分钟至数小时症状达高峰，多有高血压病史，伴有头痛、呕吐、嗜睡、打哈欠等颅压高症状，意识障碍较重，CT 提示脑实质内高密度病灶，脑脊液呈血性。

2. 脑栓塞 起病急骤，局灶性体征数秒至数分达到高峰；心源性栓子来源（风心病、冠心病、心肌梗死、亚急性细菌性心内膜炎），合并心房纤颤；大脑中动脉栓塞常见大面积脑梗死，脑水肿、颅内压增高，可伴痫性发作。

3. 颅内占位病变 卒中样发病的颅内肿瘤、脑脓肿出现偏瘫等局灶性体征；颅内压升高征象不明显时易与脑梗死混淆，CT、MRI 可确诊。

4. 颅脑外伤 硬膜下血肿、硬膜外血肿出现偏瘫等局灶性体征；某些硬膜下血肿外伤史不明确，发病较慢，老年人头痛轻者易与脑梗死混淆；CT 可确诊。

六、治疗

（一）急性期治疗原则

1. 超早期治疗 提高全民脑卒中的急症、急救意识；了解超早期治疗重要性、必要性；力争发病后 3~6 小时治疗时间窗内溶栓治疗。

2. 个体化治疗 根据患者年龄、卒中类型、病情、基础疾病，采取最适当的治疗。

3. 防治并发症 感染，脑心综合征，下丘脑损伤，卒中后焦虑、抑郁症，抗利尿激素分泌异常综合征，多器官功能衰竭。

4. 整体化治疗 降低病残率、复发率；支持疗法、对症治疗、早期康复；干预卒中危险因素（高血压、糖尿病、心脏病）。

（二）一般治疗

一般治疗包括维持生命功能、处理并发症。

1. 脑梗死后通常无须紧急处理高血压 切忌过度降压导致脑灌注压降低，病后24~48小时血压>220/120mmHg（平均动脉压>130mmHg），可服用卡托普利6.25~12.50mg。

2. 意识障碍、呼吸道感染者 选用适当抗生素控制感染；保持呼吸道通畅，吸氧，防治肺炎；预防尿路感染、褥疮。

3. 发病后48小时至5天为脑水肿高峰期 临床观察、颅内压监测。

4. 卧床患者预防肺栓塞、深静脉血栓形成 低分子肝素4000IU皮下注射，每天1~2次。

5. 发病3天内心电图监护 预防致死性心律失常（室速、室颤等）、猝死；必要时给予钙通道阻滞药/β受体阻断药治疗。

6. 控制血糖（6~9mmol/L） 过高、过低均加重缺血性脑损伤；>10mmol/L宜用胰岛素。

7. 及时控制癫痫发作 处理卒中后抑郁、焦虑障碍。

（三）特殊治疗

超早期溶栓治疗以恢复梗死区血流灌注、减轻神经元损伤、挽救缺血半暗带为主。通过静脉溶栓治疗。

（1）尿激酶（UK）：50~150万IU加入0.9%生理盐水100ml 1h内静脉滴注；

（2）重组组织型纤溶酶原激活物（rt-PA）0.9mg/kg，最大剂量<90mg 10%剂量静脉推注，其余在60分钟静脉滴注。用rt-PA最初24小时内不能用抗凝、抗血小板药物治疗。UK、rt-PA溶栓必须在专科医院进行；用药过程中出现严重头痛、呕吐、血压急骤升高，应立即停用，并检查CT。

（四）溶栓适应证

1. 急性脑梗死，无昏迷；
2. 发病3小时内，在MRI指导下可延长至6小时。
3. 年龄18岁以上。
4. CT未显示低密度病灶，已排除颅内出血。
5. 患者本人或家属同意。

（五）绝对禁忌证

1. 短暂性脑缺血发作单次发作、迅速好转的卒中、症状轻微者。
2. 疑诊蛛网膜下腔出血。
3. 血压>185/110mmHg。
4. CT发现出血、脑水肿、占位效应、肿瘤、AVM。
5. 患者14天内大手术或创伤史。
6. 正用口服抗凝药物、肝素治疗。

7. 血液病史、出血体质［凝血酶原时间（PT）>15 秒，活化部分凝血酶时间（APTT）>40 秒，INR>1.4，血小板计数<100×10^9/L］。

（六）溶栓并发症

1. 梗死灶继发出血 UK 是非选择性纤维蛋白溶解剂的并发症；激活血栓、血浆内纤溶酶原；有诱发出血潜在风险；应监测凝血时、凝血酶原时间。
2. 溶栓可引起再灌注损伤、脑水肿。
3. 溶栓再闭塞率高达 10%~20%，机制不清。

七、预后

存活者复发率较高，且复发次数越多病死率和致残率越高。脑血栓形成预后受年龄、伴发基础疾病、是否出现并发症等多种因素影响。

第四节　脑栓塞

一、概述

各种栓子随血流进入颅内动脉使血管腔急性闭塞，引起相应供血区脑组织缺血坏死、脑功能障碍。栓塞性脑梗死（embolic infarction）占脑梗死的 15%，脑栓塞可作为心肌梗死的首发症状。

二、病因和病理

根据栓子来源，脑栓塞可分为以下几类。

1. 心源性　占 60%~75%，常见病因为心房颤动。

2. 非心源性　动脉粥样硬化斑块脱落；肺静脉血栓；骨折、手术时脂肪栓、气栓；血管内治疗时血栓脱落；颈动脉纤维肌肉发育不良（女性多见）；肺感染、败血症、肾病综合征的高凝状态。

3. 来源不明　约 30%的脑栓塞。

三、临床表现

1. 青壮年多见，活动中急骤发病而无先兆，局灶性神经体征数秒至数分钟达到高峰，多表现完全性卒中，意识模糊、清楚。颈内、大脑中动脉主干栓塞可发生大面积脑梗死；严重脑水肿、颅内压增高，脑疝、昏迷，常见痫性发作。椎-基底动脉系统栓塞常发生昏迷。

2. 前循环约占 4/5，偏瘫（上肢重）、偏身感觉障碍、失语，局灶性癫痫发作；后循环约占 1/5，眩晕、复视、交叉瘫，四肢瘫、共济失调、饮水呛、吞咽困难、构音障碍。大脑后动脉栓塞，同向性偏盲、皮质盲；基底动脉主干栓塞，突然昏迷、四肢瘫，基底动脉尖综合征。

四、辅助检查

1. CT、MRI检查可显示缺血性梗死，合并出血性梗死高度支持脑栓塞，复查CT可发现梗死后出血、调整治疗方案。MRA可发现颈动脉狭窄程度、闭塞。

2. 腰部穿刺脑压正常，出血性梗死CSF呈血性、镜下红细胞，感染性脑栓塞CSF细胞数增高(早期粒细胞为主，晚期淋巴细胞为主)，脂肪栓塞CSF可见脂肪球。

3. 心电图确定心肌梗死、风心病、心律失常，经食道超声心动图、24小时Holter监护；细菌性心内膜炎：血常规、ESR、血细菌培养。

五、诊断与鉴别诊断

（一）诊断

骤然起病，出现偏瘫、失语等局灶性体征，可伴痫性发作，数秒至数分钟达高峰，心源性栓子来源。合并其他脏器栓塞更支持诊断。CT、MRI可确定脑栓塞部位、数目、伴发出血等。

（二）鉴别诊断

注意与血栓性脑梗死、脑出血鉴别，起病过程极迅速、栓子来源可提供脑栓塞证据。

六、治疗

1. 一般治疗与脑血栓形成相同 颈内动脉，大脑中动脉栓塞导致大面积脑梗死、严重脑水肿，继发脑疝，小脑梗死易发生脑疝，积极脱水、降颅压治疗，必要时去颅瓣减压术。心源性脑栓塞发病后数小时内用血管扩张药罂粟碱、烟酸占替诺600~900mg静脉滴注。

2. 原发病治疗 房颤可用抗心律失常药物；空气栓塞（减压病）进行高压氧治疗，减少气栓，增加脑含氧量；脂肪栓选用肝素、5%碳酸氢钠、脂溶剂；感染性栓塞选用抗生素，禁溶栓、抗凝治疗；患者取头低、左侧卧位。

3. 抗凝治疗 房颤或有心源性栓子、动脉夹层，高度狭窄，可用肝素预防再栓塞，定期监测凝血功能、调整剂量，肝素、华法林。栓塞复发的高度风险可完全抵消出血风险，脑栓塞抗凝治疗导致梗死区出血很少影响转归。

七、预后

脑栓塞急性期病死率5%~15%；多死于严重脑水肿、脑疝、肺感染、心力衰竭；心肌梗死所致脑栓塞预后差；脑栓塞患者病后1~2周内复发率10%~20%。

第五节　腔隙性梗死

一、概述

腔隙性梗死由长期高血压引起，脑深部白质、脑干穿通动脉病变和闭塞，缺血性微梗死形成腔隙。最常见的高血压性脑血管病变，约占脑梗死的20%，许多病例无临床症状。

二、病因和发病机制分析

1. 高血压小动脉硬化、透明变性，导致管腔闭塞，舒张压增高是多发性腔隙性梗死的主要原因。
2. 大脑中动脉、基底动脉粥样硬化，形成小血栓阻塞深穿支动脉。
3. 血压突然下降使已狭窄的动脉缺血，导致小梗死。
4. 空气或者动脉粥样硬化斑等小栓子阻塞小动脉，微栓子常见来源——颈动脉颅外段粥样硬化斑块。
5. 红细胞增多症、血小板增多症、高凝状态等。

三、临床表现

（一）一般特点

中老年高血压病患者，男性较多；常在白天活动中，急性发病；约20%的病例短暂性脑缺血发作样起病；一般无头痛、高颅压、意识障碍。

（二）多样性临床综合征

Fisher提出了21种腔隙综合征；特点有症状较轻、体征单一、预后较好。

四、典型的腔隙综合征

1. 纯感觉性卒中（PSS）　较常见，具有偏身感觉缺失，可伴感觉异常（麻木、烧灼感、刺痛、僵硬感）的特点。病灶可位于丘脑腹后核、内囊后肢、放射冠后部、延髓背外侧。注意脑后动脉闭塞，丘脑、中脑小量出血可表现类似。

2. 共济失调性轻偏瘫（AH）　病变对侧PMH伴小脑性共济失调。偏瘫下肢重（足踝部明显），上肢轻，面部最轻，指鼻试验、跟膝胫试验（+）。病灶位于脑桥基底部上1/3与下2/3交界处；内囊后肢，颞、枕桥束；放射冠、半卵圆中心（皮质脑桥束、锥体束）。

3. 构音障碍-手笨拙综合征（DCHS）　可视为AH变异型，起病突然，症状迅速达高峰，构音障碍、吞咽困难、病变对侧中枢性面舌瘫，对侧手无力、精细动作笨拙（书写易发现），指鼻试验不准、轻度平衡障碍。病灶位于脑桥基底部上1/3与下2/3交界处的基底动脉旁中线支闭塞；内囊膝部。

4. 感觉运动性卒中 以偏身感觉障碍起病，再出现轻偏瘫。病灶位于丘脑腹后核、邻近内囊后肢；丘脑膝状体动脉分支、脉络膜后动脉丘脑支闭塞。

5. 腔隙状态（lacunar state） 多发性腔隙性梗死。表现为严重精神障碍、痴呆、假性球麻痹、双侧锥体束征、类帕金森综合征、尿便失禁。

五、辅助检查

CT可见内囊基底节区、皮质下白质单个、多数圆形、卵圆形病灶；边界清晰、无占位效应；MRI显示更清晰；CSF检查正常；EEG无阳性发现。

六、诊断与鉴别诊断

（一）诊断

1. 中老年发病，长期高血压病史。
2. 临床表现符合腔隙综合征之一。
3. CT或MRI检查证实与神经功能缺失一致的病灶，EEG、CSF、DSA均正常。
4. 预后良，多在短期内恢复。

（二）鉴别诊断

1. 大动脉粥样硬化性脑梗死 急性起病，发病后与本病的症状有一些相似，一般症状较腔隙性脑梗死更严重，面积较大的半球梗死者多在局灶症状出现后，逐渐出现意识障碍并加重，甚至昏迷、惊厥。如果发病即昏迷者，多为脑干梗死，可通过CT、MRI等影像学检查进行鉴别。

2. 脑栓塞 多有各种心脏病史或者有来自心脏的栓子，发病后可在数秒钟或数分钟达到高峰，多可出现意识模糊、嗜睡或浅昏迷。如栓塞主要脑血管分支或多发性栓塞，可因明显脑水肿，造成颅内压逐渐增高，出现头痛、恶心、呕吐、昏迷等。此类栓塞多发于大脑中动脉，可出现偏瘫、半身感觉障碍等相应体征。根据病史及超声心动图等可以鉴别。

3. 脑脓肿 早期表现为全身和颅内急性化脓性感染症状，如寒战、高热、头痛、呕吐和颈项强直等。脓肿形成后脑脓肿呈占位性病变，导致颅内压增高，严重者可致脑疝；若脓肿邻近脑表面且脓腔壁较薄，可突然破溃，导致急性化脓性脑膜炎或脑室炎，患者突发高热、昏迷、全身抽搐、角弓反张，甚至死亡。神经系统体征因脓肿所在部位而异。通过临床表现、体征、血液检查及影像学检查一般可以鉴别。

七、治疗

目前尚无有效的治疗方法。

1. 有效控制高血压、各种类型脑动脉硬化，减少腔隙性脑梗死发病，是预防本病的关键。
2. 扩血管药如脉栓通，增加脑血液供应，促进神经功能恢复。
3. 钙通道阻滞药如尼莫地平减少血管痉挛，改善脑血液循环，降低腔隙性梗死复发率。
4. 活血化瘀类中药。
5. 控制吸烟，糖尿病，高脂血症等危险因素。

八、预后

本病预后良好。多数病例病后 2~3 个月恢复；死亡率、致残率较低，复发率较高。

第六节 脑分水岭梗死

一、概述

脑分水岭梗死（CWI）是指发生在 2 条或 3 条脑动脉末梢交接区脑梗死，过去仅能通过病理解剖诊断，自 CT 和 MRI 应用于临床后才有了临床诊断，大约占脑梗死的 10%。

二、病因和发病机制分析

发病机制仍然存在争论，可能包括不同的发病机制。低血压、严重的颈内动脉狭窄或闭塞、微栓子栓塞，或者不同的发病机制共同发挥作用。

1. 低血压和低血容量是引起脑分水岭梗死最常见的原因，休克、严重脱水、降压药过量、严重的心律失常、麻醉药过量、心脏停搏都是脑分水岭梗死的原因。

2. 高血压、脑动脉硬化、血液黏度高、高血脂、糖尿病、心脏病都是脑分水岭梗死的危险因素。

3. 严重的低血压、低氧血症、休克、弥漫性脑血管病变等会引起全脑低灌注，可引起双侧的脑分水岭梗死。

4. 同一大脑半球内存在 2 处以上的分水岭梗死，常与严重的同侧颈内动脉狭窄或闭塞有关。

三、临床表现

1. 发病年龄多在 50 岁以上。
2. 起病时血压常偏低。
3. 临床表现多样化：可表现为前循环，后循环脑梗死。
4. 脑分水岭梗死的类型，一般根据脑内血液循环分布特点分为皮质前型、皮质后型和皮质下型。

（1）皮质前型：大脑前、中动脉分水岭梗死，病灶位于额中回；以上肢为主的偏瘫、偏身感觉障碍；情感障碍/强握反射/局灶性癫痫；主侧病变出现经皮质运动性失语。

（2）皮质后型：大脑中、后动脉，大脑前、中、后动脉皮质支分水岭梗死，病灶位于顶、枕、颞交界区；偏盲，下象限盲为主；皮质性感觉障碍，无偏瘫或较轻；情感淡漠、记忆力减退、格斯特曼（Gerstmann）综合征；主侧病变表现为经皮质感觉性失语，非主侧表现为体象障碍。

（3）皮质下型：大脑前、中、后动脉皮质支与深穿支分水岭或大脑前动脉回返支（Heubner 动脉）与大脑中动脉豆纹动脉分水岭梗死，病灶位于大脑深部白质、壳核、尾状核等，纯运动性轻偏瘫、感觉障碍、不自主运动等。

5. 单纯的皮质前型分水岭梗死很少见，大多与皮质下分水岭梗死并存。皮质后型分水岭梗死常常与大脑中动脉后肢供血区域的局限性脑梗死难于鉴别。

四、诊断与鉴别诊断

（一）诊断

脑分水岭梗死的诊断需综合影像学与临床表现。常见合并高血压、动脉粥样硬化或糖尿病的中老年患者在低血压、血容量不足或颈动脉狭窄等诱因下急性起病，表现为轻度局灶性神经功能缺损。影像学核心依据为 MRI-DWI 序列显示分水岭区高信号（皮质型呈楔形或新月形，皮质下型为基底节、侧脑室旁串珠状病灶），结合影像学检查的血管评估明确颅内、外大动脉狭窄（>70%）或低灌注证据，以血流动力学障碍为主，部分可合并微栓塞。

（二）鉴别诊断

1. 脑出血 活动或情绪激动时起病，伴头痛、呕吐、意识障碍，CT 显示高密度出血灶。

2. 其他类型脑梗死 心源性脑栓塞：突发严重神经缺损，影像学显示非分水岭区梗死，常伴房颤等心脏疾病；腔隙性梗死：病灶小（<1.5cm），位于深部穿支动脉供血区，与高血压相关。

3. 颅内占位性病变 脑肿瘤：慢性进展性病程，增强 MRI 显示病灶强化伴占位效应，不符合血管分布；硬膜下血肿：外伤史，CT、MRI 显示颅板下新月形出血灶，与分水岭梗死可能并存。

4. 其他血管性疾病 伴有皮质下梗死和白质脑病的常染色体显性遗传性脑动脉病（CADASIL）：遗传性小血管病，MRI 显示颞极和外囊白质病变，伴多发腔隙性梗死，与内分水岭梗死需鉴别；原发性中枢神经系统血管炎：青年多见，多灶性病变伴血管壁强化，需结合实验室检查。

5. 亚急性期脑梗死与转移瘤 亚急性梗死呈脑回样强化且符合血管分布，短期随访可见病灶演变，而转移瘤强化方式多样且无血管区域性。

五、治疗

（一）病因治疗与血流动力学管理

1. 纠正低灌注状态 脑分水岭梗死常由低血压、休克、严重脱水等导致脑灌注不足引发。治疗应首先恢复有效循环血量，如使用羟乙基淀粉扩容，并避免快速降压。对于低血压患者，需暂停或调整降压药物，维持血压在 130~150/80~90mmHg 以保障脑血流。

2. 处理血管狭窄/闭塞　颅内外大动脉狭窄是重要病因。需通过影像学评估明确病变，必要时行血管内介入治疗或颈动脉内膜剥脱术，以改善血流并预防复发。

（二）药物治疗

1. 抗血小板治疗　首选阿司匹林（100mg/d）或氯吡格雷（75mg/d），高危患者可联合使用以强化抗栓。若存在抗磷脂抗体综合征等特殊病因，需联用抗凝药物治疗。

2. 降脂治疗　他汀类药物，可降低胆固醇、稳定斑块，减少动脉硬化风险。

3. 改善脑灌注与神经保护

（1）扩容治疗：羟乙基淀粉可有效增加脑血流，改善神经功能缺损评分及日常生活能力。

（2）清除自由基：依达拉奉等药物可减轻缺血再灌注损伤。

（3）中西医结合：参麦注射液或生脉注射液可通过益气养阴改善低血压状态，提升脑灌注。

（三）急性期特殊治疗

1. 溶栓治疗　在时间窗内（通常≤4.5小时）且无禁忌证时，静脉溶栓可快速恢复血流。

2. 机械取栓　适用于大血管闭塞导致的分水岭梗死，通过导管技术移除血栓，术后需密切监测神经功能。

（四）危险因素控制与长期管理

1. 血压管理　避免过度降压，高血压患者应缓慢、平稳控制血压，目标值为<140/90mmHg（合并糖尿病者<130/80mmHg）。

2. 血糖与血脂控制　胰岛素治疗维持血糖在7.8~10.0mmol/L，他汀类药物使低密度脂蛋白胆固醇<1.8mmol/L。

3. 生活方式干预　戒烟限酒、低盐低脂饮食、适度运动，定期监测血压、血糖、血脂。

六、预后

少数病程呈进展性，主要与脑低灌注未能及时缓解有关，如低血压未及时纠正，颅内段或颅外段脑动脉狭窄未能解除，或脑动脉闭塞又没有良好的侧支循环。并发症、死亡率均较低。

第七节　脑出血

一、概述

脑出血，也常被称为自发性脑出血，是大脑血管破裂造成血液流出的疾病，占急性脑血管病的20%~30%。病因主要为高血压和动脉硬化，生活方式风险因素如超重、酗酒、吸烟、使用可卡因等也可增加脑出血的风险。此疾病按出血部位可分为基底节区出血、丘脑出血、脑叶出血、脑干出血、小脑出血和脑室出血等，是病死率最高的脑血管疾病。

二、临床表现

（一）一般表现

好发于50~70岁，男性略多；多有高血压病史；活动、激动时发病，多无预兆；剧烈头痛、呕吐、血压明显升高；临床症状数分至数小时达高峰。症状、体征因出血部位、出血量而异；轻偏瘫是基底节、丘脑、内囊出血常见的早期症状；约10%的病例出现痫性发作，常为局灶性；重症可迅速转入意识模糊、昏迷。

（二）局限性定位表现

1. 壳核部位 出血大可在数分钟之内出现出血部位对侧偏瘫，中枢性的面瘫，同性偏盲。

2. 丘脑出血 出血早期就可以有意识丧失，但清醒的患者往往有比较重的肢体感觉障碍。

3. 脑桥出血 脑桥出血是比较危重的，发病初期就可以出现昏迷，昏迷程度比较深，双侧瞳孔针尖样缩小，但对光反射是存在的。

4. 小脑出血 可以突然发病，表现为头痛，眩晕，步态不稳。

5. 脑叶出血 大量出血会导致意识丧失，癫痫发作。

三、辅助检查

（一）CT检查

CT检查是首选的检查方式，可见圆形、卵圆形均匀高密度血肿，边界清楚，可显示穿破脑室、血肿周围水肿带、占位效应、脑室铸型（大量积血）及脑室扩张。血肿吸收则显示为低密度、囊性变。

（二）MRI检查

分辨4~5周内的脑出血（CT不能辨认），区别陈旧性脑出血、脑梗死，显示血管畸形流空现象。根据血肿信号动态变化（Hb变化影响）判断出血时间。

1. 超急性期（0~2小时） T_1WI呈低信号，T_2WI呈高信号与脑梗死不易区别。

2. 急性期（2~48小时） T_1WI呈等信号，T_2WI呈低信号。

3. 亚急性期（3天至3周） T_1WI/T_2WI均呈高信号。

4. 慢性期（>3周） T_1WI呈低信号，T_2WI呈高信号。

（三）CSF检查

头颅CT等检查不能明确诊断，或需要与其他疾病鉴别时，可进行腰椎穿刺脑脊液检查（CSF）。脑出血患者脑脊液常呈血性，压力增高，但该项检查有一定风险，不作为首选。

(四) 数字减影脑血管造影 (DSA)

可用于检出：脑动脉瘤，脑动静脉畸形，烟雾病和血管炎。

四、诊断与鉴别诊断

(一) 诊断

1. 大多数为50岁以上，较长期的高血压动脉硬化病史者。
2. 体力活动或情绪激动时突然发病，有头痛、呕吐、意识障碍等症状。
3. 发病快，在几分钟或几小时内出现肢体功能障碍及颅内压增高的症状。
4. 查体有神经系统定位体征。
5. 脑CT检查可见脑内血肿呈高密度区域，对于直径大于1.5cm的血肿，可以精确地显示，确定出血的部位、血肿大小、是否破入脑室、有无脑水肿和脑疝形成。确诊以脑CT见到出血病灶为准，CT对脑出血几乎百分之百诊断。
6. 腰部穿刺可以见到血性脑脊液，但目前已经很少根据CSF诊断脑出血。

(二) 鉴别诊断

1. 高血压性壳核、丘脑、脑叶出血须与脑梗死、脑栓塞后出血、蛛网膜下腔出血（SAH）鉴别（CT），小脑出血可酷似脑干、小脑梗死（通过CT、MRI）。
2. 外伤性脑出血（闭合性头部外伤）发生于受冲击颅骨下、对冲位；诊断线索为有外伤史；额极、颞极常见，CT可显示血肿。
3. 脑出血（突然发病、迅速昏迷）须与全身性中毒（酒精、药物、一氧化碳）；代谢性疾病（糖尿病、低血糖、肝昏迷、尿毒症）。

五、治疗

(一) 内科治疗

安静卧床，重症严密观察生命体征，瞳孔、意识变化，保持呼吸道通畅、吸氧（动脉血氧饱和度90%以上），加强护理，保持肢体功能位。包括以下内容。

(1) 血压处理——合理降压（舒张压约100mmHg）。
(2) 控制血管源性脑水肿。
(3) 止血药。
(4) 维持营养。
(5) 水电解质平衡。
(6) 并发症防治。

（二）外科治疗

挽救重症患者生命、促进神经功能恢复。手术宜发病6~24小时内进行。昏迷患者通常手术效果不佳。

（三）康复治疗

病情稳定后宜尽早康复治疗，促进神经功能恢复，提高生活质量；如患者出现抑郁情绪可及时给予抗抑郁药（如氟西汀等）、心理支持。

六、预后

脑出血预后与出血部位、出血量及是否有并发症相关。病情不严重的患者，预后良好；对于严重的患者，将会危及生命。脑出血多由高血压合并脑动脉硬化、脑动脉畸形等原因引起，由于病因无法去除，因此无法真正治愈。

第八节　蛛网膜下腔出血

一、概述

蛛网膜下腔出血，是指脑底部或脑表面的病变血管破裂，血液直接流入蛛网膜下腔引起的一种临床综合征，临床上将蛛网膜下腔出血分为外伤性与非外伤性两大类。非外伤性蛛网膜下腔出血是一种常见且致死率极高的疾病，病因主要是动脉瘤，约占全部病例的85%。外伤性蛛网膜下腔出血相对于非外伤性蛛网膜下腔出血较轻，预后也较好。

二、病因

1. 颅内动脉瘤　占50%~85%，好发于脑底动脉环的大动脉分支处，以该环的前半部较多见。

2. 脑血管畸形　主要是动静脉畸形，多见于青少年，占2%左右，动静脉畸形多位于大脑半球大脑中动脉分布区。

3. 烟雾病　又称脑底异常血管网病约占1%。

4. 其他　夹层动脉瘤、血管炎、颅内静脉系统血栓形成、结缔组织病、血液病、颅内肿瘤、凝血障碍性疾病、抗凝治疗并发症等。

5. 部分患者出血原因不明　如原发性中脑周围出血。

蛛网膜下腔出血的危险因素主要是导致颅内动脉瘤破裂的因素，包括高血压、吸烟、大量饮酒、既往有动脉瘤破裂病史、动脉瘤体积较大、多发性动脉瘤等。与不吸烟者相比，吸烟者的动脉瘤体积更大，且更常出现多发性动脉瘤。

三、临床表现

（一）一般症状——动脉瘤性 SAH 经典表现

1. 头痛 突发异常剧烈全头痛，常提示破裂动脉瘤部位；约 1/3 患者发病前数日、数周有轻微头痛；头痛再发常提示再次出血；动静脉畸形破裂头痛常不严重 。

2. 脑膜刺激征 呈颈项强直/Kernig 征/Brudzinski 征。老年、衰弱、小量出现不明显数小时出现，3~4 周消失。

3. 眼部症状 20%患者眼底玻璃体下片块状出血，发病 1 小时出现（急性颅内压升高、眼静脉回流受阻）。

4. 精神症状 急性期偶见欣快、谵妄、幻觉等精神症状。

5. 其他症状 血压急骤上升，最初 2 周脑膜刺激可引起体温升至 39℃，短暂意识丧失，伴呕吐、畏光、项背，下肢疼痛，严重者突然昏迷并短时间死亡。

6. 老年蛛网膜下腔出血 起病较缓慢；头痛、脑膜刺激征不明显；意识障碍、脑实质损害症状严重；常以精神症状起病；患者临床表现不典型，易漏诊、误诊。

（二）动脉瘤的定位症状

颈内动脉海绵窦段动脉瘤可损伤第Ⅲ、Ⅳ、Ⅴ、Ⅵ对脑神经；脑神经，破裂引起颈内动脉海绵窦瘘；后交通动脉瘤可引起动眼神经麻痹；大脑中动脉瘤可致偏瘫、偏身感觉障碍、痫性发作；大脑前动脉瘤可伴精神症状；大脑后动脉瘤可偏盲、Weber 综合征、损伤第Ⅲ对脑神经；椎-基底动脉瘤可致面瘫等脑神经瘫痪。

（三）血管畸形的定位症状

动静脉畸形患者可能伴癫痫发作；伴轻偏瘫、失语，视野缺损等局灶体征；有定位意义；部分病例仅在 MRA、DSA 检查时发现。

（四）常见并发症

1. 再出血（recurrence of hemorrhage） 病情稳定后突发剧烈头痛、呕吐、痫性发作、昏迷甚至去脑强直发作；颈强/Kernig 征加重；复查 CSF 鲜红色；20%动脉瘤患者病后 10~14 天发生再出血；动静脉畸形患者急性期再出血较少见。

2. 脑血管痉挛（CVS） 严重程度与蛛网膜下腔血量相关；可有局灶性体征，但对载瘤动脉无定位价值；迟发性血管痉挛高峰期为病后 10~14 天，是死亡、伤残的重要原因；确诊用 TCD、DSA。

3. 扩展至脑实质内的出血 大脑前、大脑中动脉动脉瘤破裂；血液喷射到脑实质导致轻偏瘫、失语；小脑天幕疝。

4. 急性或亚急性脑积水（hydrocephalus） 分别发生于发病当日或数周后，是蛛网膜下腔 CSF 吸收障碍所致；进行性嗜睡、上视受限、外展神经瘫痪、下肢腱反射亢进等可提示诊断。

5. 低钠血症（hyponatremia） 5%~10%的患者发生癫痫发作，少数患者发生低钠血症。

四、辅助检查

1. 头颅 CT 是诊断蛛网膜下腔出血的首选方法，CT 显示蛛网膜下腔内高密度影可以确诊蛛网膜下腔出血。根据 CT 结果可以初步判断或提示颅内动脉瘤的位置：如位于颈内动脉段常是鞍上池不对称积血；大脑中动脉段多见外侧裂积血；前交通动脉段则是前间裂基底部积血；而出血在脚间池和环池，一般无动脉瘤。动态 CT 检查还有助于了解出血的吸收情况，有无再出血、继发脑梗死、脑积水及其程度等。CT 对于蛛网膜下腔出血诊断的敏感性在 24 小时内为 90%~95%，3 天为 80%，1 周为 50%。

2. 头颅 MRI 当病后数天 CT 的敏感性降低时，MRI 可发挥较大作用。4 天后 T_1WI 序列能清楚地显示外渗的血液，血液高信号可持续至少 2 周，在 FLAIR 像则持续更长时间。因此，当病后 1~2 周，CT 不能提供蛛网膜下腔出血的证据时，MRI 可作为诊断蛛网膜下腔出血和了解破裂动脉瘤部位的一种重要方法。

五、诊断与鉴别诊断

（一）诊断

1. 高度提示 SAH 突发剧烈头痛伴呕吐、颈强等脑膜刺激征；伴或不伴意识模糊，反应迟钝；检查无局灶性神经体征。

2. 临床确诊 SAH CT 证实脑池、蛛网膜下腔高密度出血征象；腰穿压力明显增高、血性 CSF；眼底玻璃体下片块状出血。

（二）鉴别诊断

1. 高血压性脑出血 也可见反应迟钝、血性 CSF，明显局灶性体征偏瘫/失语等。

2. 颅内感染 各种类型的脑膜炎如结核性、真菌性、细菌性和病毒性脑膜炎等，虽有头痛、呕吐和脑膜刺激征，但常先有发热，发病不如蛛网膜下腔出血急骤，CSF 形状提示感染而非出血，CT 检查无蛛网膜下腔出血表现等特点可以鉴别。

3. 瘤卒中或颅内转移瘤 约 1.5%脑肿瘤可发生瘤卒中，形成瘤内或瘤旁血肿合并蛛网膜下腔出血，癌瘤颅内转移、脑膜癌病或中枢神经系统（CNS）白血病有时可为血性 CSF，但根据详细的病史、CSF 检出瘤、癌细胞及脑 CT 检查可以鉴别。

六、治疗

（一）内科治疗

1. 一般处理 住院监护，绝对安静卧床 4~6 周；避免用力排便、咳嗽，情绪激动引起动脉瘤再破裂；高血压患者审慎降压至 160/100mmHg；头痛可用镇痛药，保持便通用缓泻剂；保证正常血容量、足够脑灌注；低钠血症常见，口服氯化钠（NaCl）或3%生理盐水静脉滴注；心电监护防止心律失常；注意营养支持，防止并发症。

2. ICP增高　20%甘露醇/速尿、白蛋白等；若脑疝形成，可考虑行颞下减压术，脑室引流。

3. 预防再出血　抗纤溶药抑制纤维蛋白溶解酶形成。肾功能障碍者慎用。副作用：深静脉血栓形成。

4. 预防脑血管痉挛　应用钙通道阻滞药（如尼莫地平）10～20mg/d静脉滴注1mg/h，共10～14d。减少迟发性血管痉挛导致缺血合并症。"3H"疗法：扩容、稀释、升高血压。

5. 放脑脊液疗法　缓慢放出血性CSF，每次10～20ml 2次/周，减少迟发性血管痉挛、正常颅压脑积水发生注意诱发脑疝、颅内感染、再出血风险，严格掌握适应证，并密切观察。

（二）手术治疗

针对动脉瘤，动静脉畸形，手术治疗是根除病因、防止复发的有效方法。

七、预后

蛛网膜下腔出血预后与病因、年龄、动脉瘤部位，瘤体大，小，出血量，血压增高、波动，合并症，及时手术治疗等有关。

第九节　其他脑动脉疾病

一、脑底异常血管网病

1. 烟雾病（Moyamoya disease）　颈内动脉虹吸部、大脑前动脉/大脑中动脉起始部，进行性狭窄/闭塞，颅底软脑膜动脉/穿通动脉形成，细小密集血管吻合网。DSA显示密集成堆的小血管影像，大动脉闭塞。病因不清。

临床表现：儿童、青年多见，约半数10岁前发病，11～40岁约占40%，短暂性脑缺血发作、脑卒中、头痛、癫痫发作，短暂或持续性偏瘫、偏身感觉障碍、偏盲，主侧半球受损可致失语，非主侧半球可致失用或忽视，两侧可交替出现轻偏瘫或反复发作，智能减退、痫性发作，头痛较常见，约10%的患儿脑出血、蛛网膜下腔出血，个别病例可见不自主运动。成年患者多见出血性卒中，蛛网膜下腔出血多于脑出血，脑梗死约20%，部分病例反复晕厥发作，与动脉瘤性蛛网膜下腔出血相比，局灶性体征如偏瘫、偏身感觉障碍、视盘水肿，发生率较高，脑出血症状较重，但恢复较好，有复发倾向。

2. 治疗　个体化选择治疗方法，短暂性脑缺血发作、脑梗死、蛛网膜下腔出血、脑出血遵循通常疗法、原则，钩端螺旋体、梅毒螺旋体、结核等病毒感染，应病因治疗，结缔组织病用皮质类固醇、免疫抑制剂，原因不明试用血管扩张药物、CCB、抗血小板治疗、中药等。

二、脑动脉盗血综合征

1. 一侧锁骨下动脉、无名动脉在椎动脉近心端显著狭窄/闭塞，虹吸作用使同侧椎动脉 血流逆流入锁骨下动脉，对侧椎动脉血流被部分盗取供应患肢，导致椎-基底动脉供，血不足症状 。

2. 临床表现 本病男性较多，左侧多发，患侧上肢活动出现发作性头晕、视物模糊，复视、共济失调、构音障碍、晕厥等后循环；脑干、枕叶、小脑供血不足表现；严重时颈内动脉血液经后交通动脉逆流，导致颈内动脉系统缺血症状，如偏瘫、偏身感觉障碍、失语等。

第十节 癫 痫

微课：
癫痫

本节主要通过以下来认识和学习癫痫，诱发因素，其临床表现有哪些特点，诊断及鉴别诊断，以及怎样预防该病，从而更好地预防和治疗该病的发生和进展，提高患者的生活质量。

一、概述

癫痫是一种以反复癫痫发作为表现的慢性脑部疾病。由脑部神经元异常放电引发，疾病的发作有反复性和短暂性特点。癫痫的发病原因包括肌肉收缩、大脑皮质发育障碍、脑部肿瘤、颅脑外伤、中枢神经系统感染等，并且可能与遗传有关。癫痫的发病并不限于任何年龄段，其中儿童和老年人相对常见。据统计，癫痫影响了全球超过 7000 万人，我国发病率在 5‰~7‰，每年有 40 万~60 万人被新确诊为癫痫。

1. 癫痫（epilepsy） 是一组反复发作的神经元异常放电所致的暂时性中枢神经系统功能失常的慢性疾病。

2. 痫性发作（seizure） 是指纯感觉性、运动性和精神运动性发作，或指每次发作或每种发作的短暂过程称为痫性发作。

3. 癫痫特点 反复性、短暂性、刻板性。

二、病因

（一）病因分类

1. 特发性癫痫 与遗传因素有较密切的关系。发作形式多为全身性发作。无脑部器质性或代谢性疾病表现。

2. 症状性癫痫 症状性癫痫也称为继发性癫痫，指由于某种意外原因导致的脑结构或功能异常，神经网络异常放电所产的癫痫发作。

（二）促发因素

1. 遗传因素 有些癫痫可能与遗传有关。研究发现某些基因与癫痫相关，在一些家庭中，也确实发现了家族聚集现象。不过，癫痫的遗传风险还是非常低的。也就是说，大多数的患有癫痫的患者，下一代都不会再患有癫痫。

2. 环境因素

（1）年龄。

（2）内分泌

1）雌二醇升高、孕酮下降。

2）妊娠性癫痫、经期性癫痫。

（3）睡眠。

（4）诱发因素——反射性癫痫。

三、发病机制

癫痫的发病机制非常复杂。其主要原因与离子通道神经递质及神经胶质细胞的改变有关，其导致的中枢神经系统兴奋与抑制间的不平衡而导致癫痫发作。

1. 离子通道功能异常 离子通道是体内可兴奋性组织兴奋性调节的基础，其编码基因突变可影响离子通道功能，从而导致某些遗传性疾病的发生。目前认为很多人类特发性癫痫是离子通道病，即有缺陷的基因编码有缺陷的离子通道蛋白而发病，其中钠离子、钾离子、钙离子通道与癫痫相关性的研究较为明确。

2. 神经递质异常 癫痫性放电与神经递质关系极为密切，正常情况下兴奋性与抑制性神经递质保持平衡状态，神经元膜稳定。当兴奋性神经递质过多或抑制性递质过少，都能使兴奋与抑制间失衡，使膜不稳定并产生癫痫性放电。

3. 神经胶质细胞异常 神经元微环境的电解质平衡是维持神经元正常兴奋性的基础。神经胶质细胞对维持神经元的生存环境起着重要的作用。当星形胶质细胞对谷氨酸或 γ 氨基丁酸的摄取能力发生改变时可导致癫痫发作。

四、临床表现

（一）部分性发作（partial seizures）

成年期痫性发作的最常见类型，发作起始症状和脑电图均提示痫性放电起源于一侧大脑半球根据发作期间有无意识障碍可分为单纯部分性发作、复杂部分性发作、二者均可继发全面性强直—阵挛发作（GTCS）。

其临床表现只涉及大脑的一部分区域，症状取决于病灶的位置。常见的症状包括以下内容。

（1）运动性症状：肢体抽动、强直、摇晃、转头或转眼等。

（2）感觉性症状：局部疼痛、刺痛、痒感、异常寒冷或温暖等。

（3）自主神经症状：脸部潮红或苍白、呼吸加速或减慢、口渴、腹痛等。

（4）心理症状：情感异常、恐惧、焦虑、幻觉或错觉等。

（二）全面性发作（grand mal seizures）

1. 痫性放电起源于双侧大脑半球。
2. 发作时伴有意识障碍或以意识障碍为首发症状。
3. 临床表现涉及大脑的大部分或全部区域，具有以下特征。

（1）运动性症状：全身抽搐、痉挛、躁动、快速而无目的的动作。
（2）意识障碍：意识丧失、昏迷、呼之不应、思维混乱。
（3）自主神经症状：口吐白沫或泡沫状唾液、尿失禁、瞳孔扩大等。

五、诊断与鉴别诊断

（一）诊断

1. 是否癫痫 主要根据病史，EEG可辅助确诊。

2. 明确病因

（1）特发性和症状性。
（2）脑部或/和全身性疾病。
（3）探讨脑部疾病的性质。

3. 辅助诊断 EEG、CT、MRI、SPECT、PET对癫痫诊断的价值。

（二）癫痫源的综合定位

1. 癫痫病理灶（lesion） 脑内形态学异常，可间接或直接导致EEG痫性放电及临床痫性发作，是癫痫发作的基础。

2. 致痫灶（seizure focus） 直接导致癫痫发作，EEG中出现的一个或数个最明显的痫性放电部位。

3. 癫痫源综合定位技术 神经电生理学定位，神经影像学定位——MRI、f-MRI、MRSMEG、SPECT、PET、脑功能定位

（三）鉴别诊断

1. 癔病 见表11-2。

表11-2 癫痫与癔症鉴别

特点	癫痫发作	假性癫痫发作
发作场合	任何情况下	有精神诱因及有人在场
发作特点	突然刻板发作	发作形式多样，有强烈自我表现，如闭眼、哭叫、手足抽动和过度换气等
眼位	上睑抬起、眼球上窜或向一侧偏转	眼睑紧闭，眼球乱动
面色和黏膜	发绀	苍白或发红
瞳孔	散大、对光反射消失	正常、对光反射存在

续表

特点	癫痫发作	假性癫痫发作
对抗被动运动	不能	可以
摔伤、舌咬伤、尿失禁	可有	无
持续时间及终止方式	约1~2分钟，自行停止	可长达数小时、需安慰及暗示
锥体束征	Babinski 征常（+）	（-）

2. 晕厥 见表 11-3。

表 11-3 癫痫与晕厥鉴别

鉴别要点	晕厥	癫痫发作
诱因	精神紧张、疼痛刺激等	多无
前驱症状	有，可较长	无或短
发作与体位关系	站立或坐位多见	无关
皮肤颜色	苍白	正常或紫绀
惊厥伴尿失禁及舌咬伤	少见	常见
发作后意识模糊和自动症	无或少见	常见
发作间期脑电图异常	罕见	常见

六、治疗

（一）病因治疗

1. 代谢性疾病 低血糖、高血糖、低血钙等针对相应病因治疗。

2. 脑内病变 胶质瘤、脑膜瘤、转移性肿瘤、脑动静脉畸形、脑出血、脑梗死、化脓性脑膜炎、结核性脑膜炎等采用相对应的外科手术、放疗及内科原发病的治疗。

（二）控制癫痫发作用药一般原则

1. 开始用药时期。
2. 根据癫痫发作类型选择用药。
3. 坚持单一用药。
4. 合理联合用药。
5. 小剂量开给，监测药物血浓度。
6. 注意药物的副作用。
7. 换药、减量、停药。

（三）临床常用抗癫痫药物

1. 苯巴比妥 是一种广谱抗癫痫药。小儿癫痫首选，适用于 GTCS、部分性发作。安全、价廉、镇静常见、兴奋多动、认知障碍。

2. 苯妥英钠 适用于GTCS、部分性发作，不适用新生儿和婴幼儿。

3. 乙琥胺 适用于单纯失神发作、肌阵挛。

4. 卡马西平 适用于部分性发作、强直阵挛性发作，儿童、育龄期妇女。

5. 丙戊酸钠 广谱抗癫痫药物，适用于90%失神发作、GTCS。

6. 氯硝安定 适用于肌阵挛性癫痫发作、失神发作。

（四）新研发的抗癫痫药物

1. 非氨脂 阻断钠离子和钙离子通道，抑制发作的传播。

2. 氨已稀酸 抑制V-氨基丁酸（GABA）转氨酶，增加脑内GABA。

3. 拉莫三嗪 阻断钙离子进入高速放电的神经元，从而抑制谷氨酸和天门冬氨酸的释放。

4. 托吡脂 增强GABA的抑制，降低谷氨酸的兴奋作用，调节钠钾离子通道作用。

（五）癫痫持续状态及其处理

1. 癫痫持续状态（status epilepticus） 指一次癫痫发作持续30分钟以上或连续多次发作，发作间期意识或神经功能未恢复至通常水平。常分为以下4类。

（1）原发性全身性惊厥性癫痫持续状态 GTCS癫痫状态。

（2）继发性全身性惊厥性癫痫持续状态。

（3）单纯部分性癫痫持续状态。

（4）复杂部分性癫痫持续状态。

2. 病因与病理生理

（1）病因：停药不当和不规范的抗癫痫药物治疗是最常见原因。

（2）诱因：感染、精神因素、过度疲劳、妊娠、生产、饮酒。

（3）病理生理：低血糖、缺氧、脑水肿、代谢性酸中毒、高热、休克、多脏器功能衰竭。

3. 癫痫持续状态的处理 癫痫持续状态的处理有3个方面。首先要使患者免于因发作本身而造成的全身代谢紊乱；其次，要识别并纠正急性期可能存在的促发因素；最后，根据癫痫状态的特殊类型而选择特殊的药物治疗。

（1）控制癫痫发作

1）地西泮：成人10~20mg静脉注射，儿童0.25~ 0.50mg/kg。

2）苯妥英钠：10~20mg/kg，静脉注射速度小于50mg/分。

3）异戊巴比妥钠：0.5g，静脉注射速度小于0.1/分。

4）其他：副醛、10%水合氯醛。

（2）吸氧、维持呼吸道通畅。

（3）减轻脑水肿、降低颅内压、维持电解质平衡，预防感染等。

（4）尽早明确病因，在病情许可的情况下进行腰穿，头颅CT等相关检查。

第十一节　阿尔茨海默病

本节主要通过以下来认识和学习阿尔茨海默病，诱发因素，其临床表现有哪些特点，诊断及鉴别诊断，以及怎样预防该病，从而更好地预防和防范该病的发生和进展，提高患者的生活质量。

一、概述

阿尔茨海默病是 1907 年首先由德国一位精神病和神经病理学家阿尔茨海默・阿勒斯所描述，并以他的名字命名。人们常说的“老年性痴呆”，实际上是指阿尔茨海默病，又叫“阿尔茨海默型痴呆”、“早老性痴呆”，是一种原因不明的进行性痴呆，是老年期痴呆中最主要的类型。由于其病因目前还不明确，故属于原发性痴呆。阿尔茨海默病是一种进行性、发展性、致死性神经退行性疾病，临床表现为认知和记忆功能不断恶化，日常生活能力进行性减退，并有各种神经精神症状和行为障碍。老年痴呆症是老年期各种痴呆的总称。根据病因不同可以分为 4 种类型：阿尔茨海默病、血管性痴呆、混合性痴呆、其他类型的痴呆。

二、易患因素

1. 遗传因素。
2. 受教育程度低的人群。
3. 生活习惯：饱食、营养过剩、营养不均衡。
4. 头部有过外伤。
5. 环境因素。
6. 吸烟、过量饮酒。
7. 退休。
8. 亲人或朋友亡故。
9. 环境发生大的变化。
10. 遭受重大打击。

三、临床特点

1. 核心症状　认知功能减退。

2. 三个症状群　日常生活能力下降并逐渐丧失，行为症状和认知能力损害。

3. 影响　对患者、家属和护理人员的精神、情绪产生巨大压力。

4. 分期　根据病情演变，一般分为三期。

（1）第一期：遗忘期、早期。

1）首发症状为记忆减退。

2）语言能力下降。

3）空间定向不良。

4）抽象思维和恰当判断能力受损。

5）情绪不稳。

6）人格改变。病程可持续 1~3 年。

（2）第二期：混乱期、中期。

1）完全不能学习和回忆新信息，远事记忆力受损但未完全丧失。

2）注意力不集中。

3）定向力进一步丧失，常去向不明或迷路，并出现失语、失用、失认、失写、失计算。

4）日常生活能力下降，如洗漱、梳头、进食、穿衣及大小便等需别人协助。

5）人格进一步改变。

6）行为紊乱：本期是本病护理照管中最困难的时期，该期多在起病后的 2~10 年。

（3）第三期：极度痴呆期、晚期。

1）生活完全不能自理，二便失禁。

2）智能趋于丧失。

3）无自主运动，缄默不语，成为植物人状态。常因吸入性肺炎、压疮、泌尿系感染等并发症而死亡。该期多在发病后的 8~12 年。

四、诱发因素

1. 铝摄入过量。
2. 脑动脉硬化。
3. 代谢失调。
4. 脑损伤。
5. 进食过饱。
6. 病毒感染。
7. 常年吸烟。

五、诊断

1. 体格检查。
2. 实验室检查。
3. 脑部影像学检查（CT、MRI）。
4. 各种评定量表。

（1）简易精神量表（MMSE）：内容简练，测定时间短，易被老人接受，是目前临床上测查本病智能损害程度最常见的量表。该量表总分值数与文化教育程度有关，若文盲≤17 分；小学程度≤20 分；中学程度≤24 分；大学程度≤25 分，则说明存在认知功能损害。

（2）NINCDS/ADRDA 标准：精神障碍诊断和统计工作手册（DSM-IV）标准；Blessed 行为量表；

ADAS-Cog 认知分量表；HacR。

六、治疗

1. 改善胆碱神经传递药物 目前常用的是乙酰胆碱酯酶抑制剂，包括（多奈哌齐，重酒酸卜巴拉汀，加兰他敏）。另外一种是天门冬氨酸受体拮抗药（如盐酸美金刚）。

2. 改善脑血液循环和脑细胞代谢的药物 脑代谢激活剂和脑循环改善剂，尤其是具有脑血管扩张作用的脑代谢激活剂成为脑退化症治疗的一大类可供选用的药物。此类药物如酰胺吡酮、己酮可可碱、血栓通等。

3. 钙通道阻滞药 此类药物易于通过血脑屏障，选择性扩张脑血管，减少因钙离子内流造成的神经细胞损伤或死亡，从而改善记忆和认知功能。

4. 激素类药物 使用雌激素治疗阿尔茨海默病可以缓解女性患者的症状，并可以延缓或防止患者病情发展。

5. 非甾体抗炎药 经常服用阿司匹林或消炎镇痛药物的老年人患老年痴呆和认知障碍的危险性明显降低。小剂量阿司匹林可以减少老年痴呆症恶化。

6. 自由基清除剂和抗氧化剂 维生素 E 是重要的抗氧化剂，具有自由基代谢的神经保护作用，还可能通过抑制和清除脑内 β-淀粉样蛋白沉积，产生延缓衰老的作用。其他自由基清除剂还有，退黑素、姜黄素、去铁敏、艾地苯醌、甲磺酸替拉扎特等。维生素 C 具有清除自由基、抗氧化作用，能够稳定细胞膜。

7. 毒蕈碱受体激动药 高剂量服用毒蕈碱 M1 受体激动药占诺美林，可明显改善老年痴呆患者的认知功能和动作行为能力。但由于该药在胃肠及心血管方面的严重副作用，许多患者不能继续治疗。

七、预防

高危人群平时应积极用脑，适度运动，情绪乐观，饮食预防。

1. 多食坚果 咀嚼口香糖，多吃鱼，常食大豆，服食卵磷脂，食不过饱，补充叶酸。

2. 三低三高三定两戒 三低：低盐低脂放低热量；三高：高蛋白、高纤维、高纤维素；三定：定时、定量、定质；两戒：戒烟、戒酒。

▶知识拓展

阿尔茨海默与阿尔茨海默病的故事

1907 年阿尔茨海默首次报告了一例具有进行性痴呆表现的 51 岁女性患者。当医生给她看一个物体时，她最初能够说出这个物体的正确名称，重复几次都是一样，但是以后突然间，她把一切都忘掉了。

当阅读一本书时，她可能无缘无故地跳过一些句子，她也许会一个字母、一个字母地拼读每一个字，也许会读起来完全没有抑扬顿挫。在书写测验时，她会反复书写同一个音节，而完全忽略其他的音节，因而变得完全错乱，六神无主。当她讲话时，常常是使用杂乱无章的词句，应用似是而非的表达方式。

有时，在说话时会突然停下来，一言不发。不能理解向她提出的任何问题。找不到回自己住处的路。病情逐渐恶化，四年半后死亡。患者死后病理检查显示：大脑皮质萎缩，神经原纤维缠结。其后，又有类似的病例报道。因其发病于老年前期，早期认为这是一种和老年性痴呆不同的疾病，于1910年把这种病命名为阿尔茨海默病。

随着我国人口老年化进程的加速、家庭结构的改变，阿尔茨海默病已成为老年期的一种十分常见的老年性疾病，据不完全统计，65岁以上人群中患重度阿尔茨海默病的比率达5%以上，而到80岁，此比率就上升了15%~20%。其中，年龄每增加5岁患病率将增加1倍。而阿尔茨海默病患者的平均生存期为5.5年。因此，阿尔茨海默病继心血管病、脑血管病和癌症之后，成了老年人健康的“第四大杀手”，也是现代社会老年人的主要致死疾病之一。

考试知识点总结　　**本章小结**

协和云课堂……　拓展练习及参考答案

（梁蓬勃）

第三部分

外科常见疾病

第十二章　外科常见疾病

教学课件

学习目标

素质目标

（1）树立“生命至上”的医德理念，培养对急危重症患者的快速反应能力和团队协作意识。

（2）针对外科感染患者，需强化无菌观念和规范操作意识，同时关注患者因疼痛或外观改变产生的心理负担，提升沟通技巧与同理心。对于烧伤患者，应深刻理解其生理创伤与心理创伤的双重影响，培养“全人关怀”能力。

（3）通过休克预防、外科感染控制、烧伤急救等知识点的学习，形成“预防为主、早期干预”的临床思维，体现医者的社会责任与人文温度。

知识目标

（1）掌握：烧伤的Ⅰ度、Ⅱ度、Ⅲ度分类，面积计算及急救措施。

（2）熟悉：外科感染的常见类型，疖、痈、蜂窝织炎、丹毒等；熟悉金黄色葡萄球菌、溶血性链球菌及治疗原则。

（3）了解：休克的病理生理机制及其分类和临床表现。休克患者的液体复苏策略、外科感染的无菌操作原则、烧伤创面的处理。

能力目标

通过外科常见疾病章节的学习，能够识别休克、外科感染、烧伤的临床表现。

·核心知识拆解·

第一节 外科休克

微课：休克发展过程及发生机制

案例导入

【案例】

患者，男性，51岁。2007年3月，因罹患胰腺肿瘤在某院行“扩大的胰十二指肠切除术”，术后12日康复出院。2007年4月3日，患者在家进食油炸食物后，突发出现暗红血便。次日，排便次数明显增多，暗红且不成形。2007年4月5日凌晨，患者突然自诉畏寒、出冷汗、心慌不适，随后“一度昏迷”，自测血压90/50mmHg，急诊送入院。查体：心率120次/分，血压97/66mmHg，体温37.2℃，呼吸20次/分，尿量约120ml/h。全腹软，无明显压痛、反跳痛及肌紧张，肠鸣音亢进，格雷·特纳（Gray-tuner）（-），卡伦（Gullen）（-）。血常规：血红蛋白74g/L，红细胞压积23.8%；肝功能：正常；肾功能：正常；出凝血时间：轻度延长；电解质：正常；血淀粉酶：正常；EKG：窦速；粪便隐血：++++；初步诊断：休克，消化道出血，胰腺癌术后。

【问题】

1. 请分析初步诊断的诊断依据是什么？
2. 请分析若患者4月5~7日便血400~600ml/d，主要治疗措施是什么？

案例中患者突发便血、畏寒、出冷汗、心慌不适均为患者症状。本节主要通过学习休克的病因、机制、临床表现和伴随症状，解决案例中患者休克的治疗措施。

一、概述

休克（shock）是机体有效循环血容量减少、组织灌注不足，细胞代谢紊乱和功能受损的病理生理过程。组织灌注不足导致组织氧的传递、转运和利用障碍，从而发生代谢障碍，引起细胞能量物质的缺乏及细胞代谢产物的堆积。组织细胞氧供给不足和需求增加是休克的本质，产生炎症介质是休克的特征，因此恢复对其供氧、促进其对氧的有效利用，重新建立氧的供需平衡和维护正常的细胞功能是治疗休克的关键环节。

二、分类

通常将休克分为低血容量性（包括失血性及创伤性）、感染性、心源性、神经性和过敏性休克五类。

案例中的患者扩大的胰十二指肠切除术后，出现症状，突发出现暗红血便，检查后初步诊断为休克、消化道出血，胰腺癌术后、所以为低血容量性休克。

三、病理生理

有效循环血容量锐减及组织灌注不足，以及产生炎症介质是各类休克共同的病理生理基础。一方面创伤、失血、感染等可以直接引起组织灌注不足；另一方面其产生细胞炎症反应，引起一系列炎症应答，又加重组织灌注的不足，从而促进休克的进展。

1. 微循环变化 在有效循环量不足引起休克的过程中，占总循环量20%的微循环也发生相应的变化。

（1）微循环收缩期：休克早期，有效循环血容量显著减少，引起循环容量降低、动脉血压下降。若能在此时去除病因、积极复苏，休克常较容易得到纠正。

（2）微循环扩张期：若休克继续进展，导致微循环内“只进不出”。结果是，血液滞留在毛细血管网内，使其静水压升高，加上毛细血管壁通透性增强，使血浆外渗、血液浓缩和血液黏稠度增加，回心血量又进一步降低，心排血量继续下降，心、脑器官灌注不足，休克加重而进入微循环扩张期。

（3）微循环衰竭期：若病情继续发展，便进入不可逆性休克。淤滞在微循环内的黏稠血液在酸性环境中处于高凝状态，红细胞和血小板容易发生聚集并在血管内形成微血栓，甚至引起弥散性血管内凝血（DIC）。

2. 代谢改变

（1）无氧代谢引起代谢性酸中毒：当氧释放不能满足细胞对氧的需要时，将发生无氧糖酵解。随着细胞氧供减少，乳酸生成增多。当发展至重度酸中毒（$pH<7.2$）时，心血管对儿茶酚胺的反应性降低，表现为心血管系统和中枢神经系统功能障碍。

（2）能量代谢障碍：创伤和感染使机体处于应激状态，交感神经-肾上腺髓质系统和下丘脑-垂体-肾上腺皮质轴兴奋，使机体儿茶酚胺和肾上腺皮质激素水平明显升高，从而抑制蛋白合成、促进蛋白分解，以便为机体提供能量和合成急性期蛋白的原料。上述激素水平的变化还可促进糖异生、抑制糖酵解，导致血糖水平升高。

3. 炎症介质释放和缺血再灌注损伤 严重创伤、感染、出血等可刺激机体释放过量炎症介质，形成“瀑布样”连锁放大反应。炎症介质包括白介素、干扰素和一氧化氮（NO）等。活性氧代谢产物可引起脂质过氧化和细胞膜破裂。在炎症反应中，血管内皮细胞可通过调节血流、白细胞的黏附及聚集影响炎症应答的进程。

4. 内脏器官的继发性损害

（1）肺：休克时缺氧可使肺毛细血管内皮细胞和肺泡上皮受损，表面活性物质减少。复苏过程中，如大量使用库存血，其所含的微聚物可造成肺微循环栓塞，可导致部分肺泡萎陷和不张、肺水肿及部分肺血管嵌闭或灌注不足，引起肺分流和无效腔通气增加，严重时导致急性呼吸窘迫综合征（ARDS）。ARDS 常发生于休克期内，也可在稳定后48~72小时发生。

（2）肾：血压下降、儿茶酚胺分泌增加使肾的入球血管痉挛和有效循环容量减少，肾滤过率明显下降而发生少尿。休克时，肾内血流重分布并转向髓质，从而导致皮质区的肾小管缺血坏死，发生急性肾衰竭。

（3）脑：脑灌注压和血流量下降将导致脑缺氧。缺血、CO_2 潴留和酸中毒会引起脑细胞肿胀、血管通透性增高，从而导致脑水肿和颅内压增高，严重者可发生脑疝。

（4）心：冠状动脉血流减少，导致心肌缺血；心肌微循环内血栓形成，可引起心肌的局灶性坏死。心肌含有丰富的黄嘌呤氧化酶，易遭受缺血再灌注损伤。

（5）胃肠道：肠系膜血管上血管紧张素Ⅱ受体的密度高，对血管加压物质特别敏感，故休克时肠系膜上动脉血流量可减少70%。肠黏膜因灌注不足而遭受缺氧性损伤。肠黏膜上皮的机械和免疫屏障功能受损，导致肠道内的细菌或其毒素经淋巴或门静脉途径侵害机体，称为细菌移位和内毒素移位，形成肠源性感染，导致休克继续发展和多器官功能不全，这是导致休克后期死亡的重要原因。

（6）肝：休克可引起肝缺血缺氧性损伤，可破坏肝的合成与代谢功能。

四、临床表现

按照休克的发病过程可分为休克代偿期、失代偿期和难治期。休克代偿期和失代偿期也称休克早期和休克期，此处主要叙述此二期临床表现。

1. 休克代偿期　精神紧张、兴奋或烦躁不安、皮肤苍白、四肢厥冷、心率加快、脉压减小、呼吸加快、尿量减少等。此时如处理及时、得当，休克可较快得到纠正。否则，病情继续发展，进入休克失代偿期。

2. 休克失代偿期　神情淡漠、反应迟钝，甚至可出现意识模糊或昏迷；出冷汗、口唇肢端发绀；脉搏细速、血压进行性下降。严重时，全身皮肤、黏膜明显发绀，四肢厥冷，脉搏摸不清、血压测不出，少尿甚至无尿。若皮肤、黏膜出现瘀斑或有消化道出血，提示病情已发展至DIC阶段。若出现进行性呼吸困难、脉速、烦躁、发绀，常规吸氧不能改善呼吸状态，应考虑并发ARDS。

五、诊断

关键是早期发现并准确分期，下述情况可帮助诊断。

（1）凡遇到严重损伤、大量出血、重度感染者，应想到并发休克的可能。

（2）临床观察中，对于有出汗、兴奋、心率加快、脉压小或尿量减少等症状者，应疑有休克。

（3）若患者出现神志淡漠、反应迟钝、皮肤苍白、呼吸浅快、收缩压降至90mmHg以下及少尿或无尿，则标志患者已进入休克失代偿期。

六、监测

通过监测可了解患者病情变化和治疗反应，并为调整治疗方案提供客观依据。

1. 一般监测

（1）精神状态：是脑组织血液灌注和全身循环状况的反映，如患者神志清楚，对外界的刺激能正常反应，说明患者循环血量已基本足够；相反，若患者表情淡漠、不安、谵妄或嗜睡、昏迷，反映脑因血液循环不良而发生障碍。

（2）皮肤黏膜温度、色泽：是体表血液灌注情况的标志，如患者的四肢温暖、皮肤干燥，轻压指甲或口唇时，局部暂时缺血呈苍白，松压后色泽迅速转为正常，表明末梢循环已恢复、休克好转；反之则说明休克情况仍存在。

（3）血压：通常认为收缩压<90mmHg、脉压<20mmHg是休克存在的表现；血压回升、脉压增大则是休克好转的征象。但血压并不是反映休克程度的唯一指标，还应兼顾其他的参数进行综合分析。

（4）脉率：是休克监测中的重要生理指标之一。

1）休克早期，脉率的变化多出现在血压变化之前，表现为脉率加快，血压正常。

2）休克失代偿期，表现为脉率加快，血压下降。

3）休克好转时，脉率往往已恢复，但此时血压可以表现为正常或低于正常。应注意的是，血管活性药物的应用或者患者伴有心脏基础疾病的情况，会影响脉率和血压对休克程度判定的原有临床价值。

（5）尿量：是反映肾血液灌注情况的重要指标。少尿通常是休克未完全纠正的表现。尿量<25ml/h、尿比重增加表明仍存在肾血管收缩和供血量不足；血压正常但尿量仍少且尿比重偏低，提示有急性肾衰竭可能。当尿量维持在30ml/h以上时，则休克已好转。

2. 特殊监测　包括以下多种血流动力学监测项目。

（1）中心静脉压（CVP）：中心静脉压代表右心房或者胸腔段腔静脉内压力的变化，可反映全身血容量与右心功能之间的关系。CVP的正常值为5～10cmH_2O。当CVP<5cmH_2O时，表示血容量不足；高于15cmH_2O时，提示心功能不全、静脉血管床过度收缩或肺循环阻力增高；若CVP超过20cmH_2O，则表示存在充血性心力衰竭。

（2）动脉血气分析：PaO_2正常值为80～100mmHg；$PaCO_2$正常值为36～44mmHg。休克时因肺换气不足，体内二氧化碳聚积致$PaCO_2$明显升高；相反，如患者原来并无肺部疾病，过度换气可致$PaCO_2$较低。若$PaCO_2$超过45～50mmHg，常提示肺泡通气功能障碍；PaO_2低于60mmHg，吸入纯氧仍无改善则可能是ARDS的先兆。监测pH、碱剩余（BE）等的动态变化有助于了解休克时酸碱平衡的情况。

（3）动脉血乳酸盐测定：组织灌注不足可引起无氧代谢和高乳酸血症，监测乳酸盐水平有助于估计休克及复苏的变化趋势。乳酸的水平与患者的预后密切相关，持续的高乳酸血症往往表明患者死亡风险增加。此外，还可通过DIC相关的检测，以及应用肺动脉（Swan-Ganz）导管测心排血量（CO）等手段了解血流动力学情况。目前，脉搏指示连续心排血量（PiCCO）监测技术在重症医学中已广泛用于监测危重患者的血流动力学情况，其采用热稀释方法测量单次的心排血量，并通过分析动脉压力波形曲线下面积来获得连续的心排血量（PCCO），同时可计算胸内血容量（ITBV）和血管外肺水（EVLW），较既往的肺动脉导管监测方法创伤小、动态连续、操作简便。

七、治疗

临床应当针对引起休克的原因和休克不同发展阶段的重要生理紊乱采取下列相应的治疗，其中重点是恢复灌注和为组织提供足够的氧，目的是防止多器官功能障碍综合征发生。

1. 紧急治疗　包括积极处理引起休克的原发伤病，如创伤制动、大出血止血、保证呼吸道通畅等。采取头和躯干抬高20°～30°、下肢抬高15°～20°的体位，以增加回心血量。尽早建立静脉通路，并用药维持血压。早期予以鼻导管或面罩吸氧。注意保温。在对重症或创伤患者的处理中，应掌握以下原则：保证呼吸道通畅；及时控制活动性出血；手术控制出血的同时给予血制品及一定量的晶体液扩容。

2. 补充血容量 是纠正休克引起的组织低灌注和缺氧的关键。目前，晶体液仍然是容量复苏时的第一线选择。

3. 积极处理原发病 外科疾病引起的休克，多存在需手术处理的原发病变，如内脏大出血、肠袢坏死、消化道穿孔和脓肿等。应在尽快恢复有效循环血量后，及时施行手术来处理原发病变，只有这样才能有效地治疗休克。有些情况下，应在积极抗休克的同时进行手术，以免延误抢救时机。

4. 纠正酸碱平衡失调 酸性内环境对心肌、血管平滑肌和肾功能均有抑制作用。在休克早期，又可能因过度换气而发生低碳酸血症、呼吸性碱中毒。目前对酸碱平衡的处理多主张"宁酸毋碱"。根本措施是改善组织灌注，并适时和适量地给予碱性药物。另外，使用碱性药物须首先保证呼吸功能完整，否则会导致 CO_2 潴留和继发呼吸性酸中毒。

5. 心血管活性药物的应用 在容量复苏的同时应用血管活性药物可以迅速升高血压和改善循环，尤其对于感染性休克的患者。理想的血管活性药物应既能迅速升高血压，改善心脏和脑血流灌注，又能改善肾和肠道等内脏器官的血流灌注。

（1）血管收缩药：有多巴胺、去甲肾上腺素和间羟胺等。

（2）血管扩张药：分 α 受体阻断药和抗胆碱药两类。前者包括酚妥拉明、酚苄明等，能解除去甲肾上腺素所引起的小血管收缩和微循环淤滞并增强左心室收缩力；后者包括阿托品、山莨菪碱和东莨菪碱，多用于感染性休克的治疗。

（3）强心药：包括兴奋 α 和 β 肾上腺素受体兼有强心功能的药物，如多巴胺和多巴酚丁胺等。

休克时血管活性药物的选择应结合当时的主要病情，如休克早期主要病情与毛细血管前微血管痉挛有关，后期则与微静脉和小静脉痉挛有关。因此，应采用血管扩张药配合扩容治疗。在扩容尚未完成时，如果有必要，也可适量使用血管收缩药，但剂量不宜太大、时间不能太长。

6. 治疗 DIC 改善微循环 对诊断明确的 DIC，可用肝素抗凝治疗。有时还使用抗纤溶药如氨甲苯酸、氨基己酸，抗血小板黏附和聚集的阿司匹林、双嘧达莫和右旋糖酐-40（低分子右旋糖酐）。

7. 糖皮质激素和其他药物的应用 糖皮质激素可用于感染性休克和其他较严重的休克。

休克复苏过程中需要动态评估其变化。除观察生命体征指标外，近年来越来越重视其他指标的动态监测，包括乳酸、碱剩余等。这些指标与组织细胞的灌注和代谢相关。一般认为乳酸和碱剩余是评估缺氧状态、组织酸中毒、无氧代谢程度较好的间接指标，对评估预后也有重要作用。此外，利用 CVP、PiCCO 等动态监测技术血流动力学情况，可动态评估休克患者有效循环容量等的恢复，以便及时调整治疗方案。

▶知识拓展

生命线上的生死时速

——多学科团队成功抢救一名颈部外伤、失血性休克患者

某年冬天，内蒙古乌兰察布市化德县降大雪，天地之间一片白茫茫，乌兰察布境内高速公路全线封闭。晚上，一名车祸伤患者被 120 急救车送到某县人民医院急诊抢救室，该患者被汽车玻璃扎伤颈部，颈部有不规则约 13cm 长的开放性伤口，出血量大，急诊医生用绷带加压包扎伤口止血。此时，一名耳鼻喉科医生立即赶到急诊查看患者病情。此时患者颈部绷带已全部被血液湿透，颈部活动性鲜红色血液一股一股不断涌出。患者失血过多，结膜及口唇苍白，血压开始下

降，失血性休克，考虑颈部伤口位于下颌角下方，可能存在重要动脉损伤，需立即行颈部探查止血手术。时间就是生命，如果不及时进行手术，患者失血过多，危急生命。但目前该院血库缺乏血源，手术室医疗条件欠缺，术中可能出现各种突发情况，一旦发生危险，患者很可能下不来手术台。

面对危在旦夕的患者，这位急诊医生立即呼叫团队其他医生“组团式”帮扶，评估患者病情，完善检查。心内科医生负责纠正失血性休克、维持生命体征，基本外科医生评估颅脑、胸腹部、脊柱等其他脏器损伤情况，把风险降到最低。颈部 CT 明确患者颈部伤口很深，深部形成血肿达颈部大血管区域，右侧颌下腺损伤，多处见玻璃碎渣。该多学科团队制定最佳治疗方案后立即将患者送至手术室行颈部伤口探查手术。由急诊医生主刀，可见颈部伤口较深，最深处出血凶猛，接近颈总动脉，术中患者失血性休克，心律失常，血压继续下降，危急时刻，止血是关键。主刀的急诊医生迅速在颌下腺后下方找到活动性出血的面动脉及面静脉，给予结扎止血，患者血压逐渐回升，生命体征好转。手术顺利完成，术后患者转至 ICU 病房。次日查房时患者生命体征平稳，脱离生命危险，无严重并发症，并于当日转入普通病房。

第二节　外科感染

微课：外科感染——影像学

案例导入

【案例】

患者，男性，45 岁。因车祸导致左下肢开放性骨折，入院后进行急诊手术。术后第 3 天，患者出现寒战、高热（39.8℃），诉头痛、头晕，烦躁，面色潮红。体格检查：脉搏 132 次/分，呼吸 34 次/分。白细胞计数 25×10^{9}/L。手术切口处有少量血性渗液。

【问题】

1. 请分析初步诊断及诊断依据是什么？
2. 请分析患者的病因是什么？

本节主要通过学习外科感染的病因、机制、临床表现和伴随症状，解决案例中患者感染的治疗措施。

一、概述

手术切口是细菌侵入人体的途径之一，如果手术操作不规范、切口消毒不彻底或术后护理不当，容易导致切口感染。

感染是病原体入侵机体引起的局部或全身炎症反应，在外科领域中十分常见。外科感染（surgical infection）通常指需要外科处理的感染，包括与创伤、烧伤、手术相关的感染。

二、分类

外科感染根据致病菌可分为非特异性感染和特异性感染。非特异性感染如疖、痈、丹毒、急性蜂窝织炎、急性淋巴管炎等，常见致病菌包括金黄色葡萄球菌、大肠埃希菌、铜绿假单胞菌、链球菌等。特异性感染如结核、破伤风、气性坏疽、念珠菌病等，因致病菌不同，可有独特的表现。

根据病程长短，外科感染可分为急性、亚急性与慢性感染。病程在3周之内为急性感染，超过2个月为慢性感染，介于两者之间为亚急性感染。感染亦可按照发生条件分为机会性感染、二重感染（菌群失调）、医院内感染等。

外科感染的发生与病原体的数量和毒力有关，局部或全身免疫力下降亦可引发感染。外科感染处理的关键在于控制感染源和合理应用抗菌药物。去除感染灶、通畅引流是外科治疗的基本原则，抗菌药物不能取代引流等外科处理。

三、浅部组织细菌性感染

浅部组织细菌性感染的病理生理始于病原体经皮肤破损或毛囊侵入，通过黏附分子定植宿主组织。细菌释放毒素及酶类，破坏局部屏障并抑制免疫防御，触发局部炎症级联效应：组胺和前列腺素介导血管扩张、通透性增高，血浆渗出形成红肿热痛；中性粒细胞迅速趋化至感染灶，通过吞噬作用及释放活性氧、弹性蛋白酶清除病原体，但过量释放会加重组织损伤；纤维蛋白原沉积形成网状结构包裹感染区域，巨噬细胞介导肉芽组织增生，最终形成含坏死细胞、细菌及渗出物的脓腔。

（一）疖与痈

1. 病因和病理 疖（furuncle）和痈（carbuncle）都是毛囊及其周围组织的急性细菌性化脓性炎症，多为金黄色葡萄球菌感染，偶为表皮葡萄球菌或其他致病菌感染。疖只累及单个毛囊和周围组织，与局部皮肤不洁、擦伤、毛囊和皮脂腺分泌物排泄不畅或机体抵抗力降低有关。痈是多个相邻毛囊及其周围组织同时发生的急性化脓性炎症，或由多个相邻疖融合而成。

2. 临床表现 疖好发于头面、颈项和背部，初始局部皮肤有红、肿、痛的小硬结（直径<2cm）。后肿痛范围扩大，小硬结中央组织坏死、软化，出现黄白色脓栓，触之有波动；继而大多脓栓自行脱落、破溃，脓液流尽后炎症逐步消退、破溃愈合。有的疖无脓栓，称无头疖，其炎症需抗炎处理。不同部位同时发生几处疖，或者在一段时间内反复发生疖，称为疖病，与患者抗感染能力较低（如有糖尿病）或皮肤不洁等有关。

痈好发于皮肤较厚的项背部，俗称“对口疔”和“搭背疮”。初起表现为局部小片皮肤硬肿、热痛，肤色暗红，其中可有数个凸点或脓点，有发热、食欲缺乏和全身不适，但一般疼痛较轻。随着局部皮肤硬肿范围增大，周围呈现浸润性水肿，区域淋巴结肿大，疼痛加剧，全身症状加重。继而病变部位脓点增大、增多，中心处可坏死脱落、破溃流脓，疮口呈蜂窝状。周围皮肤呈紫褐色，难以自行愈合。若延误治疗，病变将扩大加重，导致严重的全身反应。

颌面部疖、痈十分危险，位于鼻、上唇及周围“危险三角区”，称为面疖和唇痈，临床症状较重。尤其当处理不当，如被挤碰时，致病菌可经内眦静脉、眼静脉进入颅内海绵窦，引起颅内化脓性海绵状静脉窦炎，出现颜面部肿胀，寒战、高热、头痛、呕吐、昏迷甚至死亡。

3. 预防和治疗 保持皮肤清洁，在炎热环境中应避免汗渍过多，勤洗澡并及时更换内衣。及时治疗以防感染扩散。婴儿注意保护皮肤，避免表皮受伤。

（1）局部处理：疖在红肿阶段可选用热敷、超短波、红外线等理疗，也可敷贴中药金黄散、玉露散或鱼石脂软膏。疖顶见脓点或有波动感时可用针尖将脓栓剔出，但禁忌挤压。出脓后敷以碘伏纱布条直至病变消退。痈在初期可用50%硫酸镁湿敷，外敷上述中药并进行理疗。已出现脓点、表面呈紫褐色或已破溃流脓时，需及时作“+”或“++”形切口切开引流，切缘应达到病变边沿健康组织，深度达痈基底部，清除已化脓和尚未成脓但已失活的组织，脓腔内填塞碘伏纱布条，外加干纱布包扎。术后注意创面渗血，必要时及时更换敷料，注意创面抗炎，炎症控制后可使用生肌散以促使肉芽组织生长，促进创面愈合。创面较大、皮肤难以覆盖者，可在肉芽组织长好后予植皮修复。

（2）药物治疗：疖和痈导致发热、头痛、全身不适等症状的疖，特别是面部疖和唇痈，并发急性淋巴结炎、淋巴管炎时，可选用青霉素类或头孢菌素类抗菌药物，应用清热解毒中药方剂。有糖尿病病史者应给予胰岛素或降糖类药物。

（二）急性蜂窝织炎

1. 病因和病理 急性蜂窝织炎（acute cellulitis）是发生在皮下、筋膜下、肌间隙或深部蜂窝组织的急性、弥漫性、化脓性感染。致病菌主要是溶血性链球菌，其次为金黄色葡萄球菌，也可为大肠埃希菌或其他链球菌。由于溶血性链球菌感染后可释放溶血素、链激酶和透明质酸酶等，炎症不易局限，与正常组织分界不清，短期内可引起广泛的皮下组织炎症，导致全身炎症反应综合征。若是金黄色葡萄球菌引起的，则病变因细菌产生的凝固酶而较为局限。

2. 临床表现 浅表的急性蜂窝纳炎初起时患处红、肿、热、痛，继之炎症迅速沿皮下向四周扩散，肿胀明显，疼痛剧烈。此时局部皮肤发红、指压后褪色，边缘界限不清，可出现不同大小的水疱，病变部位引流淋巴结肿痛。病变加重时，皮肤水疱溃破出水样液，部分肤色变褐。深部的急性蜂窝织炎皮肤表现不明显，因病变在深筋膜从而影响诊治，患者多有高热、头痛、乏力等全身症状，严重时体温极高或过低，甚至有意识改变等严重中毒表现。

3. 分类 由于细菌种类与毒力、患者状况和感染部位的不同，可有如下几种特殊类型。

（1）产气性皮下蜂窝织炎：为混合感染，以产气菌为主要致病菌，如肠球菌、大肠埃希菌、变形杆菌、拟杆菌或产气荚膜梭菌。腹壁与会阴部较多见，常在皮肤受损且污染较重的情况下发生，严重者被称为坏死性筋膜炎。病变主要位于皮下和筋膜组织，不侵及肌层。初期表现类似一般性蜂窝织炎，但病变进展快且可触及皮下捻发感，破溃后可有臭味，全身状态恶化较快。

（2）新生儿皮下坏疽：亦称新生儿蜂窝织炎，其特点是起病急、发展快，病变不易局限，极易引发皮下组织广泛的坏死。致病菌主要为金黄色葡萄球菌，病变多发生在背部与臀部，偶尔在枕部、肩、腿、腰骶和会阴等容易受压处。冬季易发，与皮肤不洁、擦伤、受压、受潮和粪便浸渍有关。初起时皮肤发红，触之稍硬。病变范围扩大时，中心部变暗、变软，皮肤与皮下组织分离，触诊时有皮下浮动感。皮肤坏死时肤色呈灰褐色或黑色，并可破溃。严重时可有高热、昏睡、昏迷等全身感染症状。

（3）口腔颌面部蜂窝织炎：小儿多见，感染多起源于口腔或面部。来自口腔感染时，炎症肿胀可波及咽喉，导致喉头水肿、压迫气管而阻碍通气，病情甚为危急。查体颌下皮肤轻度发红、发热，但肿胀明显，伴有高热、呼吸急迫、吞咽困难、不能进食。源于面部者，红、肿、热、痛，全身反应较重。此感染常向颌下或颈深部蔓延，可累及颌下或颈阔肌后的结缔组织，甚至纵隔，引起吞咽和呼吸困难，甚至窒息。

4. 预防和治疗 重视皮肤卫生，防治皮肤损伤。对婴儿和老年人要重视生活护理。

（1）抗菌药物：使用青霉素或头孢菌素类抗生素，疑有厌氧菌感染时加用硝基咪唑类药物，症状严重者可用碳青霉烯类药物。根据临床治疗效果或细菌培养与药敏试验结果调整用药。

（2）局部处理：浅表急性蜂窝织炎，可用50%硫酸镁湿敷，或敷贴金黄散、鱼石脂软膏等；若形成脓肿，应及时切开引流。口腔颌面部蜂窝织炎则应尽早切开减压，以防喉头水肿而压迫气管。产气性蜂窝织炎必须及时隔离，伤口可用3%过氧化氢液冲洗、碘伏等湿敷，必要时采用负压封闭引流（VSD）技术进行冲洗；其他各型皮下蜂窝织炎，特别是坏死性筋膜炎，可在病变处做多个小的切口减压。

（3）对症处理：改善患者全身状态和维持内环境的稳定，高热时可选用冷敷物理降温，进食困难时输液维持营养和体液平衡，呼吸急促时给予吸氧等辅助通气。

（三）丹毒

1. 病因和病理 丹毒（erysipelas）是乙型溶血性链球菌感染皮肤淋巴管网所致的急性非化脓性炎症。好发于下肢与面部，常先有病变远端皮肤或黏膜病损，如足趾皮肤损伤、足癣、口腔溃疡、鼻窦炎等。发病后淋巴管网分布区域的皮肤出现炎症反应，病变蔓延较快，常累及引流区淋巴结，局部少有组织坏死或化脓，但全身炎症反应明显，易治愈但常有复发。

2. 临床表现 起病急，开始即可有畏寒、发热、头痛、全身不适等。病变多见于下肢，表现为片状微隆起的皮肤红疹，色鲜红、中间稍淡，边界清楚，有的可起水疱，局部有烧灼样疼痛。病变范围向外周扩展时，中央红肿消退而转变为棕黄色。附近淋巴结常肿大、有触痛，但少见化脓或破溃。病情加重时可出现全身性脓毒症。此外，丹毒经治疗好转后，可因病变复发而导致淋巴管阻塞、淋巴液淤滞，形成肢体肿胀、局部皮肤粗厚，甚至发展成“象皮肿”等淋巴水肿表现。

3. 预防和治疗 注意皮肤清洁，及时处理小创口；在接触丹毒患者或换药前后，应洗手消毒，防止交叉感染；与丹毒相关的足癣、溃疡、鼻窦炎等应积极治疗并避免复发。注意卧床休息，抬高患肢，局部用50%硫酸镁湿敷。全身应用抗菌药物，如静脉滴注青霉素类、头孢菌素类抗生素。

（四）急性淋巴管炎和淋巴结炎

1. 病因和病理 是指病菌如乙型溶血性链球菌、金黄色葡萄球菌等，从皮肤黏膜破损处或其他感染病灶侵入淋巴系统，导致淋巴管与淋巴结的急性炎症，多属非化脓性感染。急性淋巴管炎（acute lymphatitis）在浅层可沿皮下结缔组织层的淋巴管蔓延，表现为丹毒（网状淋巴管炎）与浅层管状淋巴管炎；而深层淋巴管炎病变深在隐匿，体表无变化。

浅层急性淋巴结炎好发于颌下、颈部、腋窝、肘内侧、腹股沟或腘窝，感染源于口咽炎症、足癣、皮损，以及皮肤和皮下化脓性感染或引流区域的淋巴管炎。

2. 临床表现 浅层管状淋巴管炎多见于四肢。表浅病变在表皮下可见红色条线，有触痛，扩展时红线向近心端延伸，中医称“红丝疔”。皮下深层的淋巴管炎不出现红线，可有条形触痛带。病情取决于病菌的毒力和感染程度，全身症状与丹毒相似。

急性淋巴结炎轻者局部淋巴结肿大、疼痛，但表面皮肤正常，可扪及肿大触痛淋巴结，多能自行痊愈；炎症加重时肿大淋巴结可粘连成团而形成肿块，皮肤表面可发红、发热，疼痛加重；严重的淋巴结炎可因坏死形成局部脓肿而有波动感，溃破流脓，并有发热、白细胞增多等全身炎症反应的表现。

3. 预防和治疗 急性淋巴管炎应着重治疗原发感染病灶。发现皮肤有红线条时，可用50%硫酸镁湿敷。如红线向近侧蔓延较快，可在皮肤消毒后沿红线分别选取几个点，用较粗的针头垂直刺入皮下，局部再湿敷以利抗炎。

急性淋巴结炎未形成脓肿时，应积极治疗如疖、痈、急性蜂窝织炎等原发感染，淋巴结炎多可在原发感染控制后得以消退。若已形成脓肿，除应用抗菌药物外，还需切开引流。一般可先行穿刺吸脓，后在局部麻醉下切开引流，注意避免损伤邻近神经、血管。少数急性淋巴结炎没有得到及时有效治疗可转变为慢性炎症而迁延难愈

四、手、足部急性化脓性细菌感染

（一）甲沟炎和化脓性指（趾）头炎

1. 临床表现

（1）甲沟炎：常常先发生在一侧甲沟皮下，先为局部红、肿、热、痛，发生化脓后甲沟皮下出现白色脓点，有波动感，但不易破溃，可以蔓延至甲根或对侧甲沟，形成半环形脓肿；脓肿向甲下蔓延形成指（趾）甲下脓肿。感染加重时常有剧烈疼痛和发热等症状，如不及时治疗则会导致慢性甲沟炎或慢性指（趾）骨骨髓炎。

（2）化脓性指（趾）头炎：初始指（趾）头有针刺样疼痛，轻度肿胀，继而肿胀加重并出现剧烈跳痛，可伴有发热、全身不适、白细胞计数增高。感染加重时，可因神经末梢受压麻痹而疼痛缓解；皮肤由红转白，提示局部缺血趋于坏死；末节指（趾）骨如发生骨髓炎，则可能皮肤破溃流脓，指（趾）骨坏死，创口经久不愈。

2. 预防和治疗 甲沟炎尚未化脓时，局部可给予抗生素软膏外敷、乳酸依沙吖啶溶液湿敷、高锰酸钾溶液温浴等治疗或超短波、红外线等理疗，并口服敏感抗菌药物。脓肿形成者应尽早手术，沿甲沟旁纵行切开引流。甲根脓肿则需要分离拔除部分甚至全部指（趾）甲，术中需注意避免损伤甲床，以利于指（趾）甲再生。

化脓性指（趾）头炎初发时应悬吊前臂、平放患手，给予敏感抗菌药物治疗，并给予乳酸依沙吖啶溶液湿敷患指（趾）。如患指（趾）剧痛、肿胀明显、伴有全身症状，应及时切开引流，以免发生指（趾）骨坏死及骨髓炎。麻醉应采用指（趾）根神经阻滞麻醉或全身麻醉，避免在病变邻近处浸润麻醉以防感染扩散。在末节指（趾）侧面作纵切口，远端不超过甲沟1/2，近端不超过指（趾）节横纹，分离切断皮下纤维条索，通畅引流；脓腔较大者宜作对口引流，有死骨片时应当去除；避免作鱼口状切口，以免术后瘢痕影响功能。

（二）急性化脓性腱鞘炎和化脓性滑囊炎

1. 临床表现 炎症发展迅速，24小时即可出现明显的局部与全身症状，患指剧烈疼痛，伴有发

热、头痛、白细胞计数升高等表现。

（1）化脓性腱鞘炎：患指中、近节均匀肿胀，皮肤极度紧张；患指各个关节轻度屈曲，腱鞘部位压痛，被动伸指运动时疼痛加剧；如腱鞘感染不及时切开引流减压，可致肌腱缺血坏死。

（2）化脓性滑囊炎：桡侧滑囊感染时，拇指肿胀微屈、不能外展及伸直，拇指及大鱼际处压痛。尺侧滑囊感染时，小指及环指半屈、被动伸直剧痛，小指及小鱼际处压痛。

2. 预防和治疗 避免手损伤和损伤后及时处理，是预防此类感染的关键。早期治疗与化脓性指（趾）头炎相同，治疗后无好转或局部肿痛明显时，需尽早切开引流减压，防止肌腱缺血坏死。化脓性腱鞘炎可在肿胀腱鞘一侧切开引流，也可双侧切开对口引流，注意避免损伤神经和血管。切口应避开手指及手掌的横纹以免损伤肌腱。桡侧与尺侧滑囊炎分别在鱼际与小鱼际掌面作小切口引流或对口引流，注意切口近端距离腕横纹不少于1.5cm，以免损伤正中神经。术后抬高患手并固定于功能位。

（三）掌深间隙急性细菌性感染

1. 临床表现 掌深间隙感染有发热、脉快、白细胞计数升高等全身症状，还可继发肘内、腋窝淋巴结肿痛。掌中间隙感染可见掌心隆起，皮肤明显紧张、发白、压痛，手背水肿，被动伸指会引起剧痛。鱼际间隙感染时掌深凹陷存在，而鱼际和拇指指蹼肿胀、压痛，示指半屈，拇指外展略屈，活动受限，不能对掌。

2. 预防和治疗 掌深间隙感染应给予大剂量敏感抗生素治疗。局部早期处理与化脓性指头炎相同，如无好转应及早切开引流。掌深间隙感染时纵行切开中指与环指间的指蹼掌面，切口不应超过手掌远侧掌纹，以免损伤掌浅动脉弓。也可以在环指相对位置的掌远侧横纹处作一小横切口，进入掌中间隙。鱼际间隙感染引流的切口可直接作在鱼际最肿胀、波动最明显处，注意避免损伤神经、血管、肌腱；还可以在拇指、示指间指蹼处“虎口”作切口，或于第二掌骨桡侧作纵切口。

五、切口感染

1. 临床表现 切口感染初期表现可比较隐匿，如感染进展则有典型表现。

（1）局部表现：切口皮肤红肿、疼痛并伴有皮温升高。检查可有压痛、肿硬、切口皮肤对合线下方空虚感，已有脓肿形成者可有波动感，切口皮肤对合处常有灰白色或有腥臭味的渗出液。

（2）全身反应：患者体温升高、心率加快、血白细胞计数升高及血降钙素原升高等提示切口感染严重，已经引起全身炎症反应，应尽快开放切口引流并给予敏感抗菌药物治疗。

2. 治疗

（1）切口缝合后早期仅出现表浅切口局部红肿或者可疑炎症者，可予切口皮肤乳酸依沙吖啶溶液湿敷、理疗等措施。

（2）切口已经明确感染甚至脓肿形成者，应尽早拆除部分或全部缝线，清除感染坏死组织和脓液。

（3）对切口渗液较多者，采用填塞纱布、留置皮片/引流管或负压引流。

（4）若切口的植入物如人工补片、假体等合并感染，应尽早取出。

（5）切口感染引流后一般无须给予抗生素治疗；伴有全身炎症反应或器官间隙感染者，应参考细菌培养结果给予敏感抗菌药物治疗。

六、脓毒症

1. 临床表现 包括发热、寒战；心率加快、脉搏细速，呼吸急促或困难；神志改变，如淡漠、烦躁、谵妄、昏迷；可肝脾大，可出现皮疹。

2. 治疗 脓毒症的治疗方法包括病因治疗、支持性治疗和免疫调理治疗。

（1）病因治疗：主要包括早期清除感染病灶和使用有效抗生素。

（2）支持治疗：旨在维持机体生理功能，包括早期循环复苏、机械通气、肾替代等。

（3）免疫调理治疗：瞄准影响免疫炎症反应的治疗方式。

预防主要在于及时治疗各种可能引发脓毒症的感染病源，如呼吸系统感染、消化系统感染、泌尿系统感染等的治疗。

七、有芽孢厌氧菌感染

（一）破伤风

1. 临床表现 破伤风潜伏期一般为7~8天，可短至24小时，或长达数月、数年。潜伏期越短者，预后越差。约90%的患者在受伤后2周内发病。前驱症状是全身乏力、头晕、头痛、咀嚼无力、局部肌肉发紧、扯痛、反射亢进等。典型症状是在肌紧张性收缩（肌强直、发硬）的基础上，阵发性强烈痉挛，通常最先受影响的肌群是咀嚼肌，随后依次为面部表情肌，颈、背腹、四肢肌，最后为膈肌。

2. 治疗 破伤风是一种极为严重的疾病，死亡率高，尤其是新生儿等特殊人群，为此要采取积极的综合治疗措施，包括清除毒素来源、中和游离毒素、控制和解除痉挛、保持呼吸道通畅和防治并发症等。

（1）伤口处理：3%过氧化氢溶液冲洗，放置引流物充分引流。

（2）应用抗毒素：常用破伤风抗毒素（TAT），目的是中和游离毒素。

（3）抗生素治疗：首选青霉素。

（4）对症支持治疗。

（5）并发症的防治。

（二）气性坏疽

1. 临床表现 通常在受伤后1~4日发病，最快者可在伤后8~10小时，最迟为5~6日。临床特点是病情急剧恶化，患者烦躁不安，夹有恐惧或欣快感；皮肤、口唇变白，大量出汗，脉率快，体温逐步上升。随着病情的发展，可发生溶血性贫血、黄疸、血红蛋白尿、酸中毒。

2. 治疗 一经诊断，需立即开始积极治疗，减少组织的坏死，降低截肢率。主要措施如下。

（1）急诊清创。

（2）应用抗菌药物：首选青霉素。

（3）高压氧治疗。

（4）全身支持治疗：包括输血、纠正水电解质紊乱、营养支持与对症处理等。

▶**知识拓展**

沈克非与抗战烽火中的“抗菌防线”

1937年，上海某地下防空洞内，数十名腹部中弹的士兵因伤口溃烂高热昏迷，脓液浸透绷带。彼时中国战地医院术后感染率高达70%。

面对磺胺药物短缺、无菌纱布不足的困境，沈克非创造性地提出“三级感染防控体系”。他要求医护将创伤分为“红（新鲜伤）、黄（化脓）、黑（坏死）”三级：红色伤口用煮沸的盐水冲洗后缝合；黄色伤口先以大蒜汁湿敷引流；黑色伤口果断清创截肢。为验证效果，他亲自在实验室培养伤员脓液中的葡萄球菌，发现煮沸的竹片镊子与钢制器械灭菌效果相当，遂推广“竹制器械包”至各战区，使手术感染率下降至40%。

沈克非主持编纂我国首部《外科学》，特设“创伤感染”专章。他在上海医学院授课时说：“消毒合格的器械就是刺向细菌的‘新武器’！”晚年他仍叮嘱学生：“外科医生手里握的不只是手术刀，更是民族存亡的防线。”

沈克非的故事将外科感染的教学维度从“病原体-抗生素”扩展到国家命运层面。今日医学生学习蜂窝织炎治疗时，当铭记曾有人用煮沸的食醋实施空气消毒；练习清创术时，应懂得每个规范动作里都沉淀着战时医者的智慧结晶。

第三节　烧　　伤

案例导入

【案例】

患者，男性，45岁。身高175cm，体重75kg。既往体健，无慢性病史。事故发生时在家中厨房使用燃气灶具，由于疏忽未注意火焰蔓延至手部及前臂。

【问题】

请对患者的烧伤情况进行分析。

一、概述

烧伤（burn injury）是一种常见的特殊类型创伤。狭义的烧伤通常指热力烧伤（thermal injury），即由热物体包括火焰、热液体（如水、汤、油等）、热气体（如蒸汽等）或热固体（如金属、木炭等）通过热能传导与转移，造成机体组织损伤。人们常将火焰等所致损伤称为烧伤，而将热液、蒸汽、热固体等所致损伤称为烫伤。因二者的病理生理特点与临床过程完全相同，故临床上统称为烧伤。

二、分级

烧伤创面深度决定着创面的治疗方式与愈合结局。直到目前，临床上仍主要靠肉眼判断烧伤创面深度。虽然有一些学者探索应用如红外血流成像、近红外成像、超声等仪器精确诊断烧伤创面深度，但由于实用性不足等原因在临床仍未得到广泛应用。当前国内外烧伤学界仍主要采用三度四分法诊断烧伤创面深度，即Ⅰ度烧伤、浅Ⅱ度烧伤、深Ⅱ度烧伤、Ⅲ度烧伤。

1. Ⅰ度烧伤（first degree burn） 主要为皮肤表皮受损，可包括伤及角质层、透明层、颗粒层、棘层，但基底层健在。局部主要表现为红肿，故又称红斑性烧伤。有明显疼痛和烧灼感，皮温稍增高，3天左右局部由红转为淡褐色，表皮皱缩脱落愈合。可有短时间的色素沉着，不留瘢痕。Ⅰ度烧伤损伤轻，对机体影响小，故临床上不将Ⅰ度烧伤计入烧伤总面积。

2. Ⅱ度烧伤（second degree burn，partial thickness burn） 烧伤部位往往表现为大小不一的水疱，故又称水疱性烧伤。根据烧伤损及皮肤的深浅不同而分为浅Ⅱ度烧伤与深Ⅱ度烧伤。

（1）浅Ⅱ度烧伤（superficial partial thickness burn）：烧伤创面深度累及真皮浅层，但部分生发层仍健在。主要表现为受伤部位局部红肿，可有大小不一的水疱，水疱内含黄色等血浆样液体或因蛋白凝固而呈胶冻状。去除水疱腐皮后，可见创面潮红、脉络状或颗粒状扩张充血的毛细血管网，在伤后1~2天表现更为明显。创面基底较软，温度较高，痛觉敏感，疼痛剧烈。若无感染等并发症，在10天至2周后愈合。愈合后短期内可有色素沉着，一般不遗留瘢痕，不影响功能。

（2）深Ⅱ度烧伤（deep partial thickness burn）：烧伤损及真皮乳头层以下，但仍残留部分网状层与皮肤附件。烧伤局部表现为肿胀，或有较小的水疱。去除腐皮后，创面微湿、微红或红白相间。触之较韧，感觉迟钝，温度较低，拔毛有疼痛感。如见到真皮血管丛淤血或栓塞，提示为较深的深Ⅱ度烧伤。因人体不同部位真皮厚度不一，深Ⅱ度烧伤的临床变异较多，浅的接近浅Ⅱ度，深的临界Ⅲ度。由于残存真皮内有毛囊、汗腺等皮肤附件，故仍可经自行上皮化而愈合，如创面无感染、受压等，一般可在3~4周左右自行愈合。一方面，在深Ⅱ度创面上皮化过程中通常会有较丰富的肉芽组织形成，故愈合后往往遗留较明显的瘢痕而影响外观，且由于瘢痕增生、挛缩等原因，易造成局部功能障碍。另一方面，新生上皮较脆弱，与其下层组织连接不牢固，且缺乏韧性和弹性，摩擦后易出现水疱、破损，是造成残余创面的重要原因之一。

（3）Ⅲ度烧伤（third degree burn，full thickness burn）：又称全层烧伤，烧伤损及全层皮肤，甚至可深达肌肉、骨骼、内脏等。Ⅲ度烧伤后皮肤坏死、脱水而形成焦痂（eschar），故又称为焦痂型烧伤。创面通常呈蜡白或焦黄，甚至炭化；质硬如皮革，干燥、无渗液，针刺和拔毛无痛觉，因无血运而温度较低。因真皮下血管丛发生栓塞而可见粗大栓塞的树枝状血管网。由于Ⅲ度烧伤致皮肤及其附件全部损毁，一般需手术切痂、自体皮肤移植才能修复。未及时手术者在烧伤3~4周后焦痂脱落形成肉芽创面，创面面积较小者（如创面直径小于3cm），可由创周健康上皮细胞或其他来源的干细胞经迁移、增殖、上皮化而愈合。

（4）其他：有学者将介于深Ⅱ度与Ⅲ度之间的烧伤称为混合度烧伤（mixed thickness burn）。也有部分学者将损及深筋膜以下组织如肌肉、骨骼等的烧伤称为Ⅳ度烧伤（forth degree burn），故而形成四度五分法，但临床主流仍以三度四分法进行烧伤创面深度分类。另外，烧伤创面深度是一个不断变化的过程，可能在烧伤即刻表现为浅度烧伤，随着时间延长而逐渐加深，故一般要求在伤后72小时左右重新评估，修正烧伤创面深度的诊断。

三、病理生理和临床分期

根据烧伤后病理生理演变特点，一般将烧伤的临床发展过程分为 4 期，即体液渗出与回吸收期、急性感染期、创面修复期和康复期。轻度烧伤的临床分期并不明显，而严重烧伤的 4 个分期并无确切的时间界线，且不同时期之间常常相互交错、重叠。

1. 体液渗出与回吸收期（fluid exudation and reabsorption phase） 烧伤致皮肤屏障及血管受损，出现血管渗漏，表现为局部肿胀。严重烧伤（一般指Ⅱ、Ⅲ度烧伤面积成人在 10%~15%、小儿在 5%以上者）将引发剧烈的全身应激与炎症反应等，导致全身血管通透性增加，除烧伤创面局部有体液渗出外，远离创面的其他部位甚至脏器也可能发生血液中小分子成分渗漏到血管外。体液渗出在伤后 2~3 小时最为急剧，6~8 小时达高峰，一般持续 24~48 小时。特重度烧伤时，体液渗出持续时间可能会更长。

随着烧伤病程发展，增高的血管通透性逐渐恢复正常而进入回吸收期，渗漏到血管外的部分小分子物质可回吸收到血液循环，组织肿胀渐消退。回吸收期一般持续到烧伤后 3~7 天。

2. 急性感染期（acute infection phase） 由于烧伤后皮肤机械屏障破坏，周围环境或皮肤残存的微生物可直接侵入体内，同时由于坏死变性组织是微生物良好的培养基，所以容易发生急性感染。严重烧伤后机体经应激、休克等打击，肠道菌群失调、免疫功能下降，更容易造成感染的发生。临床证据表明，7~14 天是严重烧伤早期感染的高发期。此期的主要治疗策略是加强创面治疗、感染防治等。

3. 创面修复期（wound healing phase） 创面修复过程在伤后即刻启动，一直持续到创面完全封闭、愈合。创面深度、局部微环境、全身情况等因素决定了创面修复期的长短与结局。无严重感染的浅Ⅱ度和深Ⅱ度烧伤创面多能自行愈合，但Ⅲ度、发生严重感染或受压的深Ⅱ度烧伤创面，往往需借助自体皮肤移植等手段才能修复。

4. 康复期（rehabilitation phase） 烧伤康复治疗越来越受到人们的重视。严重烧伤患者常需要多次手术治疗，往往卧床和住院时间较长，需进行必要的康复治疗。目前临床上要求严重烧伤后早期就应开始烧伤康复治疗，并持续于患者整个余生。深度烧伤创面愈合后往往遗留不同程度的瘢痕，不仅影响外观，还会影响伤处功能与患者心理，往往需要进行各种康复治疗，包括手术重建、物理与作业治疗、光电治疗、心理治疗等。

四、治疗原则

（1）迅速终止损伤，确保呼吸道通畅及冷疗。

（2）及时进行抗应激与抗炎、液体复苏等治疗。

（3）尽快修复创面。

（4）防治创面及全身感染，合理使用抗感染药物。

（5）维持内环境稳定与脏器功能，加强营养与对症治疗。

（6）重视形态、功能与心理的恢复。

五、烧伤休克

严重烧伤后，应激与炎症反应导致血管通透性增加，血管内小分子物质漏出到血管外，致机体有效循环量减少，机体组织器官灌注不足，类似于失液性休克的发生发展，故称为烧伤休克。烧伤休克的发生与否及其严重程度与烧伤严重程度密切相关，烧伤面积越大、深度越深者，越易发生休克，且休克程度越重。休克期渡过不平稳者常与补液不足或不规范、延迟补液、长途转运等有关。防治烧伤休克是严重烧伤早期最重要的治疗措施之一，如果血容量得不到及时有效恢复，将造成组织缺血缺氧性损害，使创面加深、器官功能受损、免疫功能下降等，从而影响病程发展与预后。

1. 烧伤休克的临床表现与诊断 烧伤休克的临床表现与其他低血容量性休克相同，包括神志改变、心率增快、血压下降、尿量减少、血液浓缩、乳酸浓度增高等。

2. 烧伤休克的防治 液体复苏是防治烧伤休克的最主要措施。严重烧伤后由于浅静脉受损或回流不畅，多采用锁骨下静脉、颈外静脉或股静脉等深静脉置管输液，以保证快速、有效的液体复苏，其他辅助治疗措施包括镇痛、镇静、保暖等。

六、烧伤全身性感染

烧伤破坏了机体体表皮肤屏障功能，创面大量坏死组织成为微生物良好的培养基，同时由于应激、炎症反应、代谢紊乱等导致机体免疫力下降、肠道菌群失调等，致烧伤患者极易并发感染。感染是烧伤最常见的并发症，是引起烧伤患者死亡的最主要原因。有效预防、早期诊断、合理治疗是防治烧伤全身性感染的关键。烧伤感染可分为局部感染、普通全身性感染、严重全身性感染、感染性休克等。

1. 有效预防

（1）及时消除和杜绝感染源：创面是最重要的感染源，应尽早切除焦痂等坏死组织，并将其封闭、修复；积极防治休克、减轻肠道缺血缺氧性损害，早期行肠内营养，防止肠源性感染的发生；防治呼吸道、动静脉导管、泌尿道等来源的感染；防治各种导管相关性血流感染。

（2）预防性使用抗生素：小面积浅度烧伤一般不需要全身使用抗生素。大面积深度烧伤早期也不建议预防性全身使用抗生素。在大面积溶痂、围手术期、怀疑有感染等时段应考虑全身使用抗生素。

（3）创面无菌管理：接触创面的敷料、被单、物品等均需灭菌，工作人员接触创面前后应洗手或戴无菌手套，注意无菌操作和污物处理等。

（4）精心护理：勤翻身，使创面充分暴露，避免长期受压，保持焦痂和痂皮的干燥与完整；严格管理各种管道（气管套管、有创监测管道、尿管等）；注重心理监测与治疗。

（5）其他：通过营养治疗满足机体高代谢需要，详细记录出入量和热量。重视内环境稳定的维护、内脏并发症的防治、对症治疗等。

2. 早期诊断 密切监测生命体征、检视创面及创周情况，行血常规、降钙素原、白细胞介素-6（IL-6）、C 反应蛋白（CRP）、内毒素、G 试验、GM 试验、胸部 X 线等检验或检查，以及细菌与真菌等微生物培养鉴定与药敏试验、宏基因组检测等，及时发现、确诊烧伤感染。

3. 合理使用抗生素 怀疑有感染，但在致病菌不明确时，应根据菌群流行规律及临床表现等经验性选用双联或三联高效广谱抗生素。明确微生物种属后，即选择敏感抗生素治疗。

4. 及时清除感染病灶 一旦明确感染来源于具体的创面或病灶，在全身情况许可情况下，抓住时机及时清除感染病灶等。

5. 其他治疗 在去除感染病灶、合理使用有针对性抗生素的基础上，还应维持水、电解质和酸碱平衡，给予对症与支持治疗，纠正代谢紊乱，提供营养治疗、免疫治疗等。必要时可行连续性血液净化治疗如高能量连续性肾脏替代治疗（CRRT），以清除体内的细菌毒素和炎症介质。

七、常见内脏并发症的防治

1. 肾功能不全 是严重烧伤后最常见并发症之一，主要致病因素包括缺血缺氧性损害、炎症反应、凝结的血红蛋白/肌红蛋白堵塞肾小管、感染、中毒、药物等，因而可针对相关病因进行预防，包括及时有效的液体复苏以防止缺血缺氧性损害、碱化尿液、防治感染、合理用药等。一旦发生肾功能不全，应尽快明确诊断、去除致病因素，维持水、电解质、酸碱平衡等内环境稳定，合理使用利尿药、保护肾脏功能、促进肾损伤修复等，必要时尽早进行连续性肾脏替代治疗等。

2. 肺部并发症 包括 ARDS、感染、肺水肿、肺不张等，多发生于伤后 2 周内，与吸入性损伤、休克、感染等有关。对烧伤后肺部并发症，首先应针对主要病因进行预防，包括呼吸道管理、灌洗、引流等，俯卧位有利于肺部并发症的预防与治疗。其次应早诊断与早治疗。纤维支气管镜不仅可应用于呼吸道损伤的诊断，还可作为精准引流、灌洗、给药的途径用于肺部感染等并发症的治疗。

3. 消化道应激性溃疡 其发生的主要机制是严重烧伤后应激反应致消化道血管收缩、烧伤后机体有效血容量减少等致消化道缺血缺氧性损害。预防烧伤应激性溃疡的主要手段是及时恢复机体有效血容量、使用抑酸药物等护胃。严重烧伤后发生不明原因的腹痛、急性贫血、黑便甚至血便等，应怀疑消化道应激性溃疡的发生。一旦确诊消化道应激性溃疡，应尽快补充红细胞、增加血容量、禁食、消化道内局部应用止血药物、使用质子泵抑制药等。如效果不佳，应考虑行电子胃肠镜诊断及止血，或进行血管造影与介入止血等治疗。如果出血仍难以控制或并发穿孔，应及时行手术治疗。

4. 脑水肿 主要有两个方面的原因：一方面是缺血缺氧性损害，或短时间内输入低渗液体过多等造成细胞内脑水肿；另一方面是液体复苏时输液过快、过多等引起细胞间脑水肿。其他原因包括中毒、代谢紊乱、严重感染、复合脑外伤等。脑水肿早期症状表现为恶心、呕吐、嗜睡、舌后坠、鼾声或反应迟钝，有的则表现为兴奋或烦躁不安等。小儿严重烧伤后易并发脑水肿，则有抽搐、高热等表现，严重者发生心律失常、呼吸不规则或骤停、昏迷，甚至因脑疝而突然死亡。一旦发生脑水肿，应及时明确原因，进行针对性抢救治疗。

考试知识点总结

本章小结

协和云课堂……　拓展练习及参考答案

（纪恩涛）

教学课件

第十三章　恶性肿瘤

学习目标

素质目标

（1）树立“以患者为中心”的医德理念，培养严谨的临床观察能力和对生命健康的敬畏态度，最终形成“预防为主、早诊早治”的公共卫生责任感。

（2）通过学习乳腺癌患者心理疏导、肝癌患者姑息治疗等内容，增强对患者心理需求的关注，提升医患沟通能力。

知识目标

（1）掌握：肺癌的刺激性咳嗽、血痰等早期症状，胃癌的上腹疼痛、贫血等表现，乳腺癌的乳房无痛性肿块、橘皮样变等体征，肝癌的肝区疼痛、黄疸等晚期症状；熟悉胃镜活检、胸部 CT、钼靶检查、甲胎蛋白检测等诊断方法的应用场景及优缺点。

（2）熟悉：乳腺癌的雌酮和雌二醇作用，肝癌的乙肝、肝硬化等病因，理解肿瘤发生发展的病理进程。

（3）了解：肺癌的根治性手术、靶向治疗，胃癌的根治性胃切除术、化疗，乳腺癌的保乳手术、内分泌治疗，肝癌的肝切除术、介入治疗等综合治疗方案，了解免疫治疗、姑息治疗等辅助手段的应用。

能力目标

能区分肺癌的中心型与周围型，胃癌的 Borrmann 分型，乳腺癌的浸润性导管癌等病理类型，肝癌的块状型、结节型等分型。理解 TNM 分期对治疗方案的指导意义。

·核心知识拆解·

第一节　肺　　癌

微课：肺癌-影像学知识扩展

案例导入

【案例】

患者，男性，62 岁。有 30 年吸烟史，每天约 1 包。患者近两个月来，出现持续性咳嗽，初为无痰或少痰的刺激性干咳，后逐渐加重，痰中带有鲜红色血丝。自觉身体乏力，食欲下降，体重减轻约 5kg。近一周来出现低热，体温波动在 37.5～38℃，无寒战。慢性病容，消瘦，右肺呼吸音减弱，可闻及局限性哮鸣音。胸部触诊无压痛，叩诊呈浊音。X 线胸片示：右肺上叶有一不规则肿块影，边缘毛糙，有分叶和切迹。

【问题】

1. 请分析初步诊断是什么？诊断依据是什么？
2. 请分析下一步的诊疗计划是什么？

肺癌（lung cancer）或称原发性支气管癌（primary bronchogenic carcinoma）或原发性支气管肺癌（primary bronchogenic lung cancer），WHO 将其定义为起源于呼吸上皮细胞（支气管、细支气管和肺泡）的恶性肿瘤，是最常见的肺部原发性恶性肿瘤。

本节主要通过学习肺癌的病因、发病机制、临床表现、诊断与鉴别诊断，解决案例中患者持续性咳嗽、痰中带血、乏力、食欲下降、体重减轻及低热等症状的分析和诊断。

一、病因和发病机制分析

肺癌病因和发病机制迄今尚未明确，但有证据显示与下列因素有关。

1. 吸烟　是最常见原因，约 85%肺癌患者有吸烟史，包括吸烟和已戒烟者。吸烟量越大、时间越长、年龄越小，肺癌发病率和死亡率越高。二手烟亦增加肺癌风险。

2. 职业致癌因子　如石棉、砷、铬、镍、氡等，增加肺癌危险性 3～30 倍。潜伏期可达 20 年或更久。

3. 空气污染　室外的工业废气、汽车尾气含致癌物质，如苯并芘等，PM 2.5 浓度升高与肺癌发病率及死亡率相关；室内的被动吸烟、燃料燃烧、烹调油烟均为危险因素。

4. 电离辐射　职业性或非职业性，不同射线效应不同，电离辐射来源多样。

5. 饮食与体力活动　低水果、蔬菜摄入，低 β 胡萝卜素水平增加肺癌风险；中、高强度体力活动降低肺癌风险。

6. 遗传和基因改变　家族史、性别差异、基因敏感性均与肺癌相关。肺癌涉及多阶段基因改变，包括原癌基因活化、抑癌基因失活等。

7. 其他因素 肺结核、慢性肺部疾病、病毒感染等可能与肺癌有关。

案例中的患者有30年吸烟史，有30年吸烟史，每天约1包，是肺癌的易感人群。

二、临床表现

肺癌的临床表现与肿瘤大小、类型、发展阶段、所在部位及有无并发症或转移密切相关。5%~15%的患者在常规体检或胸部影像学检查时偶然发现肺癌，无明显症状。

患者可能出现咳嗽（多为刺激性干咳，可加重为持续性高调金属音或呛咳，继发感染时痰量增多并呈黏液脓性）、痰血或咯血（多见于中央型肺癌，侵蚀大血管可导致大咯血）、气短或喘鸣（因肿瘤生长、压迫气道或胸腔积液引起呼吸困难、喘息等）、胸痛（可为隐痛，与肿瘤转移或直接侵犯胸壁无关）、发热（多由肿瘤组织坏死或阻塞性肺炎引起，抗生素治疗效果不佳）及消瘦（晚期因食欲减退而呈恶病质）等症状。

此外，肿瘤局部扩展可引起胸痛、声音嘶哑、吞咽困难、胸腔积液、心包积液、上腔静脉阻塞综合征及Horner综合征等。约1/3有症状的患者因胸腔外转移引起，肺癌可转移至任何器官并在累及部位出现相应症状，如中枢神经系统转移导致颅内压升高或脊髓束受压症状，骨骼转移表现为疼痛、压痛和病理性骨折等。肺癌的胸外表现，即副肿瘤综合征，可出现在肺癌发现前后，以小细胞肺癌（SCLC）多见，包括内分泌综合征（如抗利尿激素分泌失调综合征、异位ACTH综合征、高钙血症等）、骨骼-结缔组织综合征（如原发性肥大性骨关节病、神经-肌病综合征等）及血液学异常等，其中皮肌炎、黑棘皮病、肾病综合征和肾小球肾炎等较少见。

案例中患者近两个月无明显诱因出现刺激性干咳，病变呈进行性进展，痰中带有鲜红色的血丝，听诊右肺局限性哮鸣音均提示可能为肺部病变，发热和消瘦多为恶性肿瘤的表现，综上初步考虑为肺癌。

三、分类

（一）按解剖学部位分类

1. 中央型肺癌 发生在段及以上支气管的肺癌，以鳞状上皮细胞癌和小细胞肺癌较多见。

2. 周围型肺癌 发生在段支气管以下的肺癌，以腺癌较多见。

（二）按组织病理学分类

根据2021版WHO肺肿瘤组织学分型标准，肺癌分为非小细胞肺癌（NSCLC）和小细胞肺癌两大类，其中，NSCLC最为常见，约占肺癌总发病率的85%。同时将不典型腺瘤性增生（AAH）和原位腺癌（AIS）归类为腺体前驱病变。

1. 非小细胞肺癌 包括鳞状上皮细胞癌（简称鳞癌）、腺癌、大细胞癌、腺鳞癌、肉瘤样癌、肺NUT癌［伴有睾丸核蛋白（the nucleoprotein of the testis，NUT）基因重排］、唾液腺型癌（腺样囊性癌、黏液表皮样癌）等。

（1）鳞癌：分鳞状细胞癌、非特指型（角化型、非角化型、基底细胞样鳞癌）和淋巴上皮癌。鳞癌多源于段或亚段支气管黏膜，生长慢、转移晚，手术切除机会多，5年生存率较高，但对放化疗敏感性不如小细胞肺癌。

（2）腺癌：女性多见，主要分为原位腺癌（AIS）、微浸润癌（IAC），以及特殊亚型/变异型。

（3）大细胞癌：是一种未分化的非小细胞癌，较为少见，占肺癌10%以下，转移较晚，手术切除机会较大。

2. 小细胞肺癌　是一种低分化神经内分泌肿瘤，包括小细胞癌和复合性小细胞癌，增殖快、早期广泛转移，对放化疗敏感，多为中央型，可引起类癌综合征。

在所有上皮细胞来源的肺癌中，鳞癌、腺癌、大细胞癌和小细胞癌是主要类型的肺癌，约占所有肺癌的90%。

在诊断上，按解剖学部位能确定肿瘤位置，利于选择诊断方法和进行鉴别诊断；组织病理学分类可明确类型。治疗方面，不同类型肺癌治疗手段不同，小细胞肺癌对放化疗敏感，非小细胞肺癌早期多手术，且不同亚型治疗细节有别，同时分类可评估治疗效果和预后。

四、辅助检查

影像学检查、病理学诊断和肿瘤标志物检测是肺癌诊断的主要手段。

1. 影像学检查

（1）胸部X线：是发现肺癌的常用方法，但分辨率有限，肺癌胸部X线常见特征如下。

1）中央型肺癌：肿瘤生长在主支气管、叶或段支气管，直接征象为支气管阻塞，表现多为一侧肺门类圆形阴影，边缘毛糙，可能伴分叶或切迹，与肺不张或肺炎并存时出现倒“S”状影像。间接征象包括局限性肺气肿、肺不张、阻塞性肺炎和肺脓肿。

2）周围型肺癌：肿瘤位于段以下支气管，早期表现为局限性小斑片状阴影，边缘模糊，密度淡，易误诊为炎症或结核。随肿瘤增大，阴影增大、密度增高，边缘分叶状，伴脐凹征或细毛刺，常有胸膜牵拉。肿瘤转移至肺门淋巴结时，可见淋巴管增粗和淋巴结增大。癌组织坏死后形成厚壁、偏心、凹凸不平的癌性空洞，继发感染时出现液平面。腺癌播散后可表现为斑片状浸润阴影，侵犯胸膜和肋骨时分别引起胸腔积液和骨质破坏。

（2）胸部CT：具有更高的分辨率，可发现肺微小病变和普通X线胸片难以显示的部位（如位于心脏后、脊柱旁、肺尖、肋膈角及肋骨头等）。增强CT能敏感地检出肺门及纵隔淋巴结肿大，有助于肺癌的临床分期。螺旋式CT可显示直径小于5mm的小结节、中央气道内和第6~7级支气管及小血管，明确病灶与周围气道和血管的关系。低剂量CT可以有效发现早期肺癌，已经取代胸部X线成为较敏感的肺结节评估工具。CT引导下经皮肺病灶穿刺活检是重要的组织学诊断技术。应用CT模拟成像功能，可以引导支气管镜在气道内或经支气管壁进行病灶的活检。

（3）其他：MRI在明确肿瘤与大血管关系、发现脑转移上有优势；核素闪烁显像有助于骨转移和小细胞肺癌分期诊断；PET-CT结合了CT和PET，能同时获得解剖和功能信息，对肺癌诊断、分期和疗效评价优于其他检查。

2. 病理学诊断　痰液细胞学检查是诊断中央型肺癌最简单方便的无创诊断方法，敏感性<70%，分型较为困难，但特异性高；胸腔积液细胞学检查可明确病理和分期；呼吸内镜检查包括支气管镜、

胸腔镜和纵隔镜，是获取病理标本的主要方法；针吸活检包括经胸壁穿刺肺活检和浅表淋巴结活检，适用于不同位置的病灶；若其他检查无法明确诊断，可考虑开胸肺活检。

3. 肿瘤标志物检测、基因诊断及其他 肿瘤标志物检测如CEA、神经元特异性烯醇化酶（NSE）、CYFRA21-1和胃泌素释放肽前体（ProGRP）等对肺癌诊断有一定参考价值，但敏感性和特异性不高。肺癌的基因诊断包括检测癌基因产物、靶向药物最佳用药人群和耐药基因等，可采用外周血游离肿瘤DNA作为补充标本评估基因突变状态；程序性细胞死亡蛋白配体-1（PD-L1）免疫组化检测可筛选对免疫检查点抑制剂（immune-check point inhibitor）可能获益的非小细胞肺癌患者；肿瘤突变负荷可能是预测免疫治疗效果的又一标志物，目前其检测方法及阈值的选择上还无统一的标准。

案例中X线胸片显示右肺上叶有一不规则肿块影，边缘毛糙，有分叶和切迹。结合症状、病因及肺癌分型，初步考虑周围型肺癌可能性大，但因密度分辨率差异，可行进一步CT检查明确病变细节及对淋巴结和转移情况评估，也可行穿刺活检等明确病理类型。

五、诊断与鉴别诊断

1. 诊断 肺癌诊断可按下列步骤进行。

（1）CT确定部位：有症状或放射学征象怀疑肺癌者先做胸部和腹部CT，明确肿瘤原发部位、纵隔淋巴结侵犯及其他部位播散情况。

（2）组织病理学诊断：怀疑肺癌者需组织学标本诊断，肿瘤组织多可经微创技术（如支气管镜、胸腔镜）获取，不推荐仅靠痰细胞学确诊。浅表淋巴结或皮肤转移需活检，怀疑远处转移病变（如软组织肿块等）也应获取标本，胸腔积液需足量细胞团或胸腔镜检查。目前建议对高度怀疑为Ⅰ期和Ⅱ期肺癌直接进行手术切除。

（3）分子病理学诊断：有条件者在病理学确诊同时，检测肿瘤组织的*EGFR*等多种基因突变，非小细胞肺癌也可考虑检测程序性细胞死亡蛋白-1表达水平，利于制订个体化治疗方案。

2. 鉴别诊断 肺癌需与肺结核（肺结核球、肺门淋巴结结核、急性粟粒性肺结核）、肺炎（含炎性假瘤）、肺脓肿、结核性胸膜炎、肺隐球菌病及其他（肺良性肿瘤、淋巴瘤等）鉴别。通过症状、影像学检查、组织病理学及血清检测等鉴别。

六、临床分期

2023年国际肺癌研究协会公布了第9版肺癌TNM分期系统修订稿（表13-1、表13-2）。对于小细胞肺癌，亦可分为局限期和广泛期。局限期指病灶局限于同侧半胸，能安全地被单个放射野包围；广泛期指病灶超过同侧半胸，包括了恶性胸腔积液或心包积液及血行转移等。

表13-1　肺癌的TNM分期

原发肿瘤（T）
TX：未发现原发肿瘤，或通过痰细胞学或支气管灌洗发现癌细胞，但影像学及支气管镜无法发现
T0：无原发肿瘤的证据
Tis：原位癌

续表

原发肿瘤（T）
T1：肿瘤最大径≤3cm，周围包绕肺组织及脏胸膜，支气管镜见肿瘤侵及叶支气管，未侵及主支气管
T1a：0<最大径≤1cm
T1b：1cm<最大径≤2cm
T1c：2cm<最大径≤3cm
T2：3cm<最大径≤5cm；侵犯主支气管（不常见的表浅扩散型肿瘤，不论体积大小，侵犯限于支气管壁时，虽可能侵犯主支气管，仍为 T1），但未侵及隆突；侵及脏胸膜；有阻塞性肺炎或者部分或全肺不张。符合以上任何一个条件即归为 T2
T2a：3cm<最大径≤4cm
T2b：4cm<最大径≤5cm
T3：5cm<最大径≤7cm；直接侵及以下任何一个器官，包括胸壁（包含肺上沟瘤）、膈神经、心包；全肺肺不张肺炎；同一肺叶出现孤立性癌结节。符合以上任何一个条件即归为 T3
T4：肿瘤最大径>7cm；无论大小，侵及以下任何一个器官，包括纵隔、心脏、大血管、隆突、喉返神经、主气管、食管、椎体、膈肌；同侧不同肺叶内出现孤立癌结节
区域淋巴结（N）
NX：区域淋巴结无法评估
N0：无区域淋巴结转移
N1：同侧支气管周围和/或同侧肺门淋巴结以及肺内淋巴结转移，包括原发肿瘤直接侵及的肺内淋巴结
N2：同侧纵隔内和/或隆突下淋巴结转移
N2a：同侧纵隔内（或隆突下）淋巴结单发转移
N2b：同侧纵隔内和/或隆突下淋巴结多发转移
N3：对侧纵隔、对侧肺门、同侧或对侧前斜角肌及锁骨上淋巴结转移
远处转移（M）
MX：远处转移无法评估
M0：无远处转移
M1：有远处转移
M1a：局限于胸腔内，包括胸膜播散（恶性胸腔积液、心包积液或胸膜结节）及对侧肺叶出现癌结节
M1b：远处器官单发转移灶
M1c：多个或单个器官多处转移
M1c1：单个胸腔外器官内的多发转移
M1c2：多个胸腔外器官的多发转移

表 13-2　TNM 与临床分期的关系

临床分期	TNM 分期
隐性癌	TXN0M0
0 期	TisN0M0
Ⅰ A 期：Ⅰ A1 期	T1aN0M0
Ⅰ A2 期	T1bN0M0
Ⅰ A3 期	T1cN0M0
Ⅰ B 期	T2aN0M0
Ⅱ A 期	T1N1M0；T2bN0M0
Ⅱ B 期	T3N0M0；T2a～2bN1M0；T1N2aM0
Ⅲ A 期	T4N0M0；T3N1～2aM0；T2a～2bN2aM0；T1a～1cN2bM0
Ⅲ B 期	T4N2a～2bM0；T3N2bM0；T1a～2bN3M0
Ⅲ C 期	T3～4N3M0
Ⅳ A 期	T1～4N0～3M1a～1b
Ⅳ B 期	T1～4N0～3M1c1～2

七、治疗

肺癌的治疗应当根据患者的体力活动状态（PS）评分（表13-3）、病理学类型（包括分子病理诊断）、侵及范围（临床分期），采取多学科综合治疗模式，强调个体化治疗。有计划、合理地应用手术、化学治疗（化疗）、靶向治疗、免疫治疗和放射治疗（放疗）等手段，以期达到根治或最大限度控制肿瘤，提高治愈率，改善患者的生活质量，延长生存期的目的。

表13-3　体力活动状态（PS）评分

评分	体力活动状态
0分	正常
1分	可自由行走或从事轻体力劳动，包括一般家务及办公室活动
2分	可自由行走及生活自理，但失去工作能力，日间不少于一半时间可起床活动
3分	生活部分自理，日间一半时间卧床
4分	卧床不起，生活不能自理

1. 手术治疗　是早期肺癌的最佳治疗方法，分为根治性与姑息性手术，应当力争根治性切除，以期达到切除肿瘤、减少肿瘤转移和复发的目的，并可进行TNM分期，指导术后综合治疗。

2. 药物治疗　主要包括化疗、免疫治疗和靶向治疗（如应用抗血管生成药），用于晚期肺癌或复发患者的治疗。化疗及免疫治疗还可用于手术后患者的辅助化疗、术前新辅助化疗及放疗的联合治疗等。

3. 放射治疗　可分为根治性放疗、姑息性放疗、辅助放疗、新辅助化放疗和预防性放疗等。放疗通常联合化疗治疗肺癌，因分期、治疗目的和患者一般情况的不同，联合方案可选择同步放化疗、序贯放化疗。接受放化疗的患者，潜在毒副反应会增大，应当注意对肺、心脏、食管和脊髓的保护；治疗过程中应当尽可能避免因毒副反应处理不当导致放疗的非计划性中断。

4. 介入治疗　介入治疗有支气管动脉灌注化疗（失去手术指征，全身化疗无效的晚期患者。此方法毒副作用小，可缓解症状，减轻患者痛苦）和经支气管镜介入治疗（包括血卟啉染料激光治疗和YAG激光切除治疗、经支气管镜行腔内放疗、超声引导下的介入治疗）。

5. 中医药治疗　中医有许多单方、验方，与西药协同治疗肺癌，可减少患者化疗、放疗时的不良反应，促进机体抵抗力的恢复。

八、预防

肺癌预防有三级措施。

1. 一级预防　是病因预防，通过戒烟、改善空气污染、合理饮食、避免劳累、改造有害环境和改变不良习惯等去除致癌、促癌因素，提高机体防癌能力，预防癌症发生。

2. 二级预防　是临床前预防，肺癌治疗效果和预后取决于早诊早治，筛查高危人群很重要，国内外一直通过筛查实现早诊早治。

3. 三级预防　是临床防治或康复性预防，目的是减少癌症患者并发症、防止病情恶化和残疾，提高生活质量。三级预防缺一不可，且相互联系，构成预防肺癌的全部流程。

九、预后

肺癌的预后取决于早发现、早诊断、早治疗。由于早期诊断不足致使肺癌的预后差，约 80%的患者在确诊后 5 年内死亡，只有 15%的患者在确诊时病变为局限性，其 5 年生存率可达 50%。

▶**知识拓展**

徐林友——用生命点亮肺癌抗争的灯塔

2011 年，黄山市人民医院胸外科医生徐林友在手术室晕倒，这位与肺癌搏斗 20 年的专家，竟被诊断为晚期肺腺癌伴脑转移，被预言“最多活 100 天”。 面对命运的嘲弄，他选择用科学精神与生命赛跑，最终创造了带瘤生存 10 年的奇迹，更以亲身经历为医学界敲响警钟。

确诊时，他的肿瘤已压迫脑组织导致昏迷。 徐林友凭借专业经验，果断选择全脑放疗联合靶向治疗。 基因检测显示其符合靶向治疗条件，这在当时是极少数患者的“生机钥匙”。 他精准规划疗程，忍受着口腔溃疡、腹泻等副作用，2 个月后复查显示肿瘤明显缩小，1 年后竟完全消失。 这一结果颠覆了晚期肺癌的生存预期，印证了精准医疗的力量。

徐林友反思患病根源时发现，确诊前 1 个月他连续完成 26 台大手术，每天工作超 16 小时，长期睡眠不足、饮食紊乱。 作为医生，他深知“免疫系统在高压下崩溃”的病理机制，却因使命感忽视自身健康。 这一教训让他呼吁同行：“手术刀救得了患者，却救不了透支的自己。”此后，他调整作息，戒烟戒酒，坚持锻炼，用行动证明“医者自愈”同样重要。

重返岗位后，徐林友将病房变为课堂。 他常对患者说：“肺癌不是判决书，而是重新认识生命的邀请函。”他结合自身经历推广“三乐”理念——以治疗为乐、以助人为乐、以坚持为乐，帮助患者建立抗癌信心。

徐林友的故事重新定义了“抗癌”，不仅是肿瘤的消退，更是医者对生命规律的敬畏。 从靶向治疗到免疫治疗研发，中国肺癌防治的每一步突破，都凝聚着像他这般以生命践行医学初心的身影。

第二节　乳腺癌

案例导入

【案例】

患者，女性，45 岁。1 个月前洗澡时发现右侧乳房外上象限有蚕豆大小、质地硬、边界不清、活动度欠佳且无压痛的肿块，未重视后肿块未缩小前来就诊。患者既往无慢性病史和传染病史，月经初潮 13 岁，周期 28~30 天，经期 4~5 天，末次月经 2024 年 1 月 15 日，25 岁结婚育有1子且母乳喂养1年，母亲绝经后患乳腺癌。查体：一般情况良好，心肺腹无异常，右侧乳房外上象限触及约2.5cm×2.0cm肿块，腋窝有数枚肿大质硬淋巴结，左侧正常。辅助检查：乳腺超声和乳腺钼靶X线摄影均提示乳腺癌可能。

【问题】

1. 请分析该患者初步诊断是什么？诊断依据是什么？
2. 请分析该患者下一步的诊疗计划是什么？

一、概述

乳腺癌已成为全球最常见的恶性肿瘤之一，发病率还在逐年上升，是全球女性发病率最高和死亡人数最多的恶性肿瘤。本节主要通过围绕一名45岁女性疑似乳腺癌患者展开诊断与治疗相关分析，旨在全面剖析乳腺癌的诊疗流程与要点，提升对该疾病的临床应对能力。

乳腺癌的病因尚不清楚。乳腺是多种内分泌激素的靶器官，其中雌酮及雌二醇与乳腺癌的发病有直接关系。此外，月经初潮年龄早、绝经年龄晚、不孕及初次足月产的年龄与乳腺癌发病均有关。一级亲属中有乳腺癌病史者，发病风险是普通人群的2~3倍。携带*BRCA*基因突变者，乳腺癌的风险也较正常人群高。乳腺良性疾病与乳腺癌的关系尚有争议。另外，营养过剩、肥胖、高脂饮食可加强或延长雌激素对乳腺上皮细胞的刺激，从而增加发病机会。环境因素及生活方式与乳腺癌的发病也有一定的关系。在中国高发年龄为40~60岁，与西方国家相比更年轻。

案例中的患者年龄45岁，是乳腺癌的高发年龄，其次患者的母亲既往罹患乳腺癌，患者发病风险是普通人群的2~3倍，是乳腺癌的易感人群。

二、筛查与预防

乳腺癌筛查的开展对于早期发现乳腺癌并降低病死率具有积极意义。推荐乳腺癌筛查的起始年龄一般为40岁，对于高危女性人群，筛查起始年龄可适当提前。乳腺超声和/或乳腺X线检查是主要的筛查方法。对年轻女性或乳房组织较致密者，建议超声与X线检查结合使用。

不同乳腺癌风险人群的预防策略有所不同。对于一般风险人群，主要的策略是避免不良风险因素，坚持健康的生活方式。对于高危女性人群，除了坚持健康的生活方式，还可采取适当的药物或手术干预来降低乳腺癌的发生风险。

三、临床表现

乳腺癌早期表现为患侧乳房出现无痛、单发的肿块，多是患者在无意中发现的。肿块质硬，表面不光滑，与周围组织分界不清，活动度差；有5%~10%的患者的第一症状是乳头血性溢液。随着肿瘤增大，可出现局部隆起，若侵及周围组织还会出现一系列体征，如累及Cooper韧带使其缩短，而致肿瘤表面皮肤凹陷，即“酒窝征”；邻近乳头、乳晕时侵入乳管使之缩短，可把乳头牵向一侧引起乳头凹陷；当肿瘤继续增大时，若皮下淋巴管被癌细胞堵塞，引起淋巴回流障碍，则出现真皮水肿，皮肤呈“橘皮样”改变。

某些类型乳腺癌的临床表现与一般乳腺癌有所不同。炎性乳腺癌（inflammatory breast carcinoma）并不多见，特点是发展迅速、预后差。局部皮肤可呈炎症样表现，发红、水肿、增厚、粗糙、表面温度升高，偶有疼痛。乳头湿疹样乳腺癌（Paget's carcinoma of the breast）少见，恶性程度低，发展慢。乳头有瘙痒、烧灼感，以后出现乳头和乳晕的皮肤变粗糙、糜烂如湿疹样，进而形成溃疡，局部反复出现结痂和脱屑。

乳腺癌发展至晚期，可侵入胸肌筋膜、胸肌，以致癌肿固定于胸壁而不易推动，呈盔甲样。癌细胞沿皮下淋巴网广泛扩散到乳房及其周围皮肤，形成小结节，称为卫星结节。有时皮肤破溃形成溃疡，常伴恶臭，容易出血，或向外生长形成菜花样肿瘤。

乳腺癌的转移途径包括淋巴转移和血行转移。淋巴转移最早表现为同侧腋淋巴结肿大，起初质硬、无痛，可被推动；以后数目增多，融合成团，与皮肤或深部组织粘连固定，主要途径如下。①癌细胞经胸大肌外侧缘淋巴管侵入同侧腋淋巴结，然后侵入锁骨下淋巴结以至锁骨上淋巴结，进而可经胸导管（左）或右淋巴管侵入静脉血流而向远处转移；②癌细胞向内侧淋巴管，沿着乳内淋巴管的肋间穿支引流到胸骨淋巴结，继而达到锁骨上淋巴结，并可通过同样途径侵入血液。乳腺癌是全身性疾病，早期即可出现血行转移，癌细胞可直接侵入血液循环而致远处转移，常见的有骨、肺、肝转移，可出现相应的症状。

案例中患者右侧乳房外上象限有蚕豆大小、质地硬、边界不清、活动度欠佳且无压痛的肿块，未重视后肿块未缩小，此外触诊腋窝有数枚肿大质硬淋巴结，结合乳腺癌的转移路径，提示可能为乳腺恶性改变。

四、诊断

病史、体格检查，以及乳腺超声、钼靶 X 线检查或 MRI 是临床诊断的重要依据。确诊乳腺癌，要通过组织活检进行病理检查。其他检查如乳腺导管内视镜、细针抽吸细胞学检查、肿瘤标志物检查、核医学显像等也具有一定的辅助诊断价值。组织学诊断时应与纤维腺瘤、乳腺囊性增生病和乳腺炎等良性疾病相鉴别。

案例中患者已行乳腺超声和乳腺钼靶 X 线检查均提示乳腺癌可能。为确诊，可进一步行组织穿刺活检。

五、分期

乳腺癌分期方法很多，现多数采用国际抗癌协会建议的 T（原发癌瘤）、N（区域淋巴结）、M（远处转移）分期法（表 13-4），内容如下。

表 13-4　乳腺癌 TNM 分期

T0：原发癌瘤未查出。
Tis：原位癌（非浸润性癌及未查到肿块的乳头湿疹样乳腺癌）。
T1：癌瘤直径≤2cm。
T2：癌瘤直径>2cm，≤5cm。
T3：癌瘤直径>5cm。
T4：癌瘤大小不计，但侵及皮肤或胸壁（肋骨、肋间肌、前锯肌），炎性乳腺癌亦属之。

N0：同侧腋窝无肿大淋巴结。
N1：同侧腋窝有肿大淋巴结，尚可推动。
N2：同侧腋窝肿大淋巴结彼此融合，或与周围组织粘连。
N3：有同侧胸骨旁淋巴结转移，或有同侧锁骨上淋巴结转移。

M0：无远处转移。
M1：有远处转移。

根据以上情况进行组合，可把乳腺癌分为以下各期：
0 期：TisN0M0
Ⅰ期：T1N0M0
Ⅱ期：T0～1N1M0，T2N0～1M0，T3N0M0
Ⅲ期：T0～2N2M0，T3N1～2M0，T4 任何 NM0，任何 TN3M0
Ⅳ期：包括 M1 的任何 TN

六、病理分型与分子分型

病理学和分子生物学研究均表明乳腺癌是异质性疾病，存在不同的分型，且分型与治疗、临床预后等密切相关。乳腺癌有多种分型方法。

1. 病理分型

（1）非浸润性癌：包括导管内癌（癌细胞未突破导管壁基底膜）、小叶原位癌（癌细胞未突破末梢乳管或腺泡基底膜）及乳头湿疹样乳腺癌（伴发浸润性癌者，不在此列）。此型属早期，预后较好。

（2）浸润性特殊癌：包括乳头状癌、髓样癌（伴大量淋巴细胞浸润）、小管癌（高分化腺癌）、腺样囊性癌、黏液腺癌、大汗腺样癌、鳞状细胞癌等。

（3）浸润性非特殊癌：包括浸润性导管癌、浸润性小叶癌、硬癌、髓样癌（无大量淋巴细胞浸润）、单纯癌、腺癌等。此型是乳腺癌中最常见的类型，判断预后尚需结合其他因素。

（4）其他罕见癌。

2. 分子分型　目前国内外采用免疫组织化学检查 4 种标志物［雌激素受体（ER）、孕激素受体（PR）、人表皮生长因子受体 2（HER2）和细胞核增殖抗原］来进行乳腺癌分子分型，分为 Luminal A 型、Luminal B 型、HER2 阳性和三阴性。不同的分子分型具有不同的生物学特性和临床预后，并对应不同的治疗策略。影像学检查、病理学诊断和肿瘤标志物检测是乳腺癌诊断的主要手段。

七、治疗

乳腺癌的治疗采用的是以手术治疗为主的综合治疗策略。对早期乳腺癌患者，手术治疗是首选。

全身情况差、主要脏器有严重疾病、年老体弱不能耐受手术者属手术禁忌。

1. 手术治疗 近年来的研究证实乳腺癌自起病即是全身性疾病，因而缩小手术范围、加强综合辅助治疗越来越重要。

（1）乳腺癌根治术（radical mastectomy）和乳腺癌改良根治术（modified radical mastectomy）：乳腺癌根治术应包括整个乳房、胸大肌、胸小肌及腋窝Ⅰ、Ⅱ、Ⅲ组淋巴结的整块切除，在肿瘤侵犯胸大、小肌时采用此术式。改良根治术主要是保留胸大、小肌的术式，因保留了胸肌，术后外观效果较好，是目前常用的手术方式。

（2）保留乳房的乳腺癌切除术（conservative surgery）：适用于临床Ⅰ期、Ⅱ期，且乳房有适当体积，术后能保持乳房外观效果者。

（3）前哨淋巴结活检术及腋淋巴结清扫术（sentinel lymph node biopsy and axillary lymph node dissection）：临床腋淋巴结阳性者常规行腋淋巴结清扫术，范围包括Ⅰ、Ⅱ组腋淋巴结；临床腋淋巴结阴性者可先行前哨淋巴结活检术。

（4）腔镜手术：乳腺腔镜手术具备切口隐蔽且微小的优点，手术方式包括皮下部分或全部乳房切除术，腋淋巴结活检或清扫术，内乳淋巴结链切除术，假体植入物和自体组织乳房重建等。

2. 化疗 乳腺癌是实体瘤中化疗最有效的肿瘤之一，化疗在整个治疗中占有重要地位。

3. 内分泌治疗（endocrino therapy） 内分泌治疗的关键是减少乳腺癌细胞表面雌激素和雌激素受体的结合，目前常用的药物包括雌激素受体调节剂如枸橼酸他莫昔芬，抑制雄激素向雌激素转化的芳香化酶抑制剂，以及抑制卵巢功能的垂体促黄体激素释放激素激动剂（LHRHa）等。

他莫昔芬是最常用的抗雌激素类药物，通过与雌激素受体竞争结合，阻断雌激素进入肿瘤细胞，抑制其生长，从而减少乳腺癌术后复发及转移，降低对侧乳腺癌的发生率。芳香化酶抑制剂对绝经后患者的效果优于他莫昔芬，这类药物能抑制肾上腺分泌的雄激素转变为雌激素过程中的芳香化，从而降低雌二醇生成量，达到治疗乳腺癌的目的。抑制卵巢功能是一种进一步降低体内雌激素水平的方法，可通过药物治疗或手术治疗实现，适用于绝经前复发风险高的乳腺癌患者。

4. 放疗 是乳腺癌局部治疗的手段之一。原则上早期乳腺癌在保乳手术后，应给予适当剂量全乳放疗以降低局部复发率。乳房切除术后，对原发肿瘤直径≥5cm，或腋淋巴结转移≥4 个，或 1~3 个淋巴结转移伴有高危因素者需应用放疗。

5. 靶向治疗 目前乳腺癌的靶向治疗主要针对 HER2 受体及其下游的信号通路。常用药物有大分子单抗类药物曲妥珠单抗、帕妥珠单抗，小分子酪氨酸激酶抑制剂以及抗体偶联药物等。

6. 免疫治疗 肿瘤免疫治疗不仅可以单独发挥抗肿瘤效果，还可以与传统的放化疗或靶向治疗相结合，获得更显著的疗效。目前，肿瘤免疫治疗主要包括免疫检查点抑制剂、细胞免疫治疗和肿瘤疫苗三类。免疫检查点抑制剂主要是针对程序性细胞死亡蛋白-1（PD-1）及其配体的治疗性单抗。

7. 其他治疗 乳腺癌的其他治疗聚焦于症状管理与生活质量提升，涵盖多维度支持性干预：针对骨转移疼痛及病理性骨折，采用双膦酸盐或地诺单抗抑制破骨细胞活性；术后淋巴水肿通过阶梯式管理促进淋巴回流；心理社会支持整合认知行为疗法与正念减压训练，缓解治疗相关焦虑及抑郁状态；代谢调节方面，以 ω-3 脂肪酸强化饮食联合个性化营养方案改善化疗相关性疲劳及恶病质；物理治疗中，低强度激光加速创面愈合，经皮神经电刺激减轻神经病理性疼痛；循证导向的中医辅助手段如内关穴、足三里穴位贴敷可协同控制化疗所致恶心呕吐。上述措施均需在多学科团队协作下个体化实施，核心目标为优化患者功能状态及生存质量。

第三节 胃 癌

案例导入

【案例】

患者，男性，59 岁。主因“上腹部隐痛不适伴食欲减退 3 个月”来我院门诊就诊。患者 3 个月来感觉上腹正中剑突下方疼痛，为持续性隐痛，偶有反酸和气症状。无进食哽咽感，无腹胀，无呕吐。按“慢性胃炎”服用“胃黏膜保护剂”治疗，效果不佳。症状于近日有所加重。发病以来，食欲减退明显，体重下降 5kg，大小便正常。

既往史：10 年前因间断上腹痛于外院行胃镜检查诊断为“慢性胃炎，幽门螺杆菌（+）”，未行规律药物治疗，后未复查。查体：一般状况尚可，浅表淋巴结未及肿大，皮肤无黄染，结膜甲床苍白，心肺未见异常，腹平坦，未见胃肠型及蠕动波，腹软，肝脾未及，腹部未及包块，剑突下区域深压痛，无肌紧张，移动性浊音（-），肠鸣音正常，直肠指检未及异常。上消化道造影示：胃窦小弯侧似见约 2cm 大小龛影，位于胃轮廓内，周围黏膜僵硬粗糙；腹部 B 超：未见肝异常，胃肠部分检查不满意。吸烟史 20 余年，10 支/日。无手术外伤史。其父健在，其母 12 年前因“胃癌”去世。

【问题】

1. 患者的病史中，应注意哪些对诊断有用的信息？
2. 病史收集后，应进行哪些检查进一步明确诊断？
3. 患者胃癌的临床分期和治疗方式？

案例中患者中年男性，为胃癌的好发人群，出现诸如上腹隐痛不适、反酸嗳气等非特异性的上消化道症状；食欲减退、体重下降等消耗症状则对恶性疾病具有提示作用。患者有幽门螺杆菌感染史，吸烟史，家族史，均为胃癌的易感因素。

一、概述

胃癌（gastric cancer）是指源于胃黏膜上皮细胞的恶性肿瘤，绝大多数是腺癌；其占胃部恶性肿瘤的 95%以上。就全球范围的恶性肿瘤死亡率来说，胃癌高居第三位。我国为胃癌高发区，虽然近年来胃癌发病率有所下降，但死亡率下降并不明显。胃癌发病率居男性和女性全部恶性肿瘤的第 2 位和第 5 位，死亡率分别居第 3 位和第 2 位；其中 55~70 岁为高发年龄段。

二、病因和发病机制分析

1. 感染因素 幽门螺杆菌感染与胃癌有共同的流行病学特点，胃癌高发区人群幽门螺杆菌感染率高；幽门螺杆菌抗体阳性人群发生胃癌的危险性高于阴性人群。1994 年 WHO 的国际癌症研究机构将幽门螺杆菌感染定为人类Ⅰ类（即肯定的）致癌原。此外，爱泼斯坦-巴尔病毒（EB 病毒）和其他感染因素也可能参与胃癌的发生。

2. 环境和饮食因素 第一代到美国的日本移民胃癌发病率下降约 25%，第二代下降约 50%，至第三代发生胃癌的危险性与当地美国居民相当。故环境因素在胃癌发生中起重要作用，如高盐饮食、亚硝酸盐的摄入、吸食鼻烟、较少食用新鲜菜蔬，甚至酗酒等不良饮食生活习惯。此外火山岩地带、高泥炭土壤、水土含硝酸盐过多、微量元素比例失调或化学污染等可直接或间接经饮食途径参与胃癌的发生。

3. 遗传因素 10%的胃癌患者有家族史，具有胃癌家族史者，特别是一级亲属中患胃癌、家族性腺瘤性息肉病（FAP）、林奇综合征、黑斑息肉综合征、幼年性息肉病等，其发病率高于人群 2~3 倍。少数胃癌属“遗传性胃癌综合征”或“遗传性弥漫性胃癌”。浸润型胃癌的家族发病倾向更显著，提示该型胃癌与遗传因素关系更密切。

在胃癌发生和进程中，DNA 非整倍体（DNA aneuploidy）、某些抑癌基因（*TP*53、*FHIT*、*APC*、*DCC*、*CDKN2A* 和 *CDH*1 等）的表达缺失或受抑制、一些基因（*MT-CO*2、*MST*1*R* 和 *VEGFA* 等）过表达等可能起着一定的作用。

4. 癌前变化 或称胃癌前情况（premalignant conditions），分为癌前疾病（即癌前状态，precancerous disease）和癌前病变（precancerous lesion）。前者是指与胃癌相关的胃良性疾病，有发生胃癌的危险性；后者是指较易转变为癌的病理学变化，主要指异型增生。

（1）肠化、萎缩性胃炎及异型增生：根据肠化上皮细胞的类型和分泌黏液的性质，可将肠化分为Ⅰ型完全型肠化、Ⅱ型不完全型小肠型肠化、Ⅲ型不完全型大肠型肠化。理论上讲，Ⅱ型和Ⅲ型肠化尤其是Ⅲ型肠化发生胃癌的风险较高（部分内容参考本教材第七章第二节内容）。

对于异型增生，尽管国际上有多种分类或分期方法，但目前我国仍在沿用 2019 年的 WHO 判断标准分为 5 级，主要包括低级别与高级别异型增生（或上皮内瘤变）。

（2）胃息肉：占人群的 0.8%~2.4%。50%为胃底腺息肉，40%为增生性息肉，而腺瘤仅占 10%。大于 1cm 的胃底腺息肉癌变率小于 1%，罕见癌变的增生性息肉多发生于肠化和异型增生区域，可形成经典的高分化肠型胃癌。腺瘤则具有较高的癌变率。

（3）残胃炎癌变：常发生于良性病变术后 20 年；与比尔罗特（Billroth）Ⅰ式相比，Billroth Ⅱ式胃切除术后癌变率高 4 倍。

（4）胃溃疡：可因溃疡边缘的炎症、糜烂、再生及异型增生所致。

（5）Ménétrier 病：病例报道显示 15%的该病与胃癌发生相关。临床上，胃癌可以大致分为肠型胃癌和弥漫性胃癌两大类。根据科雷亚（Correa）学说，在幽门螺杆菌感染、不良环境与不健康饮食等多种因素作用下，胃黏膜可由慢性炎症逐步变为萎缩性胃炎，再变为萎缩性胃炎伴肠化进展至异型增生而逐渐向肠型胃癌演变。在此过程中，胃黏膜细胞增殖和凋亡之间的正常动态平衡被打破。与胃癌发生相关的分子事件包括微卫星不稳定、抑癌基因缺失失活或因高甲基化而失活、某些癌基因或相关基因的扩增等。

三、病理

胃癌的好发部位依次为胃窦、贲门、胃体；而根据浸润深度分为早期和进展期胃癌。早期胃癌是指病灶局限且深度不超过黏膜下层的胃癌，不论有无局部淋巴结转移；病理呈高级别上皮内瘤变或腺癌。进展期胃癌深度超过黏膜下层，已侵入肌层者称中期胃癌；侵及浆膜或浆膜外者称晚期胃癌。病理分期仍需按照国际抗癌联盟（UICC）和美国癌症联合委员会（AJCC）的TNM分期进行。

1. 胃癌的组织病理学 WHO近年将胃癌分为腺癌（乳头状腺癌、管状腺癌、黏液腺癌、混合型腺癌、肝样腺癌）、腺鳞癌、髓样癌、印戒细胞癌、鳞状细胞癌和未分化癌等。根据癌细胞分化程度可分为高、中、低分化3大类。

2. 侵袭与转移 胃癌有4种扩散方式。

（1）直接蔓延：侵袭至相邻器官，胃底贲门癌常侵犯食管、肝及大网膜，胃体癌则多侵犯大网膜、肝及胰腺。

（2）淋巴结转移：一般先转移到局部淋巴结，再到远处淋巴结；转移到左锁骨上淋巴结时，称为Virchow淋巴结。

（3）血行播散：晚期患者可占60%以上。最常转移到肝脏，其次是肺、腹膜、肾上腺，也可转移到肾、脑、骨髓等。

（4）种植转移：癌细胞侵及浆膜层脱落入腹腔，种植于肠壁和盆腔；如种植于卵巢，称为库肯伯格（Krukenberg）瘤；也可在直肠周围形成结节状肿块。

四、临床表现

1. 症状 80%的早期胃癌无症状，部分患者可有消化不良症状。进展期胃癌最常见的症状是体重减轻（约60%）和上腹痛（50%），另有贫血、食欲缺乏、厌食、乏力。

胃癌发生并发症或转移时可出现一些特殊症状，贲门癌累及食管下段时可出现吞咽困难。并发幽门梗阻时可有恶心呕吐，溃疡型胃癌出血时可引起呕血或黑便，继之出现贫血。胃癌转移至肝脏可引起右上腹痛，黄疸和/或发热；腹膜播散者常见腹腔积液；极少数转移至肺可引起咳嗽、呃逆、咯血，累及胸膜可产生胸腔积液而发生呼吸困难；侵及胰腺时，可出现背部放射性疼痛。

2. 体征 早期胃癌无明显体征，进展期胃癌在上腹部可扪及肿块，有压痛。肿块多位于上腹偏右相当于胃窦处。如肿瘤转移至肝脏可致肝大及黄疸，甚至出现腹腔积液。腹膜有转移时也可发生腹腔积液，移动性浊音阳性。侵犯门静脉或脾静脉时有脾大。有远处淋巴结转移时或可扪及魏尔啸（Virchow）淋巴结，质硬不活动。肛门指检可在直肠膀胱陷凹扪及肿块。

五、诊断

应重视外科专科查体。重点检查有无贫血、腹部情况、有无腹部压痛、有无腹部包块。早期患者多无明显体征，晚期患者可出现上腹部质硬固定的包块，且边界不清，活动度差。如出现腹水，可表现为移动性浊音阳性。应注意锁骨上淋巴结情况，尤其是左锁骨上淋巴结是否肿大。应常规进行肛门指诊，部分患者可于直肠前凹扪及肿块。

应尽早进行纤维胃镜检查，必要时使用超声内镜检查。纤维胃镜的特点是能够直接观察胃粘膜病变的部位和范围，并可以对可疑病灶嵌取小块组织作病理学检查，是诊断胃癌的最有效方法。为提高诊断率，应对可疑病变组织活检4~6处，且不应集中一点取材。

胃癌患者入院后需进行系统检查，了解患者的一般情况，并为患者做好术前准备。血常规中应注意血红蛋白水平，有无贫血，贫血是否与潜在的消化道出血有关（便潜血）。如贫血程度重（<90g/L），可考虑术前输血以改善贫血。通过血清白蛋白水平了解患者的营养状况，血清白蛋白过低可能影响手术效果及术后恢复，应予以术前补充。术前有电解质异常者应及时纠正。癌胚抗原（CEA）、CA19-9等肿瘤标志物在部分胃癌患者中可见升高。

腹部增强CT可作为目前胃癌术前分期的首选方法。阅片时应关注胃癌病变范围、侵犯胃壁的深度、局部淋巴结转移情况和有无来自肝脏，腹膜和盆腔的远处转移，对病变作出初步的分期。

1. 胃镜 胃镜检查结合黏膜活检是目前最可靠的诊断手段。

2. 实验室检查 缺铁性贫血较常见，若伴有粪便隐血阳性，提示肿瘤有长期小量出血。血清肿瘤标志物如CEA和CA19-9及CA72-4等，可能有助于胃癌早期预警和术后再发的预警。

3. X线和CT检查 当患者有胃镜检查禁忌证时，X线钡剂造影可能发现胃内的溃疡及隆起型病灶，分别呈龛影或充盈缺损，但难以鉴别其良恶性；如有黏膜皱襞破坏、消失或中断，邻近胃黏膜僵直，蠕动消失，则胃癌可能性大。CT技术的进步提高了胃癌临床分期的精确度，其与PET-CT检查均有助于肿瘤转移的判断。

六、并发症

胃癌的并发症多种多样，这些并发症可能严重影响患者的生活质量和预后。以下是一些主要的胃癌并发症。

1. 梗阻

（1）幽门梗阻：幽门部分或完全性梗阻会导致恶心与呕吐，呕吐物多为宿食（隔夜食）和胃液，伴酸臭味。这通常是由于肿瘤阻塞幽门导致的。

（2）贲门梗阻：与幽门梗阻类似，但发生在胃的入口部分。

2. 出血 若病灶浸润胃周血管，则可能引起消化道出血。根据出血速度和出血量的大小，患者可能出现呕血、黑便、头晕、心悸等症状。严重时，可导致失血性休克，危及生命。

3. 穿孔 癌肿破溃可能导致急性穿孔，患者会出现上腹部剧烈刀割样疼痛症状，还可能放射至肩背部，伴冷汗、面色苍白、血压下降等症状。穿孔后，胃内容物可能流入腹腔，引起弥漫性腹膜炎等严重后果。

4. 营养不良 由于胃癌患者食量减少，消化吸收能力差，因此容易出现营养不良。这可能导致患者体重下降、免疫力下降，进一步影响治疗效果和预后。

5. 电解质紊乱 胃癌患者由于进食差、活动量减少等原因，可能导致体内钠、钾、钙等电解质不足，出现电解质紊乱的症状。

6. 肿瘤转移 胃癌晚期可能出现肿瘤转移，如肝转移、肺转移等。这些转移灶可能导致相应的症状，如肝功能异常、呼吸困难等。

7. 其他并发症 胃癌患者还可能并发吻合口瘘、反流性食管炎、肠梗阻等。这些并发症可能由手术、化疗等治疗手段引起，也可能由肿瘤本身的发展导致。

七、治疗

早期胃癌无淋巴转移时，可采取内镜治疗；进展期胃癌在无全身转移时，可行手术治疗；肿瘤切除后，应尽可能清除残胃的幽门螺杆菌感染。

1. 内镜治疗 早期胃癌可行内镜黏膜切除术（EMR）或内镜黏膜下剥离术（ESD）治疗。

2. 手术治疗 早期胃癌可行胃部分切除术。进展期胃癌如无远处转移，尽可能根治性切除；伴有远处转移者或伴有梗阻者，则可行姑息手术，保持消化道通畅。

3. 化疗 早期胃癌且不伴有任何转移灶者，术后一般不需要化疗。术前化疗即新辅助化疗可使肿瘤缩小，增加手术根治及治愈机会；术后辅助化疗方式主要包括静脉化疗、腹腔内化疗、持续性腹腔温热灌注和淋巴靶向化疗等。单一药物化疗只适于早期需要化疗的患者或不能承受联合化疗者。常用药物有5-氟尿嘧啶、替加氟、丝裂霉素、多柔比星、顺铂或卡铂、亚硝脲类、依托泊苷等。联合化疗多采用2~3种联合，以免增加药物毒副作用。化疗失败与癌细胞对化疗药物产生耐药性或多药耐药性有关。

4. 药物治疗 药物治疗在胃癌综合治疗中占据核心地位，包括化疗、分子靶向治疗和免疫治疗。

5. 其他治疗 胃癌的其他治疗聚焦于症状缓解与功能维护，涵盖多维度支持性干预：针对胃切除术后吸收障碍，采用空肠造瘘管饲或全肠外营养维持代谢平衡；顽固性腹痛可通过腹腔神经丛射频消融或脊髓电刺激（SCS）调控疼痛信号；消化道梗阻姑息处理以经皮胃造瘘减压为主，联合个体化饮食稠度调整；终末期患者通过尊严疗法心理干预及家庭护理培训减轻心理负担；物理康复方案（呼吸肌训练、渐进式抗阻运动）预防术后膈肌无力及深静脉血栓；腹膜转移相关癌痛及腹水可尝试腹腔热灌注（HIPEC）局部控瘤；循证中医整合如耳穴压豆联合艾灸足三里，辅助改善胃肠动力紊乱。

八、预后

胃癌的预后直接与诊断时的分期有关。迄今为止，由于大部分胃癌在确诊时已处于中晚期，5年生存率7%~34%。

九、预防

（1）具有胃癌高风险因素患者，根除幽门螺杆菌有助于预防胃癌发生。

（2）应用内镜、PG Ⅰ/Ⅱ比值等随访高危人群，根据结果预测胃癌风险。

（3）阿司匹林、COX-2抑制剂、他汀类药物、抗氧化剂（包括多种维生素和微量元素硒）和绿茶可能具有一定预防作用。

（4）建立良好的生活习惯，积极治疗癌前疾病。

第四节 肝　癌

案例导入

【案例】

患者，男性，55岁。主因右上腹疼痛40余天，于2007年3月10日入院。患者主诉右上腹疼痛半年，加重伴上腹部包块一月。疼痛为持续性，有时向右肩背部放射。无恶心呕吐，自服去痛片可缓解。一月来，右上腹痛加重，服止痛药效果不佳。自觉右上腹饱满，有包块，伴腹胀、纳差、恶心。查体：腹平软，右上腹饱满，无腹壁静脉曲张。右上腹压痛，无肌紧张。肝脏肿大，边缘钝，质韧，有触痛。辅助检查：B超检查显示肝脏占位性病变。血清甲胎蛋白（AFP）显著升高。

【问题】

1. 患者的病史中，我们应注意哪些对诊断有用的信息？
2. 病史收集后，应进行哪些检查进一步明确诊断？
3. 患者应该采取什么治疗方式？

案例中患者中年男性，根据右上腹持续性疼痛，向右肩背部放射。肝脏肿大，有触痛。B超检查显示肝脏占位性病变。血清AFP显著升高。

一、概述

原发性肝癌（primary carcinoma of the liver）指起源于肝细胞和肝内胆管上皮细胞的恶性肿瘤，包括肝细胞癌（HCC）、肝内胆管癌（ICC）和混合性肝细胞-胆管癌（cHCC-CCA）三种不同的病理类型，其中HCC占75%~85%、ICC占10%~15%，日常所称的“肝癌”指HCC。

二、病因和发病机制分析

1. 感染因素　超过80%的HCC源自肝硬化。因此，任何导致慢性肝损害和最终导致肝硬化的因素都是HCC的危险因素。

2. 病毒性肝炎　HBV感染是我国肝癌的主要病因。

3. 黄曲霉毒素　黄曲霉毒素的代谢产物之一黄曲霉毒素B_1能通过影响*RAS*、*TP53*等基因的表达而引起肝癌的发生。

4. 其他肝癌的高危因素　饮酒和吸烟；肥胖、糖尿病和代谢综合征是非酒精性脂肪肝的危险因素；血吸虫及华支睾吸虫感染。

三、病理

1. 组织病理学及相应分型 肝癌主要分为肝细胞癌、肝内胆管癌及混合型肝癌。肝细胞癌占75%~90%，源自肝细胞，组织学呈梁索状排列，细胞异型性明显，可见胆汁淤积及血窦样血管网，背景多伴肝硬化，易侵犯门静脉分支；肝内胆管癌源于胆管上皮，呈腺管状或乳头状结构，间质纤维化显著，细胞黏蛋白分泌阳性，以淋巴转移为主；混合型兼具肝细胞及胆管分化特征，恶性度高，进展迅速。

（1）HCC：最为多见，癌细胞来自肝细胞，异型性明显，胞质丰富，呈多边形，排列成巢状或索状，血窦丰富。正常肝组织的肝动脉供血约占30%，但HCC的肝动脉供血超过90%，这是目前肝癌影像诊断及介入治疗的重要循环基础。

（2）ICC较少见：是指肝内胆管分支衬覆上皮细胞发生的恶性肿瘤，以腺癌最为多见。

（3）cHCC-CCA：最少见，是指在同一个肿瘤结节内同时出现HCC和ICC两种组织成分。

2. 侵袭与转移 肝癌的侵袭与转移是一个多因素、多步骤的复杂过程，涉及基因异常、上皮-间质转化及基质金属蛋白酶对细胞外基质的降解，使肿瘤细胞获得迁移能力。肿瘤微环境通过代谢重编程和免疫抑制促进免疫逃逸及转移。转移过程中，细胞黏附分子表达异常导致原发灶脱离，VEGF介导的血管生成为血行转移提供路径，最终通过趋化因子在远端器官定植。影响因素包括肿瘤分化程度、宿主肝硬化状态及潜在靶点。

3. 大体病理分型

（1）单结节型：界限较清，多呈球形，切面均匀一致，包膜可有或无。单发癌结节直径≤5cm，或多发病灶数量≤3个且其中最大径≤3cm的肝癌称为小肝癌。

（2）结节型：常见，癌结节数目不等，常伴有肝硬化。

（3）弥漫型：少见，癌组织弥漫分布于整个肝脏，不易与肝硬化区分，患者常因肝衰竭而死亡。

（4）巨块型：体积较大，直径多>10cm。右叶多见，可见包膜。切面中心常有坏死及出血；位于肝包膜附近者，肿瘤易破裂，导致腹腔内出血及直接播散。

4. 转移途径

（1）肝内转移：易侵犯门静脉及分支并形成癌栓，脱落后在肝内引起多发性转移灶。

（2）肝外转移

1）血行转移：常转移至肺，其他部位有脑、肾上腺、肾及骨骼等。甚至可见肝静脉中癌栓延至下腔静脉及右心房。

2）淋巴转移：常见肝门淋巴结转移，也可转移至胰、脾、主动脉旁及锁骨上淋巴结。

3）种植转移：少见，从肝表面脱落的癌细胞可种植在腹膜、横膈、盆腔等处，引起血性腹腔积液、胸腔积液，女性可有卵巢转移。

四、临床表现

1. 症状 肝癌的症状在早期通常不典型且隐匿，可能仅表现为食欲减退、上腹闷胀、乏力等轻微不适。随着病情进展，肝区疼痛成为最常见且突出的症状，多为持续性钝痛或胀痛，可放射至右肩或背部，提示肿瘤增大或包膜受牵拉。消化道症状如恶心、呕吐、腹胀、腹泻等常伴随出现，易被误诊为普通胃肠疾病。全身性表现包括进行性消瘦、乏力、不明原因的低热（偶达39℃以上），且抗生素治疗无效。晚期患者多出现黄疸、腹水、下肢水肿及肝肿大，触诊可发现质地坚硬、表面凹凸不平的肝脏结节。此外，出血倾向、转移灶症状以及伴癌综合征也可能发生。值得注意的是，肝癌早期诊断困难，许多患者因症状不明显而延误就医，直至中晚期才出现典型表现。

中晚期临床表现如下。

（1）肝区疼痛：是肝癌最常见的症状，多呈右上腹持续性胀痛或钝痛，与癌肿生长、肝包膜受牵拉有关。

（2）肝大：肝脏进行性增大，质地坚硬，表面凸凹不平，常有大小不等的结节，边缘钝而不整齐，常有不同程度的压痛。

（3）黄疸：一般出现在肝癌晚期，多为阻塞性黄疸，少数为肝细胞性黄疸。

（4）肝硬化征象：在失代偿期肝硬化基础上发病者，可表现为腹腔积液迅速增加且难治，腹腔积液多为漏出液；血性腹腔积液系肝癌侵犯肝包膜或向腹腔内破溃引起。门静脉高压导致食管胃底静脉曲张。

（5）全身性表现：进行性消瘦、发热、食欲缺乏、乏力、营养不良和恶病质等。部分患者以转移灶症状首发而就诊。

（6）伴癌综合征：癌肿本身代谢异常或肝癌病人机体内分泌代谢异常而出现的一组症候群，表现为自发性低血糖症、红细胞增多症；其他罕见的有高钙血症、高脂血症、类癌综合征等。

2. 体征 肝癌的体征因疾病阶段而异，早期常无明显特异性体征，部分患者可能仅通过影像学或甲胎蛋白异常偶然发现。随着病情进展，典型体征逐渐显现：肝脏进行性肿大是最显著特征，表现为肋缘下可触及坚硬、表面凹凸不平的肿块，边缘呈结节状；黄疸多由肿瘤压迫胆管或肝细胞广泛受损引起，表现为皮肤和巩膜黄染；腹水常见于晚期，多为草黄色或血性，与门静脉高压、癌栓或腹膜转移相关。此外，肝硬化背景下的体征如肝掌、蜘蛛痣、腹壁静脉曲张及脾大常伴随出现。部分患者可闻及肝区血管杂音，提示肿瘤血管丰富或压迫大血管。

五、并发症

1. 肝性脑病 是肝癌终末期最严重的并发症，详见本教材第七章，出现肝性脑病，预后不良。

2. 上消化道出血 上消化道出血约占肝癌死亡原因的15%，出血与以下因素有关：食管胃底静脉曲张；门静脉高压性胃病合并凝血功能障碍而有广泛出血，大量出血常诱发肝性脑病。

3. 肝癌结节破裂出血 约10%肝癌患者发生肝癌结节破裂出血。癌结节破裂可局限于肝包膜下，产生局部疼痛。包膜下出血快速增多则形成压痛性血肿，也可破入腹腔引起急性腹痛、腹膜刺激征和血性腹腔积液，大量出血可致休克、死亡。

4. 继发感染 患者因长期消耗或化疗、放疗等，抵抗力减弱，容易并发肺炎、自发性腹膜炎、肠道感染和真菌感染等。

六、治疗

肝癌治疗需要多学科参与、多种治疗方法共存。常见治疗方法包括手术切除、消融治疗、肝动脉插管化疗栓塞术（TACE）、肝移植、放疗和系统抗肿瘤治疗等多种手段，针对肝癌不同分期选择合理的治疗方法可以得到最佳疗效。

1. 手术治疗 手术切除是肝癌患者获得长期生存的重要手段。

2. 消融治疗 消融治疗是借助超声、CT 和 MRI 的引导，局部采用物理或化学的方法，对肿瘤病灶靶向定位直接杀灭肿瘤组织的治疗手段，具有创伤小、疗效确切的特点。

3. 经动脉化疗栓塞 TACE 是经肿瘤的供血动脉注入栓塞剂，阻断肿瘤的供血，使其发生坏死。因具有靶向性好、创伤小、可重复等特点，成为常用的肝癌非手术治疗方法，主要用于中国肝癌分期方案（CNLC）的Ⅱb、Ⅲa 和部分Ⅲb 期肝癌患者。TACE 联合外科手术、消融治疗、放射治疗和分子靶向药等综合治疗，可进一步提高 TACE 疗效。

4. 肝移植 肝移植是肝癌根治性治疗方法之一，特别适用于肝功能失代偿、不适合手术切除及消融治疗的小肝癌患者。若肝癌已有大血管侵犯和肝外转移，则不宜行肝移植术。肝癌肝移植术后采用以哺乳动物雷帕霉素靶蛋白抑制剂为主的免疫抑制，可以减少肿瘤复发率，提高生存率。

5. 放疗 肝癌患者手术不能切除者，可以行姑息性放射治疗，或选择放疗与 TACE 等联合治疗，延长患者生存时间。

6. 系统抗肿瘤治疗 系统抗肿瘤治疗不仅包括针对肝癌的分子靶向药物治疗、化疗、免疫治疗和中医中药治疗，还包括针对肝癌相关基础疾病的治疗，如抗病毒治疗和对症支持治疗等。

七、预后

下述情况预后较好。

1. 肝癌直径<5cm，能进行手术切除。

2. 癌肿包膜完整，分化程度高，尚无癌栓形成。

3. 机体免疫状态良好。如合并肝硬化或有肝外转移者、发生肝癌破裂或消化道出血的患者预后差。

本例患者疼痛加重及触及包块提示肿瘤进展，可能已属中晚期。治疗需综合评估分期：早期首选手术或肝移植，中晚期可联合经动脉化疗栓塞、靶向药或免疫治疗。该患者若肿瘤局限或可手术，但症状加重提示预后较差，5 年生存率早期为 60%~70%，晚期则显著下降。

因此，该病例凸显肝癌隐匿进展的特点，强调对慢性肝病患者等高危人群定期筛查 AFP 及影像学的重要性，以实现早诊早治，改善预后。

—• 考试知识点总结 •—

—• 本章小结 •—

—• 协和云课堂……　拓展练习及参考答案 •—

（纪恩涛）

第四部分

妇产科和儿科常见疾病

第十四章 妇产科常见疾病

教学课件

学习目标

素质目标

（1）具有医患沟通技巧，要求学生掌握用通俗语言向女性患者解释相关疾病。

（2）关注女性全生命周期健康管理，树立预防为主、医防融合的基层卫生服务理念，为未来参与妇产科常见病多发病的规范化诊疗工作奠定基础。

知识目标

（1）掌握：外阴阴道炎、宫颈病、子宫疾病及盆腔炎性疾病的诊疗要点，妇科检查操作规范、白带常规/宫颈CT检测的临床意义。

（2）熟悉：输卵管妊娠的高危因素、典型临床表现，了解血人绒毛膜促性腺激素（hCG）检测、经阴道超声诊断标准及CT检查的临床意义。

能力目标

（1）系统掌握妇产科常见疾病的临床核心知识，形成对女性生殖器官疾病及异位妊娠的科学认知框架。

（2）能运用所学知识对妇科急腹症进行快速鉴别，掌握妇科肿瘤标志物的辅助诊断价值及宫颈疫苗接种的预防策略。

·核心知识拆解·

女性生殖器官疾病是一个复杂且多样的领域，涵盖了多种类型，这些疾病不仅影响女性的生殖健康，还可能对整体健康状况造成深远影响。根据疾病的特点和性质，我们可以将其大致分为炎症、月经失调类疾病、肿瘤及发育异常等。

第一节　女性生殖器官疾病

案例导入

【案例】

患者，女性，44 岁，多年来一直被“贫血”困扰，月经增多 10 余年，阴道流血持续 2 月余未净。经期明显延长，且伴有血块。诊断：经过检查发现患者腹部隆起，似妊娠五个多月大小，彩超检查示多发性子宫肌瘤，最大者 110mm×113mm×77mm。

【问题】

1. 根据以上检查结果，分析患者初步诊断是什么？
2. 诊断依据是什么？

一、妇科炎症

妇科炎症是女性生殖系统常见的疾病之一，主要包括外阴炎、阴道炎、宫颈炎、盆腔炎等。这些炎症通常由细菌、真菌、病毒或寄生虫等病原体引起，会对女性的身体健康和生活质量造成一定的影响。

（一）妇科炎症分类

1. 外阴炎　有症状者主要表现为外阴阴道瘙痒、阴道分泌物增多，呈豆腐渣样或凝乳状。外阴阴道瘙痒症状明显，严重者坐立不安，以夜晚更加明显。发病的常见诱因有长期应用广谱抗菌药物、妊娠、糖尿病、大量应用免疫抑制剂及接受大量雌激素治疗等，胃肠道假丝酵母菌感染者的粪便污染阴道、穿紧身化纤内裤及肥胖使外阴局部温度与湿度增加，也是发病的影响因素

2. 阴道炎　有症状者主要表现为阴道分泌物增多，性状改变（如变黄、脓性、豆腐渣样），有异味，外阴瘙痒或灼热感。主要病原体包括 B 族链球菌、大肠埃希菌、金黄色葡萄球菌、粪肠球菌、咽峡炎链球菌、肺炎克雷伯菌等多种需氧菌和兼性厌氧菌。

3. 宫颈炎　有症状者主要表现为阴道分泌物增多，有时伴有出血，脓性分泌物，外阴瘙痒，腰腹部酸痛。急性子宫颈管黏膜炎的病原体主要包括性传播疾病病原体，淋病奈瑟球菌、沙眼衣原体、生殖支原体、单纯疱疹病毒和巨细胞病毒，主要见于性传播疾病的高危人群；内源性病原体，包括需氧菌和厌氧菌，尤其是引起细菌性阴道病的病原体；部分患者病原体不明确，可能与阴道微生物群异常有关。

4. 盆腔炎　有症状者主要表现为下腹部疼痛，阴道分泌物增多，月经异常，有时伴有发热、寒战、头痛等全身症状。病因主要有病原体感染、机体功能降低、内分泌发生变化等。子宫内膜炎及子宫肌炎、输卵管炎、输卵管积脓、输卵管卵巢脓肿、盆腔腹膜炎、盆腔结缔组织炎

（二）治疗

1. 抗生素治疗 针对由细菌感染引起的妇科炎症，使用广谱抗生素进行口服或注射治疗。

2. 抗真菌治疗 对于真菌感染导致的妇科炎症，使用外用或内服抗真菌药膏、片剂进行治疗。

3. 阴道外用药 局部涂抹或插入栓剂、凝胶等形式的药物，直接作用于患处，缓解瘙痒、减少分泌物。

4. 中药调理 中医生会根据患者体质及病情开具汤剂或丸散，调和气血、清热解毒，对于某些原因引起的妇科炎症有益。

5. 个人卫生管理 平时需要勤换衣服、勤洗澡，保持外阴干燥，以免细菌病毒入侵。

二、月经失调类疾病

（一）经前期综合征

1. 症状 ①躯体症状：头痛、背痛、乳房胀痛、腹部胀满、便秘、肢体水肿、体重增加、运动协调功能减退；②精神症状：易怒、焦虑、抑郁、情绪不稳定、疲乏及饮食、睡眠、性欲改变，而易怒是其主要症状；③行为改变：注意力不集中、工作效率低、记忆力减退、神经质、易激动等。

2. 诊断与鉴别诊断 根据黄体期出现的周期性典型症状，诊断多不困难。诊断时一般需考虑以下3个因素。①经前期综合征的症状；②在黄体期反复发生，至少连续2个周期；③对日常工作、学习产生负面影响。诊断需与轻度精神障碍及心、肝、肾等疾病引起的水肿相鉴别。必要时可同时记录基础体温，以了解症状出现与卵巢功能的关系。

（二）排卵障碍性异常子宫出血

1. 症状 多数不排卵女性表现为月经紊乱，即失去正常周期和出血自限性，出血间隔长短不一，短者几日，长者数月；出血量多少不一，出血量少者只有点滴出血，多者大量出血，不能自止，导致贫血甚至休克；出血期间一般无腹痛或其他不适；患者可有痤疮、多毛、肥胖、泌乳等症状。出血的模式与血雌激素水平及其下降速度、雌激素对子宫内膜持续作用的时间及子宫内膜的厚度均相关。

2. 诊断与鉴别诊断

（1）病史。

（2）体格检查。

（3）辅助检查：①血常规检查；②尿妊娠试验或血人绒毛膜促性腺激素（hCG）检测；③超声检查；④基础体温测定（BBT）；⑤生殖内分泌测定；⑥诊断性刮宫；⑦宫腔镜检查。

（三）闭经

1. 概念 闭经（amenorrhea）指无月经或月经停止6个月。病理性闭经根据既往有无月经来潮，分为原发性闭经和继发性闭经两类。原发性闭经指年龄超过13岁，第二性征未发育；或年龄超过15岁，第二性征已发育，月经还未来潮。继发性闭经指曾有月经、以后月经停止，包括原来月经频率正常者停经3个月或原来月经稀发者停经6个月。

2. 诊断与鉴别诊断

（1）病史。

（2）体格检查。

（3）辅助检查包括如下内容。

1）激素测定。

2）功能试验。

3）影像学检查：①超声检查，观察盆腔有无子宫，子宫形态、大小及内膜厚度，卵巢大小、形态、卵泡数目，有无卵巢肿瘤等。三维超声对于子宫发育畸形、子宫腔粘连的诊断更有帮助。有明显男性化体征的患者还应行卵巢和肾上腺超声或磁共振成像检查以排除肿瘤。②MRI 或 CT，用于盆腔及头部蝶鞍区检查，了解盆腔肿块和中枢神经系统病变性质，诊断子宫阴道发育异常、卵巢肿瘤、下丘脑病变、垂体微腺瘤、空蝶鞍等。③子宫输卵管造影，了解有无子宫发育畸形、有无子宫腔病变和子宫腔粘连。

4）宫腔镜检查。

5）染色体检查。

三、妇科肿瘤

（一）分类

1. 外阴肿瘤　分为外阴良性肿瘤和外阴恶性肿瘤。

2. 阴道肿瘤　虽然相对少见，但也需要引起注意。

3. 子宫肿瘤　包括子宫肌瘤、子宫肉瘤、子宫内膜癌、子宫腺肌瘤等。其中，子宫肌瘤是子宫平滑肌组织增生形成的良性肿瘤，是女性最常见的良性肿瘤。

4. 卵巢肿瘤　包括卵巢上皮肿瘤（如浆液性肿瘤、黏液性肿瘤、子宫内膜样肿瘤等）和非卵巢上皮肿瘤（如颗粒细胞瘤、库肯勃瘤、卵巢畸胎瘤等）。卵巢肿瘤种类繁多，部分类型具有恶性潜能。

5. 输卵管肿瘤　相对少见，但其中输卵管恶性肿瘤的恶性程度较高。

6. 滋养细胞肿瘤　是一种特殊类型的妇科肿瘤，与妊娠有关。

（二）症状

妇科肿瘤的症状多种多样，常见的包括如下几项。

1. 异常出血　如月经量增多、月经期延长、不规则的出血，或排出血水，血的颜色发生改变等。

2. 白带异常　白带量增多，颜色发生改变，如脓样、血样及水样，有异味等。

3. 下腹部肿块　通过盆腔检查，可以触及增大的子宫及肿块。肿块过大时，可以在腹部触摸到。

4. 盆腔疼痛　肿瘤可以引起下腹痛，如肿瘤蒂扭转、破裂、发生炎症、出血等。

5. 大小便改变　肿瘤压迫或侵袭可引起闭尿、尿频、尿急、尿痛、血尿、血便甚至尿瘘或粪瘘等症状。

6. 体重减轻　部分恶性肿瘤可能导致患者体重减轻。

（三）治疗

1. 手术切除　直接移除病变组织，是处理实体肿瘤的主要手段之一。适用于早期发现且无广泛扩散的各类实体性妇科肿瘤。

2. 化疗　通过使用特定药物来杀死快速生长的癌细胞，通常静脉注射或口服给药。适用于多种类型的妇科肿瘤，包括子宫内膜癌、卵巢癌等。

3. 放疗　利用放射线破坏癌细胞 DNA 结构，从而抑制其生长。适合局部晚期或远处转移的患者，如宫颈癌、子宫内膜癌等。

4. 靶向治疗　针对特定分子异常的癌细胞发挥作用，通过阻断信号通路以控制肿瘤生长。主要用于携带特定突变基因的妇科肿瘤。

5. 激素疗法　利用调节体内雌孕激素水平来减缓某些类型妇科肿瘤的增长。常见于子宫内膜异位症、子宫内膜增生过长等疾病中。

四、女性生殖器官发育异常

（一）女性生殖器官发育异常分类

1. 外生殖器发育异常　绝大多数患者至青春期会出现周期性下腹坠痛，进行性加剧，而无月经血排出。严重者可引起肛门胀痛、尿频及排尿排便困难等症状。外生殖器发育异常中最常见的类型是处女膜闭锁，又称无孔处女膜，系发育过程中，阴道末端的泌尿生殖窦未腔化所致。由于处女膜无孔，阴道分泌物或月经初潮的经血排出受阻，积聚在阴道内无法排出。有时经血可经输卵管逆流至腹腔。

2. 阴道发育异常　主要症状如下。①米勒管发育不良，包括子宫、阴道未发育，即阴道缺如（MRKH 综合征），也称先天性子宫阴道缺如综合征；症状为原发性闭经及性生活困难。②泌尿生殖窦发育不良，典型患者表现为部分阴道闭锁；③米勒管融合异常，又分为垂直融合异常和侧面融合异常，垂直融合异常表现为阴道横隔，侧面融合异常表现为阴道纵隔和阴道斜隔综合征。

病因有以下几种。①遗传因素：某些遗传物质的异常或突变可能导致生殖器官在发育过程中出现偏差，从而引发阴道发育异常。这种情况可能具有家族遗传性。②内分泌紊乱：内分泌系统的平衡对于身体各部位的正常发育至关重要。如果女性在发育期间出现内分泌紊乱，特别是性激素的异常，可能会影响生殖器官的正常发育，包括阴道。③环境因素和生活方式：一些外部环境因素，如接触有害物质或使用不当的药物，也可能对女性的生殖系统造成不良影响，进而影响阴道的发育。此外，不良的生活习惯也可能对阴道健康产生负面影响。

3. 子宫颈及子宫发育异常　①月经异常：先天性无子宫或始基子宫患者无月经。幼稚型子宫患者可无月经，亦可有月经过少、迟发、痛经、经期不规则等表现；双子宫、双角子宫患者常可出现月经量过多及经期持续时间延长。②不孕：无子宫、始基子宫、幼稚型子宫等子宫发育不良者，常为不孕主要原因之一。③病理妊娠：发育异常之子宫于妊娠后往往引起流产，早产或胎位异常。偶可发生妊娠期自发性子宫破裂。残角子宫如输卵管通畅，则孕卵可着床于残角子宫内，但由于其子宫肌层发育不良，常于孕期破裂，症状同宫外孕。

子宫异常发育的原因有多种。①遗传因素：主要遗传因素如基因、染色体异常，或使用性激素类药物等，导致形成各种类型的畸形发育。②黄体功能不全；③母儿血型不合；④子宫颈内口松弛。

4. 输卵管发育异常 输卵管发育异常较罕见，为米勒管头端发育受阻所致。单纯的输卵管缺如几乎不存在，通常合并子宫体、子宫颈的发育异常，几乎均在因其他疾病手术时偶然发现。常见的类型如下。①输卵管缺失或输卵管痕迹（rudimentary fallopian tube）；②输卵管发育不全；③副输卵管；④单侧或双侧双输卵管。

5. 卵巢发育异常 ①卵巢未发育或发育不良：其中卵巢发育不良又称条索状卵巢（streak ovary），通常见于性腺发育异常的患者；②异位卵巢或卵巢下降不良：卵巢形成后仍停留在原生殖腺嵴下降通道的不同位置，未下降至盆腔内，与附着于米勒管的引带密切相关；③副卵巢（supernumerary ovary）。

五、其他常见疾病

1. 性传播疾病 如梅毒、尖锐湿疣、生殖器疱疹、淋病等，主要通过性接触传播。这些疾病可能导致生殖器部位出现疱疹、溃疡、疣体等症状，并可能伴有疼痛、瘙痒等不适感。

2. 盆底功能障碍及生殖器官损伤疾病 如子宫脱垂、压力性尿失禁及阴道前壁、后壁、穹窿膨出等。这些症状可能由分娩损伤、长期腹压增加等原因引起，严重影响女性的生活质量。

六、预防与治疗

1. 定期体检 定期进行妇科检查可以及早发现生殖器官疾病，提高治疗成功率。

2. 注意个人卫生 保持外阴清洁干燥，避免使用不透气的化纤内裤和卫生巾，以减少感染风险。

3. 避免不洁性行为 使用避孕套等防护措施可以降低感染性传播疾病的风险。

4. 合理饮食与适量运动 均衡饮食和适量运动有助于增强机体免疫力，预防疾病的发生。

5. 及时治疗 一旦发现生殖器官疾病的症状，应及时就医并遵循专业医生的建议进行治疗。

第二节 异位妊娠

案例导入

【案例】

患者，女性，30岁。因“停经45天，阴道少量流血伴下腹痛2天”入院。患者平素月经规律，周期28~30天，末次月经为2024年11月15日。入院前2天无明显诱因出现阴道少量暗红色流血，伴下腹隐痛，呈持续性，休息后无缓解。无恶心、呕吐，无肛门坠胀感。

既往史：否认高血压、糖尿病、心脏病等慢性病史，否认手术外伤史，否认药物过敏史。

个人史：已婚，G2P1，顺产1次，平时采取避孕套避孕，本次非意愿妊娠。

家族史：无特殊家族遗传病史。

查体：体温 36.8℃，脉搏 80 次/分，呼吸 20 次/分，血压 110/70mmHg。神志清，精神可，心肺听诊无异常。腹部平坦，下腹部有轻度压痛，无反跳痛及肌紧张，移动性浊音阴性。

妇科检查：外阴已婚经产式，阴道畅，少量暗红色血液自宫颈口流出，宫颈举痛明显，子宫稍大、软，右侧附件区可触及一包块，大小 4cm×3cm，质地中等，边界欠清，压痛明显，左侧附件区未触及明显异常。

辅助检查：血 β-hCG 2500mIU/ml；超声检查：子宫腔内未见孕囊回声，右侧附件区可见一混合回声包块，大小 4.2cm×3.5cm，周边可见血流信号，盆腔内可见少量游离液性暗区，最深约 1.5cm。

【问题】

1. 根据以上检查，请分析患者初步诊断是什么？
2. 诊断依据是什么？

受精卵在宫腔外着床称异位妊娠（ectopic pregnancy），即宫外孕（extrauterine pregnancy）。输卵管妊娠最常见（95%），还有卵巢、腹腔、宫颈、子宫阔韧带妊娠等，特殊类型有子宫残角、剖宫产瘢痕、宫内宫外复合妊娠。它是妇产科常见急腹症，发病率为 2%~3%，是孕早期孕妇死亡主因。近年由于异位妊娠得到更早的诊断和处理，患者存活率与生育保留能力显著提升。

一、输卵管妊娠

输卵管妊娠（tubal pregnancy）以壶腹部妊娠最多见，约占 78%，其次为峡部、伞部，间质部妊娠较少见。另外，在罕见情况下，可有输卵管同侧或双侧多胎妊娠，或宫内与宫外同时妊娠，多见于辅助生殖技术和促排卵受孕者。

（一）病因

1. 输卵管炎 为输卵管妊娠主因，可分为黏膜炎与周围炎。黏膜炎致黏膜皱褶粘连，管腔变窄，或使纤毛功能受损，周围炎使输卵管粘连、扭曲、管腔狭窄、蠕动减弱，两者均可导致受精卵运行受阻而于输卵管着床。淋病奈瑟球菌及沙眼衣原体所致的输卵管炎常累及黏膜，而流产和分娩后感染往往引起输卵管周围炎。

2. 输卵管妊娠史或手术史 曾有 1 次输卵管妊娠史，再发风险约 10%，≥2 次输卵管妊娠史，再发风险增加至 25%以上。

3. 输卵管发育不良或功能异常 输卵管过长、肌层发育差、黏膜纤毛缺乏、双输卵管、输卵管憩室或有输卵管副伞等，均可导致输卵管妊娠。输卵管功能（包括蠕动、纤毛活动及上皮细胞分泌）受雌、孕激素调节。若调节失常，可影响受精卵正常运行。此外，精神因素可引起输卵管痉挛和蠕动异常，干扰受精卵运送亦可导致输卵管妊娠。

4. 辅助生殖技术 近年来由于辅助生殖技术的应用，使输卵管妊娠发生率增加，既往少见的异位妊娠，如卵巢妊娠、宫颈妊娠、腹腔妊娠的发生率增加。

5. 避孕失败 包括宫内节育器避孕失败、口服紧急避孕药失败。

6. 其他 子宫肌瘤或卵巢肿瘤压迫输卵管，影响输卵管管腔的通畅性，使受精卵运行受阻。子宫内膜异位症病变累及输卵管，可增加受精卵着床于输卵管的可能性。

（二）临床表现

1. 症状 典型症状为停经、腹痛与阴道流血，即异位妊娠三联征。

（1）停经：多有6~8周停经史，但输卵管间质部妊娠停经时间较长。

（2）腹痛：是输卵管妊娠患者的主要症状，占95%。输卵管妊娠发生流产或破裂之前，由于胚胎在输卵管内逐渐增大，常表现为一侧下腹部隐痛或酸胀感。当发生输卵管妊娠流产或破裂时，突感一侧下腹部撕裂样疼痛，常伴有恶心、呕吐。若血液局限于病变区，主要表现为下腹部疼痛，当血液积聚于直肠子宫陷凹时，可出现肛门坠胀感。随着血液由下腹部流向全腹，疼痛可由下腹部向全腹扩散，血液刺激膈肌，可引起肩胛部放射性疼痛及胸部疼痛。

（3）阴道流血：占60%~80%。胚胎死亡后，常有不规则阴道流血，暗红色或深褐色，量少呈点滴状，一般不超过月经量，少数患者阴道流血量较多，类似月经。

（4）晕厥与休克：由于腹腔内出血及剧烈腹痛，轻者出现晕厥，严重者出现失血性休克。出血量越多越快，症状出现越迅速越严重，但与阴道流血量不成正比。

（5）腹部包块：输卵管妊娠流产或破裂时所形成的血肿时间较久者，由于血液凝固并与周围组织或器官（如子宫、输卵管、卵巢、肠管或大网膜等）发生粘连形成包块，包块较大或位置较高者，腹部可触及。

2. 体征

（1）一般情况：当腹腔出血不多时，血压可代偿性轻度升高；当腹腔出血较多时，可出现面色苍白、脉搏快而细弱、心率增快和血压下降等休克表现。通常体温正常，休克时体温略低，腹腔内血液吸收时体温略升高，但不超过38℃。

（2）腹部检查：下腹有明显压痛及反跳痛，尤以患侧为著，但腹肌紧张轻微。出血较多时，叩诊有移动性浊音。部分患者下腹可触及包块，若反复出血并积聚，包块可不断增大、变硬。

（3）妇科检查：阴道内常有来自宫腔的少许血液。输卵管妊娠未发生流产或破裂者，除子宫略大较软外，仔细检查可触及胀大的输卵管及轻度压痛。输卵管妊娠流产或破裂者，阴道后穹隆饱满，有触痛。将宫颈轻轻上抬或向左右摆动时引起剧烈疼痛，称为宫颈举痛或摇摆痛，此为输卵管妊娠的主要体征之一，是因加重对腹膜的刺激所致。内出血多时，检查子宫有漂浮感。子宫一侧或其后方可触及包块，其大小、形状、质地常有变化，边界多不清楚，触痛明显。病变持续较久时，包块机化变硬，边界亦渐清楚。输卵管间质部妊娠时，子宫大小与停经月份基本符合，但子宫不对称，一侧角部突出，破裂所致的征象与子宫破裂极相似。

（三）诊断

1. 超声检查 异位妊娠的声像特点：宫腔内未探及孕囊。若宫旁探及异常低回声区，且见卵黄囊、胚芽及原始心管搏动，可确诊异位妊娠；若宫旁探及混合回声区，直肠子宫陷凹有游离暗区，虽未见胚芽及胎心搏动，也应高度怀疑异位妊娠；即使宫外未探及异常回声，也不能排除异位妊娠。由于子宫内有时可见到假孕囊（蜕膜管型与血液形成），应注意鉴别，以免误诊为宫内妊娠。

2. hCG 测定 尿或血清 hCG 测定对早期诊断异位妊娠至关重要。血清 hCG 阳性，若经阴道超声可以见到孕囊、卵黄囊甚至胚芽，即可明确宫内或异位妊娠；若经阴道超声未能在宫内或宫外见到孕囊或胚芽，则为未知部位妊娠（PUL），需警惕异位妊娠的可能。血清 hCG 值有助于对 PUL 进一步明确诊断，若≥3500 IU/L，则应怀疑异位妊娠可能；若<3500 IU/L，则需继续观察 hCG 的变化：如果 hCG 持续上升，复查经阴道超声明确妊娠部位；如果 hCG 没有上升或上升缓慢，可以刮宫取内膜做病理检查。

3. 经阴道后穹隆穿刺 适用于疑有腹腔内出血的患者。腹腔内出血最易积聚于直肠子宫陷凹，即使血量不多，也能经阴道后穹隆穿刺抽出血液。当腹腔内出血量很少、血肿位置较高或直肠子宫陷凹有粘连时，可能抽不出血液，因此阴道后穹隆穿刺阴性不能排除异位妊娠。当出血量多，移动性浊音阳性时，也可行腹腔穿刺。

4. 其他 血清孕酮测定对预测异位妊娠意义不大；腹腔镜检查已不再是异位妊娠诊断“金标准”，因孕囊过小有漏诊情况，输卵管扩张和颜色改变也可能导致误诊，现多作为手术治疗手段而非检查手段；诊断性刮宫也很少应用，适用于与不能存活的宫内妊娠鉴别诊断及超声不能确定妊娠部位者，通过对宫腔排出物或刮出物做病理检查，有绒毛可诊断宫内妊娠，仅见蜕膜未见绒毛有助于诊断异位妊娠。

（四）治疗

1. 手术治疗 手术治疗是异位妊娠的主要治疗方式之一，根据是否保留患侧输卵管，可以分为保守手术和根治手术。保守手术主要适用于有生育要求的年轻女性，特别是当对侧输卵管已切除或有明显病变时。在保守手术中，医生会根据受精卵着床部位及输卵管病变情况选择合适的术式，如挤压术、输卵管切开术或病变节段切除及断端吻合等。然而，保守手术后有可能发生持续性异位妊娠，需密切监测血清 hCG 水平并及时处理。根治手术则适用于无生育要求的输卵管妊娠患者，以及内出血并发休克的急症患者。在根治手术中，患侧输卵管会被切除，必要时还会处理对侧输卵管。输卵管间质部妊娠应争取在破裂前手术，以避免可能威胁生命的大量出血。此外，在手术治疗中，医生应着重尊重和保障女性的健康权和生育权，确保她们在医疗过程中得到应有的尊重和照顾。

2. 药物治疗 药物治疗是异位妊娠的另一种重要治疗方式，主要适用于病情稳定的输卵管妊娠患者及保守手术后发生持续性异位妊娠者。药物治疗的主要药物是甲氨蝶呤（MTX），它通过抑制滋养细胞增生，破坏绒毛，使胚胎组织坏死、脱落、吸收。在使用药物治疗时，需要排除宫内妊娠，并满足无药物治疗禁忌证、输卵管妊娠未破裂、包块直径小于4cm、血清 hCG 水平低于 5000IU/L 等条件。然而，药物治疗也存在一些禁忌证，如生命体征不稳定、异位妊娠破裂、包块直径过大或伴胎心搏动等。在治疗期间，需要密切监护患者的超声和血清 hCG 水平，以及病情变化和药物毒副作用。

3. 期待治疗 适用于无腹痛或合并轻微腹痛的病情稳定患者，超声提示无明显的腹腔内出血，输卵管妊娠包块平均直径不超过 3.0cm 且没有心管搏动，血清 hCG 水平<2000IU/L，且呈下降趋势。期待治疗期间，应用超声检查和血清 hCG 进行严密监护，并注意患者的病情变化。

二、其他部位妊娠

（一）卵巢妊娠

卵巢妊娠是指受精卵在卵巢着床和发育，发病率较低，临床表现与输卵管妊娠相似，包括停经、腹痛及阴道流血，且绝大多数在早期破裂，可引起腹腔内大量出血甚至休克，常被误诊为输卵管妊娠或卵巢黄体破裂，需通过术中仔细探查和病理检查明确诊断。治疗方法为手术治疗，根据病灶范围选择合适的手术方式，包括卵巢部分切除术、卵巢楔形切除术、卵巢切除术或患侧附件切除术。

（二）腹腔妊娠

腹腔妊娠是胚胎或胎儿位于输卵管、卵巢及子宫阔韧带以外的腹腔内的罕见病症，发病率低但母体病死率高，胎儿存活率极低。它分为原发性和继发性两类，前者极少见，后者常继发于输卵管妊娠流产或破裂后。患者多有停经、早孕反应及输卵管妊娠流产或破裂症状，随后腹部逐渐增大，胎动时疼痛，子宫轮廓不清，胎儿肢体易触及且胎位异常。超声检查等影像学检查有助于诊断。一旦确诊，应立即剖腹手术取出胎儿，并根据胎盘附着情况决定处理方式，可切除胎盘及其附着器官或将其留在腹腔内逐渐吸收，术后需预防感染并定期监测胎盘退化吸收情况。

（三）宫颈妊娠

宫颈妊娠是受精卵在宫颈管内着床和发育的罕见病症，近年来因辅助生殖技术的广泛应用而发病率有所增高，多见于经产妇，妊娠难以维持至 20 周，主要症状为无痛性阴道流血。宫颈显著膨大，超声可明确诊断。治疗包括宫颈管搔刮或吸刮术，术前可采取措施降低出血风险，必要时行子宫动脉栓塞术或子宫切除术。血流动力学稳定者可先给予 MTX 治疗，以减少刮宫时出血量。

▶知识拓展

林巧稚——一生只做一件事

林巧稚，中国现代妇产科学的杰出代表，一生致力于妇婴健康事业，其生命轨迹犹如一部感人至深的史诗，诠释了“一生只做一件事”的崇高精神。1901 年，林巧稚诞生于福建厦门鼓浪屿的一个书香门第，自幼便展现出对知识的渴望和对医学的浓厚兴趣。其父曾留学海外，深受西方科学文化熏陶，对林巧稚的成长影响深远。在父亲的支持下，林巧稚得以在新式学堂接受教育，并逐渐萌生了成为一名医生的梦想。1919 年，林巧稚以优异的成绩毕业于厦门女子师范学院，并留校任教。然而，她并未满足于现有的成就，而是选择继续追求医学梦想，于 1921 年考入北京协和医学院，踏上了医学探索之路。在北京协和医学院的八年求学期间，林巧稚凭借出色的学术表现和坚定的医学信念，赢得了师生们的广泛赞誉。毕业后，林巧稚选择留在北京协和医院妇产科工作，这是一个在当时相对冷门但极具挑战性的领域。她以精湛的医术和无私的奉献精神，赢得了患者的尊敬和爱戴。为了进一步提升自己的医学水平，林巧稚先后赴英国和美国深造，将先进的医学理念和技术带回中国，为中国的妇产科学事业注入了新的活力。

她不仅在临床和科研方面取得了显著成就，还积极参与国家公共卫生体系建设，为基层群众送去健康和关爱。她组织医护力量对北京近 8 万名适龄妇女进行了妇科普查，有效降低了子宫颈癌的死亡率。同时，她还致力于培养妇产科人才，为我国妇产科学事业的发展奠定了坚实的基础。

林巧稚的一生都在为中国的妇婴健康事业奋斗。她亲手接生了五万多名婴儿，被誉为“万婴之母”。她的医术精湛、医德高尚，赢得了无数患者的尊敬和爱戴。她的一生都在践行“一生只做一件事”的信仰，用实际行动诠释了医者仁心的深刻内涵。林巧稚的故事将永远激励着后人，成为他们追求医学梦想、奉献社会的榜样和力量源泉。

—• 考试知识点总结 •—

—• 本章小结 •—

—• 协和云课堂……　拓展练习及参考答案 •—

（纪恩涛）

教学课件

第十五章　儿科常见疾病

学习目标

素质目标

（1）强调医患沟通技巧，掌握用通俗语言向家长解释病情进展、喂养注意事项及疫苗接种的重要性，特别是在新生儿肺炎早期识别中指导家庭观察呼吸频率、精神状态的沟通策略。

（2）通过引入“儿童早期发展”理念、肠道病毒共患病防控知识，关注儿童全周期健康管理，树立预防为主、医防融合的基层卫生服务理念，为未来参与儿科常见病多发病的规范化诊疗与健康宣教工作奠定基础。

知识目标

（1）掌握：儿科呼吸系统与消化系统常见疾病的临床核心知识，形成对小儿肺炎及小儿腹泻的科学认知框架。掌握轮状病毒疫苗接种的预防策略。

（2）熟悉：咳嗽、发热、气促等典型临床表现与肺部啰音的体征关联，理解胸部X线片的影像学特征，并熟悉抗生素选择原则、雾化吸入治疗适应证及重症肺炎的氧疗指征。熟悉大便性状与脱水程度评估，理解口服补液盐配制方法、锌剂补充的辅助治疗价值及抗生素滥用风险。

（3）了解：小儿腹泻感染性腹泻与非感染性腹泻的病因分类。

能力目标

能运用所学知识设计基于儿童年龄、体重的个体化给药方案。

·核心知识拆解·

第一节 小儿肺炎

案例导入

【案例】

患儿，男性，5岁。平素健康，外出游玩淋雨后，突发寒战、高热，第3天出现咳嗽、咳痰，3天来每日体温最低为39.2℃，最高39.8℃。查体：体温39.5℃。急性病容，右上肺语呼吸音低，右上肺叩诊浊音。X线胸片：双肺可见点片状阴影。初步诊断：支气管肺炎。

【问题】

1. 该患儿初步诊断支气管肺炎，该断的依据是什么？肺炎还有哪些分类？
2. 请分析各种肺炎的临床特点？

案例中患儿高热、咳嗽、咳痰，体温39.5℃。急性病容，双肺闻及湿啰音。X线胸片：双肺可见点片状阴影。初步诊断：支气管肺炎。本节主要通过学习掌握小儿肺炎的病因、病机、临床表现、诊断、鉴别诊断及时治疗，各种肺炎的临床表现。

一、概述

肺炎（pneumonia）是指不同病原体或其他因素（如吸入羊水、油类或过敏反应等）所引起的肺部炎症。主要临床表现为发热、咳嗽、气促、呼吸困难和肺部固定性中、细湿啰音。重症患者可累及循环、神经及消化等系统而出现相应的临床症状，如心力衰竭、缺氧中毒性脑病及缺氧中毒性肠麻痹等。

二、分类

无统一分类，目前常用的有以下几种分类法。

1. 病理分类 大叶性肺炎、支气管肺炎和间质性肺炎。

2. 病因分类

（1）病毒性肺炎：呼吸道合胞病毒占首位，其次为腺病毒3、7型，流感病毒，副流感病毒1、2、3型，鼻病毒、巨细胞病毒和肠道病毒等。

（2）细菌性肺炎：肺炎链球菌、金黄色葡萄球菌、肺炎克雷伯菌、流感嗜血杆菌、大肠埃希菌、军团菌等。

（3）支原体肺炎：由肺炎支原体所致。

（4）衣原体肺炎：由沙眼衣原体、肺炎衣原体和鹦鹉热衣原体引起，以沙眼衣原体和肺炎衣原体多见。

（5）原虫性肺炎：包括肺包虫病、肺弓形虫病、肺血吸虫病、肺线虫病等。

（6）真菌性肺炎：由白念珠菌、曲霉、组织胞质菌、隐球菌、肺孢子菌等引起的肺炎，多见于免疫缺陷病及长期使用免疫抑制剂或抗菌药物者。

（7）非感染病因引起的肺炎：如吸入性肺炎、坠积性肺炎、嗜酸性粒细胞性肺炎（过敏性肺炎）等。

3. 病程分类

（1）急性肺炎：病程<1 个月。

（2）迁延性肺炎：病程 1~3 个月。

（3）慢性肺炎：病程>3 个月。

4. 病情分类

（1）轻症：除呼吸系统外，其他系统仅轻微受累，无全身中毒症状。

（2）重症：除呼吸系统出现呼吸衰竭外，其他系统亦严重受累，可有酸碱平衡失调，水、电解质紊乱，全身中毒症状明显，甚至危及生命。

5. 临床表现典型与否分类

（1）典型肺炎：肺炎链球菌、金黄色葡萄球菌、肺炎克雷伯菌、流感嗜血杆菌、大肠埃希菌等引起的肺炎。

（2）非典型肺炎：肺炎支原体、衣原体、嗜肺军团菌、某些病毒（如汉坦病毒）等引起的肺炎。

6. 肺炎发生的地点分类

（1）社区获得性肺炎（CAP）：指原本健康的儿童在医院外获得的感染性肺炎，包括感染了具有明确潜伏期的病原体而在入院后潜伏期内发病的肺炎；

（2）医院获得性肺炎（HAP）：又称医院内肺炎（NP），指患儿入院时不存在、也不处于潜伏期而在入院≥48 小时发生的感染性肺炎，包括在医院感染而于出院 48 小时内发生的肺炎。临床上如果病原体明确，则按病因分类，有助于指导治疗，否则按病理或其他方法分类。年龄是儿童 CAP 病原诊断最好的提示，不同年龄组 CAP 病原情况参见表 15-1。

表 15-1　不同年龄组 CAP 病原情况

年龄	常见病原
3 周至 3 月龄	沙眼衣原体；呼吸道合胞病毒、副流感病毒 3 型；肺炎链球菌、百日咳杆菌、金黄色葡萄球菌
4 月龄至 5 岁	呼吸道合胞病毒、副流感病毒、流感病毒、腺病毒和鼻病毒；肺炎链球菌、B 型流感嗜血杆菌；肺炎支原体；结核分枝杆菌
5 岁至青少年	肺炎链球菌；肺炎支原体；肺炎衣原体；结核分枝杆菌

注：病原按照发生频率依次递减的顺序粗略排列。

三、支气管肺炎

支气管肺炎（Bronchopneumonia）是累及支气管壁和肺泡的炎症，是儿童时期最常见的肺炎，2

岁以内儿童多发。全年均可发病，以冬、春寒冷季节多见，营养不良、先天性心脏病、低出生体重及免疫缺陷者更易发生。

1. 支气管肺炎的病因 支气管肺炎最常见病原体为细菌和病毒，也可为“混合感染”。近年来肺炎支原体感染有上升趋势，病原体常由呼吸道侵入，少数经血进入肺。

2. 支气管肺炎的病理改变 支气管肺炎的病理变化以肺组织充血、水肿和炎性浸润为主；肺泡内充满渗出物，经肺泡壁通道向周围肺组织蔓延，形成点片状炎症病灶。若病变融合成片，可累及多个肺小叶或更广泛。当小支气管和毛细支气管发生炎症时，可致管腔部分完全阻塞、引起肺不张或肺气肿。不同的病原体引起的肺炎病理变化也不同，细菌性肺炎以肺实质受累为主，而病毒性肺炎则以间质受累为主，亦可累及肺泡。

主要变化是由于支气管、肺泡炎症引起通气和换气障碍，导致低氧血症和高碳酸血症，从而造成一系列病理生理改变。

3. 支气管肺炎的病理生理

（1）呼吸功能不全

1）主要表现为低氧血症，严重者可有二氧化碳潴留。肺炎时由于炎症，一方面使肺泡壁增厚，弥散阻力增加，另一方面，支气管黏膜充血、水肿及分泌物潴留，使小儿原已相对狭窄的管腔变得更窄。其结果导致通气和换气功能严重障碍，机体缺氧与二氧化碳潴留。

2）当病变进展，严重妨碍有效的气体交换，PaO_2 及血氧饱和度（SaO_2）明显下降而发生低氧血症。若 $SaO_2 < 85\%$，还原血红蛋白 > 50g/L 时，出现发绀。

3）$PaCO_2 > 50mmHg$（6.67kPa）：为呼吸衰竭。

（2）酸碱平衡失调及电解质紊乱：严重缺氧时，无氧酵解增强，常引起代谢性酸中毒，另外高热、饥饿、吐泻等因素也可导致或加重代谢性酸中毒；二氧化碳排出受阻，可产生呼吸性酸中毒；缺氧及 CO_2 潴留可致肾小动脉痉挛而引起水钠潴留。重症肺炎时常有抗利尿激素分泌增加，缺氧又使细胞膜的通透性增加，Na^+进入细胞内，造成稀释性低钠血症。

（3）循环系统

1）心肌炎（病原体和毒素侵袭心肌）。

2）右心负荷增加（缺氧肺小动脉收缩，肺循环压力增高，肺动脉高压，使右心负担加重）。

3）心力衰竭（肺动脉高压及心肌炎）。

4）弥散性血管内凝血。

（4）神经系统

1）颅内压升高（缺氧和 CO_2 潴留致血及脑脊液的 pH 下降，CO_2 向细胞内及中枢神经系统弥散；高碳酸血症致脑血管扩张，血流减慢，血管通透性增加，导致颅内压升高）。

2）脑水肿（脑细胞无氧代谢增加，乳酸堆积、ATP 生成减少和 Na^+-K^+离子泵运转功能障碍，导致脑细胞内水钠潴留而致脑水肿）。

3）中毒性脑病（病原体毒素的作用）。

（5）消化系统

1）胃肠功能紊乱：低氧血症和酸中毒致胃肠黏膜出现糜烂、出血、上皮细胞坏死脱落等应激反应，胃肠黏膜屏障功能破坏而出现胃肠功能紊乱：厌食、恶心、腹泻、呕吐。

2）中毒性肠麻痹。

3）消化道出血。

4. 支气管肺炎临床表现 病前多有上感表现，主要表现：发热、咳嗽、气促（tachypnea）、肺部固定的中、细湿啰音。

（1）呼吸系统：发热，热型不定，新生儿、体弱儿可表现为不发热；咳嗽较频，早期为刺激性干咳，之后咳嗽有痰，痰色白或黄，新生儿，早产儿表现为口吐白沫。极期咳嗽轻气促，发生在发热、咳嗽后呼吸加快，为40~80次/分，并有鼻煽，三凹征、发绀（唇周、指趾端发绀）；肺部体征肺部啰音早期只有呼吸音粗糙以后可闻及固定的中、细湿啰音；若病灶融合，出现肺实变体征，则表现语颤增强，叩诊浊音，听诊呼吸音减弱或管状呼吸音。新生儿肺炎肺部听诊可仅为呼吸音粗糙或减低，病程中亦可出现细湿啰音甚至哮鸣音。

（2）循环系统：轻度缺氧可致心率增快，重症肺炎可合并心肌炎和心力衰竭。

（3）神经系统：轻度缺氧可烦燥、嗜睡，脑水肿可致不同程度的意识障碍，重者出现惊厥、前囟隆起、瞳孔对光反射迟钝 。

（4）消化系统：轻度可引起食欲缺乏、吐泄，重者可引起中毒性肠麻痹。

5. 重症支气管肺炎的临床表现

（1）全身症状：重症肺炎时出现。

（2）呼吸系统：呼吸衰竭。

（3）循环系统：中毒性心肌炎，心力衰竭。

（4）消化系统：中毒性肠麻痹，消化道出血。

（5）神经系统：中毒性脑病。

（6）按病变部位：周围性，明显的呼吸困难；中枢性，呼吸节律的改变。

（7）按血气分析：Ⅰ型呼吸衰竭；Ⅱ型呼吸衰竭。

（8）心力衰竭

1）具备其中前5项者即可诊断心力衰竭：呼吸加快>60次/分；心率增快>180次/分；突然极度烦躁不安，明显发绀，面色苍白或发灰，指（趾）甲微血管再充盈时间延长，以上三项不能用发热、肺炎本身和其他合并症解释；心音低钝、奔马律，颈静脉怒；肝脏进行性肿大；尿少或无尿，颜面、眼睑或双下肢水肿。

2）中毒性心肌炎：烦躁、多汗、面色苍白，心动过速、心律不齐、心音低钝；心电图改变（ST段压低，T波低平，倒置）。

3）微循环障碍或DIC（多发生在重症革兰阴性杆菌感染者）。

（9）神经系统：脑水肿、中毒性脑病。

1）烦躁、嗜睡，眼球上窜、凝视。

2）球结膜水肿，前囟隆起。

3）昏睡、昏迷、惊厥。

4）瞳孔改变：对光反应迟钝或消失。

5）呼吸节律不整。

6）有脑膜刺激征。

（10）消化系统：中毒性肠麻痹，食欲减退、呕吐和腹泻、腹胀，肠鸣音消失。腹胀重时膈肌上升压迫胸部致呼吸困难加重；呕吐咖啡样物，大便潜血阳性或柏油样便。

6. 支气管肺炎的并发症

（1）脓胸（empyema）：病变累及一侧胸膜，表现为呼吸困难加重，患侧呼吸运动受限，语颤减弱，叩浊，呼吸音减弱。

（2）脓气胸（pyopneumothorax）：肺脏边缘的脓肿破裂与肺泡或小支气管相通即造成脓气胸。

（3）肺膨出（pneumatocele）：细支气管因炎性肿胀狭窄，渗出物黏稠，形成活瓣阻塞，空气能吸入不易呼出，导致肺泡扩大，破裂而形成肺膨出。

（4）其他：肺脓肿、化脓性心包炎、败血症等。

7. 辅助检查

（1）病原学检查：血常规，白细胞计数增高、N 增高——提示细菌感染；白细胞计数正常或降低、淋巴细胞计数增高——提示病毒感染，细菌感染时 C 反应蛋白增高。

（2）实验室检查

1）细菌检查：肺穿刺细菌学检查最可靠而被认为是“金标准”，但很难被医生及患儿接受。痰培养，尤其通过纤维支气管镜取分泌物作培养较为可靠，但也可能污染。

2）其他病原学检查：病毒学检查以病毒分离最为可靠、重复性好、特异性强，但需时间长、操作繁琐，需一定技术和设备条件，血清学检查特异性抗体有诊断意义。

3）血气分析、血乳酸盐和阴离子间隙（AG）测定。对重症肺炎有呼吸衰竭者，可以依此了解缺氧与否和严重程度、电解质与酸碱失衡的类型和程度，有助于诊断治疗和判断预后。

（3）X 线检查：早期肺纹理增强，透光度减低，大小不等的点状、小斑片状影或大片状阴影，甚至波及节段如图 15-1 所示。

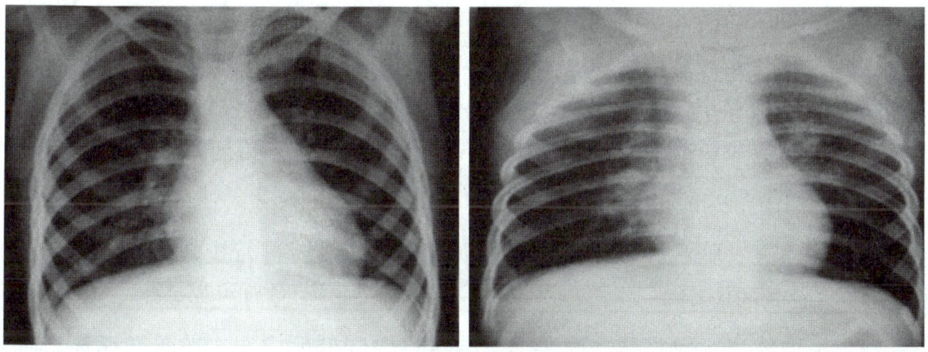

图 15-1　正常胸片 VS 支气管肺炎

8. 诊断　发热、咳嗽、呼吸急促、肺部听到中、细湿啰音；X 线有肺炎的改变；确诊后应进一步判断病情轻重、有无并发症、可能的病原体。

9. 鉴别诊断

（1）支气管炎：咳嗽为主，一般无发热或有低热，肺部听诊呼吸音粗糙或有不固定湿啰音。

（2）支气管哮喘：咳嗽喘息反复出现，呼气像喘鸣音，肺部满布哮鸣音。

（3）支气管异物

1）有异物吸入史。

2）突然出现呛咳。

3）可查胸部 X 线。

4）支气管纤维镜检可确诊。

（4）肺结核：有些类型与肺炎的胸部X线和相似，但肺部啰音常不明显，应结合结核接触史、结核菌素试验、血清结核抗体、胸部X线的检测鉴别。

10. 支气管肺炎的治疗

（1）一般治疗：室内空气要流通，温度18～20℃，湿度60%为宜，给予营养丰富的饮食，经常变换体位。注意隔离。

（2）病原治疗

1）抗生素：根据不同病原选择抗生素，如肺炎链球菌、金黄色葡萄球菌、流感嗜血杆菌、大肠埃希菌和肺炎杆菌、他莫拉菌、肺炎支原体和衣原体，常用抗生素包括青霉素类、头孢类、大环内酯类等。

治疗疗程：普通细菌感染，1～2周或体温正常后5～7天，或临床症状、体征消失后3天；金黄色葡萄球菌感染，体温正常后2～3周，总疗程≥6周；肺炎支原体感染2～3周。

抗生素治疗原则：根据病原体选用敏感药物；早期用药；选用的药物在肺组织中应有较高的浓度；足量、足疗程；联合用药（重症）。

2）抗病毒治疗：目前，无特效抗病毒药。可使用利巴韦林10～15mg/(kg·d)，肌注或静脉滴注，可雾化吸入，对呼吸道合胞病毒、腺病毒有效；干扰素：治疗病毒性肺炎有效；雾化吸入较肌肉注射疗效更佳。

（3）对症治疗

1）一般对症：退热、止咳、镇静、止惊、通鼻。

2）氧疗：鼻导管、面罩、头罩。凡有呼吸困难、喘憋，口唇发绀、面色苍白等低氧血症表现者应立即给氧。一般予鼻前庭给氧，氧流量0.5～1L/min，浓度不超过40%，氧气宜湿化。缺氧重者予面罩给氧，氧流量2～4L/min，氧浓度50%～60%。若出现呼吸衰竭，需机械通气。

3）保持呼吸道通畅：雾化、吸痰、解痉、液体摄入。

4）腹胀的治疗：禁食、胃肠减压、肛管排气、伴低钾者及时补钾。中毒性肠麻痹引起的腹胀，皮下注射新斯的明或联用酚妥拉明及间羟胺等。

5）其他：感染性休克、脑水肿、呼吸衰竭出现时要快速及时进行抢救。

（4）肾上腺皮质激素的应用

1）作用：减少炎性渗出、解痉挛、改善血管通透性、降低颅内压、改善微循环。

2）适应证：①中毒症状明显；②严重喘憋；③伴有脑水肿、中毒性脑病；④伴有感染性休克或呼吸衰竭；⑤胸膜有渗出。

（5）并发症及治疗

1）肺炎合并心衰的治疗：吸氧、镇静、利尿、强心；血管活性药物（莨菪类药物、多巴胺、肾上腺素等）。

2）肺炎合并中毒性脑病的治疗：脱水疗法、改善通气；扩血管、解痉挛；激素、促进脑细胞恢复。

3）对并存佝偻病、贫血、营养不良者，应给予相应治疗。

4）脓胸、脓气胸的治疗：局部穿刺引流。

5）闭式引流。

6）生物制剂症肺炎患儿：可静脉注射丙种球蛋白（IVIG）。

11. 护理

（1）空气流通，室温 18~20℃，湿度 60%。
（2）呼吸急促或困难时，应抬高头部，注意经常调换体位，保持气道通畅。
（3）剧烈咳嗽时可抱起小儿轻拍背部，伴有呕吐者患儿侧卧或侧抱。
（4）重症者随时巡视，注意病情变化。
（5）保持安静，烦躁不安者可用镇静剂，但要防呼吸抑制。

第二节　小儿腹泻

案例导入

【案例】

患儿，女性，6 个月。腹泻 3 天，大便每天 10 余次，水样便，12 小时无尿，呼吸深大，前囟、眼窝明显凹陷，皮肤弹性差，四肢冰凉入院。体重 7kg，血钠 135mmol/L，血钾 3.5mmol/L，$PaCO_2$ 12mmol/L。

【问题】

1. 请问该患儿的诊断有哪些？
2. 该患儿第 1 天静脉补液如何进行？
3. 该患儿的诊断及诊断依据？应如何处理？

一、概述

（一）定义

小儿腹泻或称腹泻病（diarrhea）是由多病原、多因素引起的以大便次数增多和大便性状改变为特点的临床综合征，重者可引起水和电解质紊乱。小儿腹泻是小儿最常见疾病之一，6 个月 ~2 岁多见，1 岁以内约占 1/2。健康小儿粪便（healthy children feces）：人乳喂养为黄色或金黄色多为膏状，或较稀薄、绿色、不臭，每日 2~4 次。人工喂养则为淡黄色，较干稠，臭味，凝块，每日 1~2 次。

（二）易感因素

1. 小儿消化系统发育尚未成熟，胃酸和消化酶少，活力低，不能适应食物质量的变化。
2. 生长发育快，所需营养多，胃肠负担重。
3. 机体防御功能差。
（1）小儿胃内酸度低，排空快，杀菌能力弱。
（2）血清免疫球蛋白和分泌型 IgA 较低。
4. 正常肠道菌群未建立或肠道菌群失调。
5. 人工喂养。

二、分类

1. 按病因 感染性和非感染性。

2. 按病情分类 轻型：仅有大便改变，无脱水及电解质改变或全身症状；重型：腹泻伴有脱水和电解质改变和/或全身感染中毒症状。

3. 按病程分类 急性：<2周；迁延性：2周到2月；慢性：>2月。

4. 按发生机制分类

（1）渗透性腹泻：肠腔内大量不能吸收的具有渗透活性的物质。

（2）分泌性腹泻：肠腔内电解质分泌过多。

（3）渗出性腹泻：炎症所致的液体大量渗出。

（4）肠道功能异常性腹泻：肠道运动功能异常；多种机制共同作用。

三、病因和发病机制分析

（一）感染性腹泻（Infectious diarrhea）

1. 肠道内感染

（1）病毒：轮状病毒最常见，其他有星状病毒、杯状病毒、诺瓦克病毒、冠状病毒、肠道病毒等，秋冬季腹泻80%由病毒引起。

（2）细菌：致腹泻大肠埃希菌为主要病原体，包括空肠弯曲菌、叶尔森菌、沙门氏菌、金黄色葡萄球菌等。

（3）真菌：念珠菌、曲霉菌、毛霉菌，以白念珠菌多见。

（4）寄生虫：蓝氏贾第鞭毛虫、阿米巴原虫和隐袍子虫。

2. 肠道外感染 症状性腹泻，上呼吸道感染、肺炎、中耳炎、肾盂肾炎、皮肤感染或急性传染病时可伴有腹泻症状。

3. 肠道菌群失调 抗生素相关性腹泻，长期、大量使用广谱抗生素引起肠道菌群失调，导致药物较难控制的肠炎，称为抗生素相关性腹泻（AAD）。

（二）非感染性腹泻（Non-infectious diarrhea）

1. 饮食因素 过敏性腹泻：大豆或牛奶过敏；食物质和量变化（过早喂淀粉和脂肪食物）；双糖酶缺陷：尤其乳糖酶。

2. 气候因素 腹部受凉致肠蠕动增加；天气过热消化液分泌减少，口渴又吃奶过多。

四、临床表现

（一）急性腹泻的共同临床表现

1. 轻型腹泻（mild diarrhea） 因饮食因素和肠道外感染所致；消化道症状：大便次数增多，

稀便或水样，黄色或黄绿色，便检有大量脂肪球。全身中毒症状：无。脱水、电解质紊乱及酸碱平衡失调：无精神好，数日痊愈。

2. 重型腹泻（severe diarrhea）　消化道症状+全身中毒症状+脱水及电解质紊乱；全身中毒症状：发热，烦躁或萎靡、嗜睡，甚至昏迷，休克。消化道症状：腹泻加重，大便量多，有黏液，甚至黏液脓血便。水、电解质和酸碱平衡紊乱症状。

3. 脱水程度　吐泻致体液丢失和摄入量不足，使体液总量尤其细胞外液减少，引起不同程度脱水：轻、中、重度。

4. 脱水性质　水、电解质丢失比例不同，造成体液渗透压变化，引起低渗性、等渗性、高渗性脱水，以等渗和低渗性多见。

5. 脱水表现　皮肤黏膜干燥、弹性下降，眼窝、囟门凹陷，泪少尿少，甚至血容量不足引起周围循环障碍。

6. 脱水程度

（1）轻度脱水：失水量为体重的 3%～5%（30～50ml/kg）。

（2）中度脱水：失水量为体重的 5%～10%（50～100ml/kg）。

（3）重度脱水：失水量为体重的 10%～12%（100～120ml/kg）。

7. 脱水性质

（1）等渗性脱水（isotonic dehydration）：血清钠 130～150mmol/L。

（2）低渗性脱水（hypotonic dehydration）：血清钠<130mmol/L。

（3）高渗性脱水（hypertonic dehydration）：血清钠>150mmol/L。

（二）代谢性酸中毒

1. 原因

（1）腹泻引起丢碱。

（2）进食少，脂肪氧化增加，导致酮体生成增多。

（3）血液浓缩致血流缓慢，组织缺氧，导致乳酸堆积。

（4）肾血流量不足导致酸性代谢产物潴留。

2. 表现　精神萎靡、嗜睡，呼吸深长、口唇樱红、呼气可有丙酮味等症状，小婴儿症状不典型。

（三）低钾血症

1. 原因

（1）呕吐、腹泻丢失大量含钾消化液。

（2）进食少，钾的摄入量少。

（3）缺钾时肾脏继续排钾。

（4）在脱水、酸中毒纠正后出现低钾症状。

2. 表现　精神不振、肌无力、腱反射消失、腹胀、肠鸣音减弱、心律失常等。心电图可见 T 波低平、U 波增高、ST 段压低等特征性改变。

（四）低钙血症和低镁血症

1. 原因　多见于活动性佝偻病和营养不良患儿；腹泻丢失钙、镁；进食少，使钙、镁吸收不良；

脱水和酸中毒纠正后血清钙降低。

2. 表现 手足搐搦或惊厥；应用钙剂无效时低镁血症。

（五）慢性和迁延性腹泻

慢性和迁延性腹泻通常是指病程持续时间较长的腹泻，可能与肠道菌群失调症、肠道感染等因素有关，患儿可能会出现腹泻、腹痛、黏液便等症状，还可能会出现恶心、呕吐、乏力等症状。与营养不良及急性腹泻未彻底治疗有关，以人工喂养儿和营养不良多见。营养不良时发生腹泻的机制如下。

（1）胃黏膜萎缩，胃液分泌少，胃杀菌屏障作用减弱。

（2）肠绒毛萎缩、变性，吸收面积减少，双糖酶缺乏。

（3）免疫功能缺陷，增加了对病原的易感性。

（4）有肠动力的改变。

五、常见类型肠炎的临床特点

（一）轮状病毒肠炎（rotavirus enteritrs）

1. 发病季节 秋冬季节多见。

2. 发病年龄 6个月~2岁多见。

3. 症状 起病急，常伴发热和上感症状；先吐后泻；全身感染中毒症状较轻；大便性状：“三多”量多、水多、次数多。

4. 大便镜检 偶有少量白细胞。

5. 自限性疾病 自然病程3~8天。

（二）产毒性细菌引起的肠炎（toxic enteritis）

1. 发病季节 夏季多见。

2. 症状 起病急，呕吐、腹泻；身感染中毒症状较轻。

3. 大便性状 水样或蛋花样，无黏液脓血。

4. 大便镜检 无白细胞。

5. 自限性疾病 病程3~7天。

（三）侵袭性细菌引起的肠炎（invasive enteritis）

1. 发病季节 夏季多见。

2. 症状 可出现类似细菌性痢疾的症状。起病急，严重的全身中毒症状，高热、烦躁、甚至昏迷和惊厥等；腹泻频繁，呕吐、腹痛和里急后重。

3. 大便性状 黏液样或脓血便，有腥臭味。

4. 大便镜检 大量白细胞和红细胞。

5. 粪便培养 相应的致病菌（+）。

（四）金黄色葡萄球菌性肠炎（staphylococcus enteritis）

1. **发病** 因长期使用抗生素引起肠道菌群失调所致。
2. **症状** 全身中毒症状严重，有不同程度的脱水和电解质紊乱。
3. **大便性状** 暗绿似海水色，有腥臭味。
4. **大便镜检** 大量脓细胞和肠革兰阳性球菌。
5. **粪便培养** 金黄色葡萄球菌（+），凝固酶阳性。

（五）伪膜性肠炎（pseudomembranous enteritis）

1. **发病** 本病可发生于手术后，或因病情需要而接受抗生素治疗，机体的内环境发生变化，肠道菌群失调，使难辨梭状芽胞杆菌得以迅速繁殖并产生毒素而致病。
2. **致病菌** 难辨梭状芽胞杆菌。
3. **症状** 腹痛，腹泻，全身中毒症状，不同程度的脱水和电解质紊乱。
4. **大便性状** 黄色或黄绿色水样便，有伪膜排出。
5. **粪便培养** 厌氧菌（+）。

（六）真菌性肠炎发病：

1. **发病** 使用大量抗生素后。
2. **致病菌** 多为白色念珠菌。
3. **症状** 腹泻，常伴鹅口疮。
4. **大便性状** 黄色稀便，泡沫较多，有豆腐渣样块。
5. **大便镜检** 可见真菌孢子和假菌丝。
6. **真菌培养** 阳性。

六、辅助检查

1. **粪便常规检查** 肉眼观察记录粪便性状、颜色及气味，初步判断感染类型。蛋花汤样便提示轮状病毒感染，黏液脓血便提示细菌性痢疾。

2. **显微镜检查** 大量白细胞、脓细胞或吞噬细胞多见于细菌性肠炎；少量白细胞或仅脂肪球见于非感染性腹泻或病毒性肠炎。寄生虫卵（如阿米巴原虫、梨形鞭毛虫）、真菌孢子及菌丝（真菌性肠炎）可通过染色镜检发现。大量脂肪球提示消化不良或吸收不良。

3. **粪便病原学检测**

（1）细菌培养：分离沙门菌、志贺菌、空肠弯曲菌等致病菌，明确细菌性肠炎。

（2）病毒检测轮状病毒抗原检测，快速诊断轮状病毒性肠炎；电镜观察病毒颗粒，通过特殊染色或分子生物学技术检测贾第鞭毛虫、隐孢子虫等寄生虫检测。

4. **血常规检查**

（1）白细胞计数：细菌感染时白细胞和中性粒细胞可能升高，但部分革兰阴性菌感染时可能不升高，需结合其他检查。

（2）血红蛋白及红细胞压积：脱水时因血液浓缩可能一过性升高。

5. 血清电解质与血气分析

（1）电解质紊乱评估：严重腹泻常伴低钾血症、低钠血症、低钙血症；代谢性酸中毒常见于重度脱水。

（2）酸碱平衡：通过血气分析判断酸中毒程度，指导补液方案。

6. 小肠吸收功能试验

（1）粪脂测定：苏丹Ⅲ染色定性检测脂肪滴，脂肪平衡试验定量评估脂肪吸收不良。

（2）D-木糖试验：反映小肠吸收功能，用于鉴别分泌性腹泻与渗透性腹泻。

七、诊断

1. 临床诊断 需首先依据大便性状改变及次数增多（≥3 次/日）确认腹泻，结合病程分为急性（<2 周）、迁延性（2 周至 2 个月）及慢性（>2 个月）；根据脱水程度及全身症状进行病情分型：轻型仅有胃肠道症状（呕吐、食欲减退），中型伴轻至中度脱水（口渴、尿量减少）或轻度中毒症状（低热），重型则出现重度脱水（皮肤弹性差、眼窝凹陷）或显著中毒表现（高热、休克），需综合评估以指导治疗及预后判断。

2. 病因诊断 需区分感染性与非感染性因素：感染性腹泻中，病毒性肠炎以秋冬高发、水样便为特征，细菌性肠炎多见于夏季伴脓血便，真菌性肠炎则与长期抗生素使用相关且呈豆渣样便；非感染性腹泻可由饮食因素（喂养不当、食物过敏）或全身性疾病引发，需结合季节、年龄及用药史综合鉴别。

八、鉴别诊断

（一）水样便（无或少量白细胞）

1. 生理性腹泻 6 个月内婴儿，虚胖伴湿疹，大便次数多但不影响生长发育，添加辅食后自愈。

2. 食物蛋白诱导的肠病 摄入牛奶、大豆等后腹泻，伴呕吐，回避过敏原症状缓解。

3. 内分泌疾病 伴多饮多尿、消瘦，需检测血糖、尿糖。

（二）脓血便（较多白细胞/红细胞）

1. 细菌性痢疾 黏液脓血便，里急后重，大便培养见痢疾杆菌，血常规白细胞升高。

2. 急性坏死性小肠结肠炎 暗红色血便或赤豆汤样便，腹胀严重，腹部 X 线示肠壁积气、门静脉充气征。

3. 肠套叠 阵发性腹痛、果酱样便，腹部超声可见“靶环征”。

九、治疗

（一）治疗原则

调整饮食（diet adjustment）：不主张禁食；预防和纠正脱水；合理用药：抗生素、微生态制剂、肠黏膜保护剂、不主张用止泻剂；加强护理、预防并发症。

（二）急性腹泻的治疗

1. 饮食疗法（diet therapy） 坚持继续喂养，严重呕吐者可暂禁食 4~6 小时（不禁水）。

调整饮食：母乳喂养继续哺乳暂停辅食；人工喂养可喂等量米汤或稀释牛奶；病毒性肠炎暂停乳类喂养，改为豆类代乳品或去乳糖奶粉；腹泻停止后，逐渐恢复营养丰富的饮食，并每日加餐。确保儿童在康复过程中得到充分的营养支持，重点关注儿童的健康和成长。

2. 纠正水、电解质紊乱及酸碱失衡（fluid therapy）

（1）口服补液

1）适应证：脱水的预防及轻、中度脱水者。

2）液体种类：口服补盐液（ORS）。

3）补液方法：轻度脱水 50~80ml/kg，中度脱水 80~100ml/kg，8~12 小时内将累积损失量补足。

（2）静脉补液

1）适应证：中度以上脱水或呕吐重或腹胀者。

2）三定：补液总量、补液种类、补液速度。

3）原则：先快后慢、先浓后淡、有尿补钾、抽搐补钙。①纠正酸中毒：轻、中度酸中毒无须另行处理，重度酸中毒可用 1.4%碳酸氢钠扩容，也可根据临床症状和血气测定结果，另给碱性液纠正。②纠正低血钾：见尿补钾，或就诊前 6 小时曾排过尿，补钾浓度：0.15~0.30%（<0.3%），静脉补钾时间：不能少于 6~8 小时，补钾时间：4~6 天，禁静脉直推。

纠正低血钙和低血镁：出现抽搐，予 10%葡萄糖酸钙 5~10ml+葡萄糖液 10~20ml。

（3）药物治疗：①黏液脓血便者先根据临床特点经验性选择抗生素，然后依据便培养和药敏试验结果进行调整。②微生态制剂：双歧杆菌、嗜酸乳杆菌等制剂。③避免用止泻剂。④补锌治疗：>6 个月 20mg/d，<6 个月 10mg/d。

（三）慢性和迁延性腹泻的治疗

1. 饮食调理 建议患儿可以适当进食小米粥、南瓜粥等半流质食物，有利于胃肠道消化，可以减轻胃肠道负担，从而缓解症状。

2. 一般治疗 建议患儿可以通过腹部热敷的方式，促进局部血液循环，也可以用手顺时针按摩腹部，有利于促进胃肠道蠕动，从而缓解症状。

3. 药物治疗 如果患儿的病情比较严重，建议可以在医生的指导下使用双歧杆菌三联活菌胶囊、双歧杆菌四联活菌片等药物进行治疗，可以调节肠道菌群，也可以遵医嘱使用蒙脱石散、黄连素等药物进行治疗，有利于缓解症状。

▶知识拓展

母乳性腹泻

母乳性腹泻在现实生活中并不常见，只有少数患儿会遇到这种情况，且母乳性腹泻只出现在 6 个月以内的患儿群体中。母乳性腹泻有比较明显的特点，患儿一般每天要大便 3~7 次，大便呈泡沫稀水样，还有奶瓣，有时甚至还带有条状的透明黏液。气味有特殊的酸臭味，颜色呈微绿色。另外，患儿母乳性腹泻时没有发热，没有明显的痛苦表情或者是哭闹反应，大便化验没有感染方面的异常，除了腹泻一般没有其他症状。即使是在腹泻期，患儿精神依然活泼、食欲良好，体重也是照常增加。不过，如果患儿腹泻时间长，则有可能导致生长停滞、营养不良等严重情况出现，所以患儿腹泻一直不能解决，就要及时到医院治疗。

是什么原因引起患儿的母乳性腹泻？

1. 经了解，母乳喂养引起腹泻，可能是母乳中的前列腺素含量较高，该物质促进小肠平滑肌运动，增加水和电解质的分泌而产生稀便。

2. 也可能是小儿对乳糖不耐受，体内缺乏乳糖酶。乳糖不耐受分原发性和继发性两类，可用醋酸铅法测定患儿粪便中乳糖量以初筛，再用去乳糖饮食后迅速见效来证实。要注意的是，出现所谓生理性母乳性腹泻时不要为了大便成形而改喂牛奶。

3. 另外，母亲的饮食不健康，经常吃多油、高脂肪、刺激性的食物，患儿吸收了母体的乳汁后也可能引发母乳性腹泻问题。

以上几大原因是导致母乳性腹泻的关键，不过母亲们也不用过于担心，患儿机体会逐渐适应母乳中的前列腺素，乳糖酶亦会逐渐发育成熟，酶活性增加，就能分解、消化和吸收乳糖，缓解腹泻情况，另外随着辅食的增加，腹泻也会逐渐好转。

—• 考试知识点总结 •—　　**—• 本章小结 •—**

—• 协和云课堂······　拓展练习及参考答案 •—

（梁蓬勃）

参考文献

［1］栾术亮．实用普通外科临床实践［M］．汕头：汕头大学出版社，2022.
［2］叶任高，陆再英．内科学［M］．北京：人民卫生出版社，2004.
［3］陈文彬，潘祥林．诊断学［M］．北京：人民卫生出版社，2004.
［4］葛均波，徐永健．内科学［M］．北京：人民卫生出版社，2013.
［5］刘全喜，王留义．全科医学［M］．上海：第二军医大学出版社，2012.
［6］吴在德，吴肇汉．外科学［M］．北京：人民卫生出版社，1984.
［7］辛丽红，朱天兴，曹旺波，等．临床内科学［M］．长春：吉林科学技术出版社，2016.
［8］王维治．神经病学［M］．北京：人民卫生出版社，2005.
［9］吴在德．外科学［M］．5版．北京：人民卫生出版社，1984.
［10］魏奎秀，张林凡，杜平，等．外科理论与实践［M］．长春：吉林科学技术出版社，2007.
［11］陈文彬．诊断学［M］．5版．北京：人民卫生出版社，1979.
［12］王维治．神经病学［M］．北京：人民卫生出版社，2005.
［13］王志伟，查文章，陆玉华．外科学［M］．北京：科学出版社，2015.
［14］韩琼玫．内科常见病诊疗要点［M］．长春：吉林科学技术出版社，2016.
［15］何巍．临床外科与麻醉［M］．汕头：汕头大学出版社，2022.
［16］朱健华，蒋道荣．临床医学概论［M］．北京：科学出版社，2011.
［17］岳新荣．诊断学［M］．2版．重庆：重庆大学出版社，2022.
［18］柴锡庆，杜永成．内科学［M］．北京：北京大学医学出版社，2004.
［19］迟玉香，张展．诊断学基础［M］．西安：第四军医大学出版社，2011.
［20］孙晓娜．消化系统疾病诊与治［M］．哈尔滨：黑龙江科学技术出版社，2022.